"十三五"国家重点图书出版规划项目

上海高校服务国家重大战略出版工程

毕业后医学教育出版工程

Research Ability Fostering

CASE STUDY

名誉总主编　王振义　汤钊猷

总　主　编　黄　红　李宏为

执行总主编　张　勘

住院医师规范化培训示范案例丛书

住院医师
科研能力培养

本册主编：张　勘　顾琴龙　施　榕

组织编写：上海市卫生与计划生育委员会
　　　　　上海市医药卫生发展基金会
　　　　　上海市住院医师规范化培训事务中心

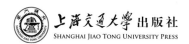

上海交通大学出版社
SHANGHAI JIAO TONG UNIVERSITY PRESS

内容提要

　　本书共 15 章,讲述了住院医师规范化培训学员应掌握的一些基本科研知识。每一章都以基础理论为主,同时附有相关的案例介绍,体现了医学科研发展的轨迹与趋势。

　　本书的主要读者对象为住院医师规范化培训学员,也适合从事医学科研工作的广大医学生和医务人员参考。

图书在版编目(CIP)数据

住院医师科研能力培养/张勘,顾琴龙,施榕主编. —上海:
上海交通大学出版社,2016(2021 重印)
(住院医师规范化培训示范案例丛书)
ISBN 978 - 7 - 313 - 14922 - 0

Ⅰ.①住…　Ⅱ.①张…②顾…③施…　Ⅲ.①医学-科研
能力-岗位培训-自学参考资料　Ⅳ.①R-3

中国版本图书馆 CIP 数据核字(2016)第 098478 号

住院医师科研能力培养

主　　编:张　勘　顾琴龙　施　榕
出版发行:上海交通大学出版社
邮政编码:200030
印　　制:苏州市越洋印刷有限公司
开　　本:889mm×1194mm　1/16
字　　数:553 千字
版　　次:2016 年 5 月第 1 版
书　　号:ISBN 978 - 7 - 313 - 14922 - 0
定　　价:88.00 元

地　　址:上海市番禺路 951 号
电　　话:021 - 64071208
经　　销:全国新华书店
印　　张:19.25

印　　次:2021 年 2 月第 2 次印刷

"住院医师规范化培训示范案例"
丛书编委会名单

名誉总主编　　王振义　汤钊猷

顾　　问　　戴尅戎　王一飞　李宣海　彭　靖

总　主　编　　黄　红　李宏为

执行总主编　　张　勘

副总主编　　王吉耀　沈柏用

编委名单（按汉语拼音顺序）

陈生弟　陈云芳　迟放鲁　顾琴龙　胡　兵　华克勤
黄　钢　黄国英　黄　红　李宏为　李明华　陆惠华
陆一鸣　倪黎冬　邵　洁　沈柏用　沈立松　施　榕
孙兴怀　田　红　万兴旺　王华祖　王吉耀　吴　毅
谢　斌　徐金华　许　淼　于布为　袁　明　张　勘
郑　珊　郑玉英　周　蓉　朱虹光　朱亚琴　祝墡珠

本书编委会名单

顾琴龙　上海交通大学医学院附属同仁医院　上海交通大学医学院

施　榕　上海中医药大学　公共健康学院

张　勘　上海市卫生与计划生育委员会科教处

余党会　中国人民解放军第二军医大学学报编辑部

孔元中　上海市知识产权局协调管理处

王连生　南京医科大学第一附属医院

仇晓春　上海交通大学医学院图书馆

陆树良　上海交通大学医学院附属瑞金医院

蔡　泳　上海交通大学公共卫生学院

李会一　同济大学附属东方医院

王　艳　上海交通大学医学院附属第九人民医院

张雁云　上海交通大学医学院　上海市免疫学研究所

茅益民　上海交通大学医学院附属仁济医院

伍　蓉　复旦大学医院管理处

序

住院医师规范化培训是毕业后医学教育的第一阶段,是医生成长的必由之路,是提高医疗技术和服务水平的需要,也是提升基层医疗机构服务能力,为基层培养好医生,有效缓解"看病难"的重要措施之一,是深化医药卫生体制改革的重要基础性工作。

自 2010 年以来,在市政府和国家卫计委的大力支持和指导下,上海根据国家新一轮医改精神,坚持顶层设计,探索创新,率先实施与国际接轨的住院医师规范化培训制度,并把住院医师规范化培训合格证书作为全市各级公立医院临床岗位聘任和晋升临床专业技术职称的必备条件之一。经过 6 年多的探索实践,上海市已构建了比较完善的组织管理、政策法规、质控考核、支撑保障等四大体系,在培养同质化、高水平医师队伍方面积累了一定的经验,也取得了初步成效。

因一直立足于临床一线,对医生的培养特别是住院医师规范化培训工作有切身体验,我曾希望编写一套关于"住院医师规范化培训"的教材。如今,由上海市卫生计生委牵头组织编写的这套"住院医师规范化培训示范案例"丛书书稿已出炉,不觉欣然。丛书以住培期间临床真实案例为载体,按照诊疗流程展开,强调临床思维能力的培养,病种全、诊疗方案科学严谨、图文并茂,是不可多得的临床诊疗参考读物,相信会对住院医师临床思维能力和技能培训有很大帮助。这套图书是上海医疗界相关专家带教经验的传承,也是上海 6 年来住院医师培养成果的集中展示。我想这是上海住院医师规范化培训工作向国家交出的一份阶段性答卷,也是我们与其他兄弟省市交流的载体;它是对我们过去医学教育工作的一种记录和总结,更是对未来工作的启迪和激励。

借此机会,谨向所有为住院医师规范化培训工作做出卓越贡献的工作人员和单位,表示衷心的感谢,同时也真诚希望这套丛书能够得到学界的认可和读者的喜爱。我期待并相信,随着时间的流逝,住院医师规范化培训的成果将以更加丰富多彩的形式呈现给社会各界,也将愈发彰显出医学教育功在当代、利在千秋的重大意义。

是为序。

王振义

2016 年 3 月

前言

Preface

2013年7月5日，国务院7部委发布《关于建立住院医师规范化培训制度的指导意见》，要求全国各省市规范培训实施与管理工作，加快培养合格临床医师。到2020年，在全国范围内基本建立住院医师规范化培训制度，形成较为完善的政策体系和培训体系，所有新进医疗岗位的本科及以上学历临床医师均接受住院医师规范化培训，使全国各地新一代医师的临床诊疗水平和综合能力得到切实提高与保障，造福亿万人民群众。

上海自2010年起在全市层面统一开展住院医师规范化培训工作，在全国先试先行，政府牵头、行业主导、高校联动，进行了积极的探索，积累了大量的经验，夯实了上海市医药卫生体制改革的基础，并积极探索上海住院医师规范化培训为全国服务的途径，推动了全国住院医师规范化培训工作的开展。同时，上海还探索住院医师规范化培训与临床医学硕士专业学位研究生教育相衔接，推动了国家医药卫生体制和医学教育体制的联动改革。上海的住院医师规范化培训制度在2010年高票入选年度中国十大最具影响力医改新举措，引起社会广泛关注。

医疗水平是关系国人身家性命的大事，而住院医师规范化培训是医学生成长为合格医生的必由阶段，这一阶段培训水平的高低直接决定了医生今后行医执业的水平，因此其重要性不言而喻，它肩负着为我国卫生医疗事业培养大批临床一线、具有良好职业素养的医务人员的历史重任。要完成这一历史重任，除了构建合理的培养体系外，还需要与之相配套的文本载体——教材，才能保证目标的实现。目前国内关于住院医师规范化培训方面的图书尚不多见，成系统的、以临床能力培养为导向的图书基本没有。为此，我们在充分调研的基础上，及时总结上海住院医师规范化培训的经验，编写一套有别于传统理论为主的教材，以适应住院医师规范化培训工作的需要。

本套图书主要围绕国家和上海市出台的《住院医师规范化培训细则》规定的培训目标和核心能力要求，结合培训考核标准，以《细则》规定的相关病种为载体，强调住院医师临床思维能力的构建。

本套图书具有以下特点：

（1）体系科学完整。本套图书合计23册，不仅包括内、外、妇、儿等19个学科（影像分为超声、放射、核医学3本），还包括《住院医师法律职业道德》和《住院医师科研能力培养》这两本素质教育读本，体现了临床、科研与医德培养紧密结合的顶层设计思路。

（2）编写阵容强大。本套图书的编者队伍集聚了全上海的优势临床医学资源和医学教育资源，包括瑞金医院、中山医院等国家卫生计生委认定的"住院医师规范化培训示范基地"，复旦大学"内科学"等15个国家临床重点学科，以及以一批从医30年以上的医学专家为首的、包含1000多名临床医学专家的编写队伍，可以说是上海各大医院临床教学科研成果的集中体现。

（3）质量保障严密。本套图书编写由上海市医师协会提供专家支持，上海市住院医师规范化培训专家委员会负责审核把关，构成了严密的质量保障体系。

（4）内容严谨生动，可读性强。每本图书都以病例讨论形式呈现，涵盖病例资料、诊治经过、病例分析、处理方案和基本原则、要点与讨论、思考题以及推荐阅读文献，采取发散性、启发式的思维方式，以《住院医师规范化培训细则》规定的典型临床病例为切入点，详细介绍了临床实践中常见病和多发病的标准诊疗过程和处理规范，致力于培养住院医师"密切联系临床，举一反三"的临床思维推理和演练能力；图书彩色印刷，图文并茂，颇具阅读性。

本套图书的所有案例都来自参编各单位日常所积累的真实病例，相关诊疗方案都经过专家的反复推敲，丛书的出版将为广大住院医师提供实践学习的范本，以临床实例为核心，临床诊疗规范为基础，临床思维训练为导向，培养年轻医生分析问题、解决问题的能力，培养良好的临床思维方法，养成人文关怀情操，必将促进上海乃至国内住院医师临床综合能力的提升，从而为我国医疗水平的整体提升打下坚实的基础。

本套图书的编写得到了国家卫生与计划生育委员会刘谦副主任、上海市浦东新区党委书记沈晓明教授的大力支持，也得到了原上海第二医科大学校长王一飞教授，王振义院士，汤钊猷院士，戴尅戎院士的悉心指导，上海市医药卫生发展基金会彭靖理事长和李宣海书记为丛书的出版给予了大力支持，此外，上海市卫生与计划生育委员会科教处、上海市住院医师规范化培训事务中心以及各住院医师规范化培训基地的同事都为本套图书的出版做出了卓越贡献，在此一并表示感谢！

本套图书是上海医疗卫生界全体同仁共同努力的成果，是集体智慧的结晶，也是上海多年住院医师规范化培训成效的体现。在住院医师规范化培训已全国开展并日渐广为接受的今天，相信这套图书的出版会在培养优秀的临床应用型人才中发挥应有的作用，为我国卫生事业发展做出积极的贡献。

"住院医师规范化培训示范案例"编委会

编写说明

Instructions

住院医师规范化培训(以下简称规培)是毕业后医学教育的重要组成部分,是医学教育过程中特有的阶段,是培养具有独立临床工作能力的高素质专科医师和主治医师必须经历的过程,也是造就合格临床医学人才、提高医疗质量和水平的重要途径。卫生部颁发的文件《关于实施〈临床住院医师规范化培训试行办法〉的通知》中明确指出,除了熟悉本学科、专业及相关学科的基础理论以及具有较强临床思维能力,较熟练地掌握本专业临床技能,能独立处理本学科常见病及某些疑难病症外,还必须掌握基本的临床科研方法,紧密结合临床实践,写出具有一定水平的学术论文。然而,随着医学学科的发展,临床能力已经不是衡量一个医院学科水平高低的唯一标准,学科的发展以及科研水平的提高要求临床医生具备较好的科研能力。而对刚刚毕业的住院医师,在校期间已经初步接受了课题研究的技术与方法的学习,如果在规培期间不及时加强培训,在规培的几年临床轮转之后科研能力必然会减弱。所以,加强规培期间的科研能力培养,对于提高临床医生的临床思维能力,增强医院的学科水平以及提升整个医院的实力有着积极的长远意义。

临床医师从"医匠"型向学者型转变是当今时代的要求,并决定着他们一生的科研能力和学术造诣,决定着他们所能够成就的人才质量和能够练就的学术品质。因此,上海市卫计委在组织编写《住院医师规培统一教材》时,也组织专家编写了本书。本书的出版体现了上海市卫计委对规培期间科研能力培养的重视,同时也为规培中的住院医师提供了从理论到实践的科研能力训练的机会。

本书的编委会成员都是与医学科研密切相关部门的专家和管理人员,都有着丰富的理论知识和实践经验。为了使规培生能够比较容易掌握临床科研的基础理论知识和基本思维逻辑,本书编写内容经过编委会认真讨论,共安排了十五章节,编入本书的各章节都是规培生应掌握的一些基本知识,同时这些内容也体现了医学科研的发展趋势。每一章节都以基础理论为主,并附有相关的案例介绍,使规培生读之易懂,同时也能了解医学科研发展的轨迹与趋势。第一章讲述了住院医师规培中科研能力培养的重要性和必要性、科研能力与人才培养的关系等;第二章讲述了转化医学的概念、转化医学对医学科研发展的重要性及临床医生在转化医学中应扮演的角色等;第三章讲述了医学文献分类、医学文献常用数据库和检索系统及基本的检索方法等;第四章讲述了统计学的基本概念及其在医学研究中的意义、介绍了常用统计学方法和软件及应用等;第五章讲述了临床流行病学的定义和用途、介绍了流行病学研究的基本方法等;第六章讲述了药物临床试验的概念、相关法规及临床试验分期及设计原则等;第七章讲述了询证医学的概念、特点及意义、询证医学的基本方法、介绍了系统评价与 meta 分析等;第八章讲述了生物样本库的定义和类型、生物样本库的建设与管理、生物样本库的应用及意义等;第九章讲述了生物医学研究伦理的起源和发展、生物医学研究基本伦理原则和相关法规及医学研究中的受试者保护等;第十章讲述了医学科研分类、课题申请程序及课题申请书撰写要点等;第十一章讲述了医学科研论文写作的意义、常见医学论文的类型和特点、医学论文的基本格式与规范及写作技巧等;第十二章讲述了医学 SCI 论文的重要性、SCI 论文的写作技巧和要点、SCI 论文的投稿原则等;第十三章讲述了知识产权的概念和种类、医学研究中知识产权的产生与运用、知识产权的保护及相关法律等;第十四章讲述了医学科技奖的概况、科技奖的申报程序及申报要点等;第十五章讲述了科研道德的定义、科研诚信制度化建设的重要性、介绍了科研道德规范与失范的类型等。

　　总之,希望规培生能通过阅读本书,对我国医学科研的重要性有基本的认识,对掌握医学科研中需要的基本知识和技巧有一定程度的提高,使本书能起到较好的科学研究启蒙作用。

张　勘　顾琴龙　施　榕

2016.3

目录

Contents

第一章

概　述

第一节　住院医师科研能力培训背景

2009年3月,中共中央国务院印发的《关于深化医药卫生体制改革的意见》中提出:"建立住院医师规范化培训制度,强化继续医学教育。"为贯彻这一医改要求,2013年12月,国家卫计委、发改委等七个部门共同出台了《关于建立住院医师规范化培训制度的指导意见》,要求到2015年,各省(区、市)全面启动住院医师规范化培训工作;到2020年,基本建立住院医师规范化培训制度,所有新进医疗岗位的本科及以上学历临床医师均接受住院医师规范化培训。2014年8月,国家卫计委出台了《住院医师规范化培训管理办法(试行)》,规定在住院医师阶段需要接受培训内容包括医德医风、政策法规、临床实践能力、专业理论知识、人际沟通交流等,重点提高临床规范诊疗能力,适当兼顾临床教学和科研素养。培训基地原则上设在三级甲等医院,作为承担住院医师规范化培训的医疗卫生机构,依据培训需求和基地标准进行认定,实行动态管理。上述政策旨在通过统一标准、统一平台、统一考核的规范化培训模式,在提高住院医师整体水平的同时,也缩小了各级医院临床医师水平的差距,使老百姓今后无论在三级医院还是在基层医疗机构都能得到质量均衡的诊治。

上海作为全国最早开展住院医师规范化培训的地方之一,有其深刻特殊的背景:三甲医院人满为患,病人不愿在社区就诊,医学生毕业后不愿去基层工作,高资历医生很难在不同级别医院间自由地流动,优质医疗资源相对于居民需求严重稀缺。在上述背景下,上海开始探索住院医师规范化培训,力图以统一化保证培训质量。20世纪80年代,上海的住院医师最先是以医院职工身份在本院接受培训;2000年开始,上海以全科医学作为最薄弱的学科,试点开展了全科医师规范化培训工作;2006年,在美国中华医学基金会的支持下,上海制订了师资训练、规范化课程、评估指标体系,开展了以"行业内社会人"模式的全科医师规范化培训;2010年,开始全面推行住院医师规范化培训制度,并将此项工作作为深化医药卫生体制改革、全面提升临床医师队伍业务能力、建设医疗服务体系的重要基础性工作。该项工作曾高票入选2010年度中国十大最具影响力医改新举措。

为了促进住院医师临床实践能力和临床科研思维能力的提高,根据《教育部关于开展研究生专业学位教育综合改革试点工作的通知》精神,原上海市卫生局于2011年5月联合上海市教育委员会制定了《上海市住院医师规范化培训与临床医学硕士专业学位教育衔接改革实施办法》(沪卫科教[2011]21号),正式启动建立了住院医师培训和临床医学硕士专业学位衔接体系。实行住院医师招录和专业学位硕士研究生招生相结合、住院医师规范化培训和专业学位硕士研究生培养相结合、临床医师准入标准与专业学位授予标准相结合,达成四证合一,即完成研究生培养和通过住院医师规范化培训的住院医师可以获得硕士研究生学历证书、硕士专业学位证书、执业医师资格证书和住院医师培训合格证书。

目前，上海市的临床医学教育统一为"5＋3＋X"的模式，即经过5年的医学院校本科教育、3年的住院医师规范化培训后，取得临床医学硕士学位；再加若干年的专科医师规范化培训后，取得临床医学博士学位。这既有利于培养合格的临床医学人才，满足卫生行业对高层次应用型人才的需求，又有利于推动硕士研究生教育由以培养学术型人才为主向以培养学术型和应用型人才并重的战略转变，符合国家专业学位改革的要求。卫生部、教育部和国务院学位办对该举措给予了充分肯定和大力支持，并将其列入教育部批准上海市实施的教育体制综合改革项目和部市共建上海市教育综合改革试验区项目。

上海还建立有住院医师规范化培训的配套保障体系，在人事政策方面，培训对象以"行业人"身份接受培训，与培训医院签订培训及劳动合同，劳动关系委托市卫生人才交流服务中心管理，培训结束后合同自然终止，培训对象自主择业；在工资、社保政策方面，明确培训期间计算工龄，按培训医院同类人员标准发放基本工资和绩效工资，其工资水平高于当年高校毕业生的平均入职收入水平并逐年提高，培训期间依法参加并享有养老、医疗、失业、生育、工伤、公积金等社会保障；在经费保障方面，明确政府、培训医院和用人单位共同分担的原则，政府承担培训设施购置、培训对象基本工资等费用，培训医院承担培训对象绩效工资，用人单位录用完成培训的住院医师后，按照培训成本出资补偿。

第二节　医学人才成长必由之路

裘法祖院士有句格言"做人要知足，做事要知不足，做学问要不知足"。医学教育有着终身教育的特点，要成为具有一定临床经验和业务能力的医师，其自身成长进程中须接受职前、职后教育。前者主要为本科和研究生学历教育，后者主要是毕业后教育以及继续医学教育，其中毕业后教育包括了住院医师培训和专科医师培训二个阶段。

从世界范围来看，欧美澳及亚洲等国家，以及我国香港、澳门和台湾地区已形成了院校教育、毕业后医学教育和继续医学教育的连续统一体，建立了体系合理、管理规范、标准统一的毕业后医学教育。他们的共同点都是对住院医师的培训非常严格，培训时间长，培训内容丰富。以美国为例，毕业后医学教育认证委员会（ACGME）负责着美国住院工程师培训机构与项目的资格认证工作的组织实施，大多数执业医师不直接从事科研工作，但ACGME还是明确住院医师的培训内容包括医疗、教学和科研三个部分。住院医师在培训期间需要参与大量的临床实践工作，除在本专业科室轮转外，还需要在其他相关科室进行轮转；教学培训分为修课和授课两部分，培训期间都必须选修指定的课程，并完成一定量的授课任务；科研培训方面，每一位住院医师都需合作或独立地完成一项科研项目以及汇报工作。在科研能力培训上，鼓励设置导师带教，参与科研项目研究并从负责人处获得指导，甚至是脱产1～3个月从事科研活动，重点是训练基本科研能力，由此锻炼住院医师发现临床问题、解决临床问题的思维能力。

住院医师作为医学专业毕业生在完成医学院校教育之后，进入医疗机构从事临床诊疗工作的第一个角色，衔接院校教育和毕业后医学教育的第一个环节，具有不可替代性。不同于其他行业领域，无论享有多高盛名的综合性大学医学院或医科院校都不可能直接培养出医学"天才"或"大家"，而是经历职后教育和实践磨炼，才由一名医学生逐步走向医生、专家、名医。这一期间须经历各类常见病、疑难杂症和急危重症的诊疗实践，更新知识、跟踪新方法和新技术的继续医学教育，以及开展循证医学、临床研究、临床前实验等科学研究，在寻求新的临床诊疗思路和方法历练中循环往复，不断向本专业的制高点攀登。因此，医学教育必须是精英化教育，这是适应我国加入WTO与医学教育国际化趋势的需要，是卫生事业改革发展和提高医院核心竞争力的需要，是适应人民群众日益增长的卫生服务需求的需要。

"医生的学识与技能来源，有直接经验和知识，也有间接经验和知识。直接的经验与知识，既有医疗实践，需要医生在'摸爬滚打'中积累经验；也要源于医疗实践，发现诊疗与预防规律、发明技术。"中国工程院院士、中日友好医院院长王辰说,他认为医生的成就有三个层次,即医匠、医师、医帅。"只有从事研究工作,医生才能成其圆满,才能创造先进技术,才能把握、主宰医学的发展,成长为医帅。无研究,无以造就好医生。只有从事研究工作,科室、医院才能成为先进。"王辰院士认为医生注定是研究者,是否从事医学研究,尤其是临床医学研究,是决定医生是否站在医学发展的前沿,引领医学发展的决定因素。我国病例资源丰富,然而临床研究现状却不容乐观,主要表现在整体观念落后、能力欠缺、涉猎粗浅和产出低下等。有数据表明,我国开展住院临床研究的观察日数为美国的 12 倍;临床试验数据库(截至2014 年 5 月)收录全球超过 16 万项临床研究项目,其中中国大陆 4 923 项,仅占 2.96%,远低于美国的76 990 项和欧洲的 46 172 项;目前的我国的临床指南基本依赖"进口"数据和结论,缺少符合我国人种特点的诊治指南和专家共识。为此,迫切呼唤转变将医生与研究割裂开来的观念,加强建设临床研究人才队伍,依托项目建临床研究平台及协作网络,助力我国医疗水平的提升。

住院医师作为负责病人全程诊治的一线医生,其工作能力要求具有良好的职业道德、扎实的医学理论知识和临床技能,具备独立承担本学科常见病、多发病诊疗工作及急救技能;其工作职责要求熟悉患者的基础情况,在上级医师的指导监督下实施常规诊治方案、及时反馈病情变化,学习应用新技术新疗法,并参加科研工作。由于在各科的轮转机会,有机会接触到不同的病人和病种,学习到各科诊治专科疾病的思路、方法和技术,了解到临床亟待解决的问题,有利于对疾病的整体认识和融会贯通,在强调系统医学和整体医疗、转化医学和精准医疗的当下,可以说,住院医师是一名临床医师成长的重要阶段,对保证临床医师专业水准和医疗服务质量,形成科研创新思维,具有极为重要的作用。

在临床医学高度专科化的今天,许多医生专注于提升二、三级亚学科专业的知识和技术,成为某一领域的专家。他们在面对临床问题时,多采用"聚焦式"思路和"常规式"处理,缺乏"发散式"思维和"个体化"诊疗,这使得诊疗结果有时只是解决了某一疾病系统表面问题却忽视了相关疾病系统的潜在病根,或是虽遵循了规范化诊疗路径却对某些患者收效不佳。归根结底,是由于知识和观念的狭隘,"只见树木,不见森林","知其然而不知其所以然"。一名临床医生面对患者时,最经常被问到的是:"医生,我得了什么病?""医生,我的病能治好吗?""医生,我的病多久能治好?"虽然这三个问题都很简单,但处理起来却并不是那么简单。首先必须具备丰富的临床经验和技能才能正确诊断出具体的病因,对于一些疾病即使确诊了也不一定能做到治愈,而可能会出现复发或成为需终生治疗的慢性病。因此说,目前的医疗水平还有待进一步提高,医学领域还需要不断的探索。临床医生不能仅满足于重复劳动,止步于掌握现有的技术手段,而是要进一步注重积累经验,通过调查和研究,探求临床诊治和业务实践的规律。

解放军总医院黄志强院士曾说过"仅靠技术永远不会成为优秀的外科医生。没有扎实的临床学科基础,缺乏细致的观察力和较强的分析判断力,不能时刻将术中悬而未决的问题放在心上,这样的外科医生只能算是'开刀匠'"。"中国肝胆外科之父""国家最高科学技术奖"获得者吴孟超院士为我们树立了典范:为奠定肝脏外科的基础,从 1958 年起,他进行了肝脏解剖的研究,在建立人体肝脏灌注腐蚀模型并进行详尽观察研究和外科实践的基础上,创造性地提出了"五叶四段"的解剖学理论;为解决肝脏手术出血这一重要难题,在动物实验和临床探索的基础上,建立了"常温下间歇肝门阻断"的肝脏止血技术;为掌握肝脏术后生化代谢的改变以降低手术死亡率,通过临床和肝脏生化研究发现了"正常和肝硬化肝脏术后生化代谢规律",并据此提出了纠正肝癌术后常见的致命性生化代谢紊乱的新策略;为进一步扩大肝脏外科手术适应证,提高肝脏外科治疗水平,他率先成功施行了以中肝叶切除为代表的一系列标志性手术。吴孟超院士创立了独具特色的肝脏外科关键理论和技术,建立了中国肝脏外科的学科体系,使之逐步发展、壮大,最终做到了"国际大会有声音,国际杂志有影响,国际学会有位置,国际社会有认可"。

由此可见,重视医疗(应用知识)、教学(传授知识)和科研(创造知识)一体化发展,把做工作当作做项目,把做事情当作做事业,这才是现代高水准临床医师的成才之路。

第三节　社会、经济和科技发展需要

医学是人类智慧和文明的结晶,科技进步极大地推动了医学的发展,却同时又提出了更大的挑战。一方面,现代医学模式的转变和疾病谱的改变,人口老龄化和人口红利渐失,新的流行性疾病出现和日益增长的医疗服务需求;另一方面,是医学及相关学科领域在新发现、新理论上不断取得突破,但应用于人群健康防治上的新药品、新方法和新技术产出却相对滞后,使卫生科研投入相较于其对人群健康贡献形成了巨大反差。近年来,我国在生物医药研发领域产生了一批在国际上有一定影响的科研成果,"十一五"期间,我国发明专利授权量上升到世界第3位;国际科学论文总量由世界第5位上升到第2位,被引用次数由世界第13位上升到第8位。然而,基础科研优势不等同于产业优势,我国科技进步对经济增长的贡献率仅为40%左右,而发达国家可达70%。我国化学药品和生物药品还以仿制药为主,大中型、中高端医疗器械主要依赖进口,因而更迫切需要在基础研究、临床应用、产业发展之间建立起有效的、更直接的合作机制和联系,促进创新研究成果转化为可应用的技术、产品、方法、方案或指南并应用到临床实践。

生物医药产业是典型的创新驱动型产业,其产业规模不断扩大,新技术应用与开发速度日益提升。中国社会科学院发布的《医药蓝皮书:中国药品市场报告》介绍,2012年中国药品市场规模达到9 261亿元,预期2013—2020年,中国药品市场规模将以年均12%的速度继续高速扩容,国内制药企业随着药品需求同步扩张。随着基因组学、蛋白质组学、生物芯片、干细胞与组织工程等一系列技术的突破,加快了生物技术在医药领域的应用,其制造业正由低端的化学药向高端、高效的生物制药及中高端医疗器械领域转型。依托高校、科研院所雄厚的基础科研力量,我国近年来在生物医药研发领域产生了一批在国际上有一定影响的科研成果,但基础科研优势不等同于产业优势。由于生物医药科研与产业之间尚缺乏有机的紧密结合,科研院所大量的自主创新活动及人才都偏重于基础性研究,项目内容与社会需求结合灵敏度不够,对研究成果的推介也缺乏商业运作手法,最终成果只停留在学术影响和学术交流层面,未能有效转化为社会经济发展的生产力和生产因素。

随着企业的产业化规模不断扩大及各新建研发中心纷纷设立,在新产品研制与开发工作中,需要一批具有医药专业背景、掌握核心技术、熟悉行业规律,研发经验丰富的实践研究人才。符合需要的高层次创新团队是攻克核心技术、推进产业创新和结构调整的关键力量。目前,从事生物医药研究的绝大部分的高端研发人员分布在高校和科研院所,许多海外高层次引进人才也选择了高校科研机构或是自主创业,真正到本土产业领域一线企业的研发人才并不多,造成以企业为主体的技术创新人才体制尚不成熟。企业自主创新主体地位不突出,是我国生物医药产业化方面的短板。解决这一问题的关键,就在于如何在整个新药开发过程中高效利用资源并提高研发成功率。《国家"十二五"科学和技术发展规划》提出,必须加快建立和完善"政产学研用"相结合的新型举国体制,加强围绕产业链的系统部署和产业技术创新战略联盟建设,加速药物研发和伴随诊断产品的商业化应用。因此,在通往临床应用路径相对较短的基础研究领域,如干细胞研究、生物标志物、细胞信号转导、药物与新型医疗器具研发等,强调"产-学-研-医-资"联盟,亟须高校院所、综合医院、生物医药企业、科技中介和合同研究组织多方的参与,通过临床人员、科研人员和商务人员的共同努力,实现新医疗产品应用解决临床问题。

一、药物与医疗器具研发

慢性病新药的临床研究时间长、费用高、风险大,许多候选新药常常在临床前和临床研究阶段由于药效、药代、安全性等不合要求而被淘汰,造成巨大损失。在转化型医学发展的新形势下,新药研究重新审视了发展的需求与内涵,重新思考了新药研究的突破口,探究新药研究的新模式。根据个体携带的遗传信息制订针对病人个体的需要,为"量身定做"个性化预防、诊断、治疗方案的医疗模式,是遗传药理学和药物基因组学发展带来的一场革命。建立判断药物疗效和评估疾病治疗反应及预后的分子标志物,有助于有针对性地探索新的药物和治疗方法,将对疾病预防和诊断及治疗发挥有效的指导作用。强调了临床工作者的参与,不仅提高临床试验的成功率,有效降低投入成本,缩短研发周期,更有利于判断药物敏感、药物耐药以及药物和器具的副作用,提高个体化治疗水平,与此相关联的产品开发将会催生一个很大的新兴产业。可以说,无论是传统药物改良还是新药或新型医疗器具研发,还是传染病疫苗与肿瘤疫苗的研制,都需要临床医师的推波助澜。

二、干细胞与再生医学的临床研究

在药物及手术等传统医疗技术发展进入瓶颈阶段之际,临床上很多疾病如糖尿病、心血管疾病和神经退行性疾病等,被寄望于通过再生医学的发展得以解决。干细胞技术是再生医学的核心,是指利用不同来源的干细胞修复、替代或重建人的细胞、组织和器官,并恢复其正常功能的过程。干细胞及其衍生组织、器官可以应用于临床,形成一种全新的治疗手段或"药物",推动再生医学的发展和产业化,对提高人类的生活质量具有重大意义。因此,以干细胞治疗为主体的医疗手段创新、药物研发和临床试验迫在眉睫,干细胞研究也呈现基础研究、临床应用和产业化三方面全面迅速的发展态势。虽然世界上多个从事干细胞研究的国家已批复了一些应用于特定症状的干细胞产品的临床前研究和临床试验,但干细胞涉及人类胚胎相关问题,其安全性、稳定性和有效性等尚未获得临床试验的确切保证,人体组织细胞来源渠道的合理合法及在生殖技术领域运用的道德与伦理冲击等。因此,干细胞治疗从临床前研究和临床试验到真正大规模临床转化还有很长的路要走。

三、疾病相关基因及分子研究和应用

生物标志物是一类可供客观测定和评价的一个或某几个生理、病理或治疗过程中的某种特征性的生化指标,通常是特殊的小分子、蛋白质或核酸序列,通过对它们的测定可以获知机体当前所处的生物学状态或疾病进程。这些疾病的特异性生物标志物,将有助于疾病的鉴别、早期诊断及预防,有助于疾病的治疗以及不良反应监控。在疾病的预测、诊断与治疗评估、个体化治疗方面具有广泛前景。临床方案的监管审批、起始场所、募集病人、临床数据库建立与维护等分子标志物临床应用研究,需要新技术、新方法临床准入管理,同样需要临床医生在日常科研活动中导之以行。此外,值得关注的重点还有再生医学技术研发与组织工程构建和新型移植外科技术等发展迅速。

第四节 临床转化医学的提出和发展

纵观医学发展史,现代医学的特征可归纳为四点:一是它与社会发展、科技进步和经济基础密切相关;二是它具有继承性和创新性;三是它具有对多种学科知识和技术的综合性;四是它具有很强的理论指导性和实践应用性。从近代实验医学以来,尤其是现代医学阶段,医学充分吸收了物理、化学和生物学等领域的科研成果,进入了快速发展期,破解了越来越多疾病的发病原因,提供了越来越丰富的预防和诊治手段。现代医学发展的历史和实践表明,未来的医学突破性进展将有赖于与其他学科的交叉与结合,21世纪的医学将更加重视整体医学观和系统医学理论。基因组学、蛋白质组学等基础科学研究多年来积累了大量研究成果数据,它们的意义需要进一步解析,如何将已采集的数据转化为解决医疗问题的有用信息是迫在眉睫需要解决的难题。这个难题的破解需要生命科学、数学、计算机科学和医学领域人员的有效合作与交叉研究,需要对传统的基础研究、药物开发、医学实践分离的局面进行整合重构。通过三者的密切结合,提高医学重大问题从假想提出到科学发现、动物模型证实、临床试验研究,最终应用推广的效率,是解决这个医学根本性问题的有效途径。

转化医学正是在此背景下产生的,它贴合了医学科学发展的内在客观规律,体现了现代医学科技发展的必然要求。转化医学旨在从事基础科学发现的研究者和了解病人需求的医生之间建立起了有效的联系,从临床实践中发现问题,将其凝练成科学问题进行基础医学研究,再将研究成果应用到疾病诊断、治疗和预防过程中,使其真正发挥作用。在我国当前医疗资源有限和经济发展欠发达的情况下,尤其需要积极倡导转化医学理念、推动转化医学研究。中国科学院陈竺院士认为,转化医学是一个致力于克服基础研究与临床和公共卫生应用严重失衡的医学发展的新模式,其核心是在从事基础医学发现的研究者和了解患者需求的医生,以及卫生工作者之间建立起有效的联系,特别集中在分子基础医学研究向最有效和最合适的疾病预防诊断、治疗和预防模式的转化。

转化医学目的是将基础研究与解决患者实际问题结合,以患者的需求为导向开展医学科学实践活动,既致力于促进实验室基础研究转化为面向人的研究,又致力于促进临床研究成果早日有效应用于临床工作和医疗决策。转化医学应该是 B2B2B("Bench to Bedside" and "Bedside to Bench"),即从实验室到病床、再从病床回到实验室的双向转化模式,其双通道研究过程是一个没有终点的良性循环。从实验室到病床的转化是指将基础研究的成果转化为患者的疾病预防、诊断和治疗及预后评估,其核心内涵旨在致力于弥补存在于实验室研发与临床治疗之间的鸿沟,研究成果得到快速应用,其基本特征是多学科交叉合作;实现从"床边到实验室"的转化是指从疾病诊疗、预防实际工作中发掘需求,从中凝练出科学问题,针对来自临床医师的观点和假设,设计基础研究实验并加以检测和验证,深入开展基础研究,研究成果得到快速应用,这是一个不断循环向上的永无止境的研究过程。同时转化医学还应是"C2C"(Clinical treatment to Community care)、"E2E"(Experience base to Evidence base)和"M2M"(Microscope to Marketplace)。"C2C"要求研究对象不能只着眼于跟前的病人,而需关注人群的健康,注重疾病的预防和健康促进,做到关口前移、重心下移;"E2E"即临床医学实践和研究模式从经验医学向循证医学转变,实现个体化治疗和研究,研究成果为卫生循证决策服务;"M2M"即不能只停留于研究本身而应考虑研究成果的产业化,不能只关注罕见病、疑难病而应考虑医疗成本高的常见病、多发病。

完整的转化医学发展应当通过构建实验室到临床、临床到实验室的双向通道,深入了解疾病发生、发展机制和健康保护、促进的机制,探索新的防治策略,将科研成果转化为可供临床和公共卫生实用的、有成本效益的具体诊疗或干预手段、技术、方案,以利于推广普及;同时,转化医学成果通过循证决策进入制度安排,成为卫生政策、卫生服务和保障体系的有机组成部分,以可持续性方式造福广大临床患者和人民群众,并推动医学科学的发展。现代生物医学突破性的进展有赖于各个学科的交叉与结合,推动转化医学发展应对人民健康挑战,符合医学科学发展的内在客观规律。当前转化医学已渗透到生物医学和生命科学的各个科学研究领域,为避免重蹈过去半个世纪科学研究交叉合作壁垒高筑、忽视伦理问题和高投入低转化等,在实践中又逐步融合了社会、经济和人文等学科,在知识、技术、人力、物力和信息等方面获得资源共享,被寄望由此填平基础研究与临床应用的鸿沟,对当代医学研究能产生深入而全面的影响。

转化医学的任务主要有五方面:一是打破传统医学研究的分隔,实现多学科、交叉学科研究人员共同合作;二是重建临床医学研究体系,以健康需求为导向,实现实验室与临床的双向转化作用;三是充分利用空间及资源,优化先进技术的运用;四是将学科的临床战略目标与科研活动紧密衔接,集中多方优势针对特定疾病开展项目攻关;五是建成转化医学人才培养教育实践基地,不断输送优秀的青年科学家。转化医学理念的提出为卫生医技护人员、生物医学科技工作者及科技管理者设计了良好的健康防治愿景:更精确的预警与诊断,更有效的干预和治疗,降低发病率、推迟发病平均年龄,提高治愈率、减少重症病人,降低医疗的综合成本,提高人民的健康水平和生活质量。

第五节　医学科研伦理和道德要求

现代医学科学有两个主要支撑点:一个是医学人文精神;另一个是医疗技术。没有人文精神,医学就失去了灵魂;没有诊疗技术,医学就失去了躯干。现代医学之父威廉·奥斯勒(Sir William Osler)在约100年前就曾指出,医学实践的弊端在于历史洞察的贫乏、科学与人文的断裂、技术进步与人道主义的疏离,而这三道难题至今依然是现代医学及医疗跨越性发展与改革的障碍。

医学研究以现代生物医学技术为基础,以人为研究对象,在强调临床应用的同时带有一定的实验性、不确定性,无可避免地对人体存在一定伤害和潜在危险。而生命伦理学是对人的权利和尊严的价值关怀,两者的碰撞与冲突势必引起一系列伦理问题。自然哲学与道德哲学,事实判断与价值判断,两者分属不同的领域,有不同评价标准,其变革速度不一。科学技术与伦理道德发生矛盾有时甚至是激烈冲突也是必然的。在过去半个世纪中,由于缺乏对此问题的高度认识,干扰了技术发展的临床应用,或者干脆中断了技术的研发,这些在人工授精和优生优育技术发展案例中,表现得尤其突出,并一直延伸到干细胞技术的应用发展。要快速推进科研成果到临床的应用,除了需要打破原有的重重壁垒外,还需要在各研究环节建立绿色通道,但伦理管控是不可绕过的门槛,只有重视并且极早的介入,更能发挥保驾护航的作用。

伦理学是属于道德哲学范畴。道德是从对个人要求的角度而言,是一种良知、美德,是内化、自律的;伦理是从社会角度要求而言,是一种规范、秩序,是外化、他律的。2 400多年前,古希腊名医希波克拉底创立了著名的"希波克拉底誓言",宣誓"一定把病人的健康和生命放在首位"。这一誓言直到今天都是全世界医生的行为规范,也是人类历史上最早成文的医学职业道德。可见,道德具有广泛社会性,它超前于社会制度,但在实施上并不具有法律的强制性。讲道德,实质是要有一种同情心,体现对生命的尊重。作为一名医者须清楚地认识到,道德是"你最好应该",伦理是"你必须应该",而法律则是"不应该你就违法"。这也是医学人员处理好医患关系,开展临床科学研究的行为标尺。

美国著名教育学家霍华德·加德纳(Howard Gardner)说过,人才应是受过专业培训并是训练有素的人,善于收集归纳信息并会融合应用的人,具备独立思考并能创新进取的人,尊重别人并有合作精神的人,崇尚道德并具人文涵养的人。因此,医者需要涉猎自然、人文和生命科学的知识,需要拥有自学、实践和人际交流的能力,需要具备创新、竞争与合作及国际化的素质;而行医,是一种以科学为基础的艺术,是一种专业,而非一种交易,是一种使命,而非一种行业。在医学科研工作中,从选题、执行到总结的全过程,每一环节都存在着道德修养问题。医学研究的任务是要揭示人类生命运动的本质和基本规律,不断认识和根治疑难疾患,这不仅需要科研人员的聪明才智,而且要求科研人员具备崇高的科研道德。

生命科技可以回答能够做什么,伦理辩护则解决可以做什么。虽说科学研究与伦理道德是一对相互冲击的矛盾,但两者在总体上又是一致的,共同决定着科技进步与社会前进的步伐。科研的每一次重大进步必然会对伦理道德提出更高的要求,而伦理道德的高标准又指引着科学研究朝着正确的方向迈进,两者相辅相成。没有规矩不成方圆。生命伦理学通过一系列规则、制度和程序来规范科学研究的行为,明确应该做哪些、应该怎么做,维系了整个人类的道德价值体系。在伦理的规范框架下,转化医学研究才可以有的放矢。伦理的规范既是对受试者的有效保护,也是对研究人员的有力加持。

不管科技多么强大,它都必须受伦理的引导。作为意识形态,伦理道德对转化医学研究的发展具有方向性意义。任何一项人类的科技发现或发明,是否能加以应用和推行,首先要衡量其对人类的生存和社会的长期发展的利弊,伦理辩护的意义就在于此,能够给予转化医学研究理性指导,引导其向着正确方向发展,更好地为人类造福。我们认为医学伦理是对人类行为的规则或准则进行分析,能够弥补单纯的生命科技理性的不足，一方面能解决转化医学研究中由于不同价值冲突引起的伦理道德难题；另一方面不断出现的伦理道德难题也为转化医学研究注入新的活力，从而不断促进创新发展。

坚持正确的伦理道德价值取向，强化自我约束和督导机制，是我们出成果、出人才和出成效的重要保障。科技进步既倡导宽容失败，又强调科研诚信建设，从这两个方面对科技人员的自主创新，创造良好的制度环境。

第六节　医院科技发展带动人才培养

医院尤其是三级甲等医院除了是高层次人员用人单位外，还担当着未来高层次人才的培人、育人角色。"学科是基础和平台，人才是根本和关键，项目是载体和抓手，成果是品牌和标志。"随着社会发展时期的不同，人群疾病谱特征会有所变化，医院原有特色学科或优势也会受到冲击，需要不断寻找新的增长点，为学科建设注入新的血液而适应环境的变化。创新增长点具有时代性、灵活性和不确定性，重视学科交叉、多学科参与合作，开阔思路和思想碰撞，利于激发新的理念和假想产生。学科门类间、一级学科间或是二级学科间的进一步融合和渗透，将有利于产生新的创新生长点。

长期以来，科研项目的级别和总量一直是作为学科水平和竞争力的标杆，获得各级科研成果奖项被作为评定学科建设成效的重磅砝码。我们知道，具有领先水平的学术成果需要通过一系列的科研项目攻关形成金字塔状积累，才能奠定成果的含金量，而重大科技成果只有转化为最终让病人受益的社会效益，病人用脚投票才是医学学科优势地位确立的佐证。这一科技转化链条的轴承即是提升创新能力，将创新与实践相结合。因此，医院科技发展更多地关注两方面的工作：一是以衔接临床需求为目的，瞄准若干领域的关键技术，力求在新药创制、检测技术上或疾病诊疗规范指南上取得重大科研成果，借助现有或新建科研网络和资源，构建"产学研"并"科工贸"一体的科研创新链条，整合区域优势资源将转化医学研究落到实处；二是将学科科研战略措施与充分开发自身资源紧密结合，根据学科团队的知识和技术结构、实力及可利用的资源，选择研发新的或改良现有的医疗产品，或开展循证医学研究获得临床最佳诊疗方案，集中多方优势针对特定疾病开展项目攻关。

医院的科技发展规划一般都是与国家或地方卫生科技发展规划相结合，通过针对国家或地方重大重点计划项目指南，筛选出若干重大战略指南、关键共性技术或重大工程，作为医院重点建设学科的专项扶持研究；通过整合医院资源和高校资源，充分利用知识密集、人才密集、病例资源丰富的优势；通过着眼重大、疑难疾病或疾病负担高的病种，联合大学、研究所、三级医疗网络，开展多学科、多部门的重大科技攻关项目、产学研合作项目和国际合作项目研究；还通过引进先进技术并进行消化吸收，开展二次创新，助推自主研究开发的能力，从而追赶、拉近与世界先进水平的差距。而这些任务最终需要依靠优秀学科带头人和优秀青年骨干去实现。

"科技是第一生产力，人才是第一资源"。学科梯队是学科建设的关键，在强调发挥个人主观能动性及提高执行力的同时，更是要强调团队的协同力。由于学科专业分化的过细，工作背景的单一，临床人员的优势在于掌握人群的健康需求、提出实践存在问题，基础研究人员的强项侧重于提供解决难点的技术方法，两者共同合作有利于激发假想，设计出科学合理的研究方案，共同研发用于疾病诊疗的医疗产品，从而提高医疗水平。主张基础研究人员与临床科技工作者密切合作交流，培养高素质双栖型人才，使医院学科建设更具竞争力和可持续发展力。

医院学科建设除了学科带头人外，还需培养后备带头人和学科技术骨干作为学科的中坚力量。学科还需要建立每位学科成员的职业发展规划，结合学科的发展，分层次定期选派人员参加继续教育培训班、进修学习、学历教育、出国深造等，给予学科成员充分的学术自由和创新空间，但同时要引导学科成员的个人学术兴趣向学科建设发展方向靠拢。学科带头人的选聘和技术骨干的选拔培养，除却在本学科领域具有较深的学术造诣和影响力外,还应具备宽广的学术视野,善于把握学术前沿,且具有领导能力带领本学科始终走在发展的前沿。后备带头人和学科骨干要以培养成为学有所长、术有专攻为目标,不拘一格发挥学科成员的特长。

第七节　上海临床研究人才的施展平台

医药卫生事业关系亿万人民的健康,关系千家万户的幸福,是重大民生问题。加快医药卫生事业发展,适应人民群众日益增长的医药卫生需求,是贯彻落实科学发展观、促进经济社会全面协调可持续发展的必然要求。上海是中国最大的经济、金融、贸易、航运中心城市之一,医疗卫生网络健全,医疗资源丰富,医疗保障覆盖面广,但是人口老龄化程度高,疾病谱转型早,流动人口公共卫生挑战严峻,所以城市公共卫生安全保障压力大,在上海实施新医改势在必行。上海医改的基本目标有四点:一是保障基本医疗卫生服务;二是发展现代医疗服务业;三是居民主要健康指标达到世界先进水平;四是使上海成为亚洲医学城市之一。该目标基于国家要求,又高于国家要求,从打基础、管长远、可持续角度出发,从基础建设、制度建设和能力建设三个方面全方位地推进上海的医疗卫生改革。这对临床科研人员提出了要求但也创造了发展的机会,下述四个平台将成为临床研究人才的施展舞台。

一、研究型医院

上海在卫生"十二五"规划中提出了建设若干所临床和基础医学研究紧密结合、转化医学机制完善、临床新技术不断涌现、疑难重症诊治技术优势明显的现代化研究型医院的任务。研究型医院是医疗、教学和科研功能并重的综合性医院或专科医院,是区域、国家卫生科技发展规划的落实单位,是地方或国家的重大、重点研究项目的依托单位。研究型医院应根据医学模式的转变和疾病谱的变化,以解决社会重大健康问题为己任,以临床需求驱动原始科技创新,通过有目的地组织和开展基础研究、转化研究和应用研究,阐明疾病的发病机理、流行病学特征、三级预防方案,占据业务水平与学术地位的双重制高点,源源不断产生医学创新成果并推广应用,从而实现医院的可持续发展,成为上海建设亚洲医学中心城市之一的标志性医院。

二、临床医学中心

临床医学中心设置在三级医院的优势特色学科,鼓励通过内联外合的工作机制实现多学科交叉整合,充分借助有关高校和科研院所的力量,以人类发病率高、死亡率高的重大疾病为研究重点,开展临床和转化医学研究,建立临床试验基地网络和临床研究技术支持和服务平台,开发评价和验证疾病发病机制、流行病学、早期诊治、药物治疗、个体化治疗等技术和方法,使最新的诊疗技术以群众负担得起的方式尽快用于临床实践,实现实验室与病床间的双向紧密联系。在相关专业公共卫生机构,建立类似的转化医学研究中心,促进有效的防治手段从实验室尽快走向预防工作实践。临床医学中心将成为上海建设亚洲医学中心城市之一的标志性学科。

三、上海医学科学研究院

上海医学科学研究院正在筹建中,它可高效整合上海医学研究的各类资源,有利于实现在转化医学理念指导下对重要疾病的集成攻关。研究院组建的模式为"虚实结合":"虚"指遴选网络实验室、E-研究院、协约研究所等方式,以项目为纽带,整合上海市现有的市级医学研究所、卫生部重点实验室、教育部重点实验室、临床医学中心和重点学科,而"实"则指上海医学科学院作为管理平台,提供资金、设备、数据库等各类科研资源及科研管理服务。同时,作为开放的平台将向长三角、全国乃至全世界开放,广泛开展国内外合作,整体提升上海的医学研究能力。以上海医学科学研究院的协约研究所等机构为主,筹建不通类别的生物样本库。生物样本库是众多重要科研成果快速产业化、应用到临床,实现"转化医学"的重要保证。利用我国人口资源优势,建立符合国际认证要求、标准统一的信息和生物样本收集、共享和质量保证体系。

四、转化医学保障体系

为促进转化医学研发水平提升以及先进适宜技术的推广应用,上海市医学科学技术情报研究所于2011年成立了由政府主导、行业性、技术推广与转化并重,常年设立、开放的产学研用公共服务平台,即上海医药卫生技术转移服务平台。该服务平台能推导医学科研成果或适宜技术持有人与其他医疗机构、企业之间的围墙,搭建供方与需方的沟通平台,使具有市场眼光的医学家与具有科技眼光的企业家结成联盟,形成立足上海、面向长三角、辐射全国的"医药卫生技术转移平台"。业务范围包括专题讲座、会员沙龙、成果展示、信息发布、专业培训等活动形式,促进医药科技成果需求方、提供方、投资方、中介方之间的沟通、交流与合作;通过培训等方式,促进和培育医药领域科技成果交易经济人才队伍的成长;编印会刊、学术刊物及书籍。工作内容为大力组织卫生技术评估,积极遴选和推广一批先进适宜技术,提高基层社区卫生服务能力,逐步建立具有上海特色的先进适宜技术推广模式和体系,为城乡居民提供优质、合理、安全的医疗技术。

（张　勘）

第二章
转化医学

转化医学(Translational Medicine)是近十余年来提出的一个新概念,成为医学领域中的热门课题。转化医学作为医学研究的一个分支,它的朴素出发点在于将基础研究与临床医疗之间建立更紧密、更直接的关联,将基础研究的成果能够尽快地应用于临床。随着转化医学概念的提出,人们对转化医学概念的理解正在不断深入,转化医学实践中的内涵也在不断丰富,因此,转化医学的精确定义随之也在不断变化。基础医学研究和药物研究工作者在积极开展转化医学的探索,临床医生在开展转化医学的研究,甚至非医药领域的科技工作者也介入到转化医学实践的行列中。作为一名临床工作者在如今转化医学口号的鼓动下,不禁要思考,难道以前所开展的临床研究和基础医学研究与转化医学无关吗?作为临床医生在转化医学的实践中能做什么?因此,作为临床医生有必要了解转化医学背景,了解临床医生在转化医学实践中应该承担的角色,这将对丰富职业生涯的内涵,尤其是助推青年医生的成长具有重要意义。

第一节　转化医学的概念

一、转化医学概念提出的背景

2003 年美国国立卫生院(NIH)在 *Science* 上提出了转化医学概念及其实施路线图,这一题目为"The NIH Roadmap"的文章被认为是一重要的标志性事件,成为转化医学概念及其路径提出的重要时间节点。转化医学概念的提出有其特定的社会背景和动力,其动力主要来源于两个方面:①基础医学科学的快速进步,尤其是 20 世纪 70 年代以来分子生物学的出现与崛起使我们对疾病的发病机制有了更为深刻的认识,但是这些基础研究的成果并没有给我们临床医学带来诊断、治疗和预防等诸方面的快速提升,因此,医疗市场的需求等待着基础研究成果快速得到应用;②克林顿政府时期在基础医学领域投入了大量的经费,产生了许多基础研究成果,而布什时代由于经济滑坡,难以在基础领域投入更多的经费,于是布什的幕僚提出了转化医学的概念,期望在生命科学领域产生新的经济增长。因此,转化医学成为美国的国家需求,从政府层面推进转化医学的发展,希望将已有大量的基础研究积累转化成应用性成果以促进经济的发展。从上述转化医学概念提出的背景中不难发现,转化医学实施的重要出发点就是尽快实现基础医学科学与临床医学间的转化。为了实现这一转化,在转化医学的概念中又衍生出了一系列的关键词。

1. 从实验台到临床(B to B)

B to B 是 From bench to bedside 的意思,即基础研究的新成果及时转化到医疗、预防、护理等临床应用领域,并在临床实践中及时反馈、修正等,再进一步转入更深层面的研究领域的不断转化和提升,形成 From bedside to bench,建立了 B to B to B 的循环式科学体系。然而,基础研究的成果不可能轻而易举的成为临床应用技术或方法,在基础研究成果和临床应用之间存在着漫长而艰苦的路要走。那么,这条路怎么走? 这就需要我们去设计,这就是 NIH 所提出的 Roadmap。

2. RoadmapX

2003 年 Zerhouni EA 在为 NIH 制定工作计划时提出 21 世纪"工作路线图"(Roadmap)一词。该 Roadmap 包括 3 个核心领域:探索并重新认识新的科研思路和途径;培养和建立一个新的、为未来医学发展的研究团队;重新设计临床研究事业,这将是医学科学发展的重中之重。首次明确了转化医学的概念,并提出转化医学的核心就是制定 Roadmap。这一 Roadmap 是美国国家层面的设计,是国家的行动计划,显得宏观。同样,在不同的层面就有不同的 Roadmap 的设计,如落实到一项生物学发现要转化为临床医学或公共卫生可以实际应用的技术也需要有 Roadmap,这一 Roadmap 就较为具体和细化。以药物开发为例,一个候选药物需要经过临床前的药化、药理、药效、药代和毒理等研究,通过了有效性、安全性评估,才能进入人体临床试验,进行一期、二期、三期、四期的临床验证和评估证明其安全性和有效性之后才能获得批准上市。那么,我们不禁要问,难道我们以前的药物开发不是这样走过来的吗? 转化医学的概念有何创新? Roadmap 的价值何在? 是的,转化医学并非是一个新兴产物,一直与医学发展共同存在。但是,转化医学理论的形成是崭新的,转化医学作为科学理论的提出,目的在于通过增加对转化医学的重视与投入,将转化医学的无序化完善,提升为系统化、科学化的研究领域;使得转化医学研究的被动型、自发性转变为主动型、自觉性的过程;打破基础研究与临床医学之间的屏障,促进基础研究与临床应用的双向转化,缩短转化时间,提高效率;协调转化医学相关领域的合作,将转化医学所涉及的各个领域构成有机的网络;注重转化医学团队建设,使得基础研究与临床医疗、预防、护理等应用领域之间的相互转化过程更加系统化、科学化、集约化,使更多的基础研究成果更快地应用到临床,并在应用中得到更快、更好的反馈,使大众更快的成为一项基础研究成果的最大受益者。由此可见,Roadmap 的制定在转化医学的实施中起到了核心作用。Roadmap 是计划,计划的实施需要相应的载体,由此我们提出了转化医学学科链的概念

3. 转化医学学科链的概念

转化医学的实施需要有一个载体。该载体是一个多学科交叉的平台框架,是一个新兴的学科群,任何一个传统的学科都不能涵盖这一学科群的全部,包括学科的知识、学科的资源调动和整合等。转化医学从临床需求的提出,到基础研究的启动……直到临床应用等常涉及多个学科的共同参与、多个学科带头人的团结协作,以及行政管理者的有机协调等多个环节,由此多环节所形成的链可称之为转化医学学科链。转化医学学科链的形成是实现 Roadmap 具体体现,是转化医学得以实施的重要条件和载体。

二、中国及欧美国家开展转化医学的背景差异

转化医学概念提出的初衷是将已有的医学成果尽快地应用于临床,是对已有成果的"看菜吃饭",而不是"重起炉灶"从零起步开展基础研究然后转化。因此,转化医学能否顺利开展依赖于可转化的成果积累有多少,而可转化成果积累的多与少取决于前期的投入有多少。不同国家、不同地区由于社会经济背景不同,转化医学开展的潜在空间也不尽相同。

1. 认识不同国情的转化医学背景差异

以美国为主的在人类基因组计划实施前和实施初期,曾有预期使药物开发中应用的靶标数量提高到 3 000～15 000 个,但事实上,至今常见的分子药物靶标仍然为 500 个左右。又如,2009 年 NIH 在基础研究领域的投入高达 150 亿美元,但是科研成果的转化水平仍然很低。调查发现,基础医学科研成果只有不到 25% 能进入临床试验,而只有 10% 的成果有望在未来的 20 年内投入临床使用。基于这样一

种基础研究成果丰硕，但临床转化严重滞后的现状，美国医学研究院(US Institute of Medicine)分析认为，这种转化的滞后源于基础研究成果与临床应用之间的"鸿沟"，而这一"鸿沟"的存在正是推动转化医学这一新兴学科诞生的始动因素。由此，美国、欧盟等一些先进发达国家出台了一系列的政策，设置了一系列的专门机构和专项基金，组建相应的队伍，以"填平"这一基础研究成果与临床应用之间的"鸿沟"，加速转化过程。这一系列措施的出台和资金的投入保障了转化研究发展的可持续性、平衡了基础研究、转化研究和临床研究之间的关系、协调了各相关机构间的联动、推动了转化医学项目的开展和队伍建设。先进发达国家这一系列举措不是为了"砸钱"从零开始起步，而是为了"盘活"档案馆里已有的成果，顺着 Roadmap 规定的路径向前进，产生更大的临床应用价值，促进经济大发展。这就是先进发达国家高喊转化医学口号的主基调。

2. 梳理中国特色转化医学特征

中国是一个发展中的国家，尽管近年来国家的经济正在快速发展，但是在过去的几十年中国家对基础医学科学的投入确实不如先进发达国家，基础研究积累不多，系统性成果有限。所谓系统性研究成果有限是指无任是国家层面或地方层面在以往生命科学领域的研究项目投入中常以传统学科为对象，每一项目间的有机联系尚未受到足够的重视，其中远期的规划不如先进发达国家具有前瞻性，整体规划欠周密。呈现投入面广但缺乏系统性的格局，因此，多年来形成的零星小成果不少，但难以形成原创的或集成创新的大成果，能够依靠强大基础研究向上攀升获得转化医学成果的基石不如先进发达国家稳固。

探索发现新的肿瘤标记物以期获得转化医学的成果，已成为当前转化医学研究中的热点课题。肿瘤细胞产生和释放的某些物质，常以抗原、酶、激素等代谢产物的形式存在于肿瘤细胞内或宿主体液中，根据其生化或免疫特性可被识别或诊断肿瘤。肿瘤细胞的生物化学性质及其代谢异常，因此在肿瘤病人的体液、排出物及组织中出现质或量上改变的物质，被称为肿瘤标记物(cancer biomarkers)。肿瘤标记物在临床上主要用于对原发肿瘤的发现、肿瘤高危人群的筛选、良性和恶性肿瘤的鉴别诊断、肿瘤发展程度的判断、肿瘤治疗效果的观察和评价以及肿瘤复发和预后的预测等。

肿瘤标记物的发现是一个相对容易的过程，每年都有大量相关的文章发表，截至 2014 年年底在 Pubmed 上可搜索到将近 26 000 余篇关键字为"cancer biomarkers"的文献，但至今，能用于监测肿瘤治疗反应并获得美国食品与药品监督管理局批准的肿瘤标记物却不超过 30 个。由此可见，研究结果数量虽然可观，但是真正转化到临床实际应用的却屈指可数。相当一部分的肿瘤标记物研究还停滞在发现阶段，一些研究者只满足于发现某一标记物，而非致力于将其转化为可投入临床使用的成果，这不是真正意义上的转化医学，是转化医学的误区。

在转化医学口号的鼓动下，我国医学科技工作者也积极加入了这一全球性的行动。由于不同层面的专家或科管工作者对转化医学概念的理解不同，践行转化医学的手段和措施也不同。大有花巨资购买深低温冰箱，建立生物样本库的举措，以期发现新的生物靶标，从而创制新药或生物治疗手段。显然，这些举措对改善我国基础研究较为薄弱的局面具有重要作用，也符合国家的长远发展的规划，但这种"买冰箱"的举措确实是"砸钱"从零起步的行动，有悖于转化医学的初衷。转化医学的主基调是"如何在短期内将已有大量的基础研究积累转化成应用性成果以促进经济的发展"，而不是"砸钱"从零起步。

那么，如何梳理出中国转化医学发展的脉络？笔者认为，转化医学是一项国家行动，而不是各领域科学家的自发行动。因此，应该在国家层面或地方政府层面组织科管工作者或领域战略科学家"摸清家底"，组合各类相关成果，形成可以"串联"的成果链，针对成果链中的"脱节"环节制定 Roadmap，并以项目为纽带、协调各领域、各单位或各部门的关系，推进成果向临床转化。此过程中科管工作者或领域战略科学家具有不可替代的作用。

由于社会经济原因，欧美国家在转化医学中显得具有先天的优势，但是作为人口大国的中国在转化医学的全球行动中同样也占有独特的地位。由于是人口大国，我们的患者基数就远远大于欧美国家；由于患者基数大，我们开展新药临床研究的周期短；由于患者基数大，我们发现临床现象、聚焦科学问题的

"盘子"就大；由于患者基数大，我们转化医学成果应用的市场大；由于患者基数大，全球性的转化医学行动更青睐于中国……2015年3月18日李克强总理提出了"互联网+"的国家行动计划。随着"互联网+"的浮现，使得我国患者基数大的特点，在"互联网+"框架下的"大数据"形成了中国特色的、不可替代的优势。

转化医学的朴素出发点在于将基础研究与临床医疗之间建立更紧密、更直接的关联，将基础研究的成果能够尽快地应用于临床。因此，其范畴很广，从抗肿瘤新药的发明到一根静脉穿刺针的改良都属转化医学范畴。同样也包含了透过临床现象凝练出新的科学问题，如，使用砒霜有效治疗白血病是达成共识的临床现象，透过这一临床现象使我们聚焦了一些科学问题，深入探索研制出了三氧化二砷，并进一步阐明了三氧化二砷治疗急性早幼粒白血病（APL）的相关机制。由此可见，转化医学研究不仅是从基础到临床，也包括从临床到基础。当然也包括跨学科技术的整合以及集成创新等。

第二节　临床医师应该具备开展转化医学研究的能力

从以上论述中可以体会到了转化医学是一项国家或地方政府层面的行动计划，其主导者应该是科管工作者或领域战略科学家。但是转化医学是以项目为纽带通过转化医学学科链实施的，在这一学科链中临床医生是重要的环节之一。因此，临床医生应该具备转化医学的理念并承担相应的角色。

一、临床医生首先应该走出忽视科研的误区

传统观念普遍认为，医学是一种经验科学，医生看病能力几乎完全凭借经验，从医时间越长经验越丰富，医疗技术也越高。医学的发展是历代从医者在医疗实践中的经验积累，不管是中医还是西医似乎都是如此。在西医发展的早期阶段，就出现过外科医师与理发师属于同一协会的情况。外科医生的手术技巧也是在实践中提高的。然而，当今医学的发展越来越依赖于科学。生物学和基础医学的发展给临床医学提供了支撑，如人体解剖学、组织胚胎学、发育生物学、生物化学、生理学和生理病理学、病理解剖学等医学基础的发展，将人体的奥秘逐渐揭示，医生对疾病的诊疗早已从经验上升到科学依据，对疾病认识的准确性也明显提高。即便是中医，虽然发展了几千年，有自己的一套理论体系，从古至今为中国人的健康做出了重大贡献，但是随着现代医学的发展，该体系对疾病的解释仍然需要中医医生们去积极探索其确切的科学原理。原卫生部部长陈竺曾表示，在中国，很多人有错觉，认为临床与科研是割裂的，其实临床科研是大自然的实验室，对人类、对社会的贡献是最大的。医学应该是科学、工程技术与人文关怀三者的结合体，有什么能比生命更重要？医学科研绝对不能只见"物"不见人。可见，医学科研是临床医学的先导，是发展的基础。医学的发展和人体的复杂性都注定了医生一定是一个终身学习、研究和探索的职业。事实上，目前临床上绝大多数正在应用的疾病诊疗方法、指南也都是经历了从医学科研，甚至有了大量循证医学支持之后才逐渐形成和完善的。没有医学科研作为发展的储备，临床医学的进步和领先是难以想象的。针对临床和科研孰轻孰重的问题，我国著名外科专家夏穗生教授提出了自己的观点，当医生要有不同的境界，一个医生会做，只是一个兵；会写会讲，是一个将；会科研，会教学，是一个帅；会组织管理，会前瞻性思考，是一个主帅。美国的医学教育应该是比较进步的，临床医学学生获得医学博士学位必须有从事科研的经历。美国NIH倡导的转化医学正在得到包括中国等世界各国的认可，其中需要解决的一个非常重要问题就是培养一批具有医学转化研究能力的医生。现代生物医学，特别是基础医学研究进展十分迅速，但临床转化研究仍相当迟缓，这就要求那些所谓研究型医院来承担这项任务。中国是一个医学大国，拥有众多临床医生和世界最大规模的患者，但和世界发达国家相比，医学技术的研究水平存在差距，由于历史的原因，在过去的几十年中国医生普遍存在重临床技能轻科

研能力的现象,特别是一些已经位居高位的临床医学专家缺乏基本的科研能力已经是一个非常突出的问题。好在近年来国家在医学科学领域有了较多的投入,中国医生的科研能力正在不断提升,中国学者的学术地位正在被西方国家逐渐认识。那么,在这样一个强调转化医学研究的时代,降低对临床医生科研能力培养显然是不适当的,只能导致我们长期继续落在别人后面。当然,临床医生参与科研也要根据医院和医生的工作性质有所侧重。基层医院的医生研究少一些,他们可以更多地利用现有的,别人总结好的知识和经验更多地为患者服务。而作为大学附属医院的医生则肩负着为国家医学发展做知识积累的责任。他们必须通过科研创造新的知识、总结疑难杂症、促进医学进步。国内外有许多临床医学的期刊刊登临床医生的研究,特别是一些世界顶级的期刊,如 Lancet 杂志和 New Engl J Med 等都在及时介绍国际先进的医学研究。一个世界著名医学院的声誉不仅仅体现在他们医生精湛的医疗技术,更会体现在这些医生们在医学研究中的重大发现和成果,也正是这些成果为现代医学的发展做出了杰出的贡献。

二、临床医生在转化医学的实践中应该承担重要的角色

临床医生在转化医学学科链中承担着关键的角色。他是临床问题的发现者、科学问题的凝练者、基础研究与临床研究的合作者,及研究成果的实践者。发挥临床医生在转化医学发展中的角色作用,有利于促进转化医学的发展和人民健康水平的提高。

转化医学是从最初的科学设想到最终成果应用的一个反复循环的过程,是理论与实践的结合。在转化医学的发展过程中,最初的临床问题发现与提出,及科学问题的凝练、研究,研究成果的应用等都离不开临床医生。基于临床医生在转化医学中的重要地位,那么,临床医生就应该在转化医学实践中承担相应的任务。

1. 临床医生要善于在临床实践中发现问题

临床医生是转化医学实践中临床问题的发现者。临床医生是直接接触病人并给予诊疗的医务工作者。从纵向角度看,临床医生可能对某一患者病情的发生与发展,直至患者痊愈或恶化乃至死亡的过程有一个纵观的了解;从横向角度看,临床医生有可能对某种疾病的某一症状在几百例、几千例甚至上万例患者中得到比较。无论是纵向的对个体疾病发生发展过程的了解,还是基于大样本资料横向的比较总结,临床医生都能够从中归纳出相应的临床经验,这些临床经验可对医学教学中的书本知识做出更好地诠释,同时,也有可能对传统的知识产生怀疑。那么,这种质疑有可能就是转化医学实践中临床问题提出始动环节,在整个转化医学实践中临床医生是最有可能成为临床问题的发现者。

2. 临床医生应该善于将临床问题凝练成科学问题

临床医生是转化医学实践中科学问题的凝练者。人类对疾病症状的认识总是先于对病因和发生机制的认识,疾病的发生发展往往有不同的临床症状,临床医生在诊疗过程中是通过对症状的分析找到临床问题并凝练成科学问题加以研究解决,没有临床问题的发现及提出,就不可能有临床问题的解决,更没有医学的发展。

科学问题的凝练是转化医学发展的前提条件。将临床问题凝练成科学问题,然后对科学问题开展实验室研究,通过将实验室的研究结果转化为临床研究,最后将临床研究成果应用到临床实践中,是转化医学发展的必由之路。可见科学问题的凝练是转化医学发展的前提条件,是实现转化的第一个环节。临床医生直接面对病患,拥有丰富的临床资源,具备了凝练科学问题的客观条件,具有不可替代的地位。同时我国目前临床医生具有本科、硕士、博士等学历的专业知识背景的不在少数,应该具备了一定凝练科学问题的主观能力。

科学思维能力是衡量临床医生凝练科学问题的前提。一个好的临床医生需具备渊博的知识、丰富的经验、高尚的医德及科学思维能力,其中,科学思维能力是衡量一个临床医生是否具备凝练科学问题

能力的前提。当前,有的临床医生较擅长医疗技术的应用和常规治疗方法的使用,忽视科学思维能力的培养,不能有效地将临床问题凝练为科学问题,一定程度上影响了我国转化医学的发展。我国临床资源占世界的五分之一,是发现临床问题的"聚宝盆",但由于更多的临床医生通常忙于医疗事务工作,疏于应用科学的思维对待日常所见的临床问题,使一些临床问题未能及时凝练成科学问题,大量的临床资源未能被科学研究利用。

科学问题是科研人员或临床医生基于各自不同背景条件下提出的,所反映的内容具有客观性,同时科学问题的提出、表达及其解答又带有科研人员或临床医生的各自主观特性。因此,研究内容和方向不完全是从临床实践中凝练出的科学问题,研究成果往往会脱离临床应用的实际需求。有报道称,1979—1983 年在 6 种权威学术刊物包括 *Science*、*Nature*、*Cell* 等共有 101 篇不完全是从临床实践中凝练出科学问题的文章,明确申明其发现有广阔应用前景。但 20 年后,仅有 5 项获准应用于临床,仅一项真正在临床实践中显示重要价值,约 3/4 的基础研究成果没有应用价值甚至还没进入临床前试验,足以证明,不是从临床实践中凝练出的科学问题,往往难以转化。由此可见,临床医生在转化医学实践中占据相当重要的地位。因此,提高临床医生的科学思维能力,有效促进临床科学问题凝练水平的提高,应该成为转化医学实践中值得重点投入的环节。

3. 临床医生要成为转化医学实践中的合作者

临床医生是转化医学中基础与临床研究的合作者。在转化医学发展中,临床医生充当基础与临床研究中最重要的合作角色。当前,一方面大量临床实际问题的提出者往往缺乏较好的科研思维或不具备良好的研究条件和设施;另外一方面大量的基础研究偏离临床实际,其研究成果很难在临床上应用,导致临床上遇到的问题得不到解决,同时,基础医学研究的成果又很难付诸实施。例如:恶性肿瘤、糖尿病等成为危害人类的重大疾病,而临床医生面对恶性肿瘤等疾病没有更好的治愈手段,而基因组学、转录组学、蛋白组学、RNA 组学和药物组学等逐步获得了大量的数据,绘制了相互作用谱型和细胞信号调控网络,发现了一批生物标志物和潜在的药物靶点,却只停留在研究论文和科研成果的层面,未能及时与临床医生共同进行研究与应用,形成研究与应用的脱节。实践证明,很多重大医学研究由于临床医生的参与合作获得重大突破。如 1979 年病理医生 Warren 在慢性胃炎患者的胃窦黏膜组织切片上观察到一种弯曲状细菌,并且发现这种细菌邻近的胃黏膜总是有炎症存在,因而意识到这种细菌和慢性胃炎可能有密切关系。1981 年消化专业临床医生 Marshall 也开展了研究,并与 Warren 合作,以 100 例接受胃镜检查及活检的胃病患者为对象研究,证明这种细菌的存在确实与胃炎有关,随后 Marshall 和 Warren 提出幽门螺杆菌涉及胃炎和消化性溃疡的病因学,1984 年 4 月 5 日,他们的成果发表在世界权威医学期刊《柳叶刀》上,2005 年度诺贝尔生理学和医学奖授予这两位科学家,成为基础科学家与临床医生合作研究的典范。

4. 临床医生应该担当转化医学成果实践的责任

临床医生是转化医学中研究成果的实践者。任何转化医学的成果最终都要落实到临床应用,只有通过临床应用才能对成果的有效性和安全性等做出科学的评价。可以说没有临床医生的实践,很多研究成果难以得到真正转化,没有科学的应用就没有科学的发展,如新药、新技术、新型医疗器械等都是通过临床医生的应用体现其价值。

循证医学要求所有医学新技术投入实践前,均应经过严格的科学评估。临床医生理所当然地成为科学评估、临床总结和应用的主体。临床医生作为成果应用的实践者,也理所当然地应该具备开展临床研究的能力,这种能力的具备除在获得学士、硕士和博士学位的教学过程中得到培养外,还必须得到规范的 GCP 培训,获得国家认可的临床研究资质。通过规范的 GCP 培训可以使我们临床医生对开展临床研究的试验设计、随机双盲、安全性有效性评估、规范的研究记录以及伦理学等问题得到深刻的理解,以指导规范的临床研究,获得可信的结论。

三、临床医生应该掌握哲学的思维方式,提升转化医学实践中的能力

合格的临床医生是经过医学专业基础和专业课程的学习,并通过临床实践逐步形成的,但如何将这些专业知识转变为己有,并将其很好地结合起来是一项哲学问题。进入住院医生规培的临床医生已完成基础知识和临床知识的学习,掌握了具体的专业知识,但仍需要哲学理念的支撑。青年医生迫切将已学到的知识用于临床实践,是每一位青年医生的良好愿望,但遇到问题时却常常束手无策,对于显而易见的临床问题难以解答,更无从凝练科学问题。这些现象的出现并不是因为理论知识学习不够,而是源于知识运用能力有限,所谓知识运用能力就是临床经验,是如何将已掌握的知识灵活地应用于临床实践的能力,在这一"实实在在"的临床经验之中其实还包含了看起来"摸不着边"的医学哲学思维能力。因此,在临床医生发现临床问题、凝练科学问题的转化医学实践中,医学哲学思维能力起到了至关重要的支撑作用。

1. 用辩证思维方法发现和凝练临床科学问题

用对立统一规律看待事物。现代医学所受的教育最容易使临床医生掉入二分法的陷阱,将一个事物分成两部分,经过分析从中选择一个正确的,看起来似乎很科学合理,但实际却有很多弊端。因为人类的认知能力很有限,判断能力也薄弱。辩证思维认为真理有可能存在于两者之中,而不是两者之一,即所谓的"三分法"思维,运用二合一来代替二选一。例如,失血性休克时的心率增快对不对,简单说对与不对都是不对,因为心率增快具有两重性,不增快不好,太快也不好,增快是心脏的正常反应,但增快过度可导致心脏衰竭。因此,增快应该在合理的范围内。另外,血压低需要升压治疗,升压可以提升血压,但提升血压也可加重微循环血管收缩而加重组织缺氧,因此,治疗以扩容为主,升压反应可以迅速,而幅度不能过大,既兼顾血压又关注微循环才是合理治疗。摆脱二分法运用三分法应该是现代临床医学的重要理念,这就需要我们临床医生进行哲学思维整合,同时懂得三分法包含着一分法和二分法,具有很大的包容性,符合哲学辩证思维。三分法是对立统一,把一分成二是对立,再把二合成一才是统一。

如何将科学问题形成二合一的统一体在转化医学的实践中可举例的案例不少。组织工程学是近年来医学领域的一项热点学科,其中组织工程皮肤的构建是期望修复皮肤缺损的探索性手段。尽管已有人工皮肤注册问世,但有待改善的技术问题还很多。组织工程皮肤构建的三大要素是支架、种子细胞和培养体系。支架为种子细胞的生长提供支撑,而培养体系为种子细胞生长提供养分,但是,研究发现组织工程皮肤构建还存在一系列需要解决的瓶颈问题,如表皮层如何与真皮层复合? 真皮层内的血管如何构建? 等等。与此同时,干细胞技术在组织修复领域的研究也正在积极推进。在修复皮肤缺损的研究中发现骨髓或脂肪来源的干细胞直接应用于皮肤创面具有很好的促愈合作用。从事这一领域研究的部分科学家并没有将两者比较后取其一,而是通过对这两种方法的分析,提出了将这两种方法组合,形成"原位组织工程皮肤构建"或"在体组织工程皮肤构建"的概念,即将在体外培养的皮肤构建放到了体内创面床,避免了培养液配制无法完全模仿体内环境的弊端,同时,将组织工程的要素之一,组织工程支架植入创面床,为干细胞的增殖、定向分化提供支撑,使得皮肤组织构建过程在体内完成。这些研究正在进行中,期望能得到令人满意的效果。

2. 用批判性思维发现和凝练临床科学问题

临床知识和技术的新进展也是否定之否定规律的展现,新技术否定旧技术,但并不是抛弃而是扬弃,进展不是替代,而是在旧的基础上的进步和发展,在新的层面上实现以旧技术为基础的新的进展。创新是科学精神的一个方面,同时创新要以遵循客观规律为前提。因此,医学教育要使临床医生相信科学,但并不迷信科学。哲学本质是批判和创新,是克服片面性,秉承全面和发展地看待问题,推进事物不断前进,这正是当代医学教育发展所必需。科学是存在一定的时空中有一定约束条件的可知的认识,科

学不是永恒的真理,而是不断探索实践,阶段性地趋于逼近真理。如何运用医学知识需要内在的思维沉淀,要用"批判性思维"理性审视医学新进展。在此推荐一项值得参考的以批判性思维挑战传统临床医学科学问题的案例。

在创面修复研究的积累告诉我们,创面愈合是一个复杂而有序的生物学过程,呈现高度的序贯性、网络调控性特征。相当一部分研究聚焦于细胞、因子或细胞外基质成分,认为这些成分都参与了创面修复的网络调控,是研究的重要方向。

以往人们对创面修复后瘢痕形成的研究聚焦于成纤维细胞,认为成纤维细胞是瘢痕形成的始作俑者,因为,瘢痕组织的组织学显示具有大量胶原沉积和成纤维细胞的活化。然而,临床实践中的一些现象使我们对这一问题有了更深入的思考。如同样一个切口伤,以整形外科的技能来缝合,瘢痕形成不明显,但如果用普外科的大三角针来缝合,就会形成明显的瘢痕。为什么同样一个伤口应该激发同样"强度"的创面愈合反应,而因为缝合的技能不同却导致了不同的愈合结果? 那么,我们之前讲的创面修复网络性序贯性反应是否有可能就只是一个"多米诺骨牌阵",成纤维细胞活化产生胶原的生物学行为只不过是"多米诺骨牌阵"中的一个环节,是瘢痕形成机制的"执行者",而不是"始动者"。那么,推倒这一"骨牌阵"的原始动力是什么? 同样,有课题组透过一系列的临床现象也发现了可以佐证这一问题的证据:深度创面植刃厚皮要长疤,植全厚皮就不长疤,给予脱细胞真皮基质和刃厚皮的复合移植也不长疤,为什么同样深度的伤口、同样创面愈合反应给予不同厚度真皮基质的回植,其愈合的转归大不相同? 该课题组通过深入的研究发现,真皮组织的缺损程度可影响创面愈合过程。真皮组织的三维结构对修复细胞的功能趋向具有"模板样"的引导作用,不仅可诱导修复细胞的长入,而且可改善创面皮肤组织的力学状态,调节修复细胞的功能,促进组织重塑;并且真皮组织的结构对成分具有"允许作用",在非生理结构下,细胞外基质成分可对成纤维细胞功能产生异常的影响作用,一旦细胞外基质的结构和机械性质恢复到生理状态,则细胞外基质成分对细胞功能的异常影响将消失。提示组织结构是引导细胞功能趋向的"模板",合适的三维结构可促进细胞生理周期的完成,有利于细胞生物学行为的恢复。而真皮组织的完整性、连续性是组织结构充分发挥"模板作用"的必要前提。创伤引起的真皮组织完整性、连续性的破坏以致真皮"模板作用"的缺失可能是影响修复细胞功能、导致瘢痕形成的重要机制之一,由此提出了瘢痕形成的"模板缺损学说"。这一学说的提出使得该领域的医务工作者对瘢痕形成的机制有了新的认识,那就是瘢痕的形成不仅仅是因为成纤维细胞的过度活跃,而是因为真皮组织损伤后真皮基质的三维结构缺失或者破坏,失去了修复细胞包括成纤维细胞功能行为的"规定"和"引导",使得成纤维细胞功能"无序"地发挥作用,产生过多的胶原形成增生性瘢痕。如果给予正常真皮基质的三维结构,那么,这种"无序"的修复状态就可以得到修正,瘢痕形成的现象就可以得到改善。

批判性思维是创新能力的基础和起点,其核心集中在"批判"两字上,上述内容描述了研究团队如何在临床实践中发现问题,并凝练出对传统认识质疑的科学问题的过程,使得我们对如何在上临床开展抗瘢痕治疗提出了新思路,形成了进一步探索真皮基质三维结构形态的一系列研究设计和如何制备合理的真皮三维结构的思路,形成了这一科学问题的转化医学新的起点,也体现了批判性哲学思维在转化医学实践中的作用。提示我们不要盲从当今的知识,而要运用理性思维和批判性的眼光去审视医学与未来世界,只有这样才能够在转化医学的实践中有所作为。医学本身是"与时俱进"的学科体系,批判性思维也是一门有关实践的科学,经过实践检验而决定"相信什么或去做什么"。批判性思维并非仅是一种否定性思维,它具有创造性和建设性的能力,在现代医学临床实践中,批判性思维也正在成为越来越多医务工作者所接受和应用的思维方式。

3. 运用简单与复杂定律解决临床问题,形成转化医学的思路

简单与复杂定律提出"把事情变复杂很简单,把事情变简单很复杂"强调了在处理事情时抓主要矛盾,要把握事情的主要实质和主流,解决最根本的问题,尤其要顺应自然,不要把事情人为地复杂化,这样才能把事情处理好。博弈理论阐述:"当我们理解并认识到事件的奇特,我们才明白它多么的简单,这个认识的过程远远超出了我们知识的范围"。正是因为复杂性的存在,人们才想到简单化,想到统一性,寻求系统性解决方案。临床工作中,以看似简单方法达到相同效果实质上是不简单,因为简单的背后蕴藏有大量的知识储备、视野的拓宽、复杂的技术重组和辩证理念的渗透。人类智慧要有能力将复杂问题变成简单。将复杂临床问题通过简单的方法予以处理,也是转化医学研究的内容之一。

在此介绍一例将复杂问题简单化的临床案例:窦道创面的外科处理原则是冲洗加引流条填塞换药或行窦道切除术等。通常窦道深而窦腔弯曲不易探清窦道内创面情况,致使无法对窦道内创面处理有的放矢,即使使用造影方法也只能了解窦道的形态而无法看清窦道创面的情况,使治疗存在一定的"盲目性"。一例肝脏手术后窦道形成两年余,经引流条填塞换药和两次窦道切除术未愈,窦道长约 18 cm、直径约 5 mm,由外院转至我科。我们课题组打破传统,在内窥镜的支持下进行窦道创面处理,这种在内镜直视下的创面处理较传统方法而言减少了引流条填塞换药的"盲目性";窦道创面的内部通常呈"树枝状",往往有很多分叉,对于此类窦道创面应用外科窦道切除术常难以彻底切除。而内窥镜支持下的窦道创面处理技术则可克服上述传统方法的不足,方便地进入各个窦腔,清晰直观地观察到窦腔的形态学特征。结果发现,在窦道 12 cm 处发现以往手术中所使用的可吸收缝线未被"吸收"而成为"异物",致使窦道经久不愈。后经去除"异物"后窦道创面很快愈合,使得窦道创面的处理简单化了。在学术交流报道这一病例时,大有业内同行拍案叫绝,这么简单的方法怎么以前就没想到? 是的,对于窦道创面的处理往往被传统的临床手段所禁锢,也是在长期临床实践中感到相当一部分窦道创面的处理很棘手很复杂才推动了我们的思考。为什么按照传统方法"循规蹈矩"地处理有些复杂窦道创面不能达到尽如人意的效果? 创面引流是外科的原则,往窦道创面内塞引流条的处理完全符合外科原则。同时,也认识到窦道创面的形成一定是有原因的,如果致创面形成的原因不解除创面是很难愈合的。那么,窦道创面形成的原因是什么? 是感染? 是创面床条件差? 还是有异物? 等等,按照传统方法我们看不到。那么,怎样才能看到窦道创面的内部情况? 于是就想到了内镜的方法,使深度的窦道创面由"看不见"变成"看得见";由于内镜具有可弯曲的功能,使传统的引流条填塞由"不到位"变成"可到位";内镜配置通常都带有一定附件,如剪切、冲洗等,使深度窦道创面处理由"做不到"变成"可做到"。由此,启动了内镜支持下窦道创面技术开发的转化医学研究。

在临床实践中把简单事情复杂化那是找事,把复杂事情简单化那才是本事。一个具备胜任能力的医生应该具有将复杂事情变得简单的能力。这需要知识全面、技术熟练、思维敏捷和理性辩证。

总之,哲学是理论和系统化的世界观和方法论,是人们对世界总的看法,是改造世界的根本原则和根本方法。认为"掌握了哲学思维方式就能使人们看清世界"是对哲学的一种误解。哲学思维方法不在于给予我们多少具体的知识,也不在于给人解决多少具体的问题,其根本作用在于给人提供一种正确的理性思维模式,培养和锻炼人们的思辨能力,从而掌握认识世界和改造世界的正确方法。哲学属于智慧层面,需要不断领悟和实践。因此,临床医生需要在自己的职业生涯中努力提升哲学思维能力,在转化医学的实践中发挥作用。

第三节　转化医学实践成功的参考案例

转化医学是一项系统工程,在转化医学学科链中涉及诸多环节。不同环节的工作由不同专业的专家承担。由于不同专家承担的角色不一样,他们在转化医学实践中的感悟也不一样,有着各自成功的经验和体会。本节分别从临床科研工作者、科管工作者和领域学科带头人三个不同角色的视角推荐转化医学实践成功的参考案例。

一、一位院士在生长因子转化医学实践中的成功之路

自从 1986 年 Rita Levi-Montalcini 和 Stanley Cohen 两位科学家因生长因子研究而获得诺贝尔生理学和医学奖以来，有关生长因子将来的转化应用研究就一直成为人们关注的焦点。从生长因子生物学特性来看，它与细胞分化、发育、免疫、肿瘤形成、某些先天性疾病发生以及组织修复和再生等均存在着密切系；因此，这些领域都有可能成为生长因子转化应用的主战场，而谁先突破从实验室研究、生产到临床应用的瓶颈，将是占领这一重要应用高地的领先者。20 世纪 90 年代以来，我国抓住了这一先机，通过产学研的紧密结合，在国际上最早将重组牛碱性成纤维细胞生长因子(bFGF)从实验室的基础研究迅速转化为可供临床治疗应用的国家一类新药，这一过程是一个典型的从临床治疗需求为引导，通过实验室和工程技术的合作研究，通过产业化的孵化过程，最终生产出国家一类新药并应用于临床应用的转化医学案例。在这一案例中一位值得关注的人物就是中国工程院院士，解放军 301 医院生命科学研究院院长付小兵教授。在撰写此文前征得付小兵院士本人的同意，以他在生长因子转化研究中的个人体验讲述一位医学工作者的成功之路。

1. 选择一个具有挑战性和跨越性的突破点

付小兵院士在大学和研究生期间基础教育主要是战伤外科，特别是火器伤的救治等，同时在这期间曾经 4 次去云南和广西前线进行战伤调查和参与战伤救治，亲身感受到了现代战争中各种武器对伤员造成伤害的严重性和复杂性，也切身感受到采用现代化创新的治疗技术和方法对战伤救治的紧迫性。如何尽快地加速战伤创面的愈合速度和提高愈合质量已经成为需要急切攻克的难题。继云南边境的战事停止后，和平建设的高潮到来，各种工矿事故和交通意外伤害等造成损伤的创面也需要一些创新的治疗技术来进行处理。为此，采用什么创新的技术和方法来促进组织修复与再生成为值得思考的一个重要问题。通过文献的学习和客观的分析，发现要真正促进损伤组织的快速修复与愈合，最重要的环节还是调动机体组织自身内源性的修复因素，而其中机体组织中存在的各种生长因子(也称细胞因子)就是最重要的修复调节因素之一，这也符合辩证法中有关外因通过内因起作用的原则。这些重要的因子包括表皮细胞生长子(EGF)、成纤维细胞生长因子(FGF)、血小板生长因子(PDGF)等。当时付小兵院士出于对生长因子的好奇，以及希望在创伤修复和组织再生的领域中有所建树，他将研究的突破点聚焦于生长因子与组织修复和再生。由于传统的领域主要是从病理学来研究创面愈合，主要停留在细胞水平，而真正从分子生物学，从蛋白和基因水平来研究则非常少，所参考的资料也有限。当时，面临的困难是巨大的，首先是自身知识的补充和拓展。由于当时对分子和基因这方面的知识基本上是空白，因此需要在这个领域有一个再学习的过程。其次，由于当时这方面国内的资料非常少，国际上开始有一些资料则主要集中在生长因子生物学领域，有限的几篇生长因子与创面愈合和组织修复的文章也主要是集中在切割损伤和部分急性创面方面，可供参考的资料不多。第三，由于生长因子这个领域对大多数临床医生和医学基础研究人员来说同样是一个相对陌生的领域，学术界对它的认识尚不统一，因此要开展这方面的研究受到的阻碍是比较大的。当时需要解决的关键问题是针对生长因子这一种看不见摸不着的东西，用什么段和方法能够证明它确实参与了创伤修复和组织再生；另一方面当时国内并没有规模化的生长因子生产企业，难以采用相关的因子来进行科学研究，更不要说用于临床治疗了。挑战和机遇是并存的，因此，他从两方面入手走上了转化医学之路：一是在学术观念上大力宣传生长因子参与创面修复和组织再生，普及这方面的科学知识；二是通过自己的相关研究证明这些生长因子确实在组织修复与再生中发挥了关键性的作用。1990 年，他用半年时间查阅了大量国内外参考文献，撰写了国际第一部论述《生长因子与创伤修复》的学术专著，从科普的角度将这几年来有关生长因子生物学及其在组织修复与再生领域的初步应用知识介绍给国内读者，应该说在一定程度上起到了启蒙和助推的作用。尽管这本书用目前的眼光来看不是很完善，但是，这本小册子确实是在当时历史条件下从事这个领域和相关领域

的科技工作者和临床医生必读的参考教材。同时通道过火器伤模型以及动物的切割伤模型,从创面愈合的速度、质量、病理学指标和生化学指标改变等向同道们展示了生长因子促进组织修复与再生的神奇效果。可以这样说,付小兵团队从 20 世纪 80 年代末到 90 年代初这段时间借助于诺贝尔医学奖的相关成果,不仅确立了学术领域的主攻方向,并且作为从分子水平研究组织修复与再生的重要开拓之一受到国内外学术的关注。也可以说是通过敏锐的观察和果断的选择,确定一个创新的领域并为未来的发展找到了突破点。

2. 与企业结合使生长因子从实验室走向产业化

在向人们普及生长因子调控创伤修复与组织再生相关知识的同时,如何使生长因子在国内能够生产和实现产业化并最终走向临床是付小兵团队需要解决的第二个难题。客观来说,生长因子并不是付小兵自己生产,但是他的相关研究工作对以重组牛碱性成纤维细胞生长因子为代表的多种生长因子获得国家一类新药,从实验室走向生产和从车间走向临床,走向市场起到了推动性的作用。当时国内率先从事生长因子基因工程药物研发的是以暨南大学副校长林剑教授为代表的老一代生物学家的团队。当时他们在广东珠海成立了一家名为东大生物制药的公司,专门从事以重组牛碱性成纤维细胞生长因子为代表的基因工程国家一类新药的生产。20 世纪 90 年代初他们通过大肠杆菌表达技术已经能生产出一定量的重组牛碱性成纤维细胞生长因子产品,但是他们面临的巨大问题是这个生长因子到底对创面修复和组织再生有没有作用,到底用多大剂量和什么时间应用这个因子能够对创面修复产生作用;由于在部分肿瘤组织中发现了一些生长因子的高表达,那么将成纤维细胞生长因子应用于创面会不会导致肿瘤的发生都是需要思考和研究的问题。由于基因工程制药公司的专家对这些问题都难以答,从而这些问题变成了在他们药物研发当中遇到的巨大障碍,也是必须尽快解决的科学问题。在这个时候医学科学研究与制药生产企业的密切结合就显得尤为重要。据当事人回忆,在申报新药答辩的时候,他们一方面手拿《生长因子与创伤修复》这本专著,用其中的理论告诉新药评审专家和相关管理人员,生长因子对创面愈合是有作用的。但另一方面,当他们被问及有关生长因子的计量-效应关系、临床医生对安全性的担心等问题时,他们就难以回答了。1993 年底在一次学术研讨会上,付小兵与现任的温州大学校长李校坤教授(当时是珠海东大生物制药公司负责学术的博士)见面,共同探讨有关生长因子研发和生产中面临的难题,一方面谈到他们在申报国家新药和临床学术推广中专家提到的上述问题,希望能给予解决。另一方面又提到由于大家对生长因子本身就缺乏认识,加上在一个小玻璃瓶中存储的生长因子是以毫克或毫微克计,非常微量,医生和病人根本看不见摸不着,所以在应用时常被误认为是空瓶子。这次学术会议可以说是对国内生长因子生产和它的转化应用具有决定性的意义,因为当时生产企业面临的难以解决的难题,却正是创伤修复研究的重点和主攻的方向,而当时国内系统开展生长因子与创伤修复的专业研究机构非常少,可以说是需求与机遇使得这个重任历史性地落在了这几位具有共同志向的科研工作者肩上。由此,一个医学研究与企业研发的紧密合作关系就迅速地建立了,这种关系一方面是医学研究需要企业提供生长因子来进一步深化我们有关从分子水平调控创伤修复与组织再生的相关理论,另一方面企业需要医学研究的理论来支撑新药的研发,这是一个利益的共同体。从 1994—1998 年,通过大量的动物实验、细胞学实验、分子生物学实验以及部分临床病例的观察,比较全面和系统地阐明了几种重要生长因子调控各种急性、慢性难愈合创面的愈合机制,客观地提供了国产生长因子用于促进创面修复的剂量-效应关系以及对不同创面最佳的给药时间和剂量等等,同时也考察了这些因子应用于创面以后可能给患者带来的不良反应以及安全性等指标。特别是创建的一种用于评价生长因子调控创面愈合的动物模型以及提出为生长因子添加赋型剂(添加了赋型剂如甘醇等以后,装在小瓶中的生长因子就由"不可见"而变为"可见"了)的建议,为这些关键学术和技术问题的解决提供了重要手段。这些工作的开展和相关客观数据的提供一方面极大地丰富了我们从分子生物层面对创伤修复与组织再生的认识,同时也显著地增强了生产单位有关这些国家一类新药研发的科技实力,为他们完善新药申报资料和获得报批提供了重要的数据,从而使得该企业仅用了 8 年时间就获得国际上第一个用于创伤治疗的基因工程国家一类新药重组牛碱性成纤维细胞生长因子,实现了产业化并真正造福于患者。

3. 促进成果转化及临床应用是检验基础理论创新的重要手段

1996 年以后,随着学术界对生长因子调控创面愈合理论的逐步认可,国内相关的基因工程制药企业也生产出了可供临床试验的合格产品。因此,在这个时期怎样通过临床试验来验证这些国家一类新药的安全性和有效性,又成为一个必须解决的紧迫的任务。当时在国内创伤领域新药临床评价方面,还没有完全可供参考的成熟经验。因此,基础与临床结合、企业与医院结合就显得十分必要。当时根据国家药检所的建议和厂家的意愿,组成了由北京积水潭医院牵头,联合北京解放军第三○四医院、上海第二军医大学长海医院以及广州中山大学第一医院组成的临床试验组,从烧伤创面愈合的角度来评价重组牛碱性成纤维细胞生长因子对浅Ⅱ度、深Ⅱ度、供皮区等急性创面和以褥疮为代表的慢性难愈合创面的临床治疗效果。通过 1 000 多例患者的多中心临床试验,明确了在这些创面采用碱性成纤维胞生长因子与传统方法比较可使急性创面的愈合时间平均缩短 2~4 天,使慢性难愈合创面的愈合率由过去的 84% 上升至 94%,提高 10 个百分点。并且,在观察时间内尚没有观察到应用生长因子以后给患者带来的不良反应等。这些研究可以说为生产企业最终获得国家新药审批提供了重要的临床资料,在当时这种方式成为一个基础研究与生产结合以及生产与临床转化应用相结合的典型案例。

1998 年,相关临床试验结果以论著形式在国际著名医学杂志《柳叶刀》发表以后,被该期杂志作为亮点进行介绍,主编在提供的简短评述中称之为"是一个促进愈合的时刻(a time to heal)"。英国 BBC 科技栏目和路透社为此进行了电话访谈。

4. 转化医学实践中的感悟和体会

目前几种重要生长因子已经成为创面治疗的常规药物在临床使用,也成为转化医学实践的成功案例。付小兵院士觉得在生长因子的转化实践成功的背后有些经验值得总结:

(1) 客观把握学科发展需求,在关键时刻做出正确选择是重要的前提。如前所述,在面临人生发展和新的学科方向选择的时候,是继续他以前的专业进行火器伤和创伤弹道学研究,还是在保持创伤医学特色的前提下将研究的重点进行转移,是当时他面临的一个重要选择。对他而言,由于中越边境战事已停,20 世纪 80 年代末以后战伤救治的需求相对减少,同时在北京地区将主要工作集中在火器伤研究也不完全具备条件,因此进行研究重点的转移和转型是势在必行。尽管当时学术界对生长因子及其与创伤治疗的关系并不完全了解或还没有获得学术界认可,但是它的发展苗头已经显现出来。因此,虽然有风险,但是他还是确定在保持创伤医学特色的情况下,选择这个与创伤治疗密切相关的,同时又是一个新兴和发展的领域作为事业的发展方向,虽然有较大的风险,但在这一关键时刻可以说他抓住了机遇。

(2) 与企业的结合以及与临床的结合是科学研究转化的重要途径。作为一个在临床医院从事科学研究的人来讲,如何结合临床和结合生产,把这些基础研究的创新应用于解决临床治疗的难题和应用于解决生产中的关键科学问题是转化成果的关键。充分用足在临床医院从事科学研究工作的优势,深入了解临床治疗的相关需求。与此同时,将所具备的医学背景和对疾病的了解,以及所掌握一些关键的研究方法和技术,为从事新药研发的企业提供帮助。因此,可以将这种合作形象地比喻为连接基础、连接企业和临床转化的桥梁。实践证明,当这种结合应用良好时,它所发挥的作用是巨大的,受益是全方位的。由于这种结合对我们自身的科学研究产生了强有力的推动作用;另一方面,这种结合正是企业研发过程当中一个非常重要的转化环节,因为缺乏这个环节,企业难以从理论上对研发的新药获得支撑,难以对整个新药研发的方向做出判定。对于临床病人治疗来讲,严格的和科学的临床前研究是对病人负责和对医生负责的前提,而研发出的新药则是直接服务于患者。因此,可以说这种完美的结合使每个结合方都获得了自己相应的利益。

(3) 坚持严谨的科学作风和公平的处事原则至关重要。在成果转化和应用研究中免不了和企业以及产品的结合,并且相关的研究可能还涉及许多相同类型的企业和产品。如果没有严谨的科学作风和公平的处事原则,就有可能在药物评价、临床试验、学术评价等不同环节讲过头话或陷入利益分配的纠葛之中,既影响自己的形象,又给合作带来不利影响;由于和企业的结合,必然形成一个利益共同体,但是这种共同体必须是建立在实事求是和科学严谨的学风基础上的,在任何场合,包括药物评价、临床试验以及学术推广等,都必须以严谨和实事求是的态度来表述对成果的看法,坚持科学和独立的学术观点。只有这样,才能在良好的合作中既促进了企业的发展,也带动相关成果的转化。

（4）找到转化中各种"利益"的平衡是必要条件。研究人员、企业的生产者、临床医生和患者处于成果形成的不同阶段,实际上均是整个成果的参加者、共同完成者和利益的共享者,只是在不同的转化环节的利益不同而已。研究人员根据临床需求对成果进行了设计和基础性研究,企业生产者对成果的转化起到了"孵化器"的作用,临床医生是成果的应用者,而患者则是成果最终的检验者和受益者。因此在这个成果链中四者的关系是相互依存和连接的,缺一不可。患者受益于整个成果,企业通过转化获得了经济利益,而科研人员和临床医生通过研究和应用获得了创新的认识,这些都是转化链中不同利益的体现。

（5）创造一个"和谐和相互依存"的创新团队是转化的重要基础。转化医学研究涉及基础、临床、产业化以及管理等多个方面,因此转化是否成功决定于团队整体的力量,而不单单是项目负责人个人的作用。项目负责人在这个过程中起到引领和总体把握的作用,而团队的其他人员,如研究人员、技术人员、临床医生、企业人员、投资者以及管理者则各司其职,各自发挥着支撑与协作的作用,由此构成了成果转化的一个完整的环节,缺一不可。和谐团队的形成既取决于领导者的艺术,取决于各成员对项目的兴趣,也取决于各个环节利益之间的平衡与协作。

二、科管工作者在移动心电图推广应用中经验

十二导联的标准移动心电图仪已于 20 世纪 90 年代问世。它可通过电极采集患者的心电信号至采集盒并以蓝牙方式传输至手机,而手机则可以短信的方式将心电数据发送到远端的心电图诊断中心,由远端的心电图专科医师进行诊断后,发送回手机,使心电采集者在 5 分钟内就能得到明确的心电图诊断。这一新型心电采集和传输技术的建立无疑具有很好的市场前景,但问题是这一新型心电采集和传输技术多年来一直没有被市场接受,长期被搁置。

针对这一新型心电采集和传输技术多年来一直没有被推广的问题,上海交通大学医学院科研处科技成果转化中心开展了调研。首先与心电图医生进行了对话,心电图医生认为,新型心电采集和传输技术虽然可离线移动,但是并没有使心电图波形更精准,没有必要替代传统心电图仪;再者,要做心电图检查的患者都在门口候着,我们干吗要"移动"。其次,我们走访了移动心电图仪的生产企业,企业认为,大医院不接受移动心电图仪,我们可以推广到乡村诊所或私人诊所,提升这些不具备心电检查功能医疗机构的能力,但问题是谁来进行心电图的读片,心电图读片非常专业,除了心电图或心内科医师,其他各科医生通常都不能很精准地进行心电图读片,乡村诊所或私人诊所的医生通常也不具备这一专业技能。企业希望自己组建心电图诊断中心,希望既要赚卖移动心电图仪的钱,又要赚心电图诊断的钱,殊不知企业不具备心电图诊断的资质。若重新注册一所心电诊断诊所或一家医院,在知名度和可信度尚未得到充分认可的情况下,有谁会将心电图诊断的工作依托于你?

通过走访调研发现,无论是心电图临床医生还是移动心电图仪生产企业都站在各自的角度审视这一新技术的应用前景。那么,作为科管工作者能否换一种视角,站在战略层面上去看待这一新技术推广应用的可能性呢?

众所周知,心血管疾病死亡是中国人群的首要死亡原因。心血管疾病预防的重要性不言而喻。心电图检查是诊断心脏疾病的最基本手段之一。面对如此巨大人群心电检查的需求,我们能否应用移动心电图仪这一新技术使得对心血管疾病的预防有所贡献呢? 那么,不妨先将传统模式下心电图检查的问题列举如下:

（1）传统心电图诊断通常是一位心电图医师守着一台设备，完成对患者的操作和诊断。正如心电图临床医生所说，要做心电图检查的患者多着呐，都在门口候着。殊不知那些患者为了在三甲医院做心电图检查，承受着坐公交、排长队的烦恼。

（2）尽管在现有医疗体制下，强化了基层医疗的职能，但是在基层卫生全科医师的设备配置中仍然为"老三样"（体温计、血压计、听诊器），尚未配置心电图检查设备。社区卫生中心的心电图检查仍然是一位心电图医师守着一台设备，等待患者来医院检查的模式。虽然基层卫生的全科医生已经承担起"走街串巷"管理家庭病床的任务，但是若需要进行心电图检查，仍然需要开单由患者自行前往社区卫生中心，未能给老年患者或者行动不便的患者带来更多的便利。

（3）一位心电图专科医生的配置需要一定的人力成本，在医业业务量不十分充足的情况下对配置心电图专科医生的人力成本核算往往是"捉襟见肘"的，尤其是社区卫生中心以及义务量不大但又必须配置夜间心电图值班的医院。

基于上述问题，我们分析了科研管理部门在推广应用移动心电图检查仪的可能性，并绘制了推广应用的路径：

（1）以交大医学院的整体优势建立远程心电诊断中心，该诊断中心安置在具有相当知名度和可信度的仁济医院，提供 24 h 全年无休的心电诊断服务。

（2）向生产企业大批量购进移动心电图检查仪，赠送给各区的社区卫生中心使用，配置到社区医疗团队，使社区医疗团队全科医师的设备配置从"老三样"（体温计、血压计、听诊器）变为"新四样"（体温计、血压计、听诊器、移动心电采集仪）。

（3）由各区的卫生行政主管部门根据每年心电诊断数量向远程心电诊断中心买断全年的诊断服务，撤销社区卫生中心的心电医生的岗位，让原先的心电医生加入到全科医生团队。

（4）远程心电诊断中心用各区卫生行政主管部门购买服务的费用支付设备购买费用和心电诊断医生的劳务费用。

（5）形成了一个各方收益的"利益环路"，使得移动心电仪这一项新技术得到推广应用。

通过远程心电诊断的推广应用以及与基层卫生的纵向医疗资源整合的转化医学实践，可以发现如下优势：

（1）诊断准确率提高。由三级甲等资深医生在远程诊断中心读片诊断，可以比传统方式由各不同等级医院自行诊断更加准确。

（2）检查覆盖率提高。传统心电图检查和诊断必须通过心电图医师来实现。通过将心电图检查操作和诊断分离，可以将心电检查服务拓展至任何具备普通医疗资质的人员，而不需依赖心电医师，全科医生也可以在家庭病房巡诊时直接给病人粘上电极采集心电信号，然后通过手机发送至远端的远程心电诊断中心，经远程心电诊断中心的心电图专科医生给出诊断后在数分钟内发回，使得原先因为行动不便不能或不愿意赴医院进行心电图检查的患者得到了方便，提高了心电检查的覆盖率。

（3）费用总体降低。由于远程心电的数字化技术，因此心电数据和诊断结论可以直接对接市民健康档案从而达到医疗机构共享，切实减少重复检查，降低患者医疗支出。同时，还可以减少患者路途和时间的支出。

（4）信息化程度提高。远程处理的特点就是信息化，因此远程心电诊断直接可以成为个人健康档案的一部分，同时可以随时调取用作前后比较。

（5）效率提高。医疗机构传统上都必须配备心电图医生，但是患者就诊的量差异大，因此心电图医师资源分配无法均衡，从而导致在大多数基层卫生单位，心电图检查成本大于检查收入。按目前统计数字表明，集中读片后，其效率比传统方式可提高 7 倍以上。

（6）成本降低。对于基层卫生单位，由于减少了心电图诊断医师的配置，因此心电诊断服务的成本可以下降。

（7）质控改善。由于心电检查分散在众多机构内,实行传统心电诊断的质控,难度大而且代价非常高。集中以后,质控只需在服务器上实施,因此质控真正可以开展。

上海交通大学医学院的远程心电诊断中心成立于 2007 年,并从 2009 年起先后与上海的长宁区、松江区等各区的 200 余家基层卫生医疗机构(社区卫生服务中心、社区卫生服务站、村卫生院、和区属专科医院如精神卫生中心、妇保院、中医院等)合作,提供远程心电诊断服务。目前日处理心电数量约 2 000 至 7 000 条,积累了成熟的运作和管理的经验,有了一支成熟的管理、诊断和现场维护的团队,提供 24 h 全年无休的实时网上诊断。惠及了行动不便的老龄人口约 380 万左右。

通过以上案例可以体会到科管工作者在转化医学实践中具有不可替代的作用。可以看到,在整个推广应用的过程中,移动心电图仪还是原先的移动心电图仪,心电医生还是那些心电医生。为什么以前做不成,现在做成了？问题的关键在于科管人员他具有战略层面的思考以及较强的行政协调能力。在整个转化应用过程中科管人员承担了跨学科、跨单位甚至跨行政辖区的协调工作,这是仅仅依靠一位医生或一个企业很难做到的。同时,科管人员也前瞻性地预期到了移动心电检查可能给我们带来的诸多便利和市场前景。因此,这就要求科管人员同样应该具有转化医学的战略思考和实现转化医学工作推进的能力。

三、领域学科带头人对新兴学科建设的作用

随着社会经济的发展和人口老龄化的加速,人类疾病谱已发生显著的变化。其中,创面疾病发生率及其构成比改变是疾病谱变化的重要表现之一。呈现烧创伤创面明显减少,而各类慢性创面的发生率急剧增加态势。付小兵团队的流行病学资料表明:1998 年我国创面疾病中烧创伤创面占创面疾病的 67.48%,此时依靠传统的烧伤学科就能基本解决临床需求。而时隔十年之后,2008 年的调查显示,烧创伤创面占创面疾病的比例仅占 18%,其余的 82% 均为各类慢性创面,其中糖尿病合并下肢溃疡达 35%,压疮占 11%。调查数据也推算出了我国每年需要创面治疗的患者近 1 亿人次左右。同时,调查还发现,创面疾病给社会医疗资源带来诸多的负担:一是人力负担。一个复杂的创面病人往往需要 2～3 个人来护理,社会、家庭负担太大;二是压床负担。2008 年慢性创面的平均住院日 21 天,而同期我国病人平均住院日为 8.6 天;三是费用负担:2008 年慢性创面平均治疗费用 12 227 元,而我国居民平均医疗费用 4 132 元。这些数据表明,不仅面临着创面疾病治疗的重大医疗需求,而且创面疾病还给我们带来重大社会医疗负担。由此可见,各类慢性创面已成为影响人民生活健康的重要疾病之一。也是现代临床医生和科研工作者必须面对的重要课题之一。

在过去的几十年中,由于创面疾病以烧创伤为主,因此,传统的烧伤或整复外科承担了创面修复的主要任务。然而,在 21 世纪的今天,各类慢性创面成为创面疾病的主要构成部分。由于各类慢性创面发生的病因不同,仅仅依靠单一的烧伤或整复外科治疗已显得力不从心。因此,有必要建立创面修复专科并普及创面治疗工作以应对如此庞大的创面治疗需求。然而,近十余年来我国慢性创面发生率的急剧增加及其所带来的巨大医疗需求,与我国已有创面治疗的学科、人才、理论以及技术等储备所能够提供的医疗服务相比较,显示出明显的"缺口"。具体表现在以下几个方面:

（1）在我国目前临床科室的设置中没有针对各类创面治疗的专业科室。使得创面疾病患者无法找到就医的去处。

（2）创面修复专科涉及多学科交叉,因此,没有一个专业科室理所当然地承担这一业务,使患者无序地辗转于各科之间,得不到系统的治疗。

（3）目前针对慢性创面尚缺乏统一的临床指南和规范。

（4）在我国医学本科教学中对于慢性创面诊疗的知识未能详尽阐述。

（5）在创面治疗领域尚缺乏创新性的理论和技术,因此,在专科治疗中常显得力不从心。

(6) 创面疾病具有"小病房、大门诊"的特点,即,相当一部分病人仅需要在门诊换药,只有当需要深度治疗或手术时才需要住院。在目前创面修复专科还不多的情况下,在基层医院全科医生对慢性创面诊疗手段不熟悉的情况下,很难满足居住在不同地域患者的需要。

因此,探索各类慢性创面的新理论新机制、建立临床指南和诊疗常规,普及慢性创面诊疗知识和技术、如何建立临床路径和就医模式是我们面临的重要挑战。为此,全国有不少单位纷纷成立创面修复专科,以顺应医疗市场的需求。但是,我们也深深地意识到创面修复专科的建立绝不是烧伤或整复外科等学科的华丽转身。一个新兴学科的建设是一项综合性的工作,包含了诸多转化医学的内容,而作为领域内的学科带头人及其团队应该在这一新兴学科的建设中起到引领作用。这需要我们在创面修复的理论机制上有新认识、在创面处理技术上有新手段、在临床指南和诊疗常规上有新规范、在就医模式和临床路径上有新突破。使创面修复专科建设具有丰富的内涵。

1. 以创面修复的新理论指导临床实践

在我国开展创面修复专科建设热潮的掀起除了医疗市场巨大需求的驱动外,在过去的二十余年中我们有了一定的理论积累。其标志性事件是 1992 年国家自然基金重大项目以及 1999 年、2005 年、2011 年三项"973"项目的投入。通过这些重大项目的投入不仅锻炼了一支队伍,而且形成了创面修复的一系列理论认识,为我国创面修复专科的建设起到了支撑作用。

(1) 认识创面修复规律,理解和把握创面治疗原则。创面愈合是一个复杂而有序的生物学过程,通过对创面修复这一复杂而有序的生物学机制的研究,归纳出创面修复机制具有三大特征,即创面愈合的区域性、时限性和序贯性特征,这对指导创面治疗临床行为具有重要的参考价值。这三大特征告诉我们创面修复是一个区域性的生物学事件,如果忽视创面的局部处理,试图通过全身治疗的手段促进创面修复往往不能获得理想的效果。临床上常见的现象是因为创面有感染而希望通过全身应用抗生素予以控制感染,而忽略创面局部的处理和引流;创面修复具有时限性特征,所谓时限性是指创面修复主要分为三个阶段即炎症阶段、组织细胞增殖阶段和组织重塑阶段,这三个阶段分别具有各自不同的细胞行为和组织生物学环境的特征,这三个阶段虽有部分重叠,但都有各自的行为"时间窗",对于创面修复的干预有必要根据时相特点在有效的"时间窗"内采取适当的手段。否则,"过了这个村就没这个店了";所谓创面修复的网络序贯性是指在创面愈合的不同阶段各种不同的细胞、因子和基质成分彼此消长、相互调控,由此形成了愈合过程的网络性和序贯性。这一网络性和序贯性的特点告诉我们,创面修复是机体的天然防御机制,创面愈合的过程是一环紧扣一环的,愈合过程中任何一个环节出现障碍或缺失就会导致创面愈合的延迟甚至难愈。因此,在创面治疗过程中我们必须要给予良好的愈合环境,这种良好的愈合环境包括物理的、化学的、生物学的,以保证创面愈合过程在高度有序的调控下顺利推进,不受外源性或内源性不利因素的干扰。同时,创面修复这一网络性和序贯性的特征还提示我们,在创面修复的不同阶段具有不同的生物学事件,因此,创面治疗不是靠一种药物或一种手段能够"包打天下"的。

(2) 以新理论诠释糖尿病难愈创面临床治疗的常见问题。糖尿病合并创面难愈在慢性创面中占有相当的比例,是临床治疗的重要对象之一。传统的观点认为,糖尿病足部难愈性溃疡的形成可分为血管性、神经性或血管神经混合性。然而,我们也清晰地认识到,糖尿病的主要病理生理特征是血糖升高。这就引发了我们一系列的思考:为什么糖尿病难愈创面的主要病理机制是神经血管病变,而不是血糖升高?是否可认为血管神经病变是高血糖所致的病理结果而不是始动原因?是否高血糖可以直接影响糖尿病创面的愈合过程?或者,是否皮肤组织在糖尿病高糖环境下本身就会遭到损害?针对这些问题,我们课题组开展了历时 15 年的系列研究,并通过分析归纳形成了一些糖尿病合并创面难愈的理论认识,对诠释糖尿病难愈创面临床治疗的常见问题有很好参考价值。

研究发现了糖代谢紊乱可引起皮肤组织糖含量增高,糖基化终末产物在皮肤局部蓄积;高糖和糖基化终末产物的局部蓄积可引起表皮和真皮组织变薄;高糖和糖基化终末产物可使表皮细胞、成纤维细胞以及血管内皮细胞增殖障碍;可使生长因子以及与愈合有关的细胞外基质糖基化从而失去原有的生物学功能;可导致局部弥漫性炎性浸润、局灶性胶原变性等,使得糖尿病皮肤在创面形成前已经发生了组织学和细胞功能学的改变。由此提出了糖尿病皮肤"隐性损害"的概念。由此提示,糖尿病皮肤"隐性损害"现象可能是糖尿病皮肤容易破溃或破溃后难以愈合的重要原因之一。

除糖尿病皮肤"隐性损害"外,皮肤组织的高糖和糖基化终末产物的蓄积都可以在糖尿病创面形成后的愈合各个环节中对细胞、各类生长因子、细胞外基质以及血管形成等生物学事件产生不利影响。而所有这些改变糖尿病皮肤生理性更新或糖尿病创面的病理性修复能力的重要始作俑者之一就是高糖和糖基化终末产物的皮肤蓄积,使得皮肤微环境发生改变,由此提出了糖尿病合并难愈创面的"微环境污染"学说。据此,我们能否将糖尿病的血管神经病变看成是继高糖和糖基化终末产物局部蓄积后的病理结局,并非糖尿病创面难愈的始动环节。而高糖和糖基化终末产物局部蓄积又是糖尿病皮肤"隐性损害"的又一个上游事件。由此推断:糖尿病创面难愈的病理分型除血管病变、神经病变以外,还应纳入皮肤"隐性损害"的病理标准。这一推断有待于多中心大样本临床试验后得以确立。同时,如何改善糖尿病皮肤的"微环境污染"又成为转化医学深入研究的重要切入点。

(3) 主动干预加速创面修复进程。在 20 世纪 80 年代之前,传统的观点认为,创面修复是机体的自然保护手段,有着内在自发的调控机制,存在自我的网络调控的序贯性,我们无法左右或加速创面愈合的进程,临床医师所能做的就是保护创面环境,不让创面向不利于愈合的方向发展,那时,医生只能被动地等待创面的自然愈合。但自 80 年代起,随着人们对生长因子认识的深入,从理论上意识到生长因子可以加速创面的愈合过程。之后,多种商品化的生长因子如 EGF、FGF 等相继面世,广泛应用于临床,生长因子促进创面修复的作用被普遍接受。从那时起,临床医师对于创面的治疗已经不再是被动地等待其自然愈合,而是可以通过生长因子的干预,主动促进创面修复的进程。基于我们对创面修复区域性、时限性和网络序贯性三个特征的理解,创面愈合治疗的完美境界应该是时相性、选择性或组合性地应用多种细胞成分、因子或细胞外基质,保护创面环境,促进创面修复。然而,就目前我们对创面修复机制的了解以及已具备的促愈手段离这一完美境界还很远,还有许多科学问题需要探索。

2. 吸纳跨学科技术提升创面治疗水平

(1) 以 APP 手段,提高创面病史记录的准确性。慢性创面属外科学范畴,外科专科情况的病史撰写要求对创面的特征进行描述。但是,任何创面的判断都是以形态学为特征的,无论是现有的评价系统或分类标准,还是外科专科病史的描述都是文字性的,通常在病人复诊时,接诊的医生往往无法根据首次或前次就诊时的病史文字描述想象或还原出首诊当时或前次就诊时的创面详细特征。因此,难以准确判断治疗的有效性或系统回顾创面演变的进程。为此,上海瑞金医院通过软件编写创立了"基于手机的创面信息采集系统"。该系统通过手机对创面进行拍照记录下创面的形态学特征,然后通过下拉式菜单点击输入病人基本情况和创面的诊治方案,即可以短信的方式上传到数据库,而通过数据库又可将信息发送到电子病历和居民健康档案。患者复诊时医生可以通过手机调出数据库的以往图像和文字资料,直观地回顾病史或进行病程演进的观察,使得各类创面的诊断性描述标准化、系统化成为可能。而且,该系统还有利于多中心、大样本的流行病学调查。值得推广。

(2) 改良传统方法扩大创面治疗的适用范围。清创、扩创、换药或植皮等传统方法是创面修复的基本技术手段,随着现代科技的发展,各类用于创面治疗的手段相继应运而生,对创面修复的疗效有了极大的提升。负压封闭持续引流是近年来使用较多的临床技术。尽管临床使用该方法取得了较为一致的正面效果,但仍有一定负面报道。众所周知,创面愈合是一个复杂的生物学过程,不同的阶段有不同的特征,也需要不同的临床干预,才能有利于创面的完美愈合。上海第九人民医院谢挺、肖玉瑞等在"负压封闭持续引流"技术的基础上辅以间歇性冲洗,取得了良好的效果,扩大了负压封闭持续引流技术应用的适应证。

负压封闭持续引流已成为创面治疗的常用技术手段,一次治疗周期 3~7 天不等,如果对这一技术的操作不熟练往往可发生贴膜漏气,因此,接受负压治疗的患者常住院观察。最近,已有学者提出在负压仪上添加压力感应装置和信号发射装置，一旦漏气，该负压仪可发送信号至值班医生或护士的手机上，值班医生或护士即刻就能获知是哪一台负压仪报警。这一技术改良使得负压封闭持续引流的居家治疗成为可能。一旦发现哪位患者的负压治疗的贴膜漏气即可召回患者进行处理。目前这一技术的样机已经研制成功，有望在近年内获得市场推广。

3. 在内镜支持下开展窦道创面的处理

在上节已阐述了内镜支持下窦道创面处理的成功案例，使得窦道创面处理的复杂问题成为"看得见、够得着"的简单手段。

由此可见，创面的形式是多样化的，我们的传统手段是有限的，这就要求我们带着一种勇于创新，改良传统方法、吸纳跨学科技术提升创面治疗水平。

4. 应用数字技术、纵向整合医疗资源，形成创面疾病就医新模式

创面疾病具有"小病房、大门诊"的特点，即，相当一部分病人仅需要在门诊换药，只有当需要深度治疗或手术时才需要住院。在目前创面修复专科还不多的情况下，很难满足居住在不同地域患者的需要。创面患者最适合的换药地点应该在他们的家门口，在社区卫生服务中心。为此，在上海市各级政府的支持下，上海第九人民医院与全国基层医疗示范单位上海市长宁区周家桥社区卫生服务中心建立了创面修复专科与社区医疗的双向联动机制，即，区域内的创面患者仅需要在社区卫生服务中心的门诊换药，只有当需要深度治疗或手术时才转诊至上海第九人民医院的创面修复专科，当手术后病情稳定，再将病人转回社区卫生中心住院治疗或居家治疗。这种单病种纵向医疗资源的整合使病人就医得到了方便，减少了医疗负担，国家在基层医疗的投入得到了利用，丰富了社区医疗的内涵，创面修复专科所在的三级甲等综合性医院的管理指标得到了保障，创面修复专科的平均住院天数为 14 天，药占比仅 14%。但在这华丽表面的背后存在一个臻待解决的问题，那就是基层医疗的全科医师通常对创面处理缺乏经验。需要培训和提高。创面修复专科曾派专家每周定期坐诊，但我们深刻地意识到这仅是权宜之计，因为，在上海有 260 余家社区卫生服务中心，有限的创面修复科专家面对如此庞大的社区需求显得明显的力不从心。4G 通信技术的诞生为我们带来了解决方案，在上海市经济与信息技术委员会和中国移动的支持下，借助基于 4G 技术的高清视频系统建立了创面修复科与社区卫生服务中心的连接。该系统能够使专科医师通过高清视频清晰地看到远在社区卫生中心就诊病人的创面情况，能直接通过对话知道全科医师处理创面。该系统不仅解决了专科医师奔波于医院与社区卫生中间的苦恼，同时，对其他社区卫生中心与专科医院建立双向联动机制具有可复制性。2011 年 4 月在上海召开的第一届中欧创面修复学术会议上，该系统被各国专家一致认可这一具有创新性的创面修复就医模式。前欧洲创面修复学会主席 Raj Mani 教授在 *IJLEW* 杂志撰文"Looking East"说道："过去……创面修复看西方，现在……我们要向东方看"。政府部门、医疗主管部门以及创面修复业内专家也一致认为，这种基于 4G 高清视频的创面修复专科与社区医疗的单病种纵向医疗资源整合，解决了慢性创面患者就医难的问题，符合医改的要求，具有很好的示范效应，是转化医学实践的成功案例。

在本案例中提示了作为一位领域学科带头人应该站在一定的高度思考一个新兴学科的发展。他不仅仅要考虑自己科室如何发展，更要考虑国家层面上该学科如何布局如何运行，并引入新理论新技术，赋予学科丰富的内涵。以转化医学的理念推动新兴学科的建设，同时，在学科建设中凝练出新的临床问题和科学问题，反哺于转化医学研究，形成转化医学实践的良性循环。

第四节　建立适合中国特色的转化医学运行机制

转化医学热潮推动了国家、地方及系统层面转化医学中心建设，如何把握中国特色，创建转化医学平台，形成可持续发展的转化医学运行机制是我们值得思考的问题。

一、政府部门、科管职能部门在转化医学平台建设中的重要性

在上述两个成功案例中，不难悟出其中有政府的全程介入。不得不承认这就是我们的国情。在转化医学的实践中有必要强化学科交叉、团队合作和学科链的概念，也有必要理解行政管理部门全程介入的必要性，行政管理部门的介入才能使学科交叉、团队合作以及学科链的形成更具可能性。

科管工作者具有把握转化医学项目遴选和可行性分析的职能。因为，科管工作者掌握着系统、地方乃至国家层面科研成果的全面信息。对什么成果可以短期内转化，什么成果需要中长期投入心中"有谱"。而临床医生或科研工作者则不具备这一能力。无论是哪一领域的专家都是各自头上"一片天"，总认为自己领域内的临床问题和科学问题是最迫切需要解决的。心脏外科医生认为心脏搭桥很重要，眼科医生认为白内障治疗很重要，都认为是解决患者疾苦头等大事。但问题是在国家资源有限，转化医学投入不能满足所有转化医学需求的前提下，科管工作者必须对成果能否在短期内利用有限的资源得到有效的转化做出明确的判断，做到有所为有所不为。因此，可以说科管工作者是转化医学实践中的重要决策者之一。

二、转化医学学科带头人及其团队的作用

专家团队是转化医学研究平台的灵魂，通常由项目所涉及各专业领域的专家组成，专家团队是因项目的需要而设立，对立项、路线图的制定、PI的遴选、进度的考核等具有咨询、审定和决策作用。

专家团队可按照项目的不同而变换，但是，其中的领袖人物或者是学科带头人是相对固定的，学科带头人应该具有很高的学术地位，能站在战略的高度左右转化医学项目的发展，同时，学科带头人还应该具有行政管理的能力。

三、以"铁打的营盘，流水的兵"模式构建转化医学平台

一种转化医学学科链的平台建设值得探索，这种方式可比喻为"铁打的营盘流水的兵"。即在学术领导小组的决策下，根据已有积累，选定突破方向，按照项目进程和需求，遴选学科链中各相关环节的优势团队进入研究平台，逐渐形成环环相连的学科链，同时，又根据项目执行情况，部分已完成研究的团队可以推出平台，使下一环节的团队进入平台开展深入的研发，如此循环形成"流水的兵"。而行政管理人员和学术领导小组则相对固定，形成"铁打的营盘"。如此运行机制可以避免研究平台的"固化"，使有限的人财物集中预先设定的项目进程中，有效推进转化医学在我国的发展。

（陆树良）

参考文献

[1] 戴尅戎.转化医学理念、策略与实践[M].西安:第四军医大学出版社,2012:3-9.

[2] 戴尅戎.转化医学理念、策略与实践[M].西安:第四军医大学出版社,2012:10-22.

[3] 戴尅戎.转化医学理念、策略与实践[M].西安:第四军医大学出版社,2012:269-276.

[4] 易应萍,邵江华,程晓曙.临床医生在转化医学发展中的关键角色[J].中华医学科研管理杂志,2014,27(3):323-324.

[5] 王昊,沈途,张锦英.医学生临床实习应掌握的几种哲学思维方式[J].医学与哲学,2013,34(11B):

83 - 87.

[6] Ying-Kai Liu，Yu-Zhi Jiang，Xi-Qiao Wang，et al. Initiating scar formation—The dermal "Template effect" theory in Regenerative Medicine in China [J]. S. Sanders Ed. Science AAAS, Washington，DC，2012:56 - 57.

[7] 陆树良,谢挺,牛轶雯. 创面难愈机制研究——糖尿病皮肤的"微环境污染"[J]. 中华烧伤杂志，2008,24(1):3 - 5.

[8] 谢挺,葛敏,陆树良. 创面修复科与社区医疗联动机制的探索[J]. 中华烧伤杂志,2011,27(1):43 - 44.

[9] Ting X，Minjie W，Hu L et al. Appilication of telemedicine system with 4G and high-resolution video in diagnosis and treatment of wounds between wound healing department and community health care center in China [J]. Int J Low Extrem Wounds，2011,10(3):167 - 168.

第三章

医学文献检索

第一节　医学文献检索概述

如《赫尔辛基宣言》所言："涉及人类受试者的医学研究必须遵循普遍接受的科学原则,必须建立在对科学文献和其他相关信息的全面了解的基础上"。医学文献作为信息的一部分,因其科学性、实用性、先进性等特征也区别于广义概念上的信息,医学科研与临床工作离不开的文献资源。医学文献检索作为一门学科,其历史可追溯到20世纪中期,经历了手工检索、计算机检索到目前网络化、智能化检索等多个发展阶段,检索的内容也从相对封闭、稳定、独立的数据库扩展到开放、动态、更新快、多元化、分布广泛、管理松散的网络内容。此外,由于医学教育的特殊性,信息素养作为一种获取、评价和利用信息的潜在能力已经成为今后临床医疗与科研工作的重要条件和必备素质,国际医学教学学会(IIME)也将信息技能列为世界各地医学院培养医生所必备的60项技能之一。

一、医学文献的类型

文献(Document,Literature)是记录着知识的载体,凡属人类的知识用文字、图像、符号、声频、视频等手段记录在各种形式的载体上供交流传播的都统称为文献。记录在载体上的知识属于医学范畴,则是医学文献(Medical Document),按文献记录的内容性质进行分类,医学文献可分为以下4种类型:

1. 一次文献

凡是原始创作,直接记录科研成果,报道新发明、新技术、新知识、新见解的文献,如期刊论文、科技报告、会议文献、学位论文、专利说明书等。都属于一次文献。其特点是:具有创造性和新颖性,是信息的主要来源,是文献检索的对象;其数量大、分布广,难于查找,因此就要求助于二次文献和三次文献。

2. 二次文献

二次文献是将大量而分散的一次文献经过加工、整理、简化、组织,成为便于管理和查找一次文献的工具,如目录、索引、文摘等。它具有简明性和系统性,能提供一次文献的线索,但不改变一次文献的内容。

3. 三次文献

根据二次文献提供的线索,选用大量一次文献的内容,根据一定的需要和目的,进行系统整理、概括论述、分析综合而编写成的文献。如综述、教科书、词典、百科全书、手册、指南、年鉴、进展等,都是三次文献。具有资料性和实用性,对系统掌握知识颇有参考价值。

4. 零次文献

即非出版型文献,是指尚未正式出版的资料,如原始素材、手稿、信函、实验记录、统计数字以及各种口头交流的信息、经验等。病案资料是医学领域最常见的零次文献,这类文献具有及时性、启发性等特点,往往能起到正规文献难以起到的作用,但它们很难被查找和获取。

二、医学文献检索语言

医学文献检索是以科学的方法,利用专门的工具,从大量的医学科技文献中,迅速、准确、并较完整地查找到所需文献的操作过程。只有掌握了文献检索的知识和技能,才能在最短的时间内,以最少的精力,取得最好的查阅文献效果,并充分、有效、及时地加以利用。文献检索按照检出结果的形式可以划分为书目检索、全文检索与引文检索三种类型。

文献检索的原理是使文献的在存贮与检索这两个互逆的过程中所采用的特征标识达到一致,检索语言(Retrieval Language)即是文献存贮和检索过程中所共同使用的语言,检索语言是用于描述检索系统中文献的内容特征与外表特征及表达用户检索提问的一种专用标识系统。检索的匹配就是通过检索语言的匹配来实现的,检索效率的高低在很大程度上取决于所采取的检索语言的质量以及对其使用是否正确。

检索语言的主要功能是简单明了而又较为专指地描述文献的主题概念;便于将概念进行系统排列;便于检索时将标引用语与检索用语进行相符性比较。因此,检索语言不仅需要排除一词多义、多词一义和词义含糊的现象,还要显示出概念间的相互关系,这也是检索语言规范化的主要内容。

常用的检索语言有分类检索语言、主题检索语言和代码检索语言三大类型:

1. 分类检索语言

分类检索语言是以学科分类为基础,结合文献内容,用分类号来表达各种概念的检索语言。其采用概念逻辑分类的一般规则进行层层划分,构成具有上位类和下位类之间隶属关系、同位类之间并列关系的概念等级体系。

分类检索语言既可以用于期刊论文的分类,也可以用于图书等其他文献信息的分类。国内外有多种广泛使用的著名分类检索语言,如美国《国会图书馆图书分类法》(Library of Congress Classification,LC)、《国际十进分类法》(Universal Decimal Classification,UDC)、《杜威十进分类法》(Dewey Decimal Classification and Relative Index,DC 或 DDC)。我国常用的《中国图书馆图书分类法》,简称《中图法》。了解分类号代表的含义和排架次序,有助于迅速准确地找到所需图书,按目前规定发表论文时,作者必须提供论文主题所对应的《中图法》分类号,因此掌握分类法的基本原理和使用方法,显得更为重要。

《中国图书馆图书分类法》共分 22 个大类,并采用十进制进行细分,"R 医药、卫生"类分 17 个二级类目。

R 医药、卫生
　R-总论
　　　R1 预防医学、卫生学
　　　R2 中国医学
　　　R3 基础医学
　　　R4 临床医学
　　　R5 内科学

R51　传染病

R52　结核病

R53　寄生虫病

R54　心血管(循环系)疾病

R55　血液及淋巴系疾病

R56　呼吸系及胸部疾病

R57　消化系及腹部疾病

R58　内分泌腺疾病及代谢病

　　R581　甲状腺疾病

　　R582　甲状旁腺疾病

　　R583　胸腺疾病

　　R584　垂体及间脑-垂体系统疾病

　　R585　松果体疾病、青春期早熟(性早熟)

　　R586　肾上腺疾病

　　R587　胰岛疾病

　　　　R587.1　糖尿病

　　　　R587.2　糖尿病性昏迷及其他并发症

　　　　　　R587.21　糖尿病昏迷

　　　　　　R587.22　糖尿病酮症酸中毒

　　　　　　R587.23　糖尿病性心血管病

　　　　　　R587.24　糖尿病性肾病

　　　　　　R587.25　糖尿病性神经病

　　　　　　R587.26　糖尿病性眼病

　　　　　　R587.29　糖尿病其他并发症

2. 主题检索语言

主题检索语言是用表达文献主题内容的词语作为标识的检索语言,是用词语来表达各种概念,将各种要领完全按字顺排列。它具有直观性、专指性、适应性、集中性、多元性的特点。主题检索语言可分为标题词语言(标题法)、单元词语言(元词法)和叙词语言(叙词法)。标题词语言属于先组式语言,单元词语言和叙词语言属于后组式语言。关键词语言(键词法)因其性能与上述几种语言相似,通常也归入主题检索语言一类,实质上它是一种在文献检索中直接使用自然语言的方法,对取自文献本身的语词只作极少量的规范化处理,也不显示文献主题概念之间的关系,是一种准情报检索语言。

美国《医学主题词表》(Medical Subject Headings, MeSH)是一部庞大的受控词表,是广泛应用于医学信息检索的一种工具。《MeSH》有23 000多个主题词,分16个大类(A-N, V、Z),103个小类,分字顺表和树状结构表两部分。

(1) 字顺表。将全部主题词按字母顺序排列,每个主题词下都附有树状结构号,有些主题词下还有历史注释和参照系统。MeSH附有各种参照和注释,它是对生物医学文献进行标引和检索的依据。字顺表中的"See"表示用代参照,其作用是指引检索者将非正式主题词用正式主题词,如Cancer See Neoplasms。通过用代参照处理,从若干同义关系的词或词组中,选定一个科学而通用的名称作为主题词,供检索文献用。

(2) 树状结构表(见图3-1)。树状结构表将字顺表中的主题词按照每个词的词义范畴和学科属性,分别归入15个大类之中,多数大类又进一步细分多达9级。每一级类目用一组号码标明,级与级之间用"."号隔开。主题词上、下级之间采用逐级缩进格式表现主题之间的隶属关系,每个主题词都有一

Diseases.. C

Neoplasms.. C4

Neoplasms by Site (NON MeSH)............ C4.588

Digestive System Neoplasms.............. C4.588.274

Gastrointestinal Neoplasms.............. C4.588.274.476

Intestinal Neoplasms..................... C4.588.274.476.411

Colonic Neoplasms....................... C4.588.274.476.411.306

Colorectal Neoplasms................. C4.588.274.476.411.306.416

HereditaryNonpolyposis............ .C4.588.274.476.411.306.416.250

图 3 - 1　MeSH 树状结构表

个或两个以上的树状结构号,该号是联系字顺表和树状结构表的纽带。

《MeSH》在文献检索中的重要作用主要表现在两个方面:准确性(准确揭示文献内容的主题)和专指性。标引(对文献进行主题分析,从自然语言转换成规范化检索语言的过程)人员将信息输入检索系统以及检索者(用户)利用系统内信息情报这两个过程中,以主题词作为标准用语,使标引和检索之间用语一致,达到最佳检索效果。

医学主题词表还另设有 82 个副主题词,副主题词对文献主题起限定作用,构成主题的一些通用性概念,本身无独立检索意义。例如链霉素/副作用;青光眼/病因学等。这些副主题词按英文字母顺序排列,同时给予每个词词义解释,还限定各个副主题词允许组配的主题词范围,即在副主题词后的括号内标出该词可以组配的主题词的类号。

Medline 及《中国生物医学文献数据库》(SinoMed)等都采用该词表作为主题词检索。了解 MeSH 词表的结构,掌握其使用方法,是进行医学文献检索的基础。

3. 代码检索语言

一般只就事物的某一特征,用某种代码系统表加以标引和排列。如美国《化学文摘》的化学分子式索引,环系索引等。

第二节　医学文摘型检索工具

一、PubMed

PubMed 是美国国立医学图书馆(NLM)国家生物技术信息中心(NCBI)开发的免费医学文献检索数据库系统。该数据库收录了世界上 70 多个国家和地区 5 000 种左右生物医学期刊的论文题录和/或文摘,涉及约 40 种语言,约 2 000 万篇的文献记录,其中约 90% 以英文出版,约 50% 选自美国,约 80% 包含英文摘要。内容涉及基础医学、临床医学、护理学、牙科学、药物学、营养学、卫生管理、卫生保健、环境卫生等诸多医学相关领域。

PubMed 主页主要可分为检索区、简介区、使用帮助区、工具区和更多资源区(见图 3 - 2)。

1. PubMed 的检索机制

当任意一个未加任何限定的检索词被输入检索提问框后,它是按照一定的顺序被核对、转换、匹配和检索的。其转换、匹配次序为:MeSH 转换、期刊转换、短语等转换表、作者索引。

(1) MeSH 转换表。PubMed 首先将所输入的检索词与 MeSH 转换表中的词汇匹配。MeSH 转换

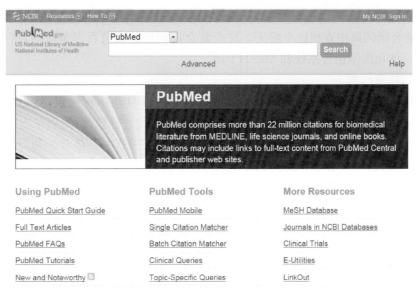

图 3-2 PubMed 主页界面

表中的词汇来自于：①MeSH 主题词；②MeSH 副主题词；③MeSH 款目词；④具有同义或不同书写形式的一体化医学语言系统(UMLS)的匹配词；⑤化学物质名称。

当检索词和 MeSH 转换表中的词汇相匹配，这个词就以主题词和文本词形式各检索一次，两个检索结果用逻辑运算符 OR 组配。例如，在检索框中键入一到多个单词，如键入 vitamin c common cold，PubMed 将自动地利用它的"自动词汇匹配"功能将重要的词语结合在一起，并将不规范的词汇转换成 MeSH 词表中的规范用词，系统会将检索要求转换成("Ascorbic Acid"[MeSH Terms] OR vitamin c [Text Word]) And ("Common Cold"[MeSH Terms] OR common cold [Text Word])在多个字段中进行检索。

（2）期刊转换表。期刊转换表包括 PubMed 所收录的每一种期刊的 3 种不同表达形式。检索时，在提问框中可输入任何一种：①刊名全称；②MEDLINE 格式的缩写刊名；③国际标准刊号(ISSN)。

当一个杂志名同时也是一个主题词，如 gene therapy，在未限制字段而被输入到检索提问框内时，PubMed 将其按主题词检索，即按主题词和文本词形式各作一次检索，检索结果用 OR 组配。这样，检出的文献不是发表在这个期刊上的文章，而是有关"gene therapy"这一主题的文章。

（3）短语表。当在 MeSH 和期刊转换表中均找不到相匹配的词时，PubMed 就自动到短语表中查找，这个短语表收录几十万条短语。这些短语来自：①MeSH 词表；②一体化医学语言系统(UMLS)；③化学物质名称；④篇名或文摘中多次出现的短语。

（4）作者索引。当一个短语在上述 3 个表中均找不到匹配词时，PubMed 就在作者索引中查找。在输入作者姓名进行检索时，其格式为姓在前，全称，名在后，用首字母缩写。如果只输入作者的姓，PubMed 将其视为一个单词进行转换、匹配查找，检索结果将和用户的要求大相径庭。

如 Smith ja, jones k，系统会自动在作者字段内进行检索。如果想进行更精确的检索，可以用双引号将作者名引起来，再加[au]（作者字段标识符），如"smith J"[au]。如果只键入作者的姓(last name)，PubMed 将在所有字段中进行检索，除非在 MeSH 转换表中检索到（如 Yang 将检索成 Yin-Yang [MeSH]或 Yang [Text Word]）。

（5）短语检索。如果在上述 4 个表中仍找不到相匹配的词，PubMed 就将短语劈开，再重复以上顺序单独分别查找，直到找到相匹配的词。如果仍找不到匹配词，则用单个词在所有字段查找。如 pressure point，PubMed 将其转换为((pressure [MeSH Terms] OR pressure [Text Word]) AND point [All Fields])。

如果要将短语作为一个词组进行检索,要用双引号将短语引起来,如"pressure point",这样迫使 PubMed 在一个复合词词典中查找这个短语。这个复合词词典包括数百万条短语,这些短语来自于文章的篇名、文摘、一体化医学语言系统和 MeSH 词汇。

2. PubMed 的检索结果

在检索框中输入完检索式后,单击"Search"按钮,PubMed 自动执行检索,然后将检索结果返回。如果对这个检索式检出的文章不满意,可以在检索框中对检索式进行修改,然后单击"Search"按钮重新检索。检索结果显示界面包括左侧栏、检索结果栏和右侧栏三个主要部分。如"lung cancer" AND "gene therapy"这一课题的检索结果显示界面(见图 3 - 3)。

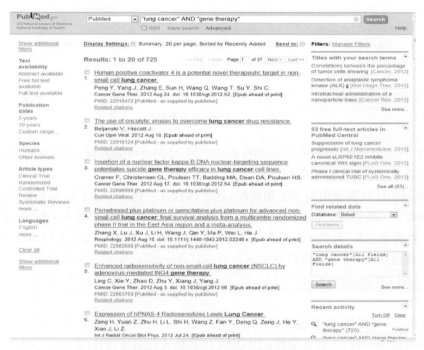

图 3 - 3　PubMed 检索结果显示界面

(1) 检索结果栏。单击"Display Settings"链接可对检索结果的显示格式、显示记录数和排序依据进行选择。

(2) 左侧栏。"Show additional filters"按钮可对检索结果按多种条件进行过滤筛选,如 Text availability、Publication dates、Species、Article types、Languages、Sex、Subjects、Journal categorie 和 Ages 等。

(3) 右侧栏。主要包括"Find related data"、"Search details"和"Recent activity"按钮。

① "Find related data"按钮。可用于切换数据库后进行重新检索。

② "Search details"按钮。显示当前输入的检索式被 PubMed 转换匹配的详细检索式。如果对转换的检索式不满意,可以直接在 Details 提问框中修改,然后单击"Search"按钮重新检索。

③ "Recent activity"按钮。显示最近的检索历史链接,包括检索表达式和检索结果数。用户单击这些链接可快速打开此前检索结果页面。

3. PubMed 的检索途径

PubMed 提供多种检索途径以满足用户的各种检索需求。用户可以通过仅仅输入一个或几个检索词进行基本检索,也可以利用布尔逻辑运算符编制检索策略进行逻辑组配检索和高级检索。

(1) 基本检索(见图 3 - 4)。由于 PubMed 系统具有词汇自动转换匹配功能,用户不用考虑所输入

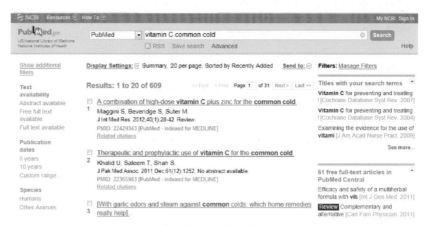

图 3-4 PubMed 基本检索界面

检索词之间的逻辑关系,也不用考虑词的类型,如是否是主题词、人名、刊名、甚至是期刊 ISSN 号,只要是具有实质意义的词都行。输入完毕,单击"Go"按钮,系统即执行检索。

如要检索有关"维生素 C 治疗感冒"的文献,在检索提问框输入:vitamin C common cold,系统对所输入的检索词自动转换匹配。用户不用输入逻辑运算符,系统会根据输入词的意思,自动判断用适当的逻辑运算符组配。

(2) 高级检索(Advanced Search)。单击检索框下方"Advanced"链接即可进入高级检索页面(见图 3-5),可以实现检索式构建(Advanced Search Builder)和对检索历史(History)操作。检索历史列表显示用户已完成的检索提问式、检索时间和每个检索式检出的文献数量,用户可直接用"History"中某一个检索式的顺序号组配检索式,如 ♯1 AND ♯4。单击"Clear History"按钮清除"History"列表。

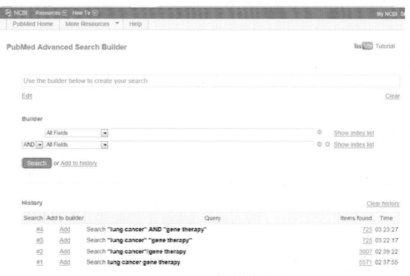

图 3-5 PubMed 高级检索界面

(3) MeSH Database 检索。单击主页下方的"MeSH Database"超链进入(见图 3-6)。当用户在"MeSH Database"界面输入检索词后,系统将该词的定义、树状结构、可组配的副主题词很快显示出来,也提供了是否要对该主题词扩检和将该主题词限定为主要主题词的两种限定功能。如果用户所输入的词是一个款目词,或意思上和某一主题词较接近,系统会自动将其转换成正式主题词。如果用户所输入的词不能被直接转换成主题词,系统将一系列内容有关或接近的词以相关程度递减的顺序放在一个框

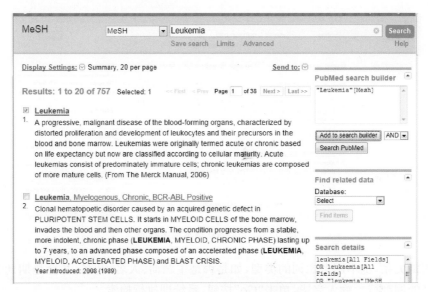

图 3-6　MeSH Database 检索初始界面

里提供给用户选择。当用"MeSH Database"做完一个主题词检索后,如果继续组配其他主题词,在"Search"检索提问框输入检索词,继续重复以上步骤,并要选择逻辑运算符。如果单击"Search"按钮,则返回到基本检索界面,可继续用其他方式检索,或显示检索结果、完成本次检索。

如检索有关"主要论述白血病药物治疗"方面的文献,输入检索词 Leukemia,单击"Go"按钮。PubMed 返回主题词的简单显示屏。

在这个界面仅包括主题词的定义、树状结构略表和一些其他信息,如果不做其他选择,即可在此界面选中检索词"Leukemia",并单击"Add to Search Builder"按钮生成检索式进行检索。如果要组配副主题词或还要利用主题词检索的其他功能,则需单击选中的检索词"Leukemia"超链,以便显示这一主题词更详细的信息,然后在"Subheadings"列表中选中"drug therapy"以及"Restrict to MeSH Major Topic"选项,再单击"Add to Search Builder" 按钮生成检索式:"Leukemia/drug therapy"[Majr],最后单击"Search PubMed"按钮即可获得本题的检索结果。

二、EMBASE

荷兰 Elsevier Science 出版社将印刷版《荷兰医学文摘》(1974 年推出)中 900 多万条生物医学记录与 600 多万条独特的 MEDLINE 记录(1966 年推出)相结合,形成生物医学与药理学文献综合网络数据库(EMBASE. com)。在 EMBASE. com 网站可同步检索超过 1 500 多万条 EMBASE 和 MEDLINE 记录,且检索结果实现系统自动查重去重。EMBASE. com 文献来源于 70 多个国家和地区出版的刊物,突出特点为药物文献和药物信息多,而且来源刊物涵盖了较多的欧洲和亚洲医学刊物,覆盖各种疾病和药物的信息,是生物医学和药理学方面信息的专业检索引擎。主界面如图 3-7 所示。

EMBASE 提供的检索途径包括快速检索(Quick Search)、高级检索(Advanced Search)、字段检索(Field Search)、药物检索(Drug Search)、疾病检索(Disease Search)和文章检索(Article Search)。

1. 快速检索

使用自然语言检索,可用单词或词组进行检索,检索词组时需加单(双)引号,词序无关,且检索不分大小写;可选择只检索在选定天数内新增的记录;可使用逻辑运算符(NOT、AND、OR)、通配符(*)和接近运算符(* n,表示两个检索词之间可间隔数词)进行检索。

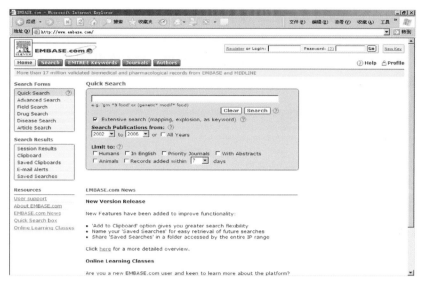

图 3-7 EMBASE 数据库检索主界面

检索结果显示可按结果的相关性或出版年限来排序。

可选定不同的格式（简短记录、详细记录或全文）显示结果，下载保存结果，把结果发送到电子信箱（Text or Html）及获取全文。

2. 高级检索

可进行术语对照检索（见图 3-8）。如检索：'mad cow disease'术语对照为'bovine spongiform encephalopathy'。

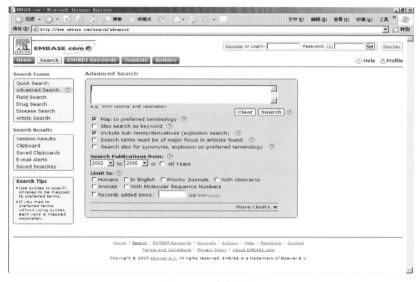

图 3-8 高级检索

可进行扩展检索（即包括被检索词及其所有下位词的检索）。

可仅检索以关键字为重点内容的文章，提高相关性。

可检索自特定日期以来新增的记录。

限制选项广泛，如学科、出版物类型、人类、性别、年龄段、语言、人类与动物研究类型等。

3. 字段检索

可在特定的字段中任选一种或多种进行检索，包括缩写期刊名称（ta）、期刊名称（jt）、摘要（ab）、作者名称(au)、文章题目(ti)、出版物类型等 22 种字段(见图 3-9)。

　　如:检索 Lancet:jt

　　单击"search field",此界面为检索频率最高的字段提供了检索索引,帮助用户查出特定作者、药品名称或制造商名称。

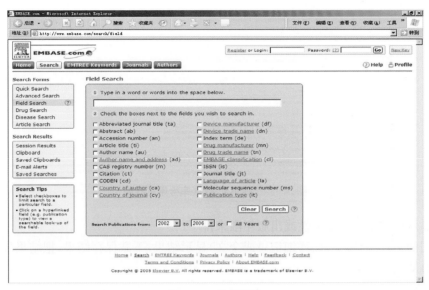

图 3-9　字段检索

4. 药物检索

药物检索,如图 3-10 所示。

检索字段:药物名称。

限制选项:出版日期、结果显示排序、是否带有文摘、是否选自主要期刊以及文献的研究重点等。提供药物链接(Drug Links),其中包括 17 个核心的药物链接和 47 个药物管理链接,增强索引的深度,如药物副作用反应、临床试验、药物分析等。

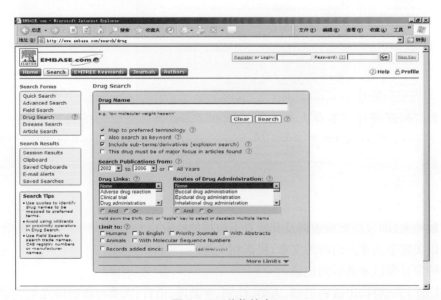

图 3-10　药物检索

5. 疾病检索

疾病检索,如图 3 - 11 所示。

检索字段:疾病名称。

限制选项:出版日期、结果显示排序、是否带有文摘、是否选自主要期刊以及文献的研究重点(人类或动物、成人或儿童、性别)等。

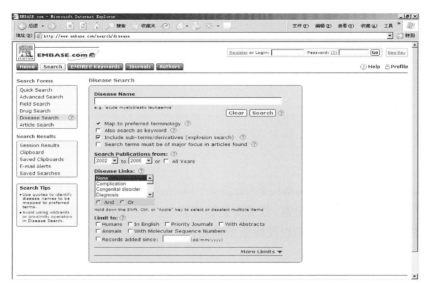

图 3 - 11 疾病检索

可扩展检索:提供疾病连接(Disease Links),帮助用户更精确地检索疾病的某一类或几类分支的相关文献,提高相关性。如:(疾病)恢复、(疾病)副作用、外科手术、(疾病)治疗等。

如检索有关白内障手术的文献:cataract surgery。

6. 文章检索

检索字段:作者(姓在前,名的缩写在后)、期刊卷、期号及文章首页数。

限制选项:出版日期、期刊名称及其缩写、CODEN 号码、ISSN。

三、CINAHL 数据库

护理及相关健康文献累积索引(Cumulative Index to Nursing and Allied Health Literature,CINAHL)是面向护理及相关专业人员的西文数据库。其出版来源完整覆盖了美国全国护理联盟(National League for Nursing)和美国护士协会(American Nurses' Association)的期刊和相关出版物,内容涵盖了护理、生物医学、医学图书情报、替代医学、消费者健康以及其他 17 个相关学科。CINAHL 收录了 3 000 余种期刊的 260 余万条索引记录,每年新增超过 20 万条,其中超过 100 万条可回溯至 1981 年。数据库的全文资源则包括了 70 余种期刊以及司法案例、临床创新、重要(临床)路径、药物记录、研究工具和临床试验。此外,数据库还提供护理学相关的图书(章节、单行本)、学位论文、会议论文、操作标准、教育软件和音像资料,有 1 200 余种收录期刊提供参考文献。与 PUBMED 类似,未经标引的记录会被先收入 Pre-CINAHL,经标引后再移至 CINAHL。

CINAHL Plus with Full Text 作为 CINAL 的全文进阶版,在 CINAHL 的基础上,收录期刊种类进一步扩展至 5 000 余种,最早可回溯至 1937 年,而收录的全文资源则超过了 770 种期刊和 275 种图书专著,并有 1 360 余种期刊提供参考文献。值得一提的是,该版本还新增了 130 余种疾病的循证护理说明(Evidence-Based Care Sheets)和近170种快速教学(Quick Lessons)全文:前者揭示疾病护理相关的最新证据;后者则提供护理人员自学或患者健康教育的参考资料。

不同版本的CINAHL数据库均通过EBSCO平台提供服务(见图3-12)。

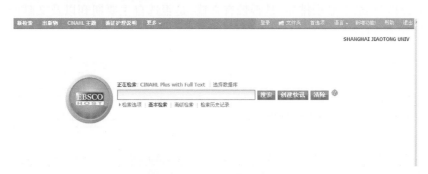

图3-12　CINAHL数据库主页

1. 基本检索

CINAHL的入口界面默认进入基本检索(见图3-13)。可直接在搜索框内输入检索的单词、词组或检索表达式,单击"搜索"按钮进行检索,若需要删除搜索框内容,则单击"清除"按钮。布尔逻辑运算、限定字段缩写、通配符(?)、截词符(＊)以及检索精确短语的双引号(″)均可组配使用。

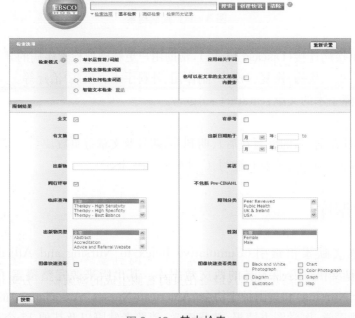

图3-13　基本检索

CINAHL共提供以下四种检索模式:

"布尔运算符/词组"支持布尔逻辑运算和精确短语检索,即置于AND, OR, NOT之间字词系统自动视为"片语",如使用["heart attack" AND treatment]检索结果与[heart attack AND treatment]相同;

"查找全部检索词语"可自动在所有检索词间加入AND的逻辑运算,片语需要加上双引号来区分,如使用["heart attack" AND treatment]检索结果少于[heart attack AND treatment];

"查找任何检索词语"可自动在所有检索词间加入OR的逻辑运算,只要任一关键词相符,即显示于检索结果中;

"智能文本检索"可根据用户剪贴的文本片段(5 000 字符以下)以自然语言检索相关文献,即"以文找文",检索结果多于其他模式,以相关性排列。

CINAHL 限定检索结果的条件包括:有全文或文摘、有参考(文献)、英语、出版物、出版物类型、出版日期、期刊分类、同行评议、临床查询、不包括 pre-CINAHL、图像快速查看类型、性别等。

2. 高级检索

单击搜索框下方的"高级检索"进入高级检索界面,系统默认显示三个字段检索的逻辑组配。在"选择一个字段(可选)"下拉菜单中选定检索字段,搜索框中输入检索内容,多个检索条件可通过布尔逻辑运算下拉菜单实现"AND"、"OR"、"NOT"的组配,在"检索选项"表单中选定检索模式(同基本检索)、扩展选项(同基本检索)和限制条件,最后点击"搜索"进行检索。

3. 主题检索

单击 CINAHL 数据库最上方工具栏中的"CINAHL 主题"即可进入主题检索界面(见图 3-14)。

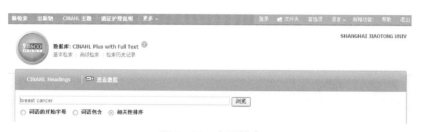

图 3-14　主题检索

CINAHL 共有 14 000 余个主题词(CINAHL Subject Headings),主要从 PUBMED 的医学主题词(MeSH)中抽取,尤为偏重疾病、药物、解剖、生理等方面,另外还新增了大量护理及相关学科的专业词汇,以树状结构图排列组织。每条 CINAHL 索引记录都包含了主要主题词(Major Subjects)和次要主题词(Minor Subjects)两个字段。同样地,CINAHL 的 77 个副主题词(Subheadings)很大部分也与 PUBMED 的副主题词相同,用户可根据需要组配主题词与副主题词。

检索举例:利用 CINAHL 主题检索查找乳腺癌健康教育、护理和预防控制方面的文献。

在主题检索界面的搜索框里输入"breast cancer",并从"词语的开始字母"、"词语包含"和"相关性排序"中选定匹配模式"相关性排序",单击"浏览"按钮。

从列表中点选系统匹配的"Breast Neoplasms"进入主题词页面,查看树状结构图、领域(即主题词注释),选择左侧方框查看副主题词并选定"Education/ED"、"Nursing/NU"、"Prevention And Control/PC",并根据需要选择"展开"(即除了检索选中的"Breast Neoplasms",还要检索其下位词"Breast Neoplasms,Male"、"Carcinoma,Ductal,Breast",可提高查全率)或/和"主要概念"(即"Breast Neoplasms"是主要主题词,可提高查准率),最后在页面右侧生成的检索框上单击"搜索数据库"按钮完成检索。

四、中国生物医学文献数据库

中国生物医学文献数据库(SinoMed)收录 1978 年以来 1 800 余种中国生物医学期刊,以及汇编、会议论文的文献题录 540 余万篇,全部题录均进行主题标引和分类标引等规范化加工处理。年增文献 40 余万篇,每月更新。

学科覆盖范围涉及基础医学、临床医学、预防医学、药学、中医学及中药学等生物医学各个领域。

SinoMed 的题录根据美国国立医学图书馆最新版的《医学主题词表》(即 MeSH 词表)、中国中医研究院的《中国中医药学主题词表》《中国图书馆分类法·医学专业分类表》进行主题标引和分类标引。

检索功能包括：快速检索、高级检索、主题检索、分类检索、期刊检索和作者检索。

1. 快速检索

可以输入一个或多个检索词，对检索词默认在全部字段进行检索。

多个检索词可使用布尔逻辑运算符 AND、OR、NOT 进行运算，多个检索词之间的空格默认为 AND 运算。

2. 高级检索

在"构建表达式"一栏，下拉菜单选择所需字段，包括"常用字段"、"全部字段"、"中文标题"、"关键词"、"作者"、"刊名"、"出版年"等字段，输入检索词，构建表达式。每次只能构建一个检索词的表达式，不支持布尔逻辑运算符 AND、OR、NOT 构建包含多个检索词的表达式。

可使用布尔逻辑运算符 AND、OR、NOT 对多个构建的表达式进行运算。

可进行限定检索，对文献的年代、文献类型、年龄组、性别、研究对象等进行限定。

3. 主题检索

主题检索，是指采取规范化的主题词基于主题概念进行检索（见图 3-15）。与"关键词检索"相比，"主题检索"能有效提高查全率和查准率。

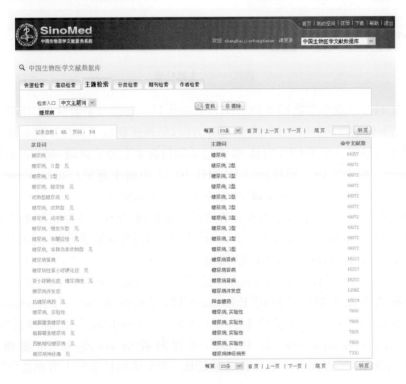

图 3-15　主题检索

SinoMed 进行主题标引和主题检索的依据是美国国立医学图书馆《医学主题词表（MeSH）》中译本和《中国中医药学主题词表》。

例：请检索有关糖尿病预防控制方面的文献。

（1）根据题目进行标引：糖尿病/预防控制。

（2）单击"主题检索"，进入主题词检索状态。

（3）在检索入口选择"中文主题词"，输入"糖尿病"，单击"查找"按钮。

（4）系统显示含有"糖尿病"的主题词列表，从中选择恰当的主题词"糖尿病"。

（5）添加组配相应的副主题词"预防和控制"（见图 3-16）。

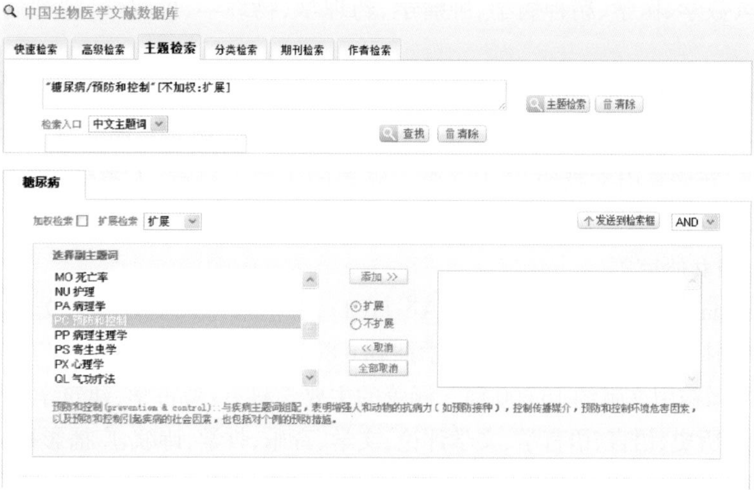

图 3-16 副主题词选择

（6）单击"主题检索"按钮，显示检索结果。

4. 分类检索

分类检索是指通过分类号或分类名进行检索，SinoMed 分类标引和检索的依据是《中国图书馆分类法·医学专业分类表》。

五、Web of Knowledge

ISI Web of Knowledge(WoK)是由 Thomson Reuters 提供的学术信息资源整合平台。该平台上的书目数据库有 Web of Science、BIOSIS Previews、Current Contents Connect、Derwent Innovations Index、MEDLINE、INSPEC、中国科学引文数据库等，分析工具有 Journal Citation Reports 和 Essential Science Indicators，另外提供一部分 ISI 外部资源链接。WoK 中有引文检索的数据库有 Web of Science、Derwent Innovations Index、中国科学引文数据库。WoK 功能齐全，具有所有数据库检索、单库检索、引文检索、定题跟踪服务、引文跟踪服务、创建引文报告、检索结果分析、检索结果提炼、影响因子查询、H 指数查询、科研绩效评价、个人文献资料库管理等功能。Web of Knowledge 涵盖学科范围广，收录期刊质量高，有引文检索和影响因子查询，是科学研究不可缺少的学术资源和工具。

Web of Knowledge 主页的默认检索是所有数据库检索（All Databases），可同时检索 WoK 多个数据库，其优点是引导用户查全文献，它省却了旧版跨库检索时须选择多个数据库的操作。通过 Select a Database 进入用户所在机构订购的单一数据库检索链接。

1. Web of Science 概况

Web of Science 是含有引文检索的文摘数据库和检索会议文献、化学结构和化学反应的数据库集合，文献记录来源于 11 000 余种学术期刊以及会议录等。由于含有 SCI Expanded 等三个著名引文索引和世界著名会议文献库 CPCI，在 Web of Knowledge 子数据库中，Web of Science 影响最大，使用最多。

因具有引文检索和注重收录期刊的质量，Web of Science 的权威性渐渐受到学术界的认可。目前，国内外一致把被 Web of Science 收录的期刊看作核心期刊，认定被其收录的论文具有一定学术水平。

Web of Science 由以下七个子库组成，内容涵盖几乎所有学科。

（1）Science Citation Index Expanded（SCI-Expanded）。"科学引文索引扩展版"收录科技期刊 7 907 种，其中收录我国科技期刊 114 种（2009 年），来源文献最早可回溯到 1899 年，每周增加来源文献约 24 100 条和被引文献 455 900 条。涵盖的学科有：农业、天文学、生物化学、生物学、生物技术、化学、计算机科学、材料学、数学、医学、精神病学、肿瘤学、药理学、物理学、植物学、精神病学、外科学、兽医学和动物学等。

（2）Social Sciences Citation Index（SSCI）。"社会科学引文索引"收录2 624种社会科学期刊,其中收录我国社科期刊8种（2009年）,选择性收录科技期刊3 300种,收录来源文献1898年至今,每周新增来源文献约3 033篇,新增被引文献约71 400篇。涵盖的主要学科有:人类学、历史、工业关系、情报学和图书馆学、法学、语言学、哲学、心理学、精神病学、政治学、公共卫生、社会问题、社会工作、社会学、药物滥用、城市研究和妇女研究等。

（3）Arts & Humanities Citation Index（A&HCI）。"艺术与人文科学引文索引"收录1 412种艺术与人文科学期刊,选择性收录科技和社会科学期刊6 800种,收录来源文献1975年至今,每周新增来源文献1 925篇,每周新增被引文献约16 500篇。涵盖的主要学科有:考古学、建筑学、艺术、亚洲研究、古典作品、舞蹈、民间传说、历史、语言、语言学、文学评论、文学、音乐、哲学、诗歌、广播影视、宗教和戏剧等。

（4）Conference Proceedings Citation Index-Science（CPCI-S）。"科学会议录引文索引"收录1990年以来的自然科学方面的会议文献记录,数据每周更新。

（5）Conference Proceedings Citation Index-Social Sciences & Humanities（CPCI-SSH）。"社会科学与人文科学会议录引文索引"收录1990年以来的社会科学与人文科学方面的会议文献,数据每周更新。

以上两个会议索引共收录12万个学术会议上交流的论文记录520万条,于2008年11月20日由ISI Proceedings并入Web of Science。

（6）Index Chemicus。Index Chemicus(IC)收录1993年以来国际一流期刊上报道的新的有机化合物的化学结构与评论数据,其中许多记录展示了从最初的原料到最终产品的整个化学反应过程。IC是揭示生物活性化合物和天然产品最新信息的重要信息源。IC含记录260余万条,每周更新化合物3 500种。

（7）Current Chemical Reactions。Current Chemical Reactions（CCR）提供了从1986年至今的90万个化学反应,月更新3 000多条记录。CCR中的数据来源于39个权威出版机构的一流期刊和专利文献中的单步和多步的新合成方法。每一种方法都提供了完整的化学反应过程,同时伴有详细精确的图形来表示每个化学反应的步骤。

2. Web of Science 的检索途径

Web of Science 的检索途径有 Search（来源文献检索）、Cited Reference Search（引文检索）、Structure Search（化学结构检索）和 Advanced Search（高级检索）（见图3-17）。

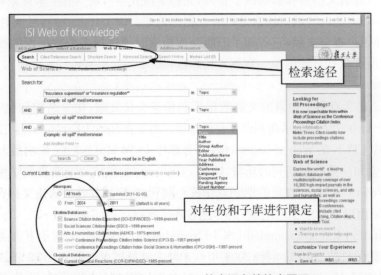

图3-17　Web of Science 的来源文献检索页面

（1）Search 来源文献检索为 Web of Science 的默认检索页面，提供检索的字段有 Topic、Title、Author、Group Author（团体作者）、Editor、Publication Name、Year Published、Address、Conference（会议）、Language、Document Type、Funding Agency 和 Grant Number。例如查 2004 年以来"保险监管"方面的文献，在图 3-17 的检索提问框内输入"insurance supervision" or "insurance regulation ＊ "，字段选 topic，年份设为 2004—2011，点击 Search，检索得到 60 多篇文献。

Topic 和 Title 是最常用的检索字段。选字段 Topic，是同时在文献标题、关键词、文摘、增补关键词（keywords plus）这 4 个字段中检索。由于 Web of Science 不设主题词，用 Topic 和 Title 检索时要考虑同义词和近义词。上例中的 insurance regulation 和 insurance supervision 是近义词，两者都与需要的文献相关。insurance regulation 后加载词符表示 regulations 的文献也要。

在用 Author，Publication Name，Group Author 进行检索时，可从字段下拉菜单右侧的放大镜图标进入，借助字顺索引浏览检索。

Web of Science 是综合性数据库，同名同姓作者大量存在。为避免作者误检，应多用 Author Finder 来检索。Author Finder 的优点是在检索过程中有作者所在学科和单位的选择。检索步骤是：在 Web of Science 的 Search 检索页面上，选字段 Author，单击 Author Finder，输入作者姓和名，选学科，选作者单位，单击 Finish Now。

（2）Cited Reference Search Cited Reference Search 为引文检索。在引文检索页面上（见图 3-18），Cited Author 检索框内输入被引文献作者，Cited Work 框内输入被引文献期刊名或书名，Cited Year(s) 框内输入被引文献发表年。以上三者可单独一项检索，也可以同时进行两项、三项"逻辑与"检索。

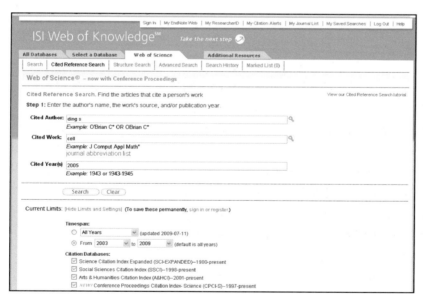

图 3-18 Web of Science 的引文检索页面

第三节 全文型检索系统

一、Elsevier 电子期刊

Elsevier Science 公司出版的期刊是世界上公认的高品位学术刊物，Elsevier ScienceDirect 全文数据库（SDOL）收录 2 500 余种期刊，覆盖的学科范围包括：生命科学、材料科学、物理学、医学、工程技术及社会科学等，其中许多为核心期刊。近年来，该公司又合并了一些出版社，如 Academic Press 的 170 多种学术期刊，以及 Cell Press 的 9 种刊（Cell、Cancer Cell、Chemistry & Biology、Current Biology、Developmental Cell、Immunity、Molecular Cell、Neuron 和 Structure）。全文回溯至 1995 年以来的全文文献。该数据库采用 IP 访问控制，无并发用户数限制。

Elsevier SDOL 数据库主要提供快速检索（Quick Search）、高级检索（Advanced Search）、专家检索（Expert Search）。此外还提供浏览期刊（Browse）这一辅助检索工具（见图 3-19）。

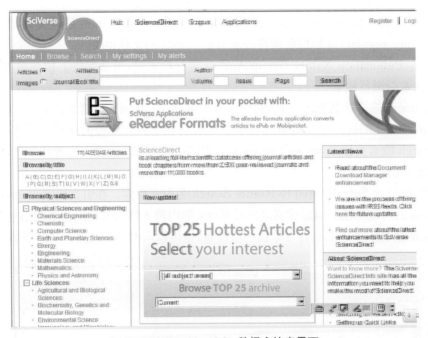

图 3-19　Elsevier SDOL 数据库检索界面

1. 快速检索

为方便读者，SDOL 无论在主页或其他浏览页面均设有快速检索。可对所有字段（All Fiedls）、作者（Author）、期刊/图书名称（Journal/Book Title）、卷（Volume）、期（Issue）、页（Page）等特定字段进行检索，输入检索词后，点击 Search 即可进行检索。

2. 高级检索

如果需要进行更详细的检索，可在主界面中，点击"Search"即可进入高级检索界面（见图 3-20）。

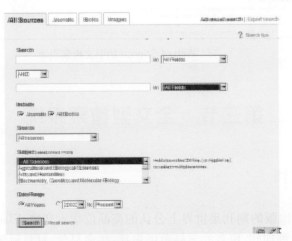

图 3-20　高级检索

可进行两组检索词的组合检索,通过下拉菜单来限定检索词出现的字段,如 Abstract、Title、Author、Journal Name、Full Text 等;两组检索词之间可选择下拉式布尔逻辑算符"and、or、and not"进行组配。检索框下方,提供了书刊(Include)、订购源或个人偏好源(Source)、学科主题(Subject)、日期(dates)的进一步限定选项。

3. 专家检索

对于检索专家还可采用专家检索功能,可以直接输入组配的检索式,一步到位检索所需的文献。

4. 浏览期刊

提供三种浏览方式:按书刊名称字顺(by Title)浏览;按学科主题(by Subject)浏览;按个人偏好的书刊名(Favorite Journals/Books)字顺浏览(这种方式需要先注册个人账户,并进行书刊选择定制)。

每本期刊右边都有订购信息,绿色钥匙图标表示可已订购全文,可浏览全文;白色钥匙图标表示未订购全文,只可浏览摘要。

二、SpringerLink 电子期刊

德国施普林格(Springer)是世界上著名的科技出版集团,SpringerLink 是施普林格出版社和它的合作公司推出的科学、技术和医学(STM)方面的在线信息资源。目前,SpringerLink 收录 1 900 多种学术期刊(包括原 Kluwer 出版社的全部期刊),其中许多为核心期刊,还收录了丛书、电子图书和100 多种参考工具书,以及"中国在线科学图书馆"和"俄罗斯在线科学图书馆"两个特色图书馆。全文年限回溯至1997 年。学科范围包括:行为科学、生命科学、商业与经济、化学和材料科学、计算机科学、地球和环境科学、工程学、人文社会科学和法律、数学、医学、物理和天文学。SpringerLink 主页界面如图 3 - 21所示。

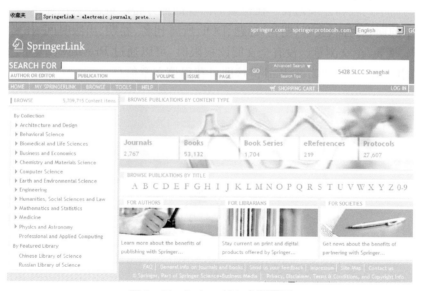

图 3 - 21　SpringerLink 主页界面

1. 检索途径。

(1)"Search"途径。主页面上有简单检索的窗口"Search For",既可以是任意的关键词,又可以通过检索表达式菜单框构建检索表达式,使用标题、作者、摘要、ISBN、ISSN 以及 DOI(Digital Objects Identifier,数字对象标识符)字段精确检索。支持布尔逻辑运算符以及通配符。还可点击"Advanced Search",进入高级检索界面(见图 3 - 22)。

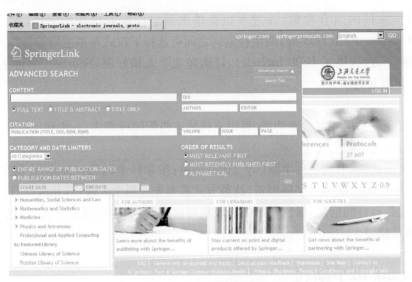

图 3 - 22   高级检索

高级检索供选择检索字段有：全文、标题、作者、摘要、ISBN、ISSN 以及 DOI。同时可以从日期与排序两个方面进行限制检索。日期限制为整个出版日期或某个时间段，默认为整个时间；输出按照相关性或出版日期排序，默认按前者排序。

（2）"Browse"途径。

Browse 有三种浏览检索方式：按照学科主题（By Collection）、按照特色图书馆（By Featured Library）、按照文献类型（By Content Type）浏览文献。

2. 检索结果

检索结果分为简单列表和详细列表。在检索词出现的地方将以黄色"突出显示"。每条记录信息除了详细列表所显示的期刊封面、文章（期刊）标题、DOI、所属刊名、卷期、出版时间、作者、学科分类、全文PDF 外，还有页码、摘要、全文浏览。没有全文阅读权限时，可以通过 Preview 浏览正文首页，页面还将显示该文章被引用的情况，通过"CrossRef"链接即可获得该文章信息。

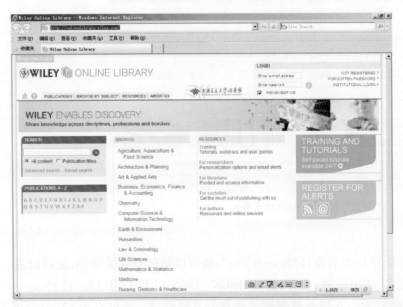

图 3 - 23   Wiley InterScience 主页界面

三、Wiley InterScience 全文期刊库

Wiley InterScience 电子期刊由美国著名出版商 John Wiley 提供，共有 1 200 多种电子刊，其学科范围以科学、技术与医学为主。该出版社期刊的学术质量很高，是相关学科的核心资料。2008 年 6 月 30 日起，原 Blackwell 平台中的期刊和相关资源已全部转移到 Wiley Online Library 平台上。

Wiley InterScience 采用 IP 访问控制，通过访问 http://onlinelibrary. wiley. com/登录（见图 3 - 23）。

1. 检索方法

（1）"Search"途径。主页面左方有简单检索的窗口，可输入任意关键词在所有字段或出版物名称字段中进行快速检索。还可单击"Advanced Search"按钮，进入高级检索界面（见图3-24），可对三组关键词进行逻辑组配检索。

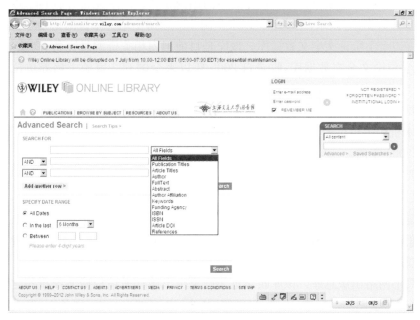

图3-24　高级检索界面

（2）"Browse"途径。可按字顺或学科专业浏览文献。

2. 检索结果

检索结果会列出文献标题、出处、作者及摘要、全文等连接。带有"打开锁"图标的文献，表示可以获取全文。

四、中国知识资源总库

国家知识基础设施工程（National Knowledge Infrastructure，CNKI）由清华大学、清华同方公司于1999年6月共同发起建设，CNKI目前已开发出中文数据量最大的"CNKI数字图书馆"，并正式启用《中国知识资源总库》及CNKI网络资源共享平台。图3-25为CNKI主页界面。

1. 资源内容

（1）中国期刊全文数据库。该库是目前世界上最大的连续动态更新的中国期刊全文数据库，收录国内8 200多种重要期刊，以学术、技术、政策指导、高等科普及教育类为主，同时收录部分基础教育、

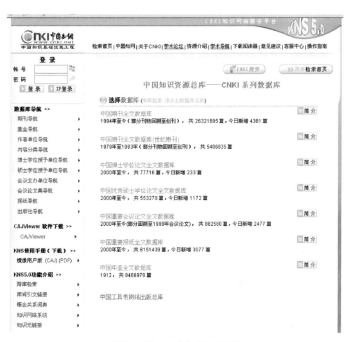

图3-25　CNKI主页界面

大众科普、大众文化和文艺作品类刊物,内容覆盖自然科学、工程技术、农业、哲学、医学、人文社会科学等各个领域,全文文献总量2 200多万篇。分为十大专辑:理工A、理工B、理工C、农业、医药卫生、文史哲、政治军事与法律、教育与社会科学综合、电子技术与信息科学、经济与管理。十专辑下分为168个专题和近3 600个子栏目。该库资源收录各期刊1994年至今的全文内容,部分刊物回溯至创刊号。

(2)中国博士学位论文全文数据库。该库是目前国内相关资源最完备、高质量、连续动态更新的中国博士学位论文全文数据库,收录自2000年以来全国420家博士培养单位的博士学位论文。

(3)中国优秀硕士学位论文全文数据库。该库是目前国内相关资源最完备、高质量、连续动态更新的中国优秀硕士学位论文全文数据库,收录自2000年以来全国652家硕士培养单位的优秀硕士学位论文。

(4)中国重要会议论文全文数据库。该库收录我国2000年以来国家二级以上学会、协会、高等院校、科研院所、学术机构等单位的论文集,年更新约10万篇论文。收录内容自2000年至今,部分社科类会议论文回溯至2000年前。

(5)中国重要报纸全文数据库。该库收录2000年以来国内公开发行的700多种重要报纸刊载的学术性、资料性文献。

(6)中国年鉴全文数据库。该库是目前国内最大的连续更新的动态年鉴资源全文数据库。内容覆盖基本国情、地理历史、政治军事外交、法律、经济、科学技术、教育、文化体育事业、医疗卫生、社会生活、人物、统计资料、文件标准与法律法规等各个领域。部分年鉴回溯至1912年。

(7)中国工具书网络出版总库。该库收录近200家由出版社邀请权威专家撰写之字典、词典、百科全书、图录、表谱(含医学图谱)、标准、手册、名录等,共2 000多部工具书,词条1 000多万个、70万张图片,其内容涵盖自然科学与人文社会科学各领域。

2. 检索方法

中国期刊全文数据库的检索可分为:初级检索、高级检索、专业检索、期刊导航及检索历史查看等。

(1)初级检索。利用初级检索系统能进行快速方便的查询,适用于不熟悉多条件组合查询的用户,它为用户提供了详细的导航内容,最大范围的选择空间。对于一些简单查询,建议使用该检索系统。该检索系统的特点是方便快速,执行效率较高,但查询结果有很大的冗余,会检索出一大批检索者所不期望的结果。但如果在检索结果中进行二次检索或配合高级检索,则检索命中率会大大提高。

① 逻辑组配。提供多个检索项之间的逻辑组合检索。点击"+"增加逻辑检索框;点击"-"减少逻辑检索框。"并且"即逻辑与,执行and运算,"或者"即逻辑或,执行or运算,"不包含"即逻辑非,执行not运算。

② 检索项。检索项包括主题(由篇名、关键词、摘要三个检索项组合而成)、篇名、关键词、摘要、作者、第一作者、单位、刊名、参考文献、全文、年、期、基金、中图分类号、IISN和统一刊号。

③ 词频。指检索词在相应检索项内容中出现的次数,可在下拉列表中选择。词频为空白,表示至少出现一次,如果为数字,例如3,则表示至少出现3次,以此类推。不是所有检索项都有支持词频控制。适用词频控制则词频选项显白,可以选择;否则显灰,不可选择。

④ 最近词。系统纪录本次登录最近输入并检索过的10个检索词。当进行了多次检索操作而又未能得出最满意的检索结果时,可点选图标█,在弹出框所列出的检索词中选择,点选使用者所需的检索词,则该检索词自动进入检索框中。

⑤ 扩展。点选图标█,将显示以输入词为中心的相关词。相关词可以三种方式自动增加检索词或替代原输入词:单词自动增加、多词自动增加、相关词取代原输入词。

⑥ 范围。提供中国期刊全文数据库所收录的期刊中,被其他文献检索工具所收录的期刊分类项,分为全部期刊、EI来源期刊、SCI来源期刊、中文核心期刊。

⑦ 匹配。提供精确与模糊两种匹配方式,"精确"要求检索结果完全等同或包含与检索字(词)完全相同的词语,"模糊"则表示只要检索结果包含检索字(词)或检索词中的词语即可。

⑧ 排序。检索结果可按"时间、无、相关度"顺序显示。"时间"按文献收录至数据库的时间逆序输出,"无"按文献收录至数据库的时间顺序输出,"相关度"按词频、位置的相关程度从高到低顺序输出。

⑨ 每页显示。可选择每页显示 10、20、30、40、50 条检索结果。

⑩ 中英扩展。中英扩展是由所输入的中文检索词,自动扩展检索相应检索项中英文语词的一项检索控制功能。该功能只有在选择"匹配"中的"精确"时才可使用。

(2) 高级检索。单击初级检索界面概览区中的"高级检索"链接切换到高级检索界面(见图 3-26)。利用高级检索系统能进行快速有效的逻辑组合查询,优点是查询结果冗余少,命中率高。对于命中率要求较高的查询,建议使用该检索系统。

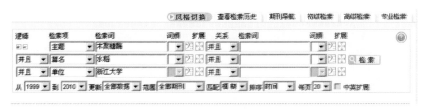

图 3-26　高级检索

(3) 专业检索。使用"AND"、"OR"、"NOT"逻辑运算符进行组合,对"主题、题名、关键词、摘要、作者、第一责任人、机构、中英文刊名、引文、全文、年、期、基金、分类号、ISSN、CN"17 个检索项构造检索表达式,三种逻辑运算符的优先级相同,如要改变组合的顺序,请使用英文半角圆括号"()"将条件括起。

(4) 期刊导航。期刊导航中提供了多种导航方式:期刊检索、专辑导航、数据库刊源、刊期、地区、主办单位、发行系统、期刊荣誉榜。期刊导航提供三种信息显示方式:图形、列表、详细;提供拼音正、倒序排序功能。

(5) 查看检索历史。单击"查看检索历史"按钮可浏览登录后先后检索的策略与内容。

此外中国知网还提供 KNS5.0 跨库检索平台,实现 CNKI 系列源数据库:《中国期刊全文数据库》《中国优秀博硕士论文全文数据库》《中国重要会议论文全文数据库》《中国重要报纸全文数据库》《中国图书全文数据库》《中国年鉴全文数据库》等的统一检索。用户能够在一个界面下完成以上所有数据库的检索,省却了多个库逐一登录、逐一检索的麻烦,检索过程简单、快捷,检索界面格式统一。

五、万方数据资源系统

万方数据主要资源(科技信息子系统、商务信息子系统和数字化期刊子系统)建立在万方数据庞大的数据库群之上,是由北京万方数据股份有限公司于 1997 年 8 月创办的。万方数据库内容涉及自然科学和社会科学各个专业领域,收录范围包括期刊、会议、文献、书目、题录、报告、论文、标准专利、连续出版物和工具书等。目前基本内容被整合为数字化期刊、会议论文全文、科技信息、商务信息等几个部分。数字化期刊包括理、工、农、医、人文等 5 大类 70 多个子类的 2 500 多种核心期刊,实现全文上网;主要产品包括:中国医学会系列杂志、大学学报、中国科学系列杂志和科学普及期刊。科技信息汇集了学位论文、会议论文、科技成果、科研机构、科技名人、中外标准、政策法规等近百种数据库资源,信息总量达上千万条,每年数据更新几十万条以上。商务信息提供工商资讯、经贸信息、咨询服务、商贸活动等服务内容,其主要产品《中国企业、公司及产品数据库》收录 96 个行业 16 万家企业的详尽信息,是国内较权威的企业综合信息库。

万方数据-数字化期刊群,属国家"九五"重点科技攻关项目——科技期刊网络服务系统。整个系统以刊为单位上网,保留了刊物本身的浏览风格和习惯。期刊全文内容采用 HTML 和 PDF 两种国际通用格式上网。所有期刊按理、工、农、医、人文等 5 大类划分,共集纳了近百个类目的 6 000 多种期刊全文内容上网。万方数据检索界面如图 3-27 所示。

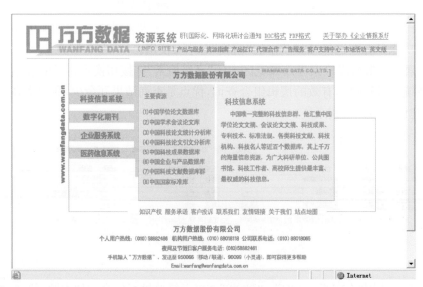

图 3-27　万方数据检索界面

万方数据资源系统包括:

中国数字化期刊全文数据库(China Online Journals,COJ):该库以核心期刊为主线,内容涵盖哲学政法、社会科学、经济财政、教科文艺、基础科学、医药卫生、农业科学和工业技术等各个学科领域,收录 6 000 余种期刊,基本包括了我国文献计量单位中自然科学类统计源期刊和社会科学类核心源期刊。

中国学位论文全文数据库(China Dissertation Database,CDDB):收录 2000 年以来我国 90% 以上学位授予单位的学位论文,涉及全国 211 重点高校、中科院、工程院、农科院、医科院、林科院等机构的重点精选博硕士论文,内容涵盖理学、工业技术、人文科学、社会科学、医药卫生、农业科学、交通运输、航空航天和环境科学等各学科领域。

中国学术会议论文全文数据库(Academic Conferences in China,ACIC):主要收录 1998 年以来由国家级学会、协会、研究会组织、部委、高校召开的全国性学术会议论文,涉及会议名录约 12 000 个,论文 80 万条。数据范围覆盖自然科学、工程技术、农林、医学、人文社科等领域,是了解国内学术动态必不可少的帮手。

中国科技成果数据库(Chinese Science and Technology Achievement Database,CSTAD):该库始建于 1986 年,原名《中国适用技术成果数据库》,是国家科委指定的新技术、新成果查新数据库。数据主要来源于历年各省、市、部委登记鉴定后上报国家科委的科技成果。截至 2008 年,该库已收录成果 53 万多条。

中国法律法规全文数据库(Policies and Laws of China,PLOC):该库收录自中华人民共和国建国以来,全国人民代表大会及其常委会、国务院及其办公厅、国务院各部委、最高人民法院和最高人民检察院以及其他机关单位所发布的国家法律、行政法规、部门规章、司法解释以及其他规范性文件等。目前该库数据达 29 万余条,涉及社会的各个领域,采用国际通用的 HTML 格式呈现。该库包括:国家法律、行政法规、司法解释、部门规章、地方法规、合同范本、仲裁裁决、国际条约、裁判文书、文书样式、公报案例、港澳台法律及外国法律等 13 个基本数据库。

六、维普期刊数据库

《中文科技期刊数据库》由重庆维普资讯有限公司建立,是国内最大的综合性文献数据库。从1989年开始建设,在1992年制作了世界上第一张中文光盘。内容包括了1989年以来的医药卫生、自然科学、工程技术、农业、经济、教育和图书情报等。该数据库有题录文摘版、引文索引版和全文版。题录文摘版收录12 000种期刊题录和文摘,数据量120万条/年。引文索引版收录5 000～6 000种期刊引文,数据量200万条/年。全文版收录12 000种期刊1989年至今的全文数据,分28个专辑出版。

维普中文科技期刊全文数据库有快速检索、传统检索、高级检索、分类检索和期刊导航(见图3-28)。

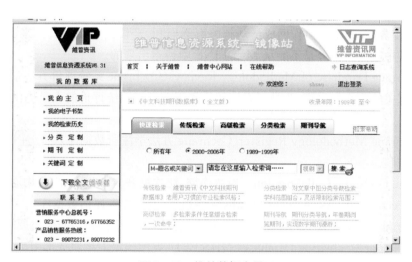

图3-28　维普数据库界面

1. 快速检索

可以通过题名或关键词、刊名、作者、第一作者、机构、题名、文摘、字段检索、分类号、参考文献等字段进行限定检索。

2. 传统检索

可以进行常规字段、期刊范围、年限的限定,也可以进行二次检索。功能和快速检索相似。

3. 高级检索

提供向导式检索,严格按照由上到下的顺序进行。用户可选择逻辑运算、检索项、匹配度外,还可以进行相应字段扩展信息的限定。

在检索项下拉框中选择"关键词",输入"糖尿病";在下一个下拉框中选择"机构",输入"瑞金医院";用逻辑关系"并且"连接。

单击"扩展检索条件"按钮,在"扩展条件选项"的时间条件中选择"2003"至"2006";在期刊范围中选中"核心期刊";单击"检索"按钮,显示检索结果。

第四节　循证医学文献检索

一、Cochrane Library

Cochrane Library 是国际 Cochrane Collaboration 的主要产品,由英国 Wiley InterScience 公司出版

发行。Cochrane Library 汇集了全球最佳医学研究的综合性成果,被公认为循证医疗健康领域的"黄金标准",是一个提供高质量证据的数据库,是临床研究证据的主要来源。

1. 主要内容

(1) The Cochrane Database of Systematic Review,CDSR(Cochrane 系统评价数据库)。收集了各系统评价小组在统一工作手册指导下完成的系统评价。分已完成评价全文(Completed Reviews)资料库和在协作网注册的研究方案(Protocols)两部分。目前主要是对随机对照试验进行的系统评价,并将随着新临床试验的出现不断补充、更新。

(2) Database of Abstracts of Reviews of Effectiveness,DARE(疗效评价文摘数据库)。主要收集 Cochrane 系统评价以外的其他系统评价。只提供摘要、题目、出处,无全文。

(3) The Cochrane Center Register of Controlled Trials,CENTRAL (Cochrane 对照试验注册数据库)。包括由全世界 Cochrane 协作网成员从有关医学期刊、会议论文集和其他来源中收集到的单个随机对照试验。其中很大一部分是不能从 MEDLINE 中检索出来的。

(4) The Cochrane Database of Methodology Reviews(Cochrane 系统评价方法学数据库)。收录与系统评价方法学有关的论文和书籍,为学习系统评价和正在进行系统评价的人员提供相关信息,并以参考文献的格式入库。

(5) The Cochrane Methodology Register(Cochrane 方法学注册数据库)。已注册的对循证医学方法学研究的内容资料。

(6) About the Cochrane Collaboration。对协作网、协作网各专业组、网络和中心等的介绍。

(7) Health Technology Assessment Database,HTA(卫生技术评估数据库)。收录国际卫生技术评估网络成员单位和其他卫生技术评价机构提供的研究记录。以结构式文摘形式反映。

(8) NHS Economic Evaluation Database,NHS EED(英国国家卫生服务部卫生经济评价数据库)。从各种相关的数据库和杂志中收录卫生保健干预经济学评价方面的文献。包括严格经济学评价和其他以书目形式记录的经济学研究内容。

2. 检索方法

单击 Cochrane 协作网网站(http://www.cochrane.org)首页上的 The Cochrane Library,或者直接访问 www.thecochranelibrary.com 即可进入 Cochrane Library 文献检索页面(见图 3 - 29)。

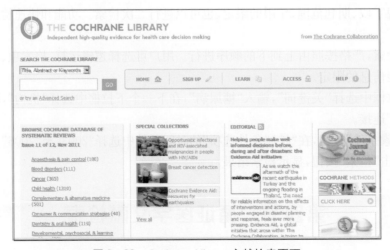

图 3 - 29　Cochrane Library 文献检索页面

(1) 直接浏览。

① New/Updated Reviews:新的或最近更新的系统评价文献。

② Cochrane Methodology：方法学评价文献。

③ Browse by Titles：按系统评价标题首字字顺排列浏览。

④ Review Group：按系统评价小组字顺排列浏览。

在检索界面下单击进入后屏幕显示的是生产系统评价的 49 个评价小组名称。每一个评价小组链接的是该小组所做的全部的系统评价标题。

（2）自由词检索。在检索栏输入检索词或单击 Advanced Search 进入高级检索（见图 3-30）。

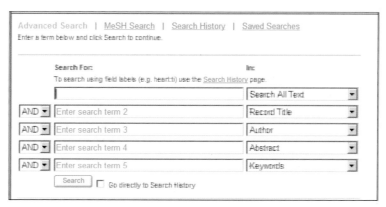

图 3-30　高级检索

（3）MeSH 词检索（见图 3-31）。在高级检索（Advanced Search）中单击 MeSH Search，先在 MeSH 词表中查找医学概念的主题词，在其显示的树型结构表选择对应的医学概念，再下拉"Add Qualifier Restriction"中选择框，按检索要求在 82 个所显示的副主题词中选择与主题词对应的副主题词，以进一步明确检索要求。

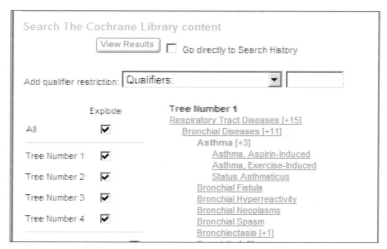

图 3-31　MeSH 词检索

3. 检索结果显示

The Cochrane Library 的检索结果均以结构式文摘格式显示，若您所在机构订购有该资源库，您点击"View Full Text"即可浏览全文信息。

二、Best Practice

Best Practice 整合了英国医学会（BMJ）出版的 Clinical Evidence 资源库中的治疗研究证据，同时增添了由全球知名学者和临床专家执笔撰写的,以个体疾病为单位,涵盖基础、预防、诊断、治疗和随访等各个关键环节的内容,如鉴别诊断、实验室检查、诊断和治疗的方法和步骤等,都是极具参考价值的部分。另外,Best Practice 中还提供国际权威指南,以及收录大量的病症彩色图像和证据表格等资料。目前 Best Practice 已收录上千种临床疾病和上万种诊断方法,以及三千多项诊断性检测和四千多篇诊断和治疗指南。此外还嵌入了国际权威的药物处方指南以及患者教育内容(见图 3 - 32)。

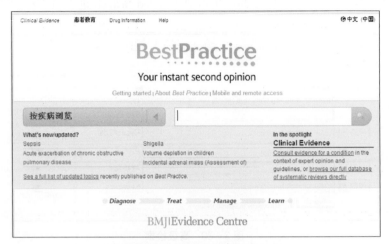

图 3 - 32　Best Practice 网站主页

进入检索页面后可选择按疾病名称浏览、字顺浏览及检索框检索。

检索结果按文献涉及内容分成疾病、诊断、治疗、证据、药物、指南等分别呈现,您可根据您的关注方向选择浏览。

三、UpToDate

UpToDate 收录 6 000 多个循证医学的主题资源,全部皆由 UpToDate 的主编和 4 800 位医师作者们执笔所撰写。是由作者们浏览同行评议(peer-reviewed)的期刊再加上专业、经验和意见而成的。文献中附有图片,包括图表、X 光片、相片、影像文件等,及 MEDLINE 的引用文献摘要。并提供 Lexi-Comp 的药物信息并可以执行药物交互作用。UpToDate 网站主页如图 3 - 33 所示。

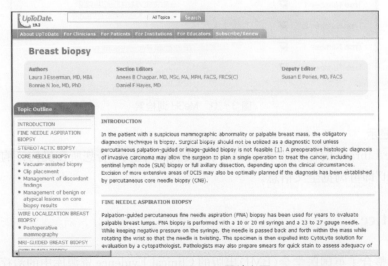

图 3 - 33　UpToDate 网站主页

UpToDate 循证数据库包含以下 13 个类别：

(1) Adult Primary Care & Internal Medicine，

(2) Cardiovascular Medicine。

(3) Endocrinology & Diabetes，

(4) Family Practice。

(5) Gastroenterology & Hepatology。

(6) Hematology。

(7) Infectious Diseases。

(8) Nephrology & Hypertension。

(9) Obstetrics & Gynecology。

(10) Oncology。

(11) Pediatrics。

(12) Pulmonary & Critical Care Medicine。

(13) Rheumatology。

参考文献

［1］ 仇晓春,王成.医学文献检索与利用［M］.北京:人民卫生出版社,2013.

［2］ 代涛.医学信息搜索与利用［M］.北京:人民卫生出版社,2014.

第四章

医学研究中常用统计学方法

第一节 概 述

一、医学研究中统计学方法应用的意义

医学研究涉及大量的数据采集、整理和分析的工作,需要应用专业的医学统计方法,对研究结果进行统计描述和统计推断。医学研究通常涉及抽样研究,即研究对象的选择往往是来自于根据研究目的确定的总体,通过研究样本来推断总体,因此在研究中大多会涉及抽样误差、假设检验等问题,需要研究人员掌握一定的概率论和数理统计方法。在医学统计分析过程中,研究人员应牢牢把握两个原则,一是正确选择统计分析方法;二是合理解释统计分析的结果。

在医学研究中如何正确选择统计方法,需要在研究设计阶段,充分考虑研究目的、研究设计类型、数据资料类型、分布特征和统计分析条件等诸多因素来决定,同时需要研究者根据统计分析的结果并结合医学专业实践来合理解释研究结局,得到最终结论。在医学统计方法的实际应用中,往往研究者容易忽视的是所收集资料中的变量类型,而不同的变量类型很大程度上决定了统计学方法的正确选择。

二、变量类型

医学研究中收集的指标的类型最常见的有数值变量、分类变量和时间-事件变量。

1. 数值变量

是指可以定量或准确测量的变量,其表现为数值大小的不同,如身高、体重、血红蛋白含量等,往往有特定的度量衡单位。数值变量组成的资粮通常又叫作计量资料。

2. 分类变量

指其值是无法定量或不能测量的变量,仅表现为互不相容的类别或属性,如性别、文化程度等。分类变量可分为无序和有序分类两种,前者如性别是两类无序分类变量,血型是四类无序分类变量;后者表现为各属性或类别间有程度之分,如临床上某种疾病的轻、中、重等。无序分类变量组成的资料通常叫作计数资料,而有序分类变量组成的资料通常叫作等级资料。

3. 时间-事件变量

严格意义上讲,时间-事件变量是将数值和分类变量结合在一起的一种特殊变量,往往在医学研究

中出现病例随访结果统计分析时常见。如恶性肿瘤随访研究中,研究者既需要得到最终的随访结局,即是否死于该肿瘤,同时也要获取每一个研究对象的随访时间,因为对于患者而言,出现结局所经历时间长短也是有临床意义的。这种将事件发生结果与经历时间两个因素结合起来的统计方法属于生存分析的范畴。

值得注意的是,在医学研究中数值变量资料提供的信息量最为充分,可进行统计分析的手段也较为丰富、经典和可靠,因此在研究中要尽可能选择量化的指标反映结果。数值变量可比较方便转化为分类变量。如测量 100 名研究对象的收缩压高低,得到的变量为收缩压的数值变量,研究者可根据高血压的诊断标准,将 100 人分为是否有高血压,转换为分类变量,而在有高血压患者中,又可以根据血压高低分为轻度、中度和重度高血压,此时又转换成了等级变量。如果研究中需要对高血压患者进行随访,结局可定义为是否控制高血压,同时又测量从用药到出现结局的时间长短,此时该研究又可以以时间-事件变量来进行病例随访研究。

三、统计软件 SPSS 的应用概述

在正确选择统计分析方法和合理解释统计结果的技能背景下,应用统计软件的可以轻松代替传统的手工计算,解决复杂的统计分析过程。在医学研究,尤其是临床研究中,SPSS(Statistical Package for Social Sciences)统计软件包以其友好的操作界面,轻松的人机对话的菜单式统计方法选择,得到了广大临床研究人员的欢迎。

SPSS 的主要功能包括建立数据库、数据变换、统计分析、作图等,本章关于医学研究中常见统计分析方法的应用都将基于 SPSS 统计软件(SPSS Statistics 11)来实现,帮助研究者在理论学习的基础上更好地去实践应用。

第二节　数值变量的统计描述和统计推断

一、统计描述方法

对于数值变量而言,其统计描述的方法无外乎就是集中趋势和离散趋势指标,这些指标的应用选择往往取决于资料的分布,对于正态或近似正态分布的资料一般常用算术均数和标准差,如果是严重偏态分布的资料,可以用中位数和四分位间距。

1. 正态分布的判定和检验

大多数研究者对于数值变量统计描述中如何正确选择指标,最大的困惑往往是如何判定变量是否为正态分布。一般而言,当样本量大到一定程度,变量通常趋近于正态分布。常见的正态分布的判定方法是通过观察频率图的分布形态或者通过文献检索到的前人的研究来判定变量的正态性。也可以通过正态性检验如 Shapiro-Wilk（W 检验）或者 Kolmogorov-Smirnov（D 检验）,一般在 SPSS 统计软件中规定:当样本含量 $3 \leqslant n \leqslant 5\,000$ 时,结果以 W 检验为准,当样本含量 $n > 5\,000$ 结果以 D 检验为准。

2. 集中趋势指标

通常在数值变量的统计描述中,集中趋势是反映平均水平的指标。根据数据分布特征,如变量满足正态或近似正态分布,用算数均数表达平均水平,若变量呈现严重偏态分布,则用中位数来表达。在临床研究中,若变量满足等比分布,即对数正态分布,如抗体滴度水平,则建议使用几何均数来表示集中趋势。

3. 离散趋势指标

医学研究中仅用集中趋势来描述数据的分布特征是不够的,因为平均数相同的两组数据其离散程度可以是不同的。离散趋势是反映数据的分布的个体差异和分散度大小的指标。如变量满足正态或近似正态分布,用标准差表达离散水平,若变量呈现严重偏态分布,则常用四分位间距表达。

二、统计推断方法

数值变量常见的统计推断方法主要有 t 检验、方差分析和非参数检验等。根据变量的分布状态,正态或近似于正态分布的指标,通常用 t 检验或者方差分析。严重偏态分布的数值变量的统计推断,通常用非参数检验。

1. t 检验

t 检验是最常见的数值变量统计推断方法,该方法只适用于两个水平之间比较的统计,且要求推断的变量水平满足正态或近似正态分布。根据研究设计,t 检验分为单个样本、两个独立样本(成组设计)及配对设计 t 检验三种方法。

(1)单个样本 t 检验。用于以研究获得的样本水平所代表的总体与假设已知的总体水平进行比较,如临床研究者用抑郁量表测量了一组糖尿病患者的抑郁评分,目的是推断糖尿病患者与一般人群的抑郁水平之间的差异,此时将以人群的常模水平作为已知的总体,若抑郁评分满足正态或近似正态分布,则首选的检验方法为单个样本的 t 检验。

(2)两独立样本 t 检验。常用于成组设计(完全随机分组)的两个水平间的比较,常见于临床研究中随机对照实验中实验组和对照组比较数值变量水平的差异。如将 100 名糖尿病患者随机分两组,比较两组血糖平均水平(血糖水平满足正态或近似正态分布)之间有无统计学差异,首选两独立样本 t 检验。

(3)配对设计 t 检验。用配对设计的方法来检验数值变量水平间的差异,如按年龄相近、性别一致的 50 对糖尿病患者,分别用 A 和 B 两种降糖药物比较血糖下降水平的差异。常见的配对设计还包括同一个研究对象接受两种不同处理方法比较、同一个研究对象两个不同部位的指标比较及同一个研究对象治疗前后指标的比较等。

2. 方差分析

方差分析可以用多个水平之间比较的统计推断,也用于更为复杂的一些研究设计中的统计推断,如随机区组设计、析因设计、重复测量设计等。方差分析也要求推断的变量水平满足正态或近似正态分布。

(1)完全随机设计的方差分析。该方法可看做是两独立样本 t 检验的扩展,又叫作单因素的方差分析,适用于完全随机分组的两组间或多组间水平的统计推断。如将 100 名糖尿病患者随机分为三组,分别用 A、B、C 三种治疗方法治疗后观察血糖下降水平在三组之间的统计学差异,当满足血糖正态或正态分布,三组间方差齐,首选的检验方法即为完全随机设计的方差分析。

(2)随机区组设计的方差分析。该方法可以看作为配对设计 t 检验的扩展,也叫作配伍设计的方差分析,属于两因素方差分析。在医学研究中经常将影响研究结果的非处理因素(通常为混杂因素)如年龄、体重、病情等因素将受试者配成区组,然后将各区组内的研究对象随机分配到不同处理组中,这种研究设计多可以归为随机区组设计或配伍设计。随机区组设计可以将重要的混杂因素均衡分到不同处理组,从而控制混杂,提高检验效率。如糖尿病研究中,按照患者初始血糖水平分为 10 个区组,每个区组选择 3 名患者并随机分配到 A、B、C 三个不同治疗方案组,比较血糖改变水平之间的差异。

(3)析因设计的方差分析。完全随机设计和配伍设计的方差分析主要关心的都是不同处理因素带来的效应大小,但是在医学研究中,处理因素往往有两个或两个以上,既要考虑不同处理因素带来的指标水平间的差异,又要考虑处理因素之间的交互作者,此时可以用析因设计方法来解决问题。这里重点介绍两个因素的析因设计方差分析方法,属于两因素方差分析的特例。如研究两种降糖药物的效果,既想分析各自药物的降糖效果(主效应),又想判定两种药物一起使用是否存在协同或拮抗效应(交互效应),可以应用析因设计的方差分析方法来开展研究。

(4) 重复测量设计的方差分析。在医学研究中,经常会存在对同一个变量进行多次重复测量的研究,包括观察不同时间点重复测量同一个受试对象某种指标得到的观察值,或者重复测量同一个体不同部位(组织)获得的指标等。如两组糖尿病患者分别接受 A、B 两种不同治疗方案,在治疗前、治疗后一周、治疗后四周以及治疗后八周分别测量患者的血糖水平,目的是判断两种治疗方案随着时间推移,血糖的改变有无统计学意义,也可以比较 A 和 B 两种质量方案对降低血糖的效果差异,这种设计方案属于重复测量研究,需要用重复测量的方差分析或者用混合线性模型来实现统计分析。

3. 非参数检验

当研究的数值变量的分布状态不清或出现严重偏态分布、方差不齐等,用 t 检验或者方差分析就不适用了,此时应该使用非参数检验,最常见的非参数检验是秩和检验。数值变量的非参数检验方法往往可以作为 t 检验和方差分析的补充。

(1) 配对符号秩和检验。当数值变量属于配对 t 检验的设计,但是差值的正态性不佳时可以用配对符号秩和检验替代。

(2) 成组设计秩和检验。当数值变量呈现成组 t 检验设计但正态性不佳或方差严重不齐,可用承租设计秩和检验替代。

(3) 完全随机设计多组秩和检验(H 检验)。当研究设计满足完全随机设计方差分析,但变量正态性不佳或者方差严重不齐,可使用 H 检验替代。

(4) 随机区组设计的秩和检验(M 检验)。当研究设计满足随机区组设计方差分析,但变量正态性不佳时,可使用 M 检验替代。

三、实例分析

数值变量的统计分析方法的选择主要取决于研究目的、数据分布类型和研究设计方案等。

1. 案例背景

某骨科医生对 A、B、C 三个社区 300 名中老年人(45 岁及以上)开展骨质疏松方面的研究,通过调查问卷和体格检查收集了每个研究对象的人口学指标、骨质疏松认知(10 个知识点,满分 10 分)和骨密度水平等临床指标,通过随机分组的方法,将研究对象分为两组,每组各 100 人,一组开展骨质疏松预防的综合健康管理干预,一组作为对照组不给予相应干预措施,六个月后再次进行问卷调查和体格检查比较干预组和对照组的差异。同时对部分干预组和对照组研究对象进行为期一年的随访研究,随访结束时再次测量骨质疏松认知和骨密度水平(BMD)并进行资料分析。研究中获取的主要指标体系如下。

2. 指标体系

①年龄;②性别;③社区分组;④干预和对照分组;⑤干预前骨质疏松认知水平;⑥干预后骨质疏松认知水平;⑦干预前骨密度水平;⑧干预后骨密度水平;⑨随访结束时的骨质疏松认知水平;⑩随访结束时随访 1 年的骨密度水平。

3. 指标体系解析

在本案例中,年龄(周岁)、骨质疏松认知水平(满分 10 分)、骨密度水平(g/cm^2)都属于数值变量,在本案例中为分析的目标变量。性别的类别、干预和对照分组属于二分类变量,社区分组属于多分类变量。骨质疏松研究主要指标如表 4-1 所示

表4-1 骨质疏松研究主要指标体系表

变 量	变量赋值		
(1) 年龄(周岁)			
(2) 性别	0＝男性	1＝女性	
(3) 社区分组	0＝A社区	1＝B社区	2＝C社区
(4) 处理分组	0＝干预组	1＝对照组	
(5) 干预前认知水平(得分)			
(6) 干预后认知水平(得分)			
(7) 干预前骨密度水平(g/cm²)			
(8) 干预后骨密度水平(g/cm²)			
(9) 随访结束时认知水平(得分)			
(10) 随访结束时的骨密度水平(g/cm²)			

4. 统计分析方法解析

数值变量的统计分析可从统计描述和统计推断两个层面开展。

(1) 统计描述。本次研究中数值变量的统计描述可用集中趋势与离散趋势结合的方法进行分析。集中趋势和离散趋势的指标选择主要取决于数值变量的分布类型。因此在开展统计描述指标选择之前,有必要对目标数值变量的分布类型进行考察。

① 数据分布:此案例中涉及三个数值变量,包括年龄、认知水平和骨密度水平。关于指标的分布,可以通过前期文献的评述以及简单的频数分布状况分析来考察分布状态,也可以通过统计学的正态性检验来实现正态分布的判定。除了文献评阅方法以外,正态性的考察一般可以使用 SPSS 统计软件的专用统计方法实现,如果原始资料的数值变量进行频数分布的描述,也一定程度上可观察到频数分布的类型是否满足对称或近似正态分布。通过文献评述,结合 300 名研究对象年龄均数和标准差,一般情况可以认为入选对象的年龄符合正态或近似正态分布。我们假设表 4-2 及表 4-3 中为 300 名研究对象干预前骨质疏松认知水平和腰椎 L2~L4 骨密度检测结果的频数分布,则可以发现认知水平得分满足对称分布,可当作正态或近似正态分布来看待,而腰椎 L2~L4 骨密度测量结果呈现出偏态分布。

表4-2 300名研究对象干预前认知水平的频数分布

认知得分分组	频数	频率/%
1—	28	9.3
3—	58	19.3
5—	113	37.7
7—	66	22.0
9—10	35	11.7

表4-3 300名研究对象干预前 L2~L4 骨密度测量值的频数分布

腰椎 L2~L4 骨密度测量值组别(g/cm²)	频数	频率/%
800—	48	16.0
900—	63	21.0
1 000—	79	26.3
1 100—	42	14.0
1 200—	32	10.7
1 300—	22	7.3
1 400—	9	3.0
1 500—	5	1.7

② 数据分析:正态或近似正态分布的数值变量指标,可以用算数均数和标准差来进行统计描述,若变量为偏态分布,则用中位数和四分位间距来进行描述。算数均数简称均数,样本均数用 $\overline{X}$ 表示,标准差用 s 表示,中位数用 M 表示四分位间距用 Q 表示。这些指标的计算可以用统计软件如 SPSS 直接录入计算机输出,也可以用频数表法或者直接法用统计公式计算,频数表法计算均数和标准差的公式为

$$\overline{X} = \frac{f_1 X_1 + f_2 X_2 + \cdots\cdots + f_m X_m}{f_1 + f_2 + \cdots\cdots + f_m} = \frac{\sum fX}{\sum f} \tag{4-1}$$

$$S = \sqrt{\frac{\sum fX^2 - \frac{\left(\sum fX\right)^2}{\sum f}}{\sum f - 1}} \tag{4-2}$$

表 4-4 为三个主要指标的统计描述结果,年龄和认知水平用均数、标准差,而骨密度用中位数和四分位间距描述。

表 4-4　干预前两组年龄、认知水平和 L2~L4 骨密度测量值的统计描述表

指标	干预组	对照组	合计
年龄	56.51±4.93	57.12±5.07	56.82±4.99
认知水平	5.63±2.23	5.67±2.25	5.65±2.24
骨密度	1 060±210*	1 040±190*	1 050±200*

* 中位数和四分位间距

(2) 统计推断。本研究的统计推断方法有很多,应该根据推断目的结合研究设计和资料分布选择正确的统计推断方法。数值变量常见的可使用的统计推断方法包括 t 检验、方差分析和秩和检验等。

① 成组 t 检验:在本案例中,如果要比较两组之间的年龄、干预前或干预后以及随访结束的时间点骨质疏松的认知水平有无统计学差异,可用成组 t 检验,因为符合独立分组、两组间比较、变量满足正态或正态分布、方差齐(描述中可见组间的标准差也很接近)的分析条件。两独立样本的 t 检验公式为

$$t = \frac{\overline{X_1} - \overline{X_2}}{S_{\overline{X_1} - \overline{X_2}}} \tag{4-3}$$

表 4-5 的结果显示,在干预前干预组和对照组在骨质疏松认知水平上很接近,差异无统计学意义($P > 0.05$),在干预后及在随访结束时,干预组的认知水平明显都高于对照组,差异有统计学意义($P < 0.001$)。

表 4-5　干预后及随访结束时两组骨质疏松认知水平比较

骨质疏松认知水平	干预组	对照组	t	P
干预前	5.63±2.23	5.67±2.25	0.221	0.854
干预后	6.22±2.63	5.73±2.29	6.349	<0.001
随访结束时	6.14±2.54	5.68±2.21	5.722	<0.001

② 配对 t 检验:配对 t 检验用于配对设计,在本案例中,干预组或对照组在比较干预前后骨质疏松认知水平之间有无统计学差异时,可使用配对 t 检验,前提是认知水平前后差值满足正态或近似正态分

布。配对 t 检验的公式为

$$t = \frac{\bar{d}}{S_{\bar{d}}} \qquad (4-4)$$

表 4-6 的结果显示,在干预组,干预前后的骨质疏松认知水平有差别,干预后得分水平明显提高,且具有统计学意义($P < 0.001$),而对照组在干预前和干预后认知水平没有明显改变,差异无统计学意义($P > 0.05$)。

表 4-6 两组骨质疏松认知水平在干预前后间的比较

骨质疏松认知水平	干预前	干预后	t	P
干预组	5.63±2.23	6.22±2.63	6.527	<0.001
对照组	5.67±2.25	5.73±2.29	0.252	0.808

③ 方差分析:方差分析用于两组及以上的均数间差异的统计学检验,如本案例中,可以用单因素方差分析比较三个入选社区的研究对象在干预前的基线水平,如年龄、骨质疏松水平有无差异。单因素方差分析要求组间独立、数据正态性和方差齐,计算公式为

$$F = \frac{MS_{\text{组间}}}{MS_{\text{组内}}} \qquad (4-5)$$

表 2-7 的方差分析结果表明,三个社区的基线年龄以及骨质疏松认知水平之间无统计学差异($P > 0.05$)。

表 4-7 干预前三个社区居民基线年龄和骨质疏松认知水平比较

指标	A 社区	B 社区	C 社区	F	P
年龄	56.33±4.92	57.24±5.10	56.89±4.93	1.11	0.432
认知水平	5.60±2.23	5.65±2.25	5.70±2.24	1.35	0.238

④ 秩和检验:当数值变量的分布呈现明显偏态分布的时候,集中水平无法用算数均数描述,因此假设检验也无法使用 t 检验或方差分析等参数检验的方法来比较算数均数的差异有无统计学意义,需要用非参数检验(最常用秩和检验)来进行统计推断。本案例中,若要对骨密度的差异进行统计学检验,已知其为偏态分布,可根据推断目的选择不同的秩和检验方法。秩和检验常用的方法包括 Wilcoxon 符号秩和检验,两独立样本 Wilcoxon 秩和检验,多个独立样本 K-W 检验(或 H 检验)。

本案例中,如要比较干预前后在干预组或对照组的骨密度变化有无统计学差异,可用配对设计的 Wilcoxon 符号秩和检验,统计计算包括编秩、求秩和等,但是一般样本量较大或使用 SPSS 统计软件包计算时,可用近似正态法进行检验,通常也叫作 z 检验(公式略)(见表 4-8),结果显示在干预组,干预前后的骨密度水平的分布(中位数与四分位间距)有差别($P < 0.001$),而对照组在干预前和干预后骨密度水平分布没有明显改变,差异无统计学意义($P > 0.05$)。

表 4-8 两组骨密度水平在干预前后间的比较

骨密度	干预前	干预后	z	P
干预组	1 060±210	1 150±235	4.59	<0.001
对照组	1 040±190	1 030±192	0.498	0.643

　　如果在本案例中要比较组间的骨密度水平分布有无差异,首选两独立样本 Wilcoxon 秩和检验,大样本或使用 SPSS 统计软件包时,也用正态近似法计算(公式略)(见表 4 - 9),结果显示干预前干预组和对照组骨密度水平很接近,差异无统计学意义($P > 0.05$),在干预后,干预组的骨密度水平高于对照组,差异有统计学意义($P < 0.001$)。

表 4 - 9　两组间干预前及干预后骨密度水平比较

骨密度水平	干预组	对照组	z	P
干预前	1 060±210	1 040±190	0.412	0.575
干预后	1 150±235	1 030±192	5.549	<0.001

　　若本案例在三个社区间比较干预前骨密度水平分布的基线是否平衡,可选择多个独立样本 K - W 检验(或 H 检验)(公式略)(见表 4 - 10),结果显示无论在干预前还是干预后,干预组三个社区的居民骨密度水平的分布间无统计学差异($P > 0.05$)。

表 4 - 10　干预组干预前和干预后三个社区居民骨密度水平比较

指标	A 社区	B 社区	C 社区	H	P
干预前骨密度	1 053±208	1 065±213	1 062±210	3.11	0.223
干预后骨密度	1 142±228	1 153±235	1 155±244	4.35	0.182

　　⑤ 其他统计推断方法:数值变量的统计推断方法种类繁多,主要还是与研究目的和研究设计有关。如本案例若要分析随着时间的推移,干预组和对照组的骨质疏松水平在干预前、干预后 6 个月、干预后 1 年甚至随访更长时间的差异,则符合重复测量研究的设计可用重复测量方差分析解决问题。如果研究中对干预组比较两种不同干预方案的效果及干预的交互效应,则可以按照析因设计的方法用析因设计的方差分析来实现,具体可参考其他教材。

第三节　分类变量的统计描述和统计推断

一、统计描述方法

　　分类变量的统计描述方法主要是频数(频率)分布的描述。一般在医学研究中,二分类变量常见于性别属性、某结局有无发生等,多分类变量常见于年龄组分布、临床多结局描述等。在这些分类变量描述的过程中,通常使用频数分布表,即可以描述绝对数也可以描述相对数。

　　(1)绝对数。在医学研究中,统计中常用的总量指标就是绝对数。它是反映客观现象总体在一定时间、地点条件下的总规模、总水平的综合指标。如某医院 2015 年收治某病患者人数、治愈人数、无效人数等的描述都属于绝对数的范畴。绝对数在描述统计结果的过程中,起到罗列数据绝对水平的效果,但是受到计算范围、计算口径、计算方法和计算单位的影响从而难以比较。

　　(2)相对数。相对数是相对水平,在医学研究中通常是由两个有联系的指标对比产生的,是用以反映客观现象之间数量联系程度的综合指标,在医学研究中常见的相对数包括率、构成比和相对比。率是事件发生强度的指标,如临床治疗患者中的病死率(死亡人数/治疗人数)、治疗有效率(有效人数/治疗人数)等。构成比是表示事物内部构成的指标,表示内部各组成部分在整体中所占的比重,常以百分数表示,如在医学研究中,研究对象性别构成比,文化程度的构成比等。相对比是两个有关联的指标之比,如人口出生性别比,病例对照研究中的 OR 值(odds ratio)以及队列研究中的 RR 值(risk ratio),都属于相对比的范畴。

(3) 常用医学相对数指标。在医学研究中常见的相对数指标包括发病率、患病率、死亡率、病死率等,需要区别应用,不能混淆。某病的发病率通常是在一定时期内,新发病人占暴露人口的比例,是反映发病危险的直接指标,一般在疾病危险因素探索和疾病防治效果评价中常用。某病的患病率指在某时点被调查的研究对象中患有某种疾病的频率,通常用于慢性病的横断面调查,患病率的大小受到发病率和病程的共同作用。某病死亡率是指人群中因该病死亡的比例,反映疾病对人群死亡风险的大小。某病的病死率是在患有某病的人群中,因该病死亡的百分比,可以反映该病的严重程度及医疗水平及质量。

二、统计推断方法

分类变量的统计推断最常见的方法包括卡方检验和秩和检验。当医学研究中比较两组或多组均数是否有统计学差异时,属于数值变量(计量资料)统计推断的范畴。但是比较无序分类变量(计数资料)两组或多组的相对数指标如率或构成比的差别是否有统计学差异时,最常用的是卡方检验(chi square test)。当医学研究中比较的是两组或多组的有序分类变量(等级资料)之间的差异时,最常用的是非参数检验中的秩和检验。

1. 卡方检验

卡方检验可检验两个或多个率或构成比之间的统计学差异。常见的有独立样本四格表卡方检验、配对设计资料卡方检验及多个独立样本 $R \times C$ 列联表卡方检验等。

(1) 独立样本四格表卡方检验。用于检验两个独立样本的总体频率分布差异的统计学检验方法。如将 100 名糖尿病患者随机分为两组,用两种不同的方法进行血糖控制治疗比较的研究中,患者被随机分配的设计属于两个独立样本。疗效分为有效和无效,是二分类的变量,能计算有效率,可用独立样本四格表卡方检验两药治疗效果有无差异。

(2) 配对设计资料的卡方检验。在医学研究中,如治疗前后比较、同一样本用两种不同方法处理比较两个或多个样本频率分布的差异时,属于配对设计。配对设计资料的卡方检验分为 2×2 和 R×R 两种。常见的 2×2 配对设计如将 100 份食物标本每份一分为二,分别用 A、B 两种方法检验沙门氏菌(阳性或阴性二分类),检查结果有四种情况,AB 同时阳性,AB 同时阴性、A 阳性 B 阴性及 A 阴性 B 阳性,分析两法检验结果的差异可用 2×2 配对设计的卡方检验。

(3) 多个独立样本 R×C 列联表卡方检验。四格表只卡方检验只能对两个频率指标进行比较,在实际医学研究中,需要检验多个率或构成比之间的差异,可用此方法检验。如用手术、放疗和化疗三种方法治疗肺癌患者的有效率之间比较,属于多个独立样本的频率比较。如分析男性和女性白血病患者中的四种血型构成,属于多个独立样本构成比的比较。多个独立样本 R×C 列联表卡方检验需要注意的是如果得到有统计学差异的结论,仅表示多组中至少有两组之间有差异,如果需要进行两两比较,需要进行卡方分割并调整检验水准。

2. 秩和检验

分类变量中若出现有序分类,即等级变量的统计推断,不建议使用卡方检验,应该使用专用的秩和检验方法。

(1) 两组有序分类资料的秩和检验。在医学研究中,当结局指标为有序分类(等级变量)的现象也很常见,如将 100 名尖锐湿疣患者随机分两组,用两种不同方法治疗的临床研究结果分为治愈、显效、好转和无效四个等级,每个等级中的人数各不相同,此时若要比较两组临床疗效,不可使用 2×4 的列联表卡方检验,因为临床疗效属于有序分类,应该使用两组有序分类资料的秩和检验,计算方法同成组设计秩和检验。

（2）多组有序分类资料的秩和检验。当医学研究中治疗组超过两组,而疗效评价也是有序分类变量时可用。如上述研究中若有三种治疗方案治疗尖锐湿疣,疗效也是分为四个等级,则此时不宜使用 3×4 的列联表卡方检验,而应该使用多组有序分类资料的秩和检验（H 检验）,计算方法同完全随机设计多组秩和检验。

三、实例分析

分类变量的统计分析方法的选择主要取决于研究目的和研究设计方案等。

（1）案例背景。某医生对 A、B、C 三个社区 120 名中老年人（45 岁及以上）开展骨质疏松方面的研究,进行骨质疏松患病情况及相关因素研究。

（2）指标体系:①年龄;②性别;③社区分组;④钙剂补充史;⑤运动情况等级;⑥吸烟情况;⑦饮食习惯;⑧骨质疏松诊断结果;⑨骨折史。

（3）指标体系解析。在本案例中,年龄属于数值变量,性别、钙剂补充史、吸烟情况、饮食习惯和骨质疏松诊断结果属于二分类变量,社区分组和运动等级属于多分类变量。（案例见表 4-11）。

表 4-11　骨质疏松患病及相关因素研究主要指标体系表

变　　量	变　量　赋　值		
（1）年龄（周岁）			
（2）性别	0＝男性	1＝女性	
（3）社区分组	0＝A 社区	1＝B 社区	2＝C 社区
（4）钙剂补充史	0＝无	1＝有	
（5）既往运动情况等级	0＝偶尔	1＝经常	2＝一直
（6）吸烟情况	0＝无	1＝有	
（7）饮食习惯	0＝不良	1＝良好	
（8）骨质疏松诊断	0＝无	1＝有	
（9）骨折史	0＝无	1＝有	

（4）统计分析方法解析。分类变量的统计分析可从统计描述和统计推断两个层面开展。

① 统计描述:本次研究中多数为分类变量,年龄虽然是数值变量,也可以转化为年龄组。研究对象为 45 周岁及以上中老年人,可将研究对象按照 60 岁为标准转化为 60 岁及以下组和 60 岁以上组。分类变量的统计描述主要涉及绝对数和相对数的描述,本案例中 9 个分类变量的描述如表 4-12 所示:60 岁以上研究对象共 84 人,占总研究对象的 70.0%,女性为主共 70 人,占 58.3%,30 名(25.0%)的研究对象有补充钙剂经历,骨质疏松患者共有 42 人,患病率为 35.0%,发生过骨质的研究对象共 13 人,占比为 10.8%。

表 4-12　骨质疏松案例分类指标统计描述 ($n = 120$)

变量		n	%
年龄组	60 岁及以下	36	30.0
	60 岁以上	84	70.0
性别	男性	50	41.7
	女性	70	58.3
社区分组	A 社区	40	33.3
	B 社区	40	33.3
	C 社区	40	33.3
钙剂补充史	无	90	75.0
	有	30	25.0
既往运动等级	偶尔	20	16.7
	经常	60	50.0
	总是	40	33.3
吸烟情况	无	94	78.3
	有	26	21.7
饮食习惯	不良	56	46.7
	良好	64	53.3
骨质疏松	无	78	65.0
	有	42	35.0
骨折史	无	107	89.2
	有	13	10.8

② 统计推断：分类变量的统计推断最常用的统计方法有卡方检验及非参数检验。一般双向无序分类变量最常用卡方检验，有序分类多用非参数检验实现统计推断。

● 独立样本四格表卡方检验：本案例中的骨质疏松相关因素如年龄、性别、钙剂补充和吸烟、饮食习惯为二分类的分类变量，若要研究这些因素与是否发生骨质疏松或者骨折的关系，可用独立样本四格表卡方检验。根据样本量大小及四格表最小理论数的大小，可使用非校正 Pearson 卡方检验、校正卡方检验（式 4-6 和式 4-7）。本案例研究中计算发现五个二分类因素与骨质疏松的四格表检验中未出现理论数小于 5 的情况，顾可使用式 4-6 计算卡方值，判断 P 值，研究结果显示年龄、性别和饮食习惯与骨质疏松有统计学关联（$P < 0.05$），如表 4-13 所示。

$$\chi^2 = \frac{(ad - bc)^2 n}{(a+b)(c+d)(a+c)(b+d)} \tag{4-6}$$

$$\chi^2 = \frac{(\mid ad - bc \mid - n/2)^2}{(a+b)(c+d)(a+c)(b+d)} \tag{4-7}$$

表4-13 骨质疏松相关因素研究

变量		骨质疏松	χ^2	P
		$n/\%$		
年龄组	60岁及以下	7(19.4)	5.47	0.019
	60岁以上	35(41.7)		
性别	男性	12(24.0)	4.56	0.033
	女性	30(42.9)		
钙剂补充史	无90	35(38.9)	2.39	0.122
	有30	7(23.3)		
吸烟情况	无94	30(31.9)	1.82	0.178
	有26	12(46.2)		
饮食习惯	不良56	28(50.0)	10.39	0.001
	良好64	14(21.9)		

如果本案例研究年龄、性别与骨折的关系,研究结果如表4-14所示:

表4-14 研究对象年龄、性别与骨折的关系研究

变量		骨折	χ^2	P
		$n/\%$		
年龄组	60岁及以下	3(8.3)	0.066*	0.564
	60岁以上	10(11.9)		
性别	男性	2(4.0)	4.143	0.042
	女性	11(15.7)		

* 校正卡方值

在分析年龄、性别与发生骨折的关系研究中,本案例年龄组与骨折的四格表研究发现最小理论数小于5,使用校正卡方检验,结论是本案例年龄与骨折无关联($P>0.05$)。骨折发生的性别差异明显,女性骨折的发生率为15.7%,明显高于男性且有统计学意义($P<0.05$)。

● 多个独立样本R×C列联表卡方检验:本案例中研究三个不同社区的骨质疏松发生率的统计学差异,可使用多个独立样本R×C列联表卡方检验(式4-8)。三个社区骨质疏松患病率分别为27.5%,42.5%和35.0%,差异无统计学意义($P>0.05$),具体如表4-15所示。

$$\chi^2 = n\left(\sum \frac{A^2}{n_R n_C} - 1\right) \tag{4-8}$$

表4-15 不同社区居民骨质疏松患病率比较

社区	骨质疏松	χ^2	P
	$n/\%$		
A社区	11(27.5)	1.978	0.372
B社区	17(42.5)		
C社区	14(35.0)		
合计	42(35.0)		

● 配对设计卡方检验：本案例中研究骨质疏松与骨质的关系，将年龄、性别作为混杂因素进行配对，假设在 120 名社区居民中共能找到 50 对年龄、性别基本一致的骨质疏松和非骨质疏松，研究其发生骨折的差异，研究设计为交叉表，使用配对设计的卡方检验进行统计推断（式 4-9 和式 4-10），结果如表 4-16 所示，案例分析的结果在配对的结果中，有骨质疏松者发生骨折但无骨质疏松不发生骨折的对子数为 10 对(b)，无骨质疏松者发生骨质但骨质疏松位发生骨折的一共有对(c)，根据 $b+c < 40$ 的条件，选择式 4-10 进行统计计算，配对卡方检验的结果为骨质疏松与骨折有关联（$P < 0.05$）。

$$\chi^2 = \frac{(b-c)^2}{b+c} \tag{4-9}$$

$$\chi^2 = \frac{(|b-c|-1)^2}{b+c} \tag{4-10}$$

表 4-16   骨质疏松与骨折关系研究的交叉表

社区		骨质疏松患者		合计	χ^2	P
		无骨折史	有骨折史			
非骨质疏松	无骨折史	35	10	45	4.08	0.039
社区居民	有骨折史	2	3	5		
合计		37	13	50		

● 有序分类的秩和检验（非参数检验）：本案例中既往运动等级属于有序分类变量，一般需要对等级进行定义，如偶尔运动指一周 1~2 次，经常运动指一周 3~4 次，一直运动指一周 5~6 次以上，这些运动次数构成了等级关系。如本研究分析年龄或者性别在既往运动等级方面的差异，或者研究有无骨质疏松与既往运动等级的关系，可用两组有序分类资料的秩和检验进行统计推断。如果比较三个社区之间既往运动等级的差异，可用多组有序分类资料的秩和检验实现统计推断。有序分类秩和检验通常在大样本下用近似正态检验即 z 检验来实现（计算公式略）。如表 4-17 所示，年龄与既往运动等级有关联，60 岁以上人群既往运动等级分布越趋向于更高（$P < 0.05$），骨质疏松患者既往运动等级分布趋向于较低（$P < 0.05$）。性别与既往运动等级无关联（$P > 0.05$）。三个不同社区的居民运动等级无统计学差异（$P > 0.05$）。

表 4-17   年龄、性别、骨质疏松及不同社区与运动等级的关系

变量		既往运动等级			z 或 H	P
		偶尔 n/%	经常 n/%	总是 n/%		
年龄组	60 岁及以下	10(27.8)	18(50.0)	8(22.2)	2.26*	0.024
	60 岁以上	10(11.9)	42(50.0)	32(38.1)		
性别	男性	8(15.7)	25(49.0)	18(35.3)	0.41*	0.684
	女性	12(17.4)	35(50.7)	22(31.9)		
骨质疏松	无	10(12.8)	37(47.4)	31(39.7)	2.23*	0.026
	有	10(23.3)	23(54.8)	9(33.3)		
社区	A 社区	8(20.0)	21(52.5)	11(27.5)	0.492**	0.782
	B 社区	6(15.0)	22(55.0)	12(30.0)		
	C 社区	8(20.0)	17(42.5)	15(37.5)		

*z 检验   * * H 检验

第四节 相关和回归

一、简单线性相关与回归

医学研究中经常会遇到两个变量之间是否存在关联,关联的强度及方向这样的问题,可以根据资料的分布状况用直线相关或秩相关来描述两者之间的线性关系。同时,医学研究中也会通过可测或者易测的变量对未知变量进行估计,以达到预测的目的,这时候回归方法就是用来研究一个变量如何随另一个变量变化的常用方法。

1. 简单线性相关

当两个变量直线存在线性趋势,可以用线性相关来衡量这种关系。如糖尿病患者的空腹血糖水平与其糖化血红蛋白含量之间,通常可以看到两者之间存在关联,空腹血糖水平高的糖尿病患者的糖化血红蛋白含量要高一点,而空腹血糖水平低的通常糖化血红蛋白含量会低一点,说明这两者之间存在线性趋势的联系且变化方向相同。此时假设空腹血糖和糖化血红蛋白含量均服从正态或者近似正态分布,则最常用线性相关系数,又叫 Pearson 积矩相关系数来描述相关密切程度和方向,当然由于样本相关系数存在抽样误差,可以通过假设检验方法对是否存在相关进行统计学推断。

2. 秩相关

当遇到变量不服从正态分布,或者出现总体分布未知及等级变量时,应该用等级相关即秩相关来描述两变量之间的关联程度和方向。如在糖尿病患者中,初始血糖控制状况按照血糖水平分为满意、良好、尚可和较差四个等级,同时测量糖尿病患者的糖化血红蛋白含量,研究两者之间的关联时,由于血糖控制状况为等级变量,因此需要使用等级相关(秩相关)来分析相关密切程度和方向。与自变量呈线性关系。

3. 简单线性回归

是适用于研究两个连续型变量之间线性依存关系的统计方法,研究一个变量如何随着另一个变量变化的趋势。在相关分析中两变量都是结果变量,不分主次,而回归分析应该确定自变量 X(预测因子)和因变量 Y(反应变量)。线性回归模型要求因变量与自变量呈线性关系,观察值之间相互独立,Y 服从正态分布,方差齐。总体回归方程是否成立同样需要进行假设检验来判定。如研究糖尿病患者的肥胖与血糖水平,根据患者的 BMI 指数来预测其血糖水平,可以用 BMI 指数作为自变量,血糖水平为因变量建立的回归方程,如果线性回归方程成立,则在 BMI 指数的取值范围内可一定程度预测血糖水平。

二、多元线性回归

由于生命现象的复杂性,在医学研究中,因变量的改变通常受到多个自变量的影响,研究中可以由两个或两个以上的自变量的最优组合共同来预测或估计因变量,这比只用一个自变量进行预测或估计更有效,更符合实际。这在回归模型称为多元回归,事实上多元线性回归比一元线性回归的实用意义更大。多元线性回归是简单回归的扩展,基本原理和方法及应用条件与简单回归一致,但是计算工作非常复杂,往往需要借助计算机统计软件包来实现。例如研究个体肺活量的有关因素,可将体重、胸围、肩宽等作为自变量进行研究,分析各自变量对个体肺活量的贡献。

1. 数据与模型

多元线性回归的数据结构与简单回归完全相同,分析的目的是用一个以上的自变量 X_1, X_2, $\cdots$, X_m 的数值估计因变量 Y 的平均水平。由样本估计获得的多元回归方程为 $\hat{Y} = b_0 + b_1 X_1 + b_2 X_2 + \cdots +$

$b_m X_m$。$\hat{Y}$ 为因变量 Y 的估计值,而 b_0,b_1 为偏回归系数的估计值。例如 b_1 的意义当模型中其他自变量保持不变时,X_1 每变化一个计量单位,因变量 Y 的平均值改变 b_1 个单位,即 X_1 对 Y 的偏回归系数。

2. 标准化偏回归系数

由于模型中每个自变量的计量单位和变异程度不同,不能用普通偏回归系数的数值大小来比较方程中各个自变量对因变量 Y 的贡献大小,但可以通过原始数据的标准化后进行回归模型的拟合,此时得到的偏回归系数为标准化偏回归系数,该指标的绝对值越大说明自变量在数值上对因变量 Y 的贡献越大。

3. 回归模型及偏回归系数的检验

如同简单回归,多元回归模型是否成立也需要通过假设检验来判断,一般通过方差分析的方法进行回归方程整体意义的检验,如果 P 值小于 0.05 可认为回归模型具有统计学意义。在模型成立的基础上,偏回归系数也应该进行假设检验,判定对应的自变量对回归是否确有贡献。

4. 自变量筛选

应用回归方法解决实际问题,自变量往往有很多,在引入回归方程式时,有些自变量对因变量并无作用或作用很小,若全部引入回归方程,会降低模型的稳定性和估计预测的精度。为了使回归方程尽可能包含对模型贡献大的自变量,同时排除贡献不大或可有可无的自变量,需要进行自变量的筛选。一般在多元回归模型中,最常用逐步回归的方法来进行自变量筛选。

三、logistic 回归

多元线性回归分析适用于研究一个正态随机变量 Y 与一组自变量的数量关系。但在医学研究中,有时要建立因变量 Y 是二分类(有效和无效、阴性和阳性)或者多分类变量(轻度、中度和重度)与一组自变量 X 的关系,这类资料可以用 logistic 回归进行分析。Logistic 回归在医学领域中的应用日益广泛,往往可用于校正混杂因素、筛选危险因素及预测和判别。根据研究设计不同可分为非条件 logistic 回归(成组设计)与条件 logistic 回归(匹配设计);按照因变量 Y 分类情况,可分为二分类 logistic 回归与多分类 logistic 回归。本节主要介绍二分类因变量的非条件 logistic 回归。

1. logisti 回归模型

在成组设计的研究中,当因变量为二分类变量时,通常可以用非条件 logistic 回归来研究多个自变量对应变量 Y 的作用。例如研究心梗的危险因素,研究者在医院中开展了一项研究,以心梗患者为病例组,非心梗患者为对照组,因变量为有无发生心梗(无:0,有:1),自变量包括性别(女:0,男:1)、年龄、吸烟史(无:0,有:1)、血胆固醇水平、高血压史(无:0,有:1)等。对上述因素分析可以预测心梗的危险因素,由于因变量 Y 为二分类变量,不满足线性回归分析条件,首先对心梗发作定义为概率 π,并对其进行数据变换将取值为 $0\sim1$ 之间的转换为值域在 $(-\infty, +\infty)$ 的 $\mathrm{logit}(\pi)$ 值后建立与自变量的线性模型。

$$\mathrm{logit}(\pi) = \ln\left(\frac{\pi}{1-\pi}\right) = \ln(Odds) = \beta_0 + \beta_1 X_1 + \cdots + \beta_m X_m。$$

2. 模型参数的意义

与线性回归相似,logistic 回归中,β_0 表示模型中所有变量都为 0 时,$\ln(Odds)$ 的值,回归系数 β_1 表示其他自变量被控制的情况下,自变量 X_1 增加一个单位所引起 $\ln(Odds)$ 的改变值。自变量 X_m 增加一个单位后与增加前的优势比(OR 值) 为 e^{β_m}。当因变量 $Y = 1$ 表示患病或死亡时,若自变量 X_m 的回归系数 $\beta_m > 0$,则 X_m 增加后与增加前相比,事件的优势比 $OR_m > 1$,表示与 X_m 相应的因素为危险因素。反之,若自变量 X_m 的回归系数 $\beta_m < 0$,则 X_m 增加后与增加前相比,事件的优势比 $OR_m < 1$,表示与 X_m 相应的因素为保护因素。若自变量 X_m 的回归系数 $\beta_m = 0$,则 X_m 增加后与增加前相比,事件的优势比 $OR_m = 1$,表示与 X_m 相应的因素为无关因素。如心梗 $Y = 1$ 为患病,在 logistic 回归模型中,若高血压史 $= 1$ 与高血压史 $= 0$ 相比 $\beta > 0$,则有高血压史与无高血压史的研究对象相比,发生心梗的优势比 $OR > 1$,

表示有高血压史是心梗的危险因素。

3. logistic 回归的假设检验

如同多元线性回归,logistic 回归模型是否成立也需要通过假设检验来判断,一般用似然比检验或 Wold 检验来检验整个模型,如果 P 值小于 0.05 可认为回归模型具有统计学意义。在模型成立的基础上,单个回归系数也应该进行假设检验,判定对应的自变量对回归是否确有贡献。

4. logistic 回归的自变量筛选

与多元回归类似,多因素 logistic 回归同样存在对自变量筛选问题,可以按照事先规定的检验水准,利用一定算法将具有统计学意义的变量逐步纳入模型,并逐步剔除无统计学意义的变量。

5. logistic 回归应用的注意事项

(1) 建立模型时,一般要求研究个体之间相互独立,同时要有充足的样本量,模型中变量越多需要样本量就越大,样本量太小会导致模型的不稳定,甚至出现从专业上难以解释的问题。

(2) 在自变量方面,连续型变量、分类变量及等级变量都可直接纳入模型。连续性变量估计参数的意义是可估计每增加一个单位与增加前的优势比。二分类变量一般用 0 和 1 赋值,以较小作为参照,估计水平 1 与水平 0 的优势比。对于无序多分类变量,应该转化成哑变量形式,通常以最前一类或最后一类为参照,估计其他类别与其的优势比。有序分类变量或等级变量可以按等级赋值秩次,估计秩次 $k+1$ 与秩次 k 之间的优势比。

(3) 由于模型中每个自变量的计量单位和变异程度不同,如要比较方程中各个自变量对结局变量 Y 的相对重要性,可对各自变量标准化后进行 logistic 回归分析,求得标准化回归系数来比较。

四、实例分析

以骨质疏松案例研究,对相关回归分析的统计分析方法进行归类。

1. 案例背景

某医生对 A、B、C 三个社区 120 名中老年人(45 岁及以上)开展骨质疏松方面的研究,进行骨质疏松健康管理行为的相关因素开展研究。

2. 指标体系

①年龄;②性别;③社区分组;④文化程度;⑤骨质疏松预防认知得分;⑥骨质疏松预防自我效能得分;⑦社会支持量表得分;⑧骨质疏松健康管理行为得分。

3. 指标体系解析

在本案例中,年龄、骨质疏松预防认知得分、自我效能得分、社会支持得分以及健康管理行为得分属于数值变量,性别、社区分组属于无序分类变量,文化程度可归于有序分类等级变量。本案例中假设年龄(45~80 岁)、认知得分(0~10 分)、自我效能得分(0~30 分)、社会支持量表得分(0~40 分)以及健康管理行为得分(0~10 分)都能满足正态或者近似正态分布。另外健康管理行为得分的中位数为 6 分,按照不大于 6 分者可定义为骨质疏松预防的健康管理行为不佳,大于 6 分者为预防管理行为较好,将研究对象可分为两类。具体指标体系如表 4-18 所示。

表 4-18 骨质疏松健康管理行为研究的主要指标体系表

变 量	变 量 赋 值		
(1) 年龄(周岁)			
(2) 性别	0=男性	1=女性	
(3) 社区分组	0=A 社区	1=B 社区	2=C 社区

(续表)

变　量	变　量　赋　值
(4) 文化程度	1=文盲　2=小学　　3=初中　4=高中　　5=大专及以上
(5) 骨质疏松预防认知得分(满分 10 分)	
(6) 骨质疏松预防自我效能得分(满分 20 分)	
(7) 社会支持量表得分(满分 30 分)	
(8) 骨质疏松健康管理行为得分(满分 10 分)	
(9) 骨质疏松健康管理行为	0=不佳　　　　　　1=良好

4. 统计分析方法解析

统计分析可从相关和回归两个层面开展。

(1) 直线相关分析。当研究两个变量之间相关密切程度和相关方向时,满足双变量正态分布的指标可用直线相关系数即 Pearson 相关系数和其假设检验来进行描述和推断。例如本案例中,基于文献或研究专业依据,若将正态分布的指标年龄、认知得分、自我效能得分、社会支持量表得分与骨质疏松健康管理行为得分之间进行直线相关分析。直线相关系数的计算和假设检验见式(4-11)和式(4-12)。直线相关分析结果显示,年龄与健康行为无相关($P > 0.05$),认知、自我效能以及社会支持都与骨质疏松健康管理行为间存在相关,相关系数分别为 0.607,0.753 和 0.375,且具有统计学意义($P < 0.01$),具体结果如表 4-19 所示。

① 相关系数检验:

$$r = \frac{\sum (X - \overline{X})(Y - \overline{Y})}{\sqrt{\sum (X - \overline{X})^2 \sum (Y - \overline{Y})^2}} = \frac{l_{xy}}{\sqrt{l_{xx}l_{yy}}} \tag{4-11}$$

② 相关系数假设检验:

$$t = \frac{r - 0}{S_r} = \frac{r}{\sqrt{\frac{1 - r^2}{n - 2}}} = r\sqrt{\frac{n - 2}{1 - r^2}} \tag{4-12}$$

表 4-19　多个变量与健康管理行为得分的相关分析表

	年龄	认知	自我效能	社会支持	健康行为
年龄	1	−0.120#	−0.128#	−0.127#	−0.153#
认知		1	0.541**	0.328**	0.638**
自我效能			1	0.353**	0.742**
社会支持				1	0.300*
健康行为					1

$P > 0.05$　　* $P < 0.05$　　** $P < 0.01$

(2) 秩相关:当相关分析出现等级变量即有序分类指标的时候,通常使用秩相关系数 r_s,即 Spearman 相关系数来表达相关密切程度和方向。如本例中若要研究文化程度与骨质疏松预防的认知、自我效能、社会支持及健康管理行为之间的相关性,可用秩相关来计算分析(计算公式略)。表 4-20 结果显示,文化程度与认知、自我效能及健康行为得分存在秩相关($P < 0.05$)。

表 4-20　文化程度与相关变量秩相关分析结果(r_s)

	认知	自我效能	社会支持	健康行为
文化程度	0.285*	0.283*	0.040#	0.187*

（3）简单直线回归：当研究一个自变量对一个因变量贡献的时候，因变量为正态分布数值变量可用简单直线回归进行分析。例如本案例中若想建立认知或自我效能对健康行为贡献的回归方程，可分别以认知或自我效能为自变量，健康行为得分为因变量获取一元回归模型并进行假设检验。回归分析的统计分析见公式(4-13)～式(4-16)。

① 回归系数计算：

$$b = \frac{\sum (X - \overline{X})(Y - \overline{Y})}{\sum (X - \overline{X})^2} = \frac{l_{xy}}{l_{xx}} \tag{4-13}$$

② 截距计算：

$$a = \overline{Y} - b\overline{X} \tag{4-14}$$

③ 回归方程：

$$\hat{Y} = a + bX \tag{4-15}$$

④ 回归系数假设检验：

$$t = \frac{b - 0}{S_b} = \frac{b}{\frac{S_{Y.X}}{\sqrt{l_{XX}}}} \tag{4-16}$$

本例中可以通过以上方法计算认知 X_1 和自我效能 X_2 各自与健康行为得分之间的回归模型和进行模型的假设检验（计算过程略），两个模型的 P 都小于 0.05，说明一元回归模型是成立的。

$$\hat{Y} = 2.340 + 0.741X_1 \quad 和 \quad \hat{Y} = 1.864 + 0.371X_2$$

（4）多元线性回归。当研究多个自变量对一个数值变量因变量的贡献时，最常用多元线性回归，如本案例中将健康行为得分作为因变量，研究年龄、认知、自我效能、社会支持四个自变量对其贡献的大小，可建立多元线性回归模型，一般建议使用统计软件来实现模型拟合（拟合过程略）。本案例分析的结果如表 4-21 所示，认知和自我效能对骨质疏松健康行为贡献存在统计学意义（$P < 0.05$），从标准化回归系数看，对模型贡献最大的是自我效能(0.607)。

表 4-21　骨质疏松健康行为得分的多元线性回归分析结果表

	偏回归系数	标准误	标准化偏回归系数	t 值	P 值
截距	1.527	1.305	—	1.170	0.244
年龄	−0.010	0.013	−0.043	−0.745	0.458
认知	0.388	0.079	0.334	4.884	<0.001
自我效能	0.280	0.035	0.560	8.105	<0.001
社会支持	−0.008	0.042	−0.017	−0.202	0.840

（5）logistic 回归。如果在本案例中，将健康行为得分转化为二分类变量，假设其中位数为 6 分，按

照不大于 6 分者可定义为骨质疏松预防的健康管理行为不佳,大于 6 分者为预防管理行为较好。则可进行 logistic 回归分析诸多自变量对模型的贡献。本案例仍以年龄、认知、自我效能、社会支持四个自变量对模型进行拟合,结果如表 4-22 所示,在模型中有统计学意义的仍然是认知和自我效能($P < 0.05$),OR 值分别为 1.423 和 1.625,其含义为当认知水平每增加一分,个体健康行为的发生会增加 0.423 倍,而自我效能每增加一分,个体健康行为的发生会增加 0.625 倍。

表 4-22 骨质疏松健康行为得分的 logistic 回归分析结果表

	偏回归系数	标准误	P 值	OR 值	OR 的 95%可信区间
截距	−10.739	3.848	0.005	—	
年龄	−0.017	0.029	0.569	0.983	0.929~1.042
认知	0.353	0.172	0.040	1.423	1.016~1.994
自我效能	0.486	0.103	<0.001	1.625	1.329~1.988
社会支持	0.136	0.104	−0.017	1.146	0.934~1.405

第五节 时间-事件变量的统计分析

一、生存分析基本概念

统计分析中除了常见的数值变量、分类变量及等级变量之外,还有一种特殊的时间-事件变量,尤其在医学研究中,很多慢性病、恶性肿瘤往往需要长时间的跟踪随访,此时既要考虑事件的问题,即是否出现终点,还要考虑观察对象出现结局所经历的时间长短,因为如肿瘤患者死亡早还是晚是有实际意义的,这种将时间-时间综合考虑的变量最早也是常见于研究以死亡为结局的生存分析。

1. 生存时间

大多是医学研究有固定的研究期限,但是研究对象的纳入可能无法同时进行,也就是说在研究对象是在不同时间点进入研究,直至出现研究者感兴趣的终点事件,如恶性肿瘤出现死亡,慢性病复发等。生存时间可以泛指从观察起点到特定终点经历的时间跨度。根据研究目的不同,临床研究中观察的起点可以是入组时间、确诊时间或者实施治疗开始,终点可以设为某种疾病发生、出现因病死亡或者疾病复发等。如糖尿病患者从入组开始,到出现某并发症的结局所经历的时间,急性白血病从治疗开始到出现疾病控制不良复发所经历的时间,肺癌患者从手术切除肿瘤开始到出现死亡的时间跨度。

2. 完全数据和不完全数据

在疾病随访的过程中,研究者不仅关心终点事件还关心该结局出现的时间。当在规定的观察期间,观察到预先设定的终点事件的研究对象,其经历的时间属于完全数据,能提供准确的生存时间。而在实际研究中,随访期间研究对象并不一定都会出现研究者关心的终点事件,这种在规定观察期间内未能观察到终点事件和确切生存时间的数据叫做不完全数据。产生不完全数据的原因主要是病人失访(拒绝访问、搬迁失去联系、不再就诊等)、病人死于非研究疾病(自杀、车祸等)以及研究结束终点事件尚未发生。不完全数据对随访研究的意义同样重要,不可在研究中轻易剔除。

3. 生存曲线的估计

生存时间通常难以服从正态分布且难以获得所有研究对象的确切生存时间的完全数据,因此生存率的估计主要使用非参数方法,包括寿命表法和 Kaplan-Meier 法。前者适用于按生存时间区间分组(如每年或每个月一组)的大样本资料,后者适用于仅有个体生存时间的样本或者小样本资料。利用概率论乘法定理,生存曲线是以时间为横轴,生存率为纵轴,连接各个时间点所对应的生存率所得到的曲线图。一般在生存曲线上可以估算中位生存期,表示恰好一半个体尚存活的时间,中位生存期越长一般表示疾病的预后越好。当研究结束还未出现一半研究对象死亡或者失访删失的数据超过一半,则无法计算中位生存期。

二、生存曲线的比较

在医学随访研究中,通常不局限于生存曲线的描述,而是需要在不同人群中如不同治疗组别,疾病严重程度不同的患者组之间比较生存曲线的差别,从统计学的角度判定差异的意义,此时需要通过统计学的检验来回答。如肝癌治疗中,使用同样治疗手段的患者由于肿瘤大小不同,其临床生存状况之间可能存在差异,若将肿瘤直径大于或等于 3 cm 的患者生存情况与肿瘤直径小于 3 cm 的患者进行比较,可以采集两组不同肿瘤大小患者的随访的生存时间和是否出现因肿瘤死亡的终点时间,描述各自的生存曲线,再应用专用的统计推断方法来检验生存曲线之间的差异。最常用的单因素检验方法叫作 log-rank 检验(时序检验),可以充分利用生存时间(包括失访删失数据)进行两条或多条生存曲线的比较。由于时序检验的计算方法比较复杂,通常都是应用统计学软件包来实现。

三、Cox 回归

时序检验法仅能实现单因素的分析,但如果对生存曲线有影响的因素在两个及两个以上,则无法进行统计分析。前面章节提到过数值变量的多元线性回归和分类变量的 logistic 回归,都是属于多因素研究的范畴。但是在生存随访研究中,既要分析众多因素对生存结局(分类变量)的影响又要同时分析对生存时间(数值变量)的影响,传统的多因素分析就显得无能为力,因为 logistic 回归仅考虑随访结局为因变量,不考虑出现结局的时间是早期还是晚期,多元线性回归虽然考虑了结局时间(生存时间)的长短,但是不能充分利用是否发生终点事件以及失访删失的数据,都会造成较大的偏差。因此在生存随访的研究中,若需要开展多因素分析来控制混杂因素,就要用专用的 Cox 比例风险模型(Cox's proportional hazards regression model),简称 Cox 模型来实现。该模型以生存结局和生存时间为因变量,分析众多的自变量对生存曲线的影响,对资料的正态性要求不高,因此在医学随访研究中得到了广泛应用。

1. Cox 回归模型结构

该模型假设是个体在 t 时刻的风险函数为两个因子的乘积,一个因子是基准风险函数的表达式 $h_0(t)$,第二个因子为 m 个自变量的线性组合为指数的指数函数。模型的表达式为 $h(t) = h_0(t)\exp(\beta_1 X_1 + \beta_2 X_2 \cdots + \beta_m X_m)$,例如研究肝癌生存影响因素如年龄、性别、肿瘤大小、肿瘤分期等为自变量 $X_1 \sim X_4$,$h(t)$ 为具有 4 个自变量的个体在 t 时刻的风险函数,$h_0(t)$ 为当四个自变量都为 0 时 t 时刻的基准风险函数。$\beta_1 \sim \beta_4$ 为各自变量的偏回归系数。

2. 模型假定

在 Cox 回归中,主要计算的是风险比 HR(hazard ratio),即任意两个个体之间风险函数之比。HR 相当于队列研究中的 RR,反映用于描述相对危险度的指标,它是基于事件发生率之间的比较而得来的。HR 的含义一般是指在不同组别的生存研究中,高风险组出现终点事件的优势比。如果是以死亡作为终点事件,则 HR 大于 1 说明 X 变量的增加会增加风险,很有可能是死亡的危险因素,HR 小于 1 说明 X 变量的增加会减少风险,很可能是死亡的保护因素,HR 等于 1 则说明 X 变量的改变不影响风险,是死亡的无关因素。

3. 模型和偏回归系数假设检验

Cox 回归模型是否成立需要对总模型进行检验,在总模型成立的基础上,可对每一个偏回归系数进行假设检验,检验法类似于 logistic 回归常用的似然比检验、Wald 检验等。同样也可以通过计算标准化偏回归系数来比较各自变量作用的大小。如同其他多元回归,Cox 回归也可以用逐步回归等方法实现自变量的筛选。Cox 回归分析可以再其他变量不变的情形下,考察某个或某些变量对生存的影响,可用于影响因素分析、组间比较和多变量生存预测等。

四、实例分析

1. 案例背景

为研究骨质疏松患者长期随访中预防骨折的效果评价,某医生对 A、B、C 三家医院的 240 名有严重骨质疏松的患者随机分为两组,一组采用预防骨折(骨裂)综合干预措施(常规对症治疗+健康管理行为+自我效能干预);另一组仅常规对症治疗作为对照组,对两组研究对象进行五年(60 个月)的跟踪随访,对骨折(骨裂)事件的发生与否及骨折(骨裂)发生时间长短进行评价。研究中获取的主要指标体系如下。

2. 指标体系

①年龄;②性别;③医院分组;④处理分组;⑤随访时间;⑥随访结局。

3. 指标体系解析

在本案例中,年龄和随访时间属于数值变量,性别、医院分组、处理分组和随访结局属于分类变量,随访时间和随访结局组成了时间事件变量。具体指标体系的赋值和说明如表 4-23 所示。

表 4-23　骨质疏松患者治疗随访的指标体系表

变　量	变　量　赋　值		
(1) 年龄(周岁)			
(2) 性别	0＝男性	1＝女性	
(3) 医院分组	0＝A 医院	1＝B 医院	2＝C 医院
(4) 处理分组	0＝对照组	1＝干预组	
(5) 随访时间(月)			
(6) 随访结局	0＝失访删失	1＝发生骨折或骨裂	

4. 统计分析方法解析

本案例属于病例随访研究的范畴,研究的结局指标为时间事件变量,即骨折或骨裂发生为事件,发生时间为时间变量,由于长期随访研究中既要考虑终点事件的发生又要考虑经历的时间跨度长短,且不可避免出现失访删失,故首选的统计方法为生存分析。生存分析主要用于肿瘤等研究中以死亡作为终点事件,同时很多慢性病结局也可以作为研究事件用生存分析的方法来统计分析。生存分析常用的描述方法为寿命表法计算累计生存率或不良事件缓解率或不发生率,并可以检验不同组别生存情况的统计差异来进行推断。

(1) 寿命表计算累计生存率。本案例以骨折或骨裂作为终点事件,对应生存分析中的死亡,以未发生骨折或骨裂对应生存分析中的生存,用随访时间即从研究对象进入研究时间至退出研究所经历的时间跨度。本研究的事件为骨折或骨裂发生为完全数据,研究中未发生骨折(骨裂)或失访删失为非终点事件,即不完全数据。随访时间为从进入研究到发生骨折(骨裂)或出现失访删失及随访结束所经历的时间长度。例如某骨质疏松患者,在随访到第23个月的时候发生了骨折,即出现终点事件(结局定义为1,随访时间为23个月);某患者随访到32个月时出现失访,则未出现终点事件(结局定义为0,随访时间为32个月)。当研究对象达到一定样本量,可根据随访时间划分为不同组,利用寿命表法计算累计生存(缓解或不出现终点事件)率。本案例将对照组和干预组分别用寿命表法计算不发生骨折(骨裂)的率在两组随访中的差异(见表4-24和表4-25)。

表4-24　对照组骨质疏松患者随访研究结果表

时间/月	期初人数	失访人数	校正人数	骨折(骨裂)发生数	骨折(骨裂)发生率	未发生率	累计未发生率
0～	120	9	115.5	13	0.11	0.89	0.89
12～	98	14	91	16	0.18	0.82	0.73
24～	68	15	60.5	12	0.20	0.80	0.59
36～	41	12	35	6	0.17	0.83	0.49
48～60	23	16	15	7	0.47	0.53	0.26

表4-25　干预组骨质疏松患者随访研究结果表

时间/月	期初人数	失访人数	校正人数	骨折(骨裂)发生数	骨折(骨裂)发生率	未发生率	累计未发生率
0～	120	23	108.5	3	0.03	0.97	0.97
12～	94	20	84	10	0.12	0.88	0.86
24～	64	24	52	5	0.10	0.90	0.77
36～	35	15	27.5	6	0.22	0.78	0.61
48～60	14	11	8.5	3	0.35	0.65	0.39

结果显示对照组不发生骨折或骨裂的率随着时间的推移逐步下降,12个月末即一年的骨折或骨裂不发生率为89%,第二年年末下降到73%,第五年年末下降到26%。干预组不发生骨折或骨裂率的下降较缓慢,第12个月末骨折或骨裂的不发生率为97%,第二年末为88%,到第五年末时为39%。

(2)单因素分析。病例随访资料的单因素分析,通常是比较不同组别生存曲线的统计学差异。本案例中,干预组和对照组的骨质疏松患者随着时间推移不发生骨折或骨裂的曲线差异可用生存分析中专用的logrank检验,由于计算比较复杂一般不建议手工计算,而使用统计学软件实施(计算方法略)。如表4-26本案例对两组生存曲线的假设检验结果显示,干预组预防骨折或骨裂的中位时间为55个月,高于对照组的44个月,且有统计学差异($P < 0.05$)。

表4-26　两组骨质疏松患者骨折或骨裂预防曲线的检验结果比较

组别	不发生骨折或骨裂时间中位数	95%可信区间		Logrank检验统计量	P值
干预组	44	34.3	53.6	6.62	0.01
对照组	55	44.2	65.8		

(3)多因素分析。病例随访资料的多因素研究通常使用Cox回归,方法复杂不建议使用手工模型

计算(计算方法略),而多使用统计学软件进行模型拟合。本案例中,假设将年龄、性别及处理分组三个因素纳入多因素模型,结果显示如表 4-27 所示,在 Cox 回归的多因素模型中,年龄和性别是骨折或骨裂的发生无关因素($P > 0.05$),HR 的 95% 可信区间跨越了 1。处理分组结果显示干预组相对于对照组,发生骨折或骨裂的风险下降,在任何时间干预组发生骨折或骨裂的风险只有对照组的 56.7%($HR = 0.567$),且具有统计学意义($P < 0.05$)且 HR 的可信区间未跨越 1。

表 4-27　骨质疏松患者干预效果比较的 Cox 回归模型

	偏回归系数	标准误	P 值	HR 值	OR 的 95%可信区间
年龄	-0.013	0.012	0.261	0.987	0.964~1.010
性别	0.039	0.226	0.863	1.040	0.667~1.162
处理分组	-0.567	0.238	0.017	0.567	0.356~0.904

第六节　案例为基础的 SPSS 统计实践分析

一、统计实践与数据录入

前面五节内容将医学研究中常见的统计分析方法和使用条件进行了归类整理,在医学统计分析中最关键的是选对统计方法,然后可以利用统计学软件包来简化计算过程,但是计算分析的结果也需要结合统计理论和临床实践来合理解释。在医学研究实践中,首先是根据科学的研究设计开展数据的采集、整理和计算机录入工作,然后才是数据统计分析。前期科学研究设计和良好数据质量采集是进行统计分析的基础。

数据收集后录入电脑的过程中,如果数据中变量很多,数据量很大的情况下,直接用 Excel 或者 SPSS 软件建立数据库和录入数据方法就非常不方便,而且容易出错。现在比较常用 Epidata 软件进行数据库建立和具录入。EpiData 是一个免费的数据录入和数据管理软件,是流行病学建立数据库非常实用的方法,应用于大样本复杂问卷资料的计算机数据的录入,简单易学,录入数据快捷方便,并可以控制字段来减少录入数据时的误差。现在的 EpiData 有中文版本的支持,学习更为容易,本节因篇幅问题不做详述,建议读者自学。

二、SPSS 案例简介

在医学研究中,根据不同的研究设计通常会采集大量的信息,建立一个大型的数据库进行统计分析。为了能将前面五节所涉及的大多数统计分析方法的应用在一个数据库内实现,本节特以糖尿病为例,进行临床治疗和随访研究的综合案例分析。请读者注意,为了更贴近临床实践,本案例的数据编制基于临床随访中的生存分析为基础来实现统计方法的软件操作,因此本案例统计结果的展现不具有临床专业的指导意义,另外一些常规的统计分析方法如 t 检验,卡方检验,方差分析,秩和检验等请参考其他统计分析软件工具书。

1. 案例背景

2004 年 8 月至 2009 年 7 月,某研究中心对多家三级医院的 436 名小肝癌患者手术后进行为期 5 年的随访研究。小肝癌是相对于大肝癌而言的,又称为亚临床肝癌或早期肝癌,临床上无明显肝癌症状和体征。目前小肝癌在国际上尚无统一的诊断标准。一般是指肿瘤直径小于 3 cm 的肝细胞癌。中国病理协作组的标准是：①单个癌结节最大直径不大于 3 cm，或 2 个小癌灶最大直径总和不大于 3 cm，3 个以上之小癌灶不包括在小肝癌之内；②无症状，血清甲胎蛋白可阳性；③手术切除后，血清甲胎蛋白转阴。小肝癌与中、晚期期肝癌最大的区别在于癌肿小，边界清楚，并且有一定程度的包膜形成，纤维包膜虽然在一定程度上对肿瘤的生长起着限制的作用，但并不能阻止癌细胞的生长，因而包膜受侵犯很常见，即使直径仅有 0.8 cm 的癌肿也可侵犯包膜，且小肝癌不少也有早期转移。早期肝癌可以进行治愈性治疗，主要治疗手段包括肝切除术、肝移植和射频治疗。国外报道早期肝癌占总肝癌人数的 30%，治疗后 5 年生存率达到 50%～70%。在本案例 5 年的随访研究中，分别收集病人的各项指标，包括病人的年龄、性别、有无结节性肝硬化、术前血清 AFP 水平、肝功能 Child 分级、肿瘤数目、肿瘤大小、有无肿瘤包膜、肿瘤分化程度（Edmondson 分级）、有无门脉癌栓及手术方式与术后生存率的关系进行分析。数据库名称为肝癌.SAV。

　　2. 数据库制定

　　案例分析之前，对数据库的框架该有良好的设置，变量的状况和意义要清晰。如研究中对患者是否符合小肝癌的入选标准应制定严格的筛选条件。患者在进入研究时的时间点与退出研究的时间点都有明确的记录，退出原因也给予明确界定：病人死于术后肝癌复发和并发症的为终点事件，病人出现失访或者拒访、死于其他原因无法续访以及满 5 年仍然存活的为失访删除数据。在整个研究开始阶段收集病人的基本情况和随访结果，数据库变量、变量赋值和变量如表 4-28 所示。

表 4-28　肝癌随访研究数据库结构表

变　　量	变　量　赋　值			变量名
(1) 病人编码				number
(2) 年龄/周岁				age
(3) 性别	0＝女性	1＝男性		gender
(4) 肝硬化史	0＝无	1＝有		hep
(5) 术前 AFP 水平/(μg/L)				afp
(6) 肝功能分级	0＝好	1＝不良		child
(7) 有无肿瘤包膜	0＝有	1＝无		envelope
(8) 肿瘤数目	0＝单个	1＝多个		amount
(9) 肿瘤最大直径/cm	0＝<1	1＝1～2	2＝2～3	diameter
(10) 肿瘤分化程度（Edmondson 分级）	0＝Ⅰ期	1＝Ⅱ期	2＝Ⅲ期	edmon
(11) 门静脉癌栓	0＝无	1＝有		stick
(12) 手术类型	0＝根治术	1＝姑息术		style
(13) 随访时间/月				month
(14) 随访结局	0＝失访、删失	1＝死于肝癌		statue

例:资料收集样本

　　如数据库（见图 4-1）第一个病例所示，患者编号：436；年龄：81 岁；性别：男；无肝硬化史：无；术前 AFP 水平：125 μg/L；肝功能：好；肿瘤有包膜；数目为 1 个；最大直径 0.8 cm；肿瘤分化程度 Ⅰ 期；有门静脉癌栓；手术为姑息术；随访了 32 个月；未出现终点事件。将所有数据录入 EPIDATA3.0 然后导入 SPSS 统计软件。部分数据库基本情况如图 4-1 所示。

肝癌.sav - SPSS Data Editor

File　Edit　View　Data　Transform　Analyze　Graphs　Utilities　Window　Help

1 : number　436

	number	age	sex	hep	afp	child	envelope	amount	diameter	edmon	stick	style	month	statue
1	436.00	81	1.00	.00	125	1.00	.00	1.00	.00	.00	1.00	1.00	32	.00
2	164.00	75	.00	1.00	142	.00	.00	.00	.00	.00	.00	.00	38	.00
3	435.00	54	.00	1.00	155	.00	1.00	1.00	1.00	.00	1.00	1.00	54	.00
4	163.00	76	.00	.00	156	.00	.00	.00	.00	.00	.00	1.00	54	.00
5	434.00	88	.00	.00	160	.00	1.00	1.00	.00	.00	.00	.00	20	.00
6	161.00	46	.00	.00	164	.00	.00	.00	.00	.00	.00	.00	52	.00
7	162.00	57	.00	1.00	164	.00	.00	.00	.00	.00	.00	.00	36	.00
8	160.00	69	1.00	1.00	165	.00	.00	.00	.00	.00	.00	.00	47	.00
9	156.00	58	.00	.00	168	.00	.00	.00	.00	.00	.00	1.00	46	.00
10	157.00	69	1.00	1.00	168	1.00	.00	1.00	1.00	1.00	.00	.00	54	.00
11	158.00	74	1.00	1.00	168	.00	.00	.00	.00	.00	.00	.00	28	.00
12	159.00	78	1.00	.00	168	.00	.00	.00	1.00	1.00	1.00	1.00	26	.00
13	155.00	68	1.00	1.00	171	.00	.00	.00	.00	.00	.00	.00	41	.00
14	153.00	57	.00	.00	172	.00	.00	.00	.00	.00	.00	1.00	49	.00
15	154.00	64	.00	.00	172	.00	.00	.00	.00	.00	.00	.00	21	.00
16	152.00	61	.00	1.00	180	.00	.00	1.00	.00	.00	.00	.00	36	.00
17	151.00	77	1.00	.00	182	.00	.00	.00	1.00	1.00	.00	.00	12	.00
18	150.00	57	.00	.00	183	.00	.00	.00	.00	.00	.00	.00	53	.00
19	149.00	58	1.00	1.00	184	.00	.00	1.00	.00	.00	.00	.00	34	.00
20	433.00	64	.00	.00	184	.00	.00	1.00	.00	1.00	.00	.00	42	.00
21	147.00	58	1.00	1.00	186	.00	.00	.00	.00	.00	.00	1.00	39	.00
22	148.00	57	.00	.00	186	.00	.00	.00	.00	.00	.00	1.00	23	.00
23	146.00	68	.00	.00	188	.00	.00	.00	.00	.00	.00	.00	48	.00
24	145.00	70	1.00	.00	190	.00	.00	.00	2.00	2.00	.00	.00	35	.00
25	432.00	75	.00	.00	190	.00	.00	.00	.00	.00	.00	.00	38	.00

图 4－1　肝癌数据库 SPSS 界面

三、SPSS 案例分析

当所有原始信息全部录入电脑，进入统计分析阶段之前，一般需要对所有变量进行简单描述，目的是确认原始数据的准确性以及对缺失值的认可和补充。在 SPSS 统计软件中，可以使用分析菜单"Analyze(分析)"选择"Descripitive Statistics(描述性统计)"中的"Frequencies(频数统计)"进入对话框，然后对所有变量进行统计描述，分类变量主要衡量其分布的合理性，数值变量可以了解数值分布的合理性。

1. 数值变量分组转换

在本案例中，年龄和术前 AFP 水平是连续性的数值变量，在生存分析中，往往可以研究不同组别的生存曲线之间有无统计学差异，故可将连续性变量按照一定标准来分组。本案例中，将年龄按照 60 岁为界限，将所有患者分为两组(0:≤60 岁，1:>60 岁)，得到新变量 agegroup；按照 AFP 水平的参考值范围，假设以 400 μg/L 作为阳性分界点，得到新变量 afpgroup(0:≤400 μg/L，1:>400 μg/L)。

(1) 年龄分组 SPSS 操作。①单击主菜单上"Transform(转换)"—"Record to different variable(重新编码到不同变量)"，出现对话框：把 age 选入后赋予其新变量名 agegroup，然后单击"change(更改)"按钮。②单击"Old and New 老的和新的数值"按钮，出现对话框：把光标点在"Lowest though(从最小到)"选项的左上角"Range(范围)"单击之激活，在框内填入 60，然后在右半部"new value(新的值)"框内填入 0，单击"Add 添加"按钮，把光标移到"though highest(到最大)"左上角"Range(范围)"单击之，填入 61，然后在右半部"Value(新的值)"框内填入 1，单击"Add(添加)"按钮，然后"Continue(继续)"后单击"OK"按钮。这样就成功生成新变量"agegroup"，范围为"0－1"。③把数据库切换到"Varible view(变量窗口)"，然后单击新变量"agegroup"后面的"lable 标签"右侧的小灰块，出现变量定义窗口后，将年龄组定义为 0，1 两组。具体操作如图 4－2～图 4－5 所示。

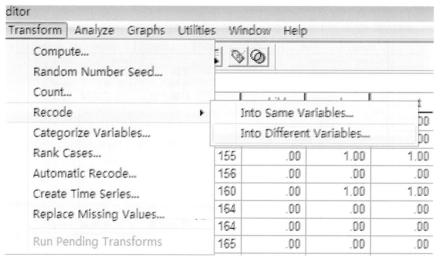

ditor
Transform
Analyze
Graphs
Utilities
Window
Help
Compute...
Random Number Seed...
Count...
Recode
Categorize Variables...
Rank Cases...
Automatic Recode...
Create Time Series...
Replace Missing Values...
Run Pending Transforms
Into Same Variables...
Into Different Variables...

图 4－2　年龄分组 SPSS 操作(1)

Recode into Different Variables
number
性别 [sex]
肝硬化史 [hep]
术前血清AFP水平 [afp]
肝功能分级 [child]
肿瘤包膜 [envelope]
肿瘤数目 [amount]
肿瘤最大直径 [diamete
肿瘤分化程度 [edmon]
门静脉癌栓 [stick]
手术方式 [style]
随访时间 [month]
随访结局 [statue]
Numeric Variable -> Output
age --> agegroup
Output Variable
Name:
agegroup
Change
Label:
If...
Old and New Values...
OK
Paste
Reset
Cancel
Help

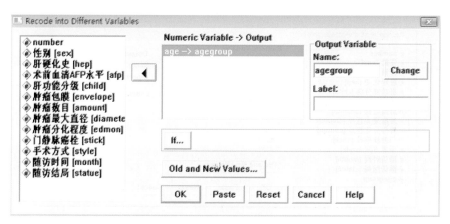

图 4－3　年龄分组 SPSS 操作(2)

Recode into Different Variables: Old and New Values
Old Value
Value:
System-missing
System- or user-missing
Range:
through
Range:
Lowest through
Range:
through highest
All other values
New Value
Value:
System-missing
Copy old value(s)
Old --> New:
Add
Change
Remove
Lowest thru 60 --> 0
60 thru Highest --> 1
Output variables are strings
Width:
8
Convert numeric strings to numbers ('5'->5)
Continue
Cancel
Help

图 4－4　年龄分组 SPSS 操作(3)

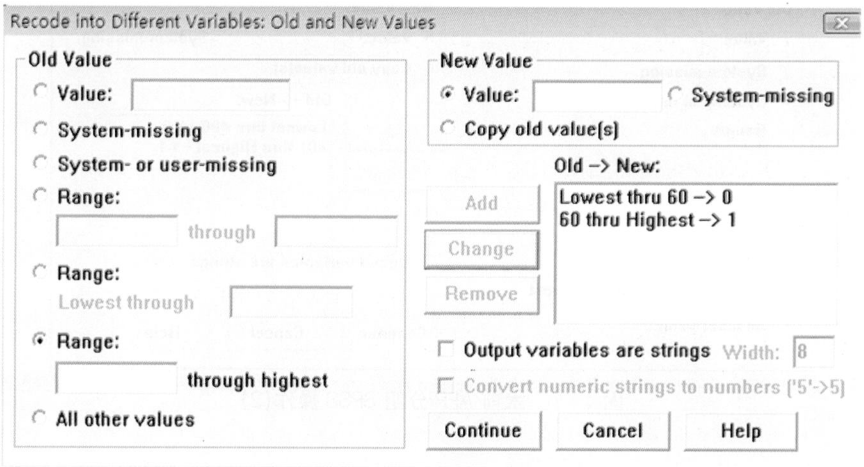

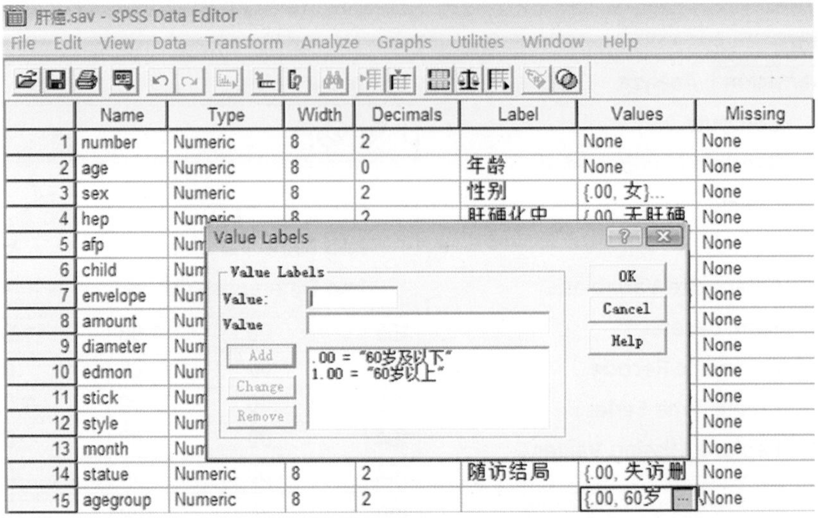

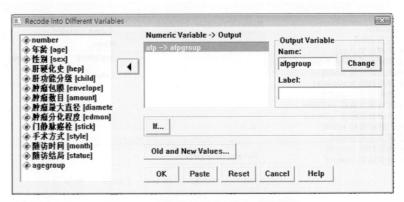

图 4-5　年龄分组 SPSS 操作(4)

（2）术前 AFP 分组 SPSS 操作：操作步骤同年龄分组方法（见图 4-6～图 4-8）。

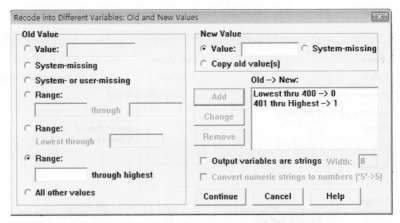

图 4-6　术前 AFP 分组 SPSS 操作(1)

图 4-7　术前 AFP 分组 SPSS 操作(2)

2. 寿命表法

寿命表法是应用人口统计学中队列寿命表的原理来计算生存率，用概率论的乘法定理算出一定年限的生存率。寿命表法是根据概率论的乘法定理，将逐年生存概率相乘，算得各年限的生存率呈逐年下降趋势，不会出现下一年高于上一年的不合理现象，可以描成生存曲线观察治疗后存活动态。因为算得

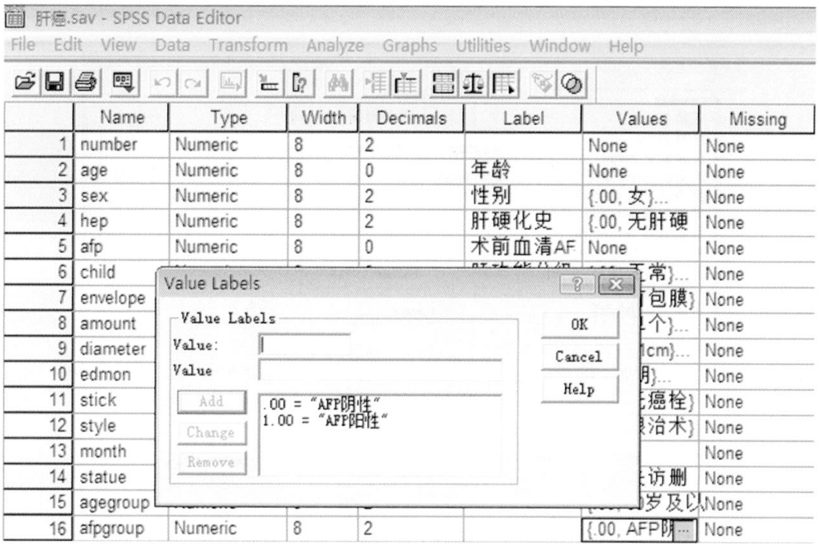

图 4-8　术前 AFP 分组 SPSS 操作(3)

的 n 年生存率是利用了 n 年来各年生存概率的因子,可以说明 n 年来的医疗水平的综合情况。习惯上把一年中失访和终访者一律作为观察半年处理。本案例中,5 年随访小肝癌术后的生存情况,符合寿命表法研究的要求,可以计算每年的累积生存率。

　　生存分析专用的菜单在"Analyze(分析)"菜单中的"survival(生存)",如果要对病例的生存情况进行随访研究,考评不同时间段的生存情况,可以用"Life table(寿命表)"来实现。具体操作:①进入对话框以后,将随访时间放入"Time(时间)"框,由于本研究是 5 年的随访,最大随访时间为 60 个月,故在"display time intervals(显示时间间隔)"下填入 60,12,表示从 0 个月随访到 60 个月,每 12 个月为一个时间节点。把随访结局放入"Status(状态)"。②单击"Define Event 定义终点事件"进入对话框,定义 single value(终点事件)为 1。③在"option 选项"中选择"Plot 图"中的 survival(生存),然后继续"OK"。具体操作如图 4-9~图 4-12 所示。④ 在寿命表的结果中我们可以看到,一共有 436 例观察值,中位生存时间为 39.89 月。第一年年末的累积生存率为 0.869 3,第二年年末的累积生存率为 0.697 8(见图 4-13 第八列)。生存曲线图(可在编辑窗口中进行图形修饰)如图 4-14 所示。

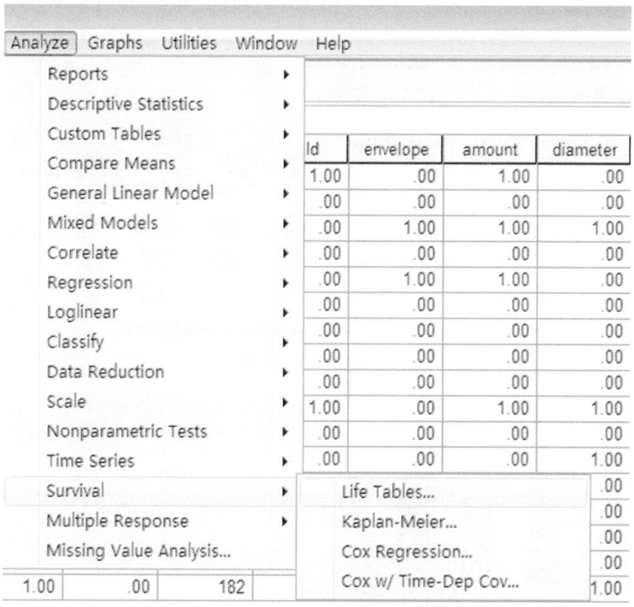

图 4-9　寿命表法计算 5 年随访小肝癌术后的生存情况 SPSS 操作(1)

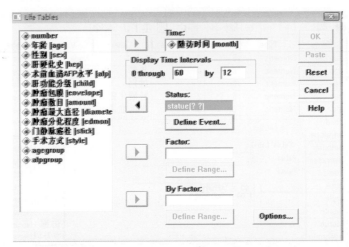

图 4-10　寿命表法计算 5 年随访小肝癌术后的生存情况 SPSS 操作(2)

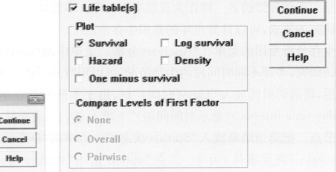

图 4-11　寿命表法计算 5 年随访小肝癌术后的生存情况 SPSS 操作(3)　　图 4-12　寿命表法计算 5 年随访小肝癌术后的生存情况 SPSS 操作(4)

Survival

This subfile contains:　　436 observations

Life Table
　Survival Variable MONTH　随访时间

Intrvl Start Time	Number Entng this Intrvl	Number Wthran During Intrvl	Number Exposd to Risk	Number of Termnl Events	Propn Termi- nating	Propn Sur- viving	Cumul Propn Surv at End	Proba- bility Densty	Hazard Rate
.0	436.0	.0	436.0	57.0	.1307	.8693	.8693	.0109	.0117
12.0	379.0	18.0	370.0	73.0	.1973	.8027	.6978	.0143	.0182
24.0	288.0	51.0	262.5	53.0	.2019	.7981	.5569	.0117	.0187
36.0	184.0	63.0	152.5	48.0	.3148	.6852	.3816	.0146	.0311
48.0	73.0	47.0	49.5	20.0	.4040	.5960	.2274	.0128	.0422
60.0+	6.0	5.0	3.5	1.0	.2857	.7143	.1624	**	**

**　These calculations for the last interval are meaningless.

The median survival time for these data is　39.89

Intrvl Start Time	SE of Cumul Sur- viving	SE of Proba- bility Densty	SE of Hazard Rate
.0	.0061	.0013	.0015
12.0	.0222	.0015	.0021
24.0	.0247	.0015	.0026
36.0	.0269	.0019	.0044
48.0	.0311	.0024	.0091
60.0+	.0592	**	**

图 4-13　寿命表法计算 5 年随访小肝癌术后的生存情况 SPSS 结果

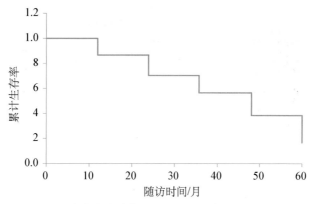

图 4-14 寿命表法计算 5 年随访小肝癌术后的生存曲线

3. 不同因素的生存曲线比较

(1) 有无肝硬化史的生存情况比较(二分类自变量)。①在分析菜单中选择"Survival(生存)"中的"Kaplan-Meier(KM 法)";②进入对话框,在"Time(时间)"对话框中纳入随访时间,在"Status(状态)"对话框中纳入随访结局,并定义终点事件为 1,然后将性别纳入"Factor(因素)"对话框;③在"Campare factor(比较因素)"中选择"Log rank(时序)"检验方法,在"Option(选项)"中选择"Plot(图)"中的"Survival(生存)"继续后 OK。具体操作如图 4-15~图 4-19。④ 结果发现:无肝硬化史的患者平均生存和中位生存时间分别为 39 和 42 个月,143 个终点事件,131 个失访删失。有肝硬化史患者的平均生存和中位生存时间分别为 33 和 36 个月,109 个终点事件,53 个失访删失(具体时刻生存表略),通过检验有统计学差异的结论,P=0.001 4。统计推断结果和生存如图 4-20、图 4-21 所示。

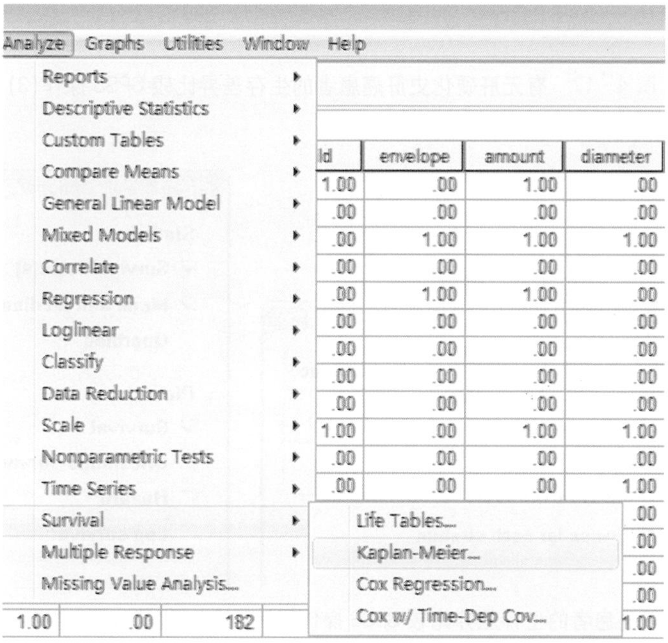

图 4-15 有无肝硬化史肝癌患者的生存差异比较 SPSS 操作(1)

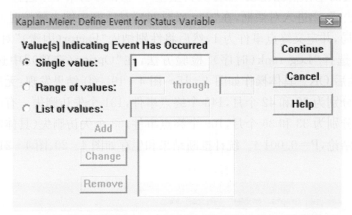

图 4-16　有无肝硬化史肝癌患者的生存差异比较 SPSS 操作(2)

图 4-17　有无肝硬化史肝癌患者的生存差异比较 SPSS 操作(3)

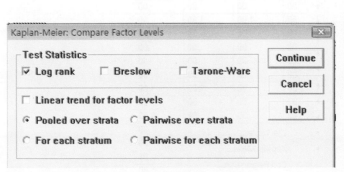

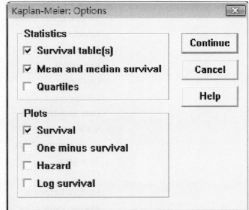

图 4-18　有无肝硬化史肝癌患者的生存差异比较 SPSS 操作(4)　图 4-19　有无肝硬化史肝癌患者的生存差异比较 SPSS 操作(5)

```
Survival Analysis for MONTH    随访时间
                               Total    Number      Number      Percent
                                        Events      Censored    Censored
        HEP       无肝硬化史    274      143         131         47.81
        HEP       有肝硬化史    162      109          53         32.72
Overall                        436      252         184         42.20
```

Test Statistics for Equality of Survival Distributions for HEP

```
              Statistic       df      Significance
Log Rank       10.17          1        .0014
```

图 4-20　有无肝硬化史的肝癌患者生存情况比较

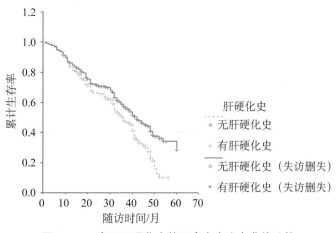

图 4-21　有无肝硬化史的肝癌患者生存曲线比较

（2）肿瘤分化程度的比较（多分类自变量），SPSS 操作步骤与二分类自变量一致（操作过程略），结果发现Ⅰ期、Ⅱ期和Ⅲ期患者的中位生存时间分别为 45，33 和 35 个月肿瘤分期不同的三组间存在统计学差异，P＝0.000 1。统计推断结果和生存曲线如图 4-22，图 4-23 所示。

```
Survival Analysis for MONTH    随访时间
                               Total    Number      Number      Percent
                                        Events      Censored    Censored
        EDMON     I期          229      109         120         52.40
        EDMON     II期         147       95          52         35.37
        EDMON     III期         60       48          12         20.00
Overall                        436      252         184         42.20
```

Test Statistics for Equality of Survival Distributions for EDMON

```
              Statistic       df      Significance
Log Rank       18.61          2        .0001
```

图 4-22　不同分期肝癌患者生存情况比较

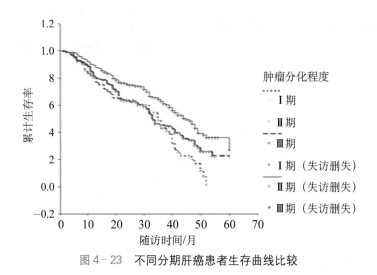

图 4-23　不同分期肝癌患者生存曲线比较

　　按照上述两个预后影响的分析方法,其他各个因素都可以选择合适的方法分组比较生存曲线之间的统计学差异,由于篇幅有限,不再一一列举计算过程,剩余的几个变量生存曲线差异的统计学检验结果见表 4-29,读者可以自行实现和验证。生存曲线图略。

表 4-29　不同变量分组的生存情况比较

变量	Log rank test 统计量	自由度	P 值
年龄组 agegroup	0.23	1	0.629 4
术前 AFP 水平组 afpgroup	139.90	1	0.000 0
肝功能分级 child	55.54	1	0.000 0
肿瘤包膜 envelope	54.52	1	0.000 0
肿瘤数目 amount	55.11	1	0.000 0
肿瘤最大直径 diameter	24.15	2	0.000 0
门静脉癌栓 stick	21.52	1	0.000 0
手术方式 style	22.48	1	0.000 0

4. Cox 回归模型

　　Cox 回归用于研究各种因素(称为协变量,或伴随变量等)对于生存期长短的关系,进行多因素分析。Cox 回归模型的基本结构 $h(t, x) = h_0(t)\exp(\beta_1 x_1 + \beta_2 x_2 + \cdots + \beta_m x_m)$,式中 $x_1, x_2, \cdots, x_m$ 是协变量,$\beta_1, \beta_2, \cdots, \beta_m$ 是回归系数,由样本估计而得。$\beta_I > 0$ 表示该协变量是危险因素,越大使生存时间越短;$\beta_I < 0$ 表示该协变量是保护因素,越大使生存时间越长。$h_0(t)$ 为基础风险函数,它是全部协变量 $x_1, x_2, \cdots, x_m$ 都为 0 或标准状态下的风险函数,一般是未知的。$h(t, x)$ 表示当各协变量值 x 固定时的风险函数,它和 $h_0(t)$ 成比例,所以该模型又称为比例风险模型(proportional hazard model),Cox 回归模型不用于估计生存率,主要用于因素分析。Cox 回归模型能较准确地分析影响生存的预后因素,并能有效地控制混杂因素,为正确指导临床治疗提供参考。

　　Cox 回归可以分析:①哪些因素(协变量)对生存期的长短有显著作用。对各偏回归系数作显著性检验,如显著,则说明在排除其他因素的影响后,该因素与生存期的长短有显著关系。②求各因素在排除其他因素的影响后,对于死亡的相对危险度(或比数比)。如某因素 X_i 的偏回归系数为 b_i,则该因素

X_i 对于死亡的比数比为 $\exp(b_i)$,当 X_i 为二值变量时,如肝硬化(1=有肝硬化,0=无肝硬化),$\exp(b_i)$ 为有肝硬化相对于无肝硬化对于死亡的相对危险度(或比数比)。当 X_i 为等级变量时,如癌淋巴转移分期,分 0,1,2,3 四个等级。$\exp(b_i)$ 为每增加一个等级,死亡的相对危险度,如等级 3 相对于等级 0 其死亡的相对危险度为 $\exp(3b_i)$。当 X_i 为连续变量时,如年龄(岁)$\exp(b_i)$ 为每增加 1 岁时,死亡的相对危险度,如 70 岁相对于 60 岁其死亡的相对危险度为 $\exp(10b_i)$。③比较各因素对于生存期长短的相对重要性,比较各标准化偏回归系数 b_i' 绝对值的大小,绝对值大的对生存期长短的作用也大。

本案例中,小肝癌手术后的预后因素可以通过 Cox 模型来进行估计,和 logistic 回归模型有点类似,不同之处在于 Cox 回归要同时考虑生存时间长短和终点事件是否出现。一般在做 Cox 回归分析以前,同样要求对自变量进行专业的考虑和筛选,通常也可以利用 Logrank 法对单因素进行分析,将有统计学意义的变量纳入回归模型。在本案例中,在 Logrank 初筛中,除了年龄和性别以外的 9 个因素,包括肝硬化史、术前 AFP 水平、肝功能 Child 分级、肿瘤数目、肿瘤大小、有无肿瘤包膜、肿瘤分化程度(Edmondson 分级)、有无门脉癌栓及手术方式都对预后有意义。对上述 9 个因素进行 Cox 回归分析,具体如下:

(1) 在分析菜单中选择生存中的"Cox Regression Cox 回归"后进入对话框。

(2) 在对话框中,将随访时间放到"Time 时间"框,将放入"Status 状态"并将终点事件定义为 1,将肝硬化等 9 个变量选中纳入"Covariate 协变量"框中,注意,对于术前 AFP 水平,即可以将原始的连续性变量纳入也可以选择生成的 afpgroup 分组变量纳入模型,但是两者只能取其一,不可重复纳入。

(3) 对于多分类变量,除了可以认为是等级变量以外,均要设置哑变量。这里可以将最大肿瘤直径和肿瘤分化分期均看作是多分类变量来处理设置哑变量。点击右侧的"Categorical 多分类"键进入对话框,将最大肿瘤直径和肿瘤分化程度纳入"Categorical Covrriates 多分类协变量"对话框,单击继续。

(4) 在"Method 方法"。对话框下拉菜单,选择"Forward:Conditional 条件向前逐步回归"法进行因素筛选,同时在"Option 选项"中选择"CI for exp(B):95%"输出相对危险度的 95% 可信区间。单击 OK 按钮。具体操作步骤如图 4-24~图 4-27 所示。

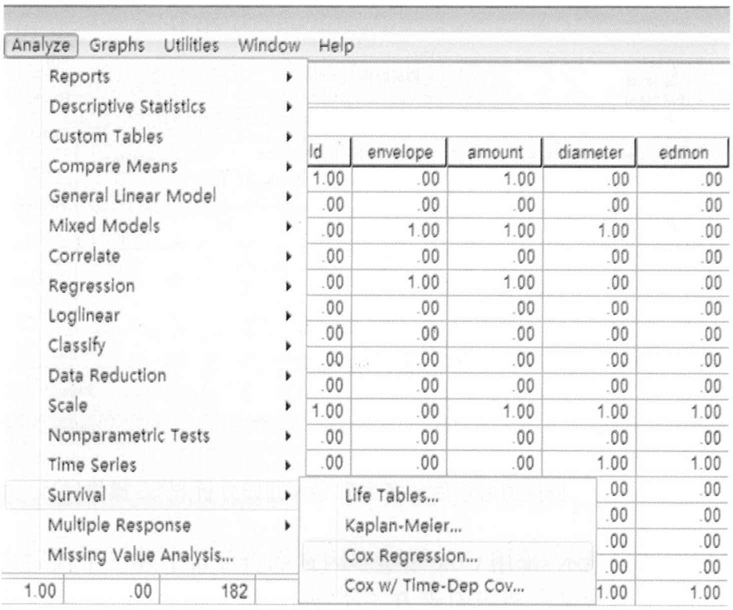

图 4-24 肝癌患者预后的多因素 Cox 回归分析 SPSS 操作(1)

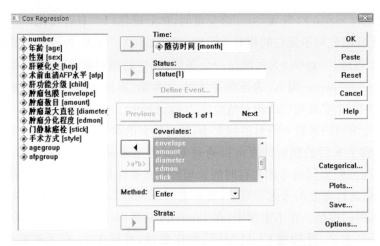

图 4-25　肝癌患者预后的多因素 Cox 回归分析 SPSS 操作(2)

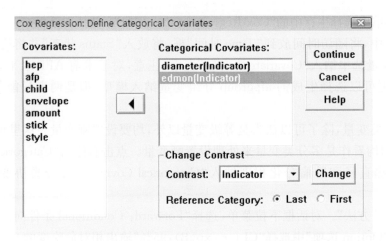

图 4-26　肝癌患者预后的多因素 Cox 回归分析 SPSS 操作(3)

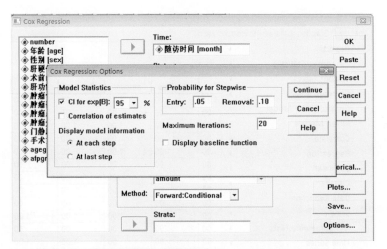

图 4-27　肝癌患者预后的多因素 Cox 回归分析 SPSS 操作(4)

（5）多因素 Cox 回归结果显示：采用 Cox 模型多因素综合评价上述 9 个预后影响因素，结果表明与手术后小肝癌生存时间有显著意义的预后因素有 5 个，分别是术前 AFP 水平，肝功能分级 CHILD，肿瘤有无包膜 ENVELOPE，肿瘤数目（AMOUNT）和手术类型（STYLE），这些 P 值均小于 0.05。

Cox 回归方程可以写作：$h(t) = h_0(t) \cdot \exp(0.005\text{AFP}+0.322\text{CHILD}+0.375\text{ENVELOPE}+0.600\text{AMOUNT}+0.281\text{SYTLE})$。

每个因素的 HR 死亡相对危险度分别为：AFP 的 $HR = 1.005$，95％可信区间为 $1.004\sim1.007$，说明 AFP 每上升一个单位，死亡风险增加 0.005。CHILD 的 $HR = 1.38$，95％可信区间为 $1.055\sim1.805$，说明肝功能异常的患者是没有肝功能障碍患者的死亡风险的 1.38 倍。ENVELOPE 的 $HR = 1.456$，95％的可信区间为 $1.117\sim1.896$，说明肿瘤无包膜的患者死亡风险是有肿瘤包膜的 1.465 倍。AMOUNT 的 $HR = 1.822$，95％的可信区间为 $1.382\sim2.402$，说明肿瘤数目为多个的患者死亡风险是单个肿瘤患者的 1.822 倍。STYLE 的 $HR = 1.325$，95％的可信区间为 $1.026\sim1.710$，说明手术方式为姑息术的患者死亡风险是手术方式为根除术的 1.325 倍。具体结果如图 4-28，图 4-29 所示。

Omnibus Tests of Model Coefficients[g]

Step	-2 Log Likelihood	Overall (score) Chi-square	df	Sig.	Change From Previous Step Chi-square	df	Sig.	Change From Previous Block Chi-square	df	Sig.
1[a]	2609.312	128.068	1	.000	141.485	1	.000	141.485	1	.000
2[b]	2588.870	149.304	2	.000	20.442	1	.000	161.927	2	.000
3[c]	2576.115	162.407	3	.000	12.755	1	.000	174.682	3	.000
4[d]	2569.454	169.698	4	.000	6.662	1	.010	181.343	4	.000
5[e]	2564.733	172.386	5	.000	4.720	1	.030	186.064	5	.000

a. Variable(s) Entered at Step Number 1: AFP
b. Variable(s) Entered at Step Number 2: AMOUNT
c. Variable(s) Entered at Step Number 3: ENVELOPE
d. Variable(s) Entered at Step Number 4: CHILD
e. Variable(s) Entered at Step Number 5: STYLE
f. Beginning Block Number 0, initial Log Likelihood function: -2 Log likelihood: 2750.797
g. Beginning Block Number 1. Method = Forward Stepwise (Conditional LR)

图 4-28 肝癌患者预后的多因素 Cox 回归分析 SPSS 结果(1)

Variables in the Equation

		B	SE	Wald	df	Sig.	Exp(B)	95.0% CI for Exp(B) Lower	Upper
Step 1	AFP	.007	.001	122.545	1	.000	1.007	1.006	1.008
Step 2	AFP	.006	.001	95.093	1	.000	1.006	1.005	1.007
	AMOUNT	.620	.141	19.288	1	.000	1.859	1.410	2.452
Step 3	AFP	.006	.001	74.670	1	.000	1.006	1.004	1.007
	ENVELOPE	.470	.132	12.657	1	.000	1.600	1.235	2.073
	AMOUNT	.623	.141	19.563	1	.000	1.864	1.415	2.457
Step 4	AFP	.005	.001	62.795	1	.000	1.005	1.004	1.007
	CHILD	.351	.137	6.596	1	.010	1.420	1.087	1.856
	ENVELOPE	.383	.136	7.896	1	.005	1.466	1.123	1.915
	AMOUNT	.608	.141	18.551	1	.000	1.837	1.393	2.423
Step 5	AFP	.005	.001	61.123	1	.000	1.005	1.004	1.007
	CHILD	.322	.137	5.530	1	.019	1.380	1.055	1.805
	ENVELOPE	.375	.135	7.739	1	.005	1.456	1.117	1.896
	AMOUNT	.600	.141	18.121	1	.000	1.822	1.382	2.402
	STYLE	.281	.130	4.654	1	.031	1.325	1.026	1.710

图 4-29 肝癌患者预后的多因素 Cox 回归分析 SPSS 结果(2)

参考文献 --

［1］ 方积乾,徐勇勇,陈锋.卫生统计学(第7版)[M].北京:人民卫生出版社,2013.

［2］ 张文彤,董伟.SPSS统计分析高级教程(第2版)[M].北京:高等教育出版社,2013.

（蔡　泳）

第五章

临床研究的流行病学设计

第一节 流行病学概述

一、流行病学定义

流行病学(epidemiology)是人类在与疾病特别是传染病的斗争中发展起来的,流行病学从人群水平研究疾病的分布、影响因素和防治的策略与措施,属于预防医学学科范畴。随着医学的发展,流行病学是一门重要的医学方法性学科,广泛应用于医学的各个领域之中。现代流行病学定义是"研究疾病与健康状况在人群中的分布及其影响因素,探索病因,制定疾病防制措施并对防制措施效果进行评价的科学"。临床研究除了大量采用基础医学方法,如细胞生物学、分子生物学等,流行病学方法也是临床研究常用的方法。

二、流行病学研究基本方法

流行病学研究方法可以分为观察性研究、实验性研究和理论性研究三类。

1. 观察法

流行病学是在人群和现场中进行调查研究。在观察法研究中,研究者客观收集研究对象的暴露或疾病资料,对研究者不施加干预因素。根据研究目的和研究原理的不同,观察法又分为描述性研究和分析性研究两类。

(1)描述性研究(descriptive study)。描述性研究主要研究疾病在不同人群、地区和时间上的分布,探讨影响分布的因素,为疾病病因研究提供线索或建立暴露因素与疾病关系的假说。

描述性研究主要的研究方法有:

① 现况研究(prevalence study),又称横断面研究(cross-sectional study),是指在特定时间和特定范围内的人群中,以个人为单位收集有关变量、疾病或健康状况的分布,分析暴露因素与疾病的关联。横断面研究包括普查(census)与抽样调查(sampling survey)。

② 生态学研究(ecological study),又称为相关性研究,以人群的亚群为观察和分析单位,描述不同亚群中某暴露因素的分布(如暴露水平和频率)与疾病的频率,分析该暴露因素与疾病之间的关系。

③ 个案调查与病例报告(case report),病例报告用来描述罕见的医学事件,临床医生可以识别疾病

的异常特征或流行病学资料,有助于形成新的病因假设。病例报告成为临床医学和流行病学之间的重要纽带,但是由于缺乏对照人群的暴露信息,因此一般不作为病因关系推断的依据。

(2)分析性研究(analytical study)。主要任务是检验描述性研究中提出的假设,检验某些暴露与疾病(结局)发生之间的关系。主要包括病例对照研究和队列研究两种基本方法。

① 病例对照研究(case control study):从目标人群中选择一组患有某种疾病的人(病例组)和未患该病或正常人(对照组)为研究对象,调查两组人群过去暴露于某个危险因素的情况及程度,比较两组暴露史的差别,分析暴露因素与疾病有无关联以及关联程度的大小。

② 队列研究(cohort study):按照研究对象是否暴露于某暴露因素或该因素的不同水平,分为暴露组和非暴露组,然后随访一定时间,观察和比较暴露组与非暴露组某种结局的发生率如发病率或死亡率,以检验该暴露因素与疾病之间的关系以及关联强度的大小。

2. 实验法

实验性研究(experimental study)又称为干预研究(interventional study),把研究对象分成实验组和对照组,然后接受不同的干预措施,在相同的条件下,随访一定时间,观察并比较实验组和对照组结局事件如发病、死亡或有效等发生情况,分析干预措施与这些效应的关系,以评价干预措施的效果。根据研究对象和研究目的的不同,实验性研究又分为临床试验(clinical trial)、现场试验(field trial)和社区干预试验(community intervention trial)三类。

3. 理论法

理论性研究(theoretical study)是采用数学模型和电子计算机模拟,研究暴露与疾病的关系,研究疾病发生、发展与转归的规律。此外,理论性研究还包括流行病学理论和研究方法的研究。

流行病学研究常用方法的分类如图5-1所示。本章重点介绍临床研究中常用的现况研究、病例-对照研究的基本概念和调查设计。

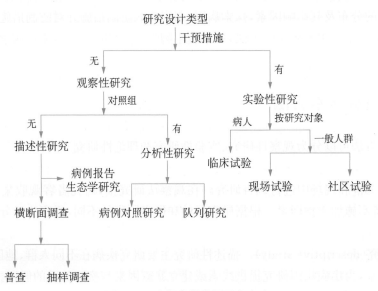

图5-1　流行病学常用研究方法

三、流行病学的用途

1. 描述疾病或健康状况的分布

应用描述性研究方法,可以描述某个人群与疾病或健康相关问题的分布(时间、空间和人群)特征,如患病率、感染率、阳性率，以及某些计量指标的平均水平如均数（标准差）等。分布特征的描述可以为认识疾病以及疾病防治和健康促进研究提供重要基础性资料，也为疾病病因探索提供线索。疾病分布的研究是流行病学研究的起点。

2. 探索病因

疾病病因的探讨是医学研究的重要内容，也是流行病学的主要任务。只有了解了某种疾病的病因，才能有针对性地开展疾病的防治乃至消灭疾病。在医学史上，无论是传染病和非传染性疾病等病因调查中流行病学研究方法起到了非常重要的作用，如吸烟与肺癌关系的研究，反应停与先天畸形关系的调查，青年女性阴道腺癌的病因研究，过敏性皮炎流行的调查等，主要运用流行病学方法来完成。

3. 用于临床诊断、疗效评价和预后分析

流行病学方法也可以应用于临床领域，形成临床流行病学（clinical epidemiology）学科。临床流行病学是以临床疾病和病人为基础，探索其所属人群中疾病分布的特征、可能致病因素、转归以及评价防治措施的效果和效益，为改进医疗和保健措施等提供依据的科学。流行病学在临床领域的应用主要表现在下列三个方面：①诊断方法的评价；②临床疗效的评价，治疗方案的选择；③疾病预后的估计。

4. 制定疾病防制的策略与措施并进行效果评价

流行病学研究方法应用于各种公共卫生措施如健康教育、计划免疫效果评价，同时也用于研究和促进卫生服务的实施和利用、卫生决策和评价。例如，卫生决策需要在流行病学调查研究的基础上，了解该地区居民疾病和健康状况的分布、确定重点疾病和影响居民健康的主要因素，明确易感人群和高危人群，评价各种干预措施和卫生服务的效果等。

第二节　描述性研究

一、描述性研究的概念与类型

1. 描述性研究的概念

描述性研究利用已有的资料或专门调查的资料，按不同地区、不同时间及不同人群特征分组，描述疾病或健康状态的分布情况。描述性研究的基本方法是测量或调查研究对象疾病或健康状况的暴露因素情况，以某因素、特征或变量来分组，通过比较初步分析存在分布差异的可能原因，提出进一步研究的方向。描述性研究是探索因果关系过程中最基础的步骤，病因关系研究均始于描述性研究。例如，当对某病的情况了解不多的时候，往往总是从描述性研究着手，取得该病的分布特征，从而获得有关的研究假设的启发，进而逐步建立研究假设，为分析性研究提供线索。

2. 描述性研究的类型

描述性研究的类型主要有病例调查、暴发调查、生态学研究和现况研究等。

（1）个案调查。病例调查又称个案调查（survey）是指在疾病防治工作中对个别病例、病例的家庭及其周围环境所进行流行病学调查，调查该患者发病的"来龙去脉"，主要内容包括核实诊断，确定发病时间、地点、方式，追查传染源、传播途径或发病因素，确定疫源地的范围和接触者。采取紧急措施如隔离消毒、检疫接触者和采取宣传教育等措施以防止或减少类似病例发生。个案调查一般无对照，因而在病因研究方面作用不大。个案调查是卫生防疫实践中一项常规性的工作。

个案调查实例：1859 年冬，德国医生 Zenker 诊治了一位"伤寒"病人，该患者 20 岁、女性，旅馆服务员，圣诞节发病，元旦即卧病不起，1 月 20 日到医院就诊，一周后不治身死。尸检时 Zenker 在病人的肌肉里发现许多旋毛虫，他即到该女服务员的旅馆调查，发现该旅店老板娘几乎与该女青年同时发病。详细询问得知,1859 年 12 月 21 日该店曾宰杀过一头猪。Zenker 从剩下的猪肉取样检查,发现许多旋毛虫囊。进一步调查发现,旅馆老板和屠宰者后来也发生了同样的疾病。Zenker 从一个病例的调查开始,通过其流行病学实践,首先发现了人是怎样感染上旋毛虫的,为医学做出了贡献。

（2）生态学研究。又称为相关性研究。生态学研究是在群体的水平上研究某种因素与疾病之间的关系,以某人群亚群体为观察和分析的单位,通过描述不同人群中某因素的暴露状况与疾病的频率,采用相关分析方法分析该暴露因素与疾病之间的关系。反映疾病指标可以是发病率、死亡率等;暴露也可以用人群相关指标来测量,例如人均烟草消耗量、人均脂肪摄入量等。生态学研究可分为生态比较研究（ecological comparison study）和生态趋势研究（ecological trend study）两种类型。生态比较研究比较在不同人群中暴露水平与某疾病的发病率或死亡率的关系（见图 5-2）。生态趋势研究系指在不同时间内,连续观察一个人群平均暴露水平的改变和某疾病的发病率、死亡率变化的关系（见图 5-3）。

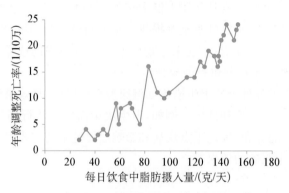

图 5-2   不同国家或地区居民饮食中脂肪摄入量(克/天)与女性乳腺癌死亡率(1/10 万)的关系

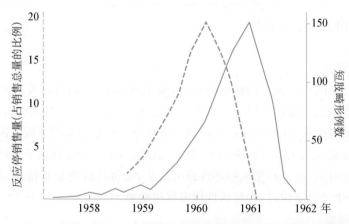

图 5-3   西德 1958—1962 年期间反应停销售量与短指畸形病例数

生态学研究以亚群为单位地(如国家、城市、学校等)收集疾病和健康状况以及某暴露因素的资料,不是以个体为单位,这是生态学研究的最基本特征。该类研究虽然能通过描述不同人群中某因素的暴露与疾病频率来分析该因素与疾病的关系,但无法得知个体的暴露与效应(疾病)间的关系。生态学研究是从许多因素中探索病因线索的一种方法,然而其提供的信息是不完全的,只是一种粗线条的描述性研究。

（3）现况研究。现况调查是最常用的描述性研究方法,其原理和方法,本章重点介绍现况调查的基本概念和设计方法。

二、现况研究

1. 现况研究的概念

现况研究是指在特定时间内,对特定范围内的人群,以个体为单位收集和描述人群的有关变量(因素)与疾病或健康状况分布特征的方法。由于现况研究在某一时点或某一较短时间内收集人群的暴露或疾病情况,故又称为横断面研究(cross-sectional study)。现况研究一般调查疾病的患病情况,以患病率作为结果分析指标,因此又称为患病率研究。

2. 现况研究的类型

现况研究有两种类型,即普查和抽样调查。

(1) 普查,即全面调查,是指在特定时间对特定范围内的人群中每一个成员都进行调查或检查。特定时间应该较短,甚至指某个时点。特定范围是指某个地区或某种特征的人群。一次普查可以同时调查多种疾病或异常特征。一般要求有比较简易的检测方法,对检查发现的异常者或病人有进一步的诊治措施。由于普查所花的人力、物力和财力较大,因此还需考虑可行性。

优点:①通过疾病普查,理论上能找出目标人群中的全部病例,因此可以做到疾病的早期发现和早诊断;②没有抽样误差;③给调查对象普及医学卫生知识。

局限性:①由于工作量大,不易细致而影响工作质量,可能有漏诊和误诊发生;②不适用于患病率低、无简便易行诊断手段的疾病,如果设备、人力、财力等不足会影响检查的速度与精确性;③耗费较大的人力物力和高成本;④只能获得患病率资料,而无法得到发病率数据。

(2) 抽样调查。抽样调查是指从某个目标人群中抽取一部分有代表性的人群作为调查对象,对所组成的样本人群进行调查,并以该人群调查的结果来反映目标人群的特征,这是一种以样本人群信息来推断总体特征的方法。

抽样调查的前提是样本要有代表性。随机抽样和足够的样本含量是保证样本代表性的基础。随机抽样是指总体或目标人群中每一个对象都有同等机会被选入作为研究对象。与普查相比,抽样调查的调查人数较少,可以节省时间、人力和物力,调查工作可以做得更细致。但是,抽样调查仅适合患病率较高、变异程度低的疾病调查,否则所需的样本含量很大,如果一项抽样调查的样本含量大于总体的75%,还不如直接进行普查。另外抽样调查的设计、实施与资料分析均比普查要复杂。

3. 现况研究的设计与实施

现况研究一般涉及较多的研究对象和工作人员,因此,良好的设计方案是现况研究成功的关键。在现况研究设计中,样本代表性是结果能够推论的前提,足够样本量和避免各类偏倚是成功的重要条件。

(1) 明确研究目的、选择研究类型。根据研究所提出的问题,明确该次调查所要达到的目的,然后根据研究目的选择研究类型。如为了对某种疾病进行早期发现和早期诊断,需用普查。如仅需了解某疾病或健康状况的分布特征,可以采用抽样调查。

(2) 选择研究对象。根据研究目的,确定目标人群,包括人口学特征、地区和时间范围,如确定某地区年龄大于 35 岁以上的成年人为调查对象,同时应确定研究对象的入选标准和排除标准。

(3) 确定样本大小和抽样方法。如采用抽样调查,需要确定调查所需的样本含量,样本量过多或过少都不合适。影响抽样调查样本含量的主要因素有:①预期现患率(p):现患率越高,样本含量就越小;②对调查结果精确性的要求:容许误差(d)越大,所需样本含量就越小;③要求的显著性水平(α):α 值越小,即显著性水平要求越高,样本含量要求就越大。

① 样本含量估计:

ⅰ. 对患病率调查时,当患病率不是太小或太大,即 $n \times p > 5$ 或 $n \times (1-p) > 5$ 时,样本含量可用以下公式估计:

$$n = \frac{pq}{\left(\dfrac{d}{z_\alpha}\right)^2} = \frac{z_\alpha^2 \times pq}{d^2} \tag{5-1}$$

式中，n 为样本含量；p 为预期患病率，$q = 1 - p$；d 为容许误差，一般用 p 的比例表示，如 $d = 10\% \ p$。

当 $\alpha = 0.05$ 时，$z = 1.96 \approx 2$，则式(5-1)可转化成：

$$n = 400 \times \frac{q}{p} \tag{5-2}$$

ⅱ. 患病率比较低时，不符合二项分布，宜采用 Poisson 分布的原理估计样本含量，可查阅相关的流行病学参考书。

ⅲ. 计量资料样本含量的估计可以用下式估计：

$$n = \left(\frac{U_\alpha \sigma}{\delta}\right)^2 \tag{5-3}$$

式中，σ 为总体标准差；μ 为总体均数，通常用样本均数(x)和标准差(s)替代；δ 为允许误差。

样本量估计时，还应考虑实际调查时的失访率，适当增加样本含量。

② 抽样方法。抽样可分为非随机抽样和随机抽样，前者如典型调查，一般常用在社会学调查或对特殊人群调查，其结果不能推论到总体。随机抽样要求遵循随机化原则，即保证总体中每一个对象都有同等机会被选入作为研究对象，以保证样本的代表性。在流行病学研究中一般采用随机化抽样方法。

常见的随机抽样方法有单纯随机抽样、系统抽样、分层抽样和整群抽样。

● 单纯随机抽样　单纯随机抽样也称简单随机抽样，是最基本的抽样方法。从总体 N 个对象中，利用抽签或其他随机方法(如随机数字)抽取 n 个观察对象，构成样本。它的基本原则是总体中每个对象被抽到的概率相等(均为 n/N)。随机抽样一般用于总体数量不大时。

● 系统抽样(systematic sampling)。系统抽样又称机械抽样，是按照一定顺序，机械地每隔若干单位抽取一个单位的抽样方法。

例如，某镇有 10 000 户，拟抽 1 000 户，则抽样比为 $1\,000/10\,000 = 1/10$；$K = 10\,000/1\,000 = 10$。以随机数字方法在第一组 10 户(1、2、…、10)中抽取样本户，假如为 6，以后则每隔 10 户抽取一户，组成的样本为 6、16、26、…、9 996 样本户。

系统抽样的优点有：a. 事先不需要知道总体内的单位数。例如想抽取一年中所有新生儿的一个样本，不必准确了解一年中新生儿数量，但可以根据估计而确定抽样间隔(K)；b. 在人群现场易进行，例如可按户或按门牌号，调查员可以间隔 K 户调查一户，这比单纯随机抽样要容易；c. 样本是从分布在总体内部的各部分的单元中抽取的，分布比较均匀，代表性较好。

系统抽样的缺点是假如总体各单位的分布有周期性趋势，而抽取的间隔恰好是其周期或其倍数，则可能使样本产生偏性。例如疾病的时间分布、季节性调查因素的周期性变化等，如果不能注意到这种规律，就会使结果产生偏倚。

● 分层抽样(stratified sampling)。先将总体的单位按某种特征分为若干层，然后再从每一层内分别进行单纯随机抽样，组成一个样本。分层可以提高总体指标估计值的精确度，它可以将一个内部变异较大的总体分成一些内部变异较小的层(次总体)。在选择分层特征变量时，使层内个体变异越小越好，层间变异则越大越好。分层抽样比单纯随机抽样所得到的结果准确性更高，组织实施也更方便，而且它能保证总体中每一层都有个体被抽到。分层抽样除了能估计总体的参数值，还可以估计各个层内的情况，因此在人群研究经常采用分层抽样技术。

● 整群抽样(cluster sampling)。将总体分成若干群组，抽取其中部分群组作为观察单位组成样本，这种抽样方法称为整群抽样。若被抽到的群组中的全部个体均作为调查对象，称为单纯整群抽样

(simple cluster sampling);若再在样本群内进行单纯随机抽样,称为二阶段抽样(two stages sampling)。

整群抽样的特点有:a. 易于组织、实施方便,可以节省人力、物力;b. 如群间差异越小,抽取的群越多,则精密度越好;c. 抽样误差较大,故样本量比其他方法要增加1/2。

● 多级抽样(multistage sampling)。在大型流行病学调查中,常常结合使用上面几种抽样方法。常把抽样过程分为不同阶段,即先从总体中抽取范围较大的单元,称为一级抽样单位(如省、自治区、直辖市),再从每个抽得的一级单元中抽取范围较小的二级单元(县、乡、镇、街道),依次类推,最后抽取其中范围更小的单元(如村、居委会)作为调查单位。

每个阶段的抽样可以采用单纯随机抽样、系统抽样或其他抽样方法。例如,要调查某城市初中生的吸烟情况,将全市中学按所处区域分为市区、城乡接合部、郊区三层,每层抽出若干学校,再在抽中的学校中,按年级分成三层,每个年级按整群抽样抽取若干班进行全部调查。在这个抽样设计中采用了单纯、分层、整群抽样技术。

(4) 确定研究内容和资料收集方法。根据研究目的,确定研究内容。现况研究需要收集有关研究对象的人口学特征、各种暴露资料和疾病患病资料。资料收集的方法主要有:①问卷调查法,调查表是现况研究询问调查收集资料的主要工具。要设计合理的问卷表,各个调查因素都要有明确的标准,对调查员进行统一培训以及建立质量控制方法。调查方法可以由调查员进行面对面访问调查,也可采用自填调查问卷或信函调查、电话访问以及网络调查等。②体格检查,按照统一标准对每个研究对象进行体格检查,可以测定身高、体重、腰围、臀围、收缩压和舒张压等指标。③生化指标检测,采集研究对象的血液或尿液等标本。在各项指标的检测或检查时,要用统一的方法和相同的评价标准。如果运用一些新调查方法,事先需要就可行性进行评价,不同的调查方法对调查人群条件有不同要求。

(5) 现况研究资料整理与分析。将现况研究所获得的原始资料进行整理和分析,描述疾病或健康状况和暴露因素的分布特征,在此基础上提出病因假设。可按以下步骤进行资料整理分析:

① 原始资料的检查与核对。原始资料可能存在差错,因此,应该对原始资料进行核查,确保完整性和准确性,填补缺、漏项,删除重复,纠正错误。将数据录入电子计算机,建立数据库。

② 原始数据整理和归类。原始数据的转化,如血糖是计量资料,可以按照标准转化成计数资料:高血糖和正常血糖。按照暴露或疾病的不同特征进行分组和归纳。

③ 计算各种指标。计数资料可以计算各种率的指标如患病率、阳性率、检出率等。计量资料如身高、体重、血压、腰围等可以用集中趋势(如均数、几何均数或中位数等)和离散趋势(如标准差、四分位间距、极差等)描述。计量资料需根据数据资料分别类型,采用不同指标,例如正态分布一般采用均数和标准差,而偏态分布可用中位数和四分位间距。

如要进行不同地区、人群之间的比较,如消除年龄、性别等构成差别的影响患病率,需要对被患病率等指标进行标准化,标准化方法见相关统计学书籍。

现况研究可以根据研究对象的不同特征进行分组比较,分析暴露与疾病的关系,为病因提供线索或建立病因假设。根据研究对象是否暴露于某因素分为暴露组和非暴露组,比较不同暴露状况下患病水平的差别。也可根据是否患病分为患病组与非患病组,比较患病与非患病人群暴露水平的差别。判断两组患病率是否有差别,可以用 χ^2 检验。

如果两组患病率的差别具有统计学意义,说明暴露与疾病之间存在统计学关联。关联强度的大小估计可用现患比(Prevalence Ratio,PR)指标。

$$PR = \frac{a}{a+b} \bigg/ \frac{c}{c+d} \tag{5-4}$$

现患比表示有暴露因素的人群某种疾病的患病频率与没有暴露因素人群的患病率之比,反映暴露与疾病关系。

两组人群暴露率的比较也可以用 χ^2 检验。

关联强度可用现患优势比（Prevalence Odds Ratio，POR）

$$POR = \frac{ad}{bc} \tag{5-5}$$

现患优势比可以用来估计现患比。

三、暴发流行调查实例

暴发调查也是描述性研究的一种类型，现以 1988 年 1 月—3 月间在上海市发生的一次甲型肝炎暴发流行为例，介绍暴发调查的具体方法和实施过程。

1988 年 1 月中旬，上海市多家医院相继报告突然出现大批有发热、黄疸等相似症状的病人，由于疫情来势凶猛，引起了市民的极大恐慌。

1. 核实疫情和病原鉴定

临床调查发现，患者主要临床特征包括起病急骤、发热（占 92%）、乏力、食欲缺乏、恶心、呕吐、腹胀、肝大（占 85.4%）、尿色加深、黄疸（占 90%）；实验室检查表明 92.4% 的患者血清丙氨酸氨基转移酶大于 1 000 U；上述证据证实了引起暴发的疾病确系病毒性肝炎。血清学检查发现 95.5% 的患者抗HAV-IgM 阳性，发病一周后甲肝抗原检出率为 68.2%，因此证实为甲型肝炎暴发。研究人员一边调查，一边同时针对传染源、传播途径和易感人群三个方面积极采取扑灭疫情的综合措施。

2. 流行病学特征调查

（1）地区分布调查。发病主要限于 12 个城区，占全市发病总数的 94.9%，各区疫情上升和流行曲线基本一致。11% 的家庭有至少 1 人发病，8% 的家庭有 2 人或以上同时发病。

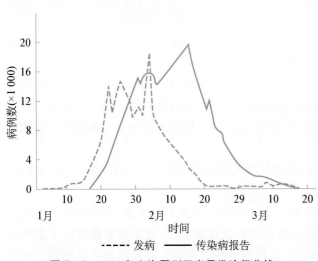

图 5-4　1988 年上海甲型肝炎暴发流行曲线

（2）时间分布调查。12 个区同时于 1 月 14 日发病数上升，2 月 1 日达顶峰，疫情上升曲线呈锯齿形，由三个流行高峰构成，顶峰分别在 1 月 20 日、1 月 25 日和 2 月 1 日，流行波持续 30 天，自 2 月 2 日起疫情迅速下降（见图 5-4）。

（3）人间分布调查　年龄分布以 20~29 岁罹患率最高，30~39 岁次之，40 岁以上者较低；职业分布以工人和职员为主；发病率男女之比为 1.26∶1。此次暴发前，上海市居民血清甲肝抗体检测结果表明，20~39 岁抗体阳性率低于 50%，即一半以上对甲肝病毒（HAV）易感，这与该年龄组发病率最高相吻合；甲肝抗体阳性率随年龄的增加而上升，40岁以上抗体阳性率高达 90% 以上，与这次 40 岁以上年龄组发病率显著低下也是一致的。

3. 暴发原因与成因分析

对于甲型肝炎，可排除空气传播，只考虑水源和食源两种传播途径的可能。

（1）水源因素调查。对供应 12 个城区的自来水厂的管网水和出厂水样进行水质检查，浊度、细菌总数、大肠埃希菌三项指标均符合卫生标准；不同水厂供水范围与地区罹患率无差别；市区居民无饮生水习惯；本市大学生和士兵均饮用上述水厂的自来水，但其罹患率与往年相仿，明显低于城区居民。据此可排除水源因素的可能。

（2）食源因素调查。推测能引起如此大面积短时间内疾病暴发的食物应具有以下特点：①上市面广，销售量大；②上市范围和时间比较集中；③有被 HAV 污染的可能，以生食或半生食为主；④上市时间与暴发时间相隔约一个甲型肝炎平均潜伏期。经过查阅资料和个案调查，考虑可疑的食物包括咖师瓜、螺蛳、毛蚶等。通过配对病例对照研究分别调查了它们与甲型肝炎间的关系，均因未发现统计学联系而基本排除；而毛蚶的 OR 值达 11.81，χ^2 值为 442.34，$P < 0.01$，此外，非配比病例对照研究和前瞻性研究也发现了毛蚶和甲型肝炎间的联系。与此同时还获得了其他证据，包括毛蚶上市高峰与甲型肝炎发病高峰相隔一个甲型肝炎的平均潜伏期，1988 年 1 月 4 日市政府下令禁止采购毛蚶一个月后发病迅速减少，市场和产地的毛蚶中均分离出相似的病毒颗粒，毛蚶鳃和内脏上清液感染狨猴成功。毛蚶可浓缩甲肝病毒 29 倍，且甲肝病毒可在其体内存活 3 个月之久。种种证据均证实了毛蚶是导致此次甲型肝炎暴发的元凶。

（3）成因调查。

① 毛蚶来源调查。市场调查发现毛蚶主要来自江苏省某县。

② 污染原因调查。从江苏卫生部门获悉，1987 年为该县甲型肝炎流行年，当地居民厕所条件较差，无粪便无害化处理设施，渔民粪便可直接污染毛蚶产地水域。

4. 死亡统计和远期观察

暴发原因调查结束后，根据医院和卫生防疫站的报表，本次暴发流行累计发病人数共 31 万，死亡 47 人，暴发期间的甲型肝炎病死率仅为 0.015%，其中 1/3 死亡者合并乙型肝炎；对 1 075 例确诊患者随访 5 年，无远期后遗症。造成经济损失近 57 亿元。

第三节　病例对照研究

一、病例对照研究概述

1. 病例对照研究的基本原理

病例对照研究是在目标人群中选择一组患有某种疾病的人（病例组）和未患该病或正常人（对照组）为研究对象，调查两组人群过去暴露于某个危险因素的情况及程度，比较两组暴露史的差别，分析该暴露因素与疾病有无关联以及关联程度的大小。病例对照研究的基本模式如图 5-5 所示。

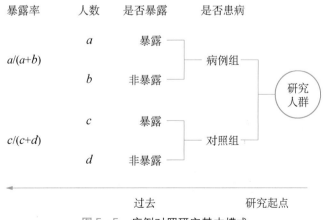

图 5-5　病例对照研究基本模式

例如,用病例对照研究分析吸烟和肺癌关系,调查肺癌病人(病例组)和非肺癌人群(对照组)过去的吸烟情况,如是否吸烟、吸烟时间、开始吸烟年龄等。通过比较两组吸烟暴露比例的差别,分析吸烟是否与肺癌有关联。如果肺癌组的吸烟比例 $a/(a+b)$ 大于对照组的吸烟比例 $c/(c+d)$,并且该差异具有统计学意义,说明吸烟与肺癌有关联。对于一个有统计学意义的关联,还可以分析关联强度的大小。如果两组的暴露率差别没有统计学意义,则说明该暴露因素与疾病无关。

2. 病例对照研究的特点

(1)属于观察性研究方法。在病例对照研究中,所调查的暴露因素是客观存在的,研究过程中没有人为干预因素,因此病例对照研究属于观察性研究方法。

(2)属于回顾性研究(retrospective study)。病例对照研究从研究起点研究对象是否患有某种疾病出发(分组),调查过去(一般指病例组发病之前若干时间),而非目前的暴露情况。在时间顺序上,病例对照研究是逆向的;在因果关系的顺序上,是"由果究因"的研究,因此,病例对照研究又称可为回顾性研究。

(3)设立对照组。不同于现况研究,病例对照研究按研究时是否患病分为病例组和对照组,通过将病例组的暴露比与对照组的暴露比进行对比分析,方能得出结果。

(4)以暴露比为分析指标。通过比较病例组和对照组的暴露比或暴露水平分析暴露与疾病的关系和关联强度。一般而言,病例对照研究结果可以检验某暴露因素与疾病的关系,但是在证实暴露与疾病的因果关系上的力度较弱。

二、病例对照研究的设计与实施

1. 明确研究目的

病例对照研究的主要作用是检验病因假说,筛选病因。根据病例对照研究前是否存在假设,可分为两种类型:

(1)检验性病例对照研究。一般在描述性研究的基础上,初步形成一个或多个病因假设之后,再用病例对照研究方法来检验这个(些)假设是否成立。如,在现况研究中,发现吸烟者肺癌患病率高于非吸烟者,以此建立吸烟可能是肺癌的危险因素这一假说,可以进一步用病例对照研究方法检验这一假说是否正确。

(2)探索性病例对照研究。在某些研究中,事先没有形成明确的假设,如病因不明疾病、新发疾病的病因研究,全基因组水平上遗传变异标志的筛选等。可以对与疾病可能有关的内、外环境因素和遗传易感性因素进行调查,最后筛选有统计学关联的因素。例如,对一次食物中毒的调查,可以从有关的食物种类或生活方式等方面逐一筛选可能与疾病发病有关的因素。又如,全基因组关联分析往往利用基因芯片,检测几十万甚至是百万个单核苷酸多态标志的基因型分布,从中筛选出与疾病相关的遗传标志。在探索性病例对照研究中,由于涉及候选因素较多,因此在统计分析中需要进行多重校正,否则易出现假阳性错误。

2. 选择研究对象

病例对照研究的研究对象包括病例和对照两组人群。选择的基本原则是病例样本能代表总体中该病的病例,对照能代表产生病例的人群。

(1)病例的选择。病例是指研究时已经患病或出现研究结局的人。如研究疾病,需要有统一的、明确的诊断标准,以减少错误分类的偏倚。该标准尽可能采用国内或国际统一标准,以便使研究结果与他人的结果进行比较,而且要考虑病例的患病部位、病理学类型、疾病分期以及年龄、性别、种族、职业等因素分布特点。病例也可以是出现某种研究结局的人,如发生交通事故的司机等,因此病例对照研究不仅仅用于医学研究,也可以对其他社会现象发生原因进行探讨。

① 病例的来源。主要有两种:医院病例和社区病例。

医院病例:以一家或多家医院的住院或门诊中已明确诊断的病人组成病例组。其优点是简便易行,节省经费。缺点是代表性差,易产生选择偏倚。

社区病例:从一项现况调查结果或该地区疾病发病或死亡监测资料中获得病例,也可以是其中的一个随机样本。社区病例的优点是代表性好,研究结果容易推论到总体。但前提是该地区需具有完善的疾病监测系统或近期已开展过该疾病的现况调查,已发现患病的人群。

② 病例的类型。根据病例的存在情况,通常有三种类型病例:

新发病例:是指最近确诊的病例。由于从发病到诊断而进入研究的时间短,新发病例不易受存活因素的影响,暴露史的回忆比较容易且可靠,因此新发病例是病例对照研究首选的病例类型。但是要获得足够的新发病例样本,所需时间可能较长。

现患病例:是指过去发病,但现在还存活的病例。现患病例易受生存因素的影响,而且有些暴露可能不断发生改变,而导致不能得到发病前准确的暴露资料。但是由于现患病例数量多,资料易获取,因此常被利用。

死亡病例:死亡病例的暴露信息只能通过调查死者家属或亲戚、朋友而获得,因此,资料准确性差,一般不建议使用。但是如果可以查阅死亡病例的历史资料如职业与病历等记录而获得暴露史,其准确性还是比较好的。

(2) 对照的选择。对照是指研究时不患所研究疾病或未出现研究结局的人,包括其他病人和健康人。如采用其他病人作为对照,要求"其他疾病"与所研究疾病没有病因联系。如研究胃癌时,胃溃疡病人不能作为对照。对照人群要有代表性和可比性。

对照的来源要求与病例来自同一人群。一般情况下,对照的来源取决于病例的来源。因此根据病例和对照的来源,病例对照研究分为两种类型:

① 人群为基础的病例对照研究(population-based case-control study)。以某地区自然人群中的全部病例或其中一个代表性样本组成病例组,在该地区人群未患该病的人群中选择对照。其优点是代表性高,不易发生选择偏倚。

② 医院为基础的病例对照研究(hospital-based case-control study)。以一家或多家医院中的某病病人作为病例组,以医院内其他疾病的病人作为对照组。采用这种方法选择病例和对照比较方便,但是代表性可能较差。需要注意,对照人群所患的疾病与所研究疾病不能有病因联系或有共同病因。

(3) 病例与对照的匹配。作为对照组,与病例组相比要有可比性。要获得有可比性的对照,通常采用匹配(matching)的方法。匹配是指根据病例的主要非研究因素的分布,选择相应的对照人群,使得对照组人群在这些因素(匹配因素)上的分布与病例组一致。通过匹配,可以增加病例组与对照组的可比性,控制外部因素,消除非研究因素对研究结果的影响,也可以提高研究效率。常见的匹配因素有年龄、性别、居住地、社会经济状况等。匹配因素选择要慎重。一旦某因素作为匹配因素后,就无法分析该匹配因素与疾病的关系。匹配因素的数量不宜过多,一般不大于 4 个,每个因素的匹配条件不宜太严格,否则会造成对照选择困难。匹配的类型有两种:群体匹配和个体匹配。

① 群体匹配:又称为成组匹配或频数匹配。在选择对照时,要求对照中匹配因素上的分布与病例中的分布整体上一致。例如病例组中男性病人为 55%,则选择的对照组中,男性比例也要求为 55%。这种设计方法称为成组的病例对照研究(grouped case-control study)。

② 个体匹配:即根据每一个病例的匹配因素分布情况,选择与该病例匹配因素分布相同或相近的对照,组成对子。病例和对照以个体为单位进行匹配,如 1:1、1:2、1:3、…1:R 比例匹配,这种设计方法又称为匹配病例对照研究(matched case-control study),其中 1:1 匹配又称为配对。R 与统计学功效呈正相关,当 R>4 以后,所增加的统计功效已不明显,因此一般 R≤4。扩大对照组的数量或增

大 R 值,可以在同样病例数的条件下(如病例数量受限),提高研究效率。

3. 估计样本含量

通常病例对照研究也是样本研究,也需要有足够的样本量。病例对照研究的样本含量主要取决于以下因素:①所要研究因素在病例组中的估计暴露比(P_2)或该因素的估计联系强度,如相对危险度(RR)或比值比(OR)值;②所研究因素在对照人群中的估计暴露比(P_1);③统计学检验假设所允许犯假阳性错误的概率(α),即检验的显著性水平;④统计学假设所允许的假阴性错误的概率(β),($1-\beta$)为检验效能或检验把握度。样本含量还与设计类型(如成组设计和配对设计),病例与对照的比例等有关。

对于成组设计,病例与对照数量相等时的样本含量可以采用下式计算:

$$n = \frac{(U_\alpha \sqrt{2\overline{P}\,\overline{Q}} + U_\beta \sqrt{P_1 Q_1 + P_2 Q_2})^2}{(P_2 - P_1)^2} \qquad (5-6)$$

式中,U_α 与 U_β 分别为 α 与 β 的正态离差,可查表获得。α 和 β 是由研究设计所要求的精确度和把握度来决定,一般取 $\alpha = 0.05$,$\beta = 0.1$ 或 $\beta = 0.2$。

P_1 和 P_2 分别为对照组与病例组的估计暴露比,

$$q_1 = 1 - P_1 \qquad q_2 = 1 - P_2 \qquad (5-7)$$

$$\overline{P} = (P_1 + P_2)/2 \qquad \overline{q} = 1 - \overline{P} \qquad (5-8)$$

实际工作中,P_1 和 P_2 值则可通过查阅文献或预调查获得。

其中,P_2 也通过 OR 和 P_1 用下式计算而求得:

$$P_2 = (OR \times P_1)/(1 - P_1 + OR \times P_1) \qquad (5-9)$$

【例 5-1】 一项关于乙型肝炎与肝细胞癌关系的病例对照研究,通过文献复习得 $P_1 = 0.15$,即一般人群或对照人群中的乙肝暴露比,乙肝的比值比(OR)为3,要求 $\alpha = 0.05$(双侧),$\beta = 0.10$,求样本含量 n。利用式(5-5)~式(5-7)计算如下:

$$P_2 = (3 \times 0.15)/(1 - 0.15 + 3 \times 0.15) = 0.346$$
$$q_2 = 1 - 0.346 = 0.654$$
$$q_1 = 1 - 0.15 = 0.85$$
$$\overline{p} = (0.15 + 0.346)/2 = 0.248$$
$$\overline{q} = 1 - 0.248 = 0.752$$

查正态分布界值表得:$Z_\alpha = 1.96$;$Z_\beta = 1.282$。

将上述各项数值代入式(5-5),得 $n = 100$,即病例组与对照组分别约需 100 人。

4. 收集资料

病例对照研究实施时,除了收集姓名、年龄、性别、住址、民族、职业等一般人口学资料外,更重要的是收集可疑的暴露因素如吸烟、饮酒、饮食、其他生活习惯、疾病史、家族史等资料。应根据研究目的选择相应的研究因素(变量),研究内容力求精简扼要,研究因素并不是越多越好。确定的研究因素(变量)都应有明确和统一的标准。

病例对照研究主要调查过去(病人发病前)的暴露史资料,可以采用问卷表访问调查、信函与电话调查,查询相关医疗记录等形式收集资料。病例与对照需采用相同的调查方法进行调查,调查实施时要进行质量控制。

三、资料整理与分析

1. 病例对照研究数据分析的一般步骤

经过原始数据的核查、编码、数据录入、数据库建立后，可以进行数据分析。病例对照数据分析的一般步骤如下：

（1）描述性统计。对研究对象包括病例和对照人群的一般特征如年龄、性别、职业以及疾病类型等分布进行描述。检验病例组和对照组除了研究因素之外的非研究因素的分布是否一致，以分析两组间的均衡性。可以采用相应的统计学显著性检验方法来完成。

（2）病例组与对照组暴露比差别的比较。比较病例组与对照组之间有关因素的暴露比的差别，如存在统计学差别，则说明该暴露与疾病有关联。

（3）联系强度的估计。如果暴露因素与疾病存在关联，计算关联强度的大小。

由于不同的设计类型，资料分析方法也不同。以下分别就成组设计和配对设计的病例对照研究资料分析方法。

2. 成组设计的病例对照研究数据分析

成组设计的病例对照研究资料，如果暴露因素是计数资料，结果可以整理成如表 5-1 所示形式。

表 5-1 病例对照研究资料整理表

	暴露	非暴露	合计
病例组	a	b	$a+b=n_1$
对照组	c	d	$c+d=n_0$
合计	$a+c=m_1$	$b+d=m_0$	$a+b+c+d=n$

（1）病例组和对照组暴露比差别的显著性检验。对于计数资料，一般可用四格表的成组 χ^2 检验或校正的 χ^2 检验公式进行统计学检验，以此来分析病例组与对照组间的暴露比是否有统计学差别。

$$\chi^2 = \frac{(\mid ad - bc \mid - n/2)^2 \times N}{n_1 n_0 m_1 m_0} \tag{5-10}$$

如果 $\chi^2 > 3.84$，则 $P < 0.05$；$\chi^2 > 6.63$，则 $P < 0.01$。

如果两组暴露率的差别有统计学意义，说明该暴露因素与疾病的关联不是由于抽样误差造成的，该暴露与疾病有关。对于暴露因素为计量资料，按照数据条件，采用 t 检验、方差分析或秩和检验进行统计学检验。

（2）联系强度的计算。描述暴露与疾病的联系强度指标通常用相对危险度（RR）。RR 是指暴露人群的发病率或死亡率与非暴露人群的发病率或死亡率之比。但是，RR 一般在队列研究才能计算。在病例对照研究中，因不能计算发病率而无法直接计算 RR，故用比值比（odds ratio，OR）来估计相对危险度。

OR 是指病例组和对照组的暴露比值之比，简称比值比。比值（odds）是指某事件发生（暴露）与未发生（非暴露）的概率之比。因此，病例组和对照组的比值分别为

病例组的比值：

$$\frac{a}{a+b} \bigg/ \frac{b}{a+b} \tag{5-11}$$

对照组的比值：

$$\frac{c}{c+d} \Big/ \frac{d}{c+d} \tag{5-12}$$

因此，OR 值可由下式计算

$$OR = \frac{\dfrac{a}{a+b} \Big/ \dfrac{b}{a+b}}{\dfrac{c}{c+d} \Big/ \dfrac{d}{c+d}} = ad/bc \tag{5-13}$$

OR 的 95％可信区间估计可用 Miettinen 法采用下式计算：

$$OR^{(1\pm1.96/\sqrt{x^2})} \tag{5-14}$$

式中，x^2 为不作连续性校正的 χ^2 值。

OR 值的意义：当 $OR = 1$ 时，表示暴露与疾病危险无关联；$OR > 1$，说明该暴露因素是一个危险因素，OR 值越大，危险度也越高；当 $0 < OR < 1$，说明该暴露因素是一个保护因素，OR 值越小，保护作用越高。

【例 5-2】 Doll 和 Hill 在 1950 年报告吸烟与肺癌关系的病例对照研究，结果如表 5-2 所示。

表 5-2　吸烟与肺癌的成组病例对照研究结果

	吸烟/人	不吸烟/人	合计/人
肺癌组	688	21	709
对照组	650	59	709
合计	1 338	80	1 418

(1) 用 χ^2 检验比较肺癌组和对照组吸烟暴露比有无统计学差异

$$\chi^2 = \frac{(688 \times 59 - 650 \times 21)^2 \times 1\,418}{1\,338 \times 80 \times 709 \times 709} = 19.13$$

自由度 $v = 1$，$P < 0.01$

(2) 计算比值比 OR：

$$OR = \frac{688 \times 59}{650 \times 21} = 2.97$$

(3) 计算 OR 值的 95％可信限，可用 Miettinen 法计算：

$$2.97^{(1\pm1.96/\sqrt{19.13})} = 1.83 \sim 4.90$$

上述研究结果表明，吸烟与肺癌发病有关，吸烟者患肺癌的危险性是非吸烟者的 2.97 倍，95％可信区间在 1.83～4.90 之间。

3. 暴露分级资料的分析

在病例对照研究调查时，如暴露资料是计量资料或分级资料，可以按照不同暴露水平分成多个有序的暴露等级，这种资料可以分析不同暴露水平与疾病的关联程度，以分析剂量反应关系。剂量反应关系是因果关系推断的重要依据。病例对照研究的分级暴露资料可以整理成如表 5-3 所示的形式。

表 5-3　病例对照研究分级暴露资料整理表

	暴露分级						合计
	0	1	2	3	...	i	
病例组	a_0	a_1	a_2	a_3	...	a_i	n_1
对照组	b_0	b_1	b_2	b_3	...	b_i	n_0
合计	m_0	m_1	m_2	m_3	...	m_i	n

以下实例说明病例对照研究分级资料分析的过程。

【例 5-3】1956 年 Doll 和 Hill 调查了男性吸烟与肺癌的关系,结果如表 5-4 所示。

表 5-4　男性每日吸烟支数与肺癌的关系

	每日吸烟支数				合计
	0~	1~	5~	15~	
病例组	2	33	250	364	649
对照组	27	55	293	274	649
合计	29	88	543	638	1 298
χ^2 值	—	9.74	17.17	28.18	
OR	1	8.10	11.52	17.93	
OR 值 95%CI	—	2.18~30.13	3.62~36.68	6.00~48.90	

以未暴露或暴露程度最低的为参照组,分别与其他各组组成四格表,计算 χ^2 值、OR 值及其 95%CI。

本例结果显示,随着吸烟量的增加,OR 值也随之增加,呈现剂量反应关系。这种剂量反应关系当然也存在抽样误差,有无统计学意义需要采用 χ^2 趋势检验(具体方法见统计学书籍)。病例组和对照组分布的 χ^2 检验,即 $R \times C$(行列表)的 χ^2 检验不能代替趋势检验。

4. 配对设计的病例对照研究数据分析

配对病例对照研究设计中,按照匹配的条件,每个病例与其相应的对照组成对子,在数据分析时,以对子而不是个人形式出现。根据每对对子中病例和对照的暴露情况(有或无),就有 4 种可能的情况:①病例和对照均有暴露的对子数为 a;②病例无暴露,对照有暴露的对子数为 b;③病例有暴露,对照无暴露的对子数为 c;④病例和对照均无暴露的对子数为 d。根据上述结果,可以把资料整理成表 5-5。需要注意的是,配对设计的病例对照研究资料一般不能拆除成组资料分析,这样会降低统计效率。

表 5-5　配对病例对照研究资料结果整理表

对照	病例		合计
	暴露	非暴露	
暴露	a	b	$a+b$
非暴露	c	d	$c+d$
合计	$a+c$	$b+d$	n

(1)显著性检验　采用配对检验,即 McNemar 公式:

$$\chi^2 = \frac{(b-c)^2}{b+c} \qquad\qquad (5-15)$$

（2）计算比值比

$$OR = c/b \qquad\qquad (5-16)$$

（3）OR 值的 95%CI　运用式（5-14）。

【例 5-4】调查了 93 对男性食管癌病人和对照人群的吸烟情况,结果如表 5-6 所示。

表 5-6　93 对男性食管癌病人和对照人群的吸烟史

对照	食管癌		合计
	吸烟	非吸烟	
吸烟	55	6	61
非吸烟	26	6	32
合计	81	12	93

$$\chi^2 = \frac{(b-c)^2}{b+c} = \frac{(26-6)^2}{26+6} = 11.28$$

$$自由度\ \upsilon = 1,\ P < 0.01$$

$$OR = c/b = 26/6 = 4.33$$

$$OR^{(1\pm1.96/\sqrt{\chi^2})} = 4.33^{(1\pm1.96/\sqrt{11.28})} = 1.84 \sim 10.18$$

本例研究结果表明,男性吸烟者患食管癌的危险性是非吸烟者的 4.33 倍,95% 的可信区间范围为 1.84~10.18。

四、病例对照研究中常见偏倚及其控制

1. 选择性偏倚

由于研究对象与非研究对象间的特征有系统区别而产生的系统误差,包括入院率偏倚、现患病例-新发病例偏倚、检出症候偏倚等。

（1）入院率偏倚（admission rate bias）,又称 Berkson 偏倚（Berkson bias）,是在选择医院就诊或住院患者作为研究对象的病例对照研究中,由于不同疾病的入院率的差异所造成的偏倚。设计阶段宜尽量随机选择研究对象,在多个医院选择对象等方法可以减少偏倚发生。

（2）现患病例-新发病例偏倚（prevalence-incidence bias）,又称奈曼偏倚（Neyman bias）。如果调查对象选自现患病例,即存活病例,无法调查那些因病情较轻已经痊愈的病人,也无法调查那项因病情较重已死亡的患者,所得到的信息可能只与存活有关,而未必与该病的发病有关,从而高估了某些暴露因素的病因作用。另一种情况是,某病的幸存者改变了生活习惯,从而降低了某危险因素的水平,或当他们被调查时夸大或缩小了病前生活习惯上的某些特征,得到某一因素与疾病的关联。导致病例对照研究与队列研究(采用的是新发病例)结果的差异。调查时明确规定纳入标准为新发病例,可减少此类偏倚。

（3）检出症候偏倚（detection signal bias）。病人常因某些与致病无关联,但该因素会引起某些症候的发生,促使患者及早就医,从而提高了该病的检出率,致使过高地估计了该因素与疾病的关联。一个典型的例子是 1975 年 Ziel 所做的妇女服用复方雌激素与子宫内膜癌关系的病例对照研究。服用复方雌激素的妇女因导致阴道出血而就医,故被发现有早期子宫内膜癌的机会增多。从而得出复方雌激素

与子宫内膜癌有关联的错误结论,其 OR 值为 9.8。持反对意见的人对同一所医院肿瘤科和妇科中患子宫内膜癌的病例重新做了调查,发现服用雌激素的病例中有 79% 为早期病例,而在未服用者中只有 58%,说明了偏倚的存在。在收集的病例中同时包括早、中、晚期病人,则检出病例中此类暴露的比例会趋于正常,偏倚因此得到纠正。

2. 信息偏倚

在收集整理资料过程中由于测量暴露或结局的方法有缺陷造成的系统误差,包括回忆偏倚、调查偏倚、错误分类偏倚等。

(1)回忆偏倚(recall bias)。关于病例组和对照组人群对某些因素既往的暴露状况,主要是通过询问获得的,由于被调查者回忆既往暴露时,其真实性或完整性受到发生时间久远等因素因素的影响,导致的研究结果偏离真实。回忆偏倚的产生与调查时间和事件发生的时间间隔、事件的重要性、被调查者的构成以及询问的技术有关。充分利用客观的记录资料,以及选择不易为人们所忘记的重要指标做调查,并重视问卷的提问方式和调查技巧,有助于减少回忆偏倚。

(2)调查偏倚(investigation bias)。调查偏倚可能来自被调查对象及调查者双方。病例与对照的调查环境与条件不同,或者调查技术、调查质量不高或差错,以及仪器设备的问题均可产生调查偏倚。例如,病例在医院调查,而对照在家调查;调查者对病例和对照的态度不同;有意无意地诱导调查对象以符合设计的病因假设(有人称诱导偏倚);病例组的病人可能为了解释他们的疾病,从而过度报告他们的暴露等,均可导致调查偏倚。

控制措施:尽量采用客观指征,选择合适的人选参加调查,认真做好调查技术培训,采取复查等方法做好质量控制,检查条件尽量一致,尽量在同一时间内由同一调查员调查病例和对照,使用的检测仪器精良,使用前应校准,严格掌握试剂的要求等均可望减少此类偏倚。

3. 混杂偏倚

混杂偏倚(confounding bias)是指暴露因素与疾病发生的相关(关联)程度受到其他因素的歪曲或干扰。导致混杂偏倚产生的因素称为混杂因素,它是疾病的危险或保护因素,并且与所研究的暴露因素存在某种关联。混杂的本来含义是"混合掺杂"(mixing together),这里是指暴露因素对疾病的独立效应与混杂因素的效应混在一起,造成对暴露因素效应的估计偏倚。病例对照研究遇到很多混杂因素不易识别、不易确定。

控制措施:在设计时利用限制研究对象、配比和随机化分组等方法来控制混杂偏倚;资料分析阶段,可采用分层分析或多因素分析等方法处理混杂因素的影响。

五、病例对照研究在病因研究中的优点和局限性

病例对照研究是疾病病因研究中最常用的方法。在病因研究中,与其他方法相比,有优点,也有局限性。在结果推论时,应注意这些特点。

1. 病例对照研究的优点

(1)病例对照研究所需的时间短,人力、财力、物力均较节省,较易组织实施。

(2)适用于少见病甚至是罕见疾病的病因研究。通过扩大对照的数量,在同样病例数的条件下,可以提高研究的效率,因此适合病例数较少的疾病的病因研究。例如青年女性阴道腺癌的病因学研究采用 1:4 配比的方法,通过对 8 例阴道腺癌病例和 32 例对照的调查,发现母亲孕期服用己烯雌酚与青年女性阴道腺癌有关。

(3)适用于潜伏期较长疾病的研究。从致病因素作用于人体(致病)到在临床上出现症状、体征(发病)的整个时期为潜伏期。如潜伏期很长,较难采用前瞻性的队列研究方法。但是病例对照研究可以从现在已患病的病例出发,回顾性地调查过去的暴露情况,来探讨有关暴露因素与疾病的关系。

（4）一次病例对照研究可以分析多个因素与一种疾病的关系。一次病例对照研究可以调查多个暴露因素，分析这些因素与疾病之间的关系，因此可用于病因筛选。病例对照研究在恶性肿瘤、心脑血管疾病、糖尿病等慢性病、病因不明疾病的调查中有非常重要的作用。

2. 病例对照研究的局限性

（1）样本代表性差，易产生选择偏倚。特别是医院为基础的病例对照研究。

（2）暴露资料准确性差，易产生回忆偏倚。病例对照研究中要调查的暴露资料是过去的暴露状况，准确性可能不高。

（3）不适合暴露比很低的人群研究。

（4）一般无法计算发病率和 RR 值，只能用 OR 值来估计关联强度。所以其做出因果关系结论的力度较弱。

（施　榕）

第六章

药物临床试验

药物临床试验是创新药研发的最后、最关键阶段,通过随机对照临床研究(RCT),不仅可以提供新药有效性和安全性的直接依据,决定新药能否获得美国食品和药品管理局(FDA)、国家食品药品监督管理局(CFDA)等药品注册管理机构的批准上市。而且,作为循证医学最高级别的RCT,研究结果尚可提供最佳治疗策略的依据,通过科学、客观的研究提供强有力、有价值、高质量的循证医学证据指导临床实践。因此,药物临床试验已成为近50年来医药科学领域的重要进展之一,并且日益受到关注。

第一节 概 述

一、定义

不同于药物的临床前研究,药物临床试验是指任何在人体(包括患者或健康志愿者)中开展的药物的系统性研究,以了解、证实或发现试验药物在人体中的药理和/或其他药效学方面的作用、不良反应和/或吸收、分布、代谢及排泄等情况,最终确定试验药物在临床上的有效性和安全性。

二、相关法规

临床试验管理规范(Good Clinical Practice,GCP)是设计、实施、记录和报告涉及人类对象参加的临床试验的国际性的伦理和科学质量的标准。其核心包括两个方面,首先,最为重要的核心是在临床试验中必需遵守赫尔辛基宣言原则,充分保障受试者的权利、安全和健康,临床试验中对受试者权利、安全和健康的保障永远是放在第一位要考虑的,超过对科学利益的追求。通常,伦理委员会和知情同意是保障受试者权益的重要措施。从伦理角度,要开展一项临床试验的基本原则应是:预期的获益超过或等于潜在的危险。其次,通过临床试验中质量控制和质量保障体系的建立,保证临床试验的数据质量,确保试验结果的科学、客观和公正,即保证研究的科学性。

1996年在日本召开的ICH会议中制订了ICH-GCP指导原则,其目的是为欧盟、日本和美国提供统一的标准,以促进这些管理当局在其权限内相互接受临床数据。ICH-GCP指导原则的制订,考虑了欧盟、日本、美国、澳大利亚、北欧国家、加拿大和世界卫生组织(WHO)现行版的GCP。

我国的《药品临床试验管理规范》(试行)于1998年3月发布,于1999年9月1日正式实施。2003年9月1日,我国重新颁布并改名为《药物临床试验质量管理规范》。我国药物临床试验质量管理规范的制订,参照了WHO和ICH的临床试验指导原则,整体要求基本与国际接轨。在我国开展的任何药物临床试验,必需遵守《药物临床试验质量管理规范》。对于注册为目的的药物临床试验,尚需遵守《中华人民共和国药品管理法》、《中华人民共和国药品管理法实施条例》、《药品注册管理办法》等法规。

三、临床试验的分期

在人体中开展的药物临床试验可分为Ⅰ、Ⅱ、Ⅲ、Ⅳ期。各期别的临床试验的研究内容和目的,各不相同。其中,Ⅰ、Ⅱ、Ⅲ期临床试验是药物上市前的研究,通过这些研究了解药物进入体内的吸收、分布、代谢和排泄过程,探索药物的有效剂量和疗程,最终确证药物对目标适应证的有效性和安全性。通常,在药物的临床研发阶段是按步骤、有逻辑的推进并实施各期临床试验,总体策略是由探索和描述性为目的的研究,逐渐转变为假设检验为目的。Ⅳ期临床试验属于药物上市后的临床研究。

1. Ⅰ期临床试验

Ⅰ期临床试验为新药在人体中开展的早期人体试验,包括耐受性试验和药代动力学研究。Ⅰ期临床试验通常在健康志愿者中进行。但对抗肿瘤药等毒性较大的药物,往往以患者作为研究对象。通过Ⅰ期临床试验,可以了解人体对药物的耐受程度和药物在人体内的吸收、分布、消除的规律,为制定后续临床试验的用药剂量、用药方案等提供科学依据。

人体耐受性试验(clinical tolerance test)是人体的安全性试验,其主要目的是观察人体对受试药物的耐受程度,确定人体对新药的最大耐受剂量及其产生的不良反应。

人体药代动力学研究(clinical pharmacokinetics)是通过观察药物及其代谢物在人体内的含量随时间变化的动态过程,了解试验药物在人体内的吸收、分布、生物转化及排泄过程的规律。这一过程主要通过数学模型和统计学方法进行定量描述,其基本假设是药物的药效或毒性与其浓度有关。

2. Ⅱ期临床试验

Ⅱ期临床试验通常是首次在目标适应证患者中开展的早期临床试验,其目的通常为初步评价药物的安全性和有效性,并进行相应的探索,为药物的后续临床试验提供依据。概念验证试验(Proof-of-concept,POC)和剂量探索(dose finding)试验一般都属于Ⅱ期临床试验范畴。对一个真正的创新药而言,在临床试验早期,往往需要进行一系列的探索性试验,这些试验需有清晰和明确的目标,可以根据具体的研究目的,采用多种形式,包括随机盲法对照临床试验。

3. Ⅲ期临床试验

Ⅲ期临床试验是确证性试验阶段,通常,此时以假设检验为目的,在足够样本量的目标适应证患者群体中进一步验证药物的有效性和安全性,评估获益和风险,最终为药物注册申请的审查提供充分的科学依据。Ⅲ期临床试验一般应为具有足够样本量的随机盲法对照试验。

4. Ⅳ期临床试验

Ⅳ期临床试验是新药在获准上市后开展的临床研究。其主要目的是考察新药在上市后广泛使用条件下的不良反应和疗效,也包括一些针对特殊人群的药物评价研究等。应该注意到,药物的研究并不仅局限在上市前,对于药物的整个生命周期而言,上市后的研究也至关重要。如一些发生频率较低的药物不良反应,在前三期有限样本量的临床试验中可能无法观察到,但在上市后扩大人群的应用后可能会出现,通过Ⅳ期临床试验可帮助筛查。这些研究将会对监管机构如何评估药物的获益和风险,采取合适的监管措施,指导临床实践,提供有价值、重要的科学依据。

四、多中心临床试验

多中心临床试验指由一个中心的主要研究者总负责,多个中心的研究者合作,按同一个试验方案同时进行的临床试验。多中心试验可以在较短的时间内入选所需的病例数,且入选的病例范围广,临床试验的结果更具代表性。

多中心临床试验必须在统一的组织领导下,遵循一个共同制定的试验方案完成整个试验。各中心试验组和对照组病例数的比例原则上应与总样本的比例相同。多中心试验要求各中心的研究人员采用相同的试验方法,试验前对人员统一培训,试验过程要有监控措施。当主要指标可能受主观影响时,各中心需进行统一培训和一致性检验。当主要指标在各中心的实验室的检验结果有较大差异或参考值范围不同时,应采取相应的措施,如:统一由中心实验室检验。而且,在双盲多中心临床试验中,盲底是一次产生的。

多地区多中心试验指在不同国家或地区中心按统一的方案同时进行的临床试验。由于不同国家或地区间的种族、临床实践等存在差异,有可能对临床研究结果的解读产生较大的影响。在临床试验设计上应提前对这种差异进行预估,并在临床试验方案中预先规定将采用的用以分析不同国家地区结果差异性/一致性的统计方法。

第二节　临床试验设计的基本考虑

药物临床试验的主要目标是探索并确证风险/效益比可接受的安全有效的药物,在此过程中同时也确定了可能获益的特定对象、目标适应证及合适的用法、剂量和疗程。由于Ⅲ期临床试验是以假设检验为目的的确证性试验,通常是根据研究目的,通过足够数量的受试者(样本)来研究药物对疾病进程、预后等方面的作用,因此,临床试验设计时需考虑诸多因素,如临床前期的研究依据(药理学、毒理学、药代动力学、药学、制剂学等)、临床流行病学、临床诊断学、临床治疗学(包括新药在临床治疗学中的可能定位)、医学伦理学、相关法规和生物统计学等,并应用统计学原理对试验相关的因素做出合理、有效的安排,最大限度地控制混杂与偏倚,减少试验误差,提高试验质量,并对试验结果进行科学的分析和合理的解释,确保试验结果科学、可信。本节对临床试验设计中的主要方法和技术环节作简单介绍。

一、研究目的和研究人群

1. 试验目的

在设计一项临床试验前,确定试验的目的非常重要。药物临床试验往往是证明或回答有价值的临床问题,作为研究者应该很清楚地知道研究所需回答的临床问题是什么。同一药物,如试验目的不同,试验方案设计(包括受试人群、对照选择等)也会随之改变。比如,同一 PPI 制剂,一项研究评估其治疗消化性溃疡的疗效和安全性;另一项研究是了解其与胃黏膜保护剂合用是否可进一步提高消化性溃疡的愈合率,虽然为同一药物治疗同一疾病,但目的不同,对照的选择上也不同,前者可考虑用另一已上市的 PPI 制剂作对照,后者则应考虑用研究药物直接对照。再如,评估阿德福韦(ADV)治疗慢性乙肝初治患者疗效和安全性的研究与其治疗拉米夫定(LVD)耐药患者的研究,由于目的不同,试验的目标受试人群也是不同的。需提醒的是,在设定试验目的时,应注意与立题依据、新药临床定位联系、反映药物特点。

2. 适应证的确定和受试者的选择

一般而言,新药适应证的确定取决于临床前动物药效学试验的结果。同一种药物,可以用于治疗不同的疾病,如作为抑酸药的 PPI 制剂可用于治疗与酸过度分泌相关的胃食管反流病、消化性溃疡等,但尽管如此,在进行临床试验前,也需获得相应药效学试验提供的充足依据。

通常,临床试验中的目标受试人群取决于治疗的适应证和试验目的。方案设计时应规定合适的入选、排除、剔除标准。目标受试人群应根据指南符合临床公认的诊断标准和临床治疗学原则。如在慢性乙型病毒性肝炎的各国指南中，除了病毒学和血清学指标外，均把 ALT>2 倍 ULN（正常值范围上限）作为临床抗病毒治疗的指征；对 ALT<2 倍 ULN 者，则肝脏组织学检查提示中度以上炎症或肝纤维化才作为临床抗病毒治疗的指征。因此，在进行慢性乙型病毒性肝炎抗病毒新药的临床研究中，入选标准的制定应满足临床治疗学原则。排除标准的设定除了临床试验中常规应排除的情况外，尚应根据药物的已知特点或不良反应设定具有特异性及合理性的排除标准。如某一新药，在前期的研究中发现该药可能会造成嗜睡的不良反应，那么在排除标准中应针对这一不良反应专门排除某些情况，如需排除长时间驾驶或从事高空作业者，以避免一旦入选这类患者，可能导致的严重不良后果。对研究者而言，入选/排除标准的设定尚需考虑临床的实际情况及可操作性。

二、随机化和盲法

在临床试验的设计、执行、分析评价过程中可能会产生干扰疗效和安全性评价的系统误差，称为偏倚。由于偏倚会影响疗效、安全性评价结果，甚至影响临床试验结论的正确性，因此在临床试验的全过程中必须尽可能地控制偏倚的发生。随机化和盲法是临床试验中控制偏倚的重要措施，两者结合，可有效避免受试者分组时的选择偏倚。

1. 随机化

随机化是临床试验的基本原则，其目的是使各种影响因素（包括已知和未知的因素）在处理组间的分布趋于相似。临床试验中随机化原则的体现，在于临床试验中每位受试者均有同等的机会被分配到试验组或对照组中的过程或措施，而不受研究者和/或受试者主观意愿的影响。

随机化的方法，一般采用区组随机化法或分层随机化法。当受试者的入组随时间有所变化时，区组随机化是临床试验所必需的，这样有助于减少季节、疾病流行等客观因素对疗效评价的影响。区组的大小要适当。有时也可设定 2 个或多个区组长度，或采用中央随机化系统，以尽可能减少分组的可预测性。如果药物的效应会受到一些预后因素（如受试者的年龄、性别、疾病严重程度等）影响时，应考虑采用分层随机化，以保持层内的组间均衡性，如：考虑性别因素，男性:女性受试者的比例为 2:1。当临床试验中必须要考虑多个分层因素时（通常不建议设计过多的分层因素），可采用"动态随机"来实现分层随机化。在动态随机化中，已入组的受试者特征将影响下一个受试者的组别，系统将根据各层面上的组间均衡性决定受试者的随机化组别。

随机化的方法和过程应在试验方案中阐明，但随机化的细节（如区组长度等）不应包含在试验方案中。随机分配表应是一份独立的文件，以记录受试者的处理安排。随机分配表应具有重现性。试验用药物将根据随机分配表进行编码，在临床操作中，要求研究者严格按照药物的编码顺序入组受试者，任何偏离，都应该如实记录。

2. 盲法

事实上，临床试验的偏倚可能来自于临床试验的各个阶段、各方面人员。由于可能已经知道随机化分组信息，研究者可能选择性入组受试者、受试者可能改变心理状态，从而导致疗效与安全性的评估出现偏倚。盲法是保证临床试验中各方人员对随机分组"不知情"的重要措施。

根据设盲程度的不同，盲法分为双盲、单盲和非盲（开放）。双盲临床试验，是指参与临床试验的所有人员，包括受试者、研究者、申办者等对随机分配到试验组或对照组均不知情，处于"盲态"。如是安慰剂对照的研究，为保证双盲临床试验的实施，试验药和安慰剂对照药在剂型、外形、大小、颜色、气味、口味等都必须一致。如是阳性药对照的研究，而试验药和阳性对照药无法保持一致，则可采用"双模拟"技巧来保证双盲的实施，此时，试验用药物除了包括试验药和阳性对照药外，还需要同时包括试验药和阳性对照药各自的模拟剂（安慰剂），试验组的受试者接受试验药＋阳性对照药模拟剂治疗，而对照组受试者则接受试验药模拟剂＋阳性对照药治疗。单盲临床试验是指与临床试验的所有人员中仅受试者对随机分配到试验组或对照组不知情,处于"盲态",而其他人员则知情。开放性临床试验中,所有人员都可能知道处理分组信息。

临床试验的设盲程度,应综合考虑药物的应用领域、评价指标和可行性。原则上应尽可能保持双盲。但当双盲难度大或根本不可行时(例如,手术治疗与药物治疗的对比研究),可考虑单盲临床试验,甚至开放性研究,但在方案中需详细说明无法进行双盲或盲法的理由,此外,方案中还须有控制偏倚的具体措施。一般情况下,当临床试验中的主要指标为主观指标时,应采用双盲,如神经、精神类药物的临床试验采用量表评价效应、用于缓解症状(过敏性鼻炎、疼痛等)的药物等。如临床试验中的主要指标为客观性强、采用中心实验室数据时,可以接受单盲。在一些以"生存时间"为主要评价指标的临床试验中(如抗肿瘤药物),可以接受开放性研究。

需注意的是,在盲法的药物临床试验中,如果出现严重不良事件而影响受试者后续治疗时,为保障受试者的安全和权益,可考虑对该受试者进行紧急揭盲。但在方案中应详细规定紧急揭盲的条件、流程和人员等,以及紧急揭盲后尽可能对整体试验保持盲态的措施。

三、试验设计的类型

临床试验的设计类型包括平行组设计、交叉设计、析因设计和成组序贯设计,以平行组设计最为常见。

1. 平行组设计

平行组设计是最常用的临床试验设计类型,可为试验药设置一个或多个对照组,试验药也可设多个剂量组。对照组可分为阳性或安慰剂对照。阳性对照一般采用按所选适应证的当前公认的有效药物。

2. 交叉设计

交叉设计是按事先设计好的试验次序,在各个时期对受试者逐一实施各种处理,以比较各处理组间的差异。交叉设计是将自身比较和组间比较设计思路综合应用的一种设计方法,它可以控制个体间的差异,同时减少受试者人数。如最简单的交叉设计是 2 种药物 2 个阶段的形式,又称 2×2 交叉设计,对每个受试者安排两个试验阶段,分别接受 A、B 两种试验用药物,而第一阶段接受何种试验用药物是随机确定的,第二阶段必须接受与第一阶段不同的另一种试验用药物。因此,每个受试者接受的药物可能是先 A 后 B(AB 顺序),也可能是先 B 后 A(BA 顺序)。由于每个试验阶段的用药可能对后一阶段产生延滞效应。因此,需有足够长的洗脱期以消除其延滞效应。两阶段交叉试验中,每个受试者需经历如下几个试验过程,即准备阶段、第一试验阶段、洗脱期和第二试验阶段。多种药物多个阶段的交叉设计也是经常用到的。交叉设计多见于 Ⅰ 期临床试验。

3. 析因设计

析因设计是通过试验用药物剂量的不同组合,对两个或多个试验用药物同时进行评价,不仅可检验每个试验用药物各剂量间的差异,而且可以检验各试验用药物间是否存在交互作用,或探索两种药物不同剂量的适当组合。常用于复方研究。设计时,需考虑两种药物高剂量组合可能带来的毒副反应。

4. 成组序贯设计

成组序贯设计常用于有期中分析的临床试验中。适用于下列三种情况:①试验药与对照药的疗效相差较大,但病例少且临床观察时间较长;②怀疑试验药物有较高的不良反应发生率,采用成组序贯设计可以较早终止试验;③试验药与对照药的疗效没有差别,采用成组序贯设计也可以因无效而较早终止试验。因此,成组序贯设计一般用于创新药物的临床试验。成组序贯设计是把整个试验分成若干个连贯的分析段,每个分析段病例数可以相等也可以不等,但试验组与对照组的病例数比例与总样本中的比例相同。每完成一个分析段,即对主要指标(包括有效性和安全性)进行分析,一旦可以做出结论即停止试验,否则继续进行。其优点是当试验药与对照药间确实存在差异时,或试验药与对照药不可能达到统计学意义,可较早地得到结论,从而缩短试验周期。

四、对照组和比较的类型

1. 对照组

临床试验中设立对照组的目的是为了判断受试者治疗前后的变化是由试验药物引起的,还是由其他原因引起。同一个临床试验可以采用一个或多个类型的对照组形式,需视具体情况或试验目的而定。临床试验中较常用的主要为安慰剂对照和阳性药对照。

安慰剂对照可以检测受试药的"绝对"有效性和安全性,以确定受试药本身是否有肯定的治疗作用。需指出的是,并不是每一个含安慰剂的试验都是安慰剂对照临床试验,如与阳性药对照时采用的双模拟技巧。由于有伦理方面的担心,安慰剂对照常用于轻症/功能性疾病、无已知有效药物治疗的疾病。在安慰剂对照的研究中,由于研究者会担心患者一旦随机分入到安慰剂组可能会得不到有效的治疗(事实上此时试验组是否有效也未知),因此,在实际操作中可能会挑选病情相对较轻的患者入组,造成选择偏倚。阳性药对照通常无伦理方面的担心,这种对照只能提供试验药与阳性对照药在疗效和安全性方面的相对差异,无法提供试验药的"绝对"有效性和安全性。阳性对照药必须选择已在国内上市且被广泛应用,而且,应是治疗领域中学术界公认的、对所研究的适应证疗效最为肯定并且是最安全的金标准治疗药物,通常,阳性对照药原有的用法与用量不得任意改动。如治疗消化性溃疡的新药临床研究中,应选择已上市具有相同治疗适应证的 PPI 作为阳性对照药。

2. 比较的类型

临床试验中比较的类型,按统计学中的假设检验可分为优效性检验、等效性检验和非劣效性检验。在临床试验方案中,需要明确试验的目的和比较的类型。

优效性检验的目的是显示试验药的治疗效果优于对照药,包括:试验药是否优于安慰剂;试验药是否优于阳性对照药;或剂量间效应的比较。通常,在安慰剂对照的研究中,必须是优效性设计,以说明试验药的疗效确实是显著优于安慰剂的。等效性检验的目的是确认两种或多种治疗的效果差别大小在临床上并无重要意义,即试验药与阳性对照药在疗效上相当。而非劣效性检验目的是显示试验药的治疗效果在临床上虽不劣低于阳性对照药,但该差异在临床可接受范围内(基于对阳性对照药疗效上的认识,从而间接说明试验药在疗效上是优于安慰剂的)。试验中所选择的比较类型,应从临床角度考虑,并在制定试验方案时确定下来。

值得注意的是,在采用阳性对照的等效或非劣效临床试验应保证试验的检定灵敏度(Assay Sensitivity),试验设计必须考虑以下方面:

(1)阳性对照有效性的既有证据(historical Evidence of Sensitivity to Drug Effects,HESDE)。既往试验已明确显示本次非劣效试验中采用的阳性对照或与其类似的药物优于安慰剂,且随时间迁移,药效灵敏度基本维持稳定。

(2)阳性对照药物效应的稳定性(Constancy Assumption,CA)。采用非劣效试验设计时要尽可能地确保本次临床试验在受试人群、合并治疗方法、疗效指标的定义与判定、阳性对照的剂量、耐药性以及统计分析方法等诸多因素方面与既往研究一致。

(3)良好的试验质量(Good Quality Study,GQS)。试验质量上的缺陷在非劣效试验中有利于非劣效结论的成立,并且试验质量越差,越易于得出错误的非劣效结论。

五、样本量

临床试验中所需的样本量应具有足够大的统计学检验把握度,以确保对所提出的问题给予可靠的回答,同时也应综合考虑相应法规对样本量的最低要求。样本的大小通常以试验的主要指标来确定。一般而言,在样本量的确定中应该说明以下相关因素,包括设计的类型、主要指标的明确定义(如在降压药的临床试验中应明确说明主要指标是从基线到终点的血压改变值,或试验终点的血压达标率)、临床上认为有意义的差值、检验统计量、检验假设中的零假设和备择假设、Ⅰ类和Ⅱ类错误的概率以及处理脱落和方案违背的方法等。在以事件发生时间为主要指标的生存分析中,根据统计学检验把握度直接得到的试验所需事件数。在此情况下需要根据事件发生率,招募速度以及招募时间推算试验所需样本量。

样本量的具体计算方法以及计算过程中所需用到的主要指标的统计量(如均值、方差、事件发生率、疗效差值等)的估计值应在临床试验方案中列出,同时需要明确这些估计值的来源。在确证性临床试验中,上述统计量的确定主要依据已发表的资料或探索性试验的结果来估算,其中所选择的疗效差值还应大于或等于在医学实践中被认为是具有临床意义的最小疗效。根据监管部门的要求,第Ⅰ类错误概率一般设定为双侧 0.05。在非劣效检验等单侧检验中,第Ⅰ类错误概率一般设定为 0.025。此外,如果试验设计中存在多重性的问题时,应考虑对Ⅰ类错误率进行必要的控制,以保证试验的总体Ⅰ类错误率低于 0.05。第Ⅱ类错误概率一般情况下设定为 0.1 或 0.2。

六、研究终点和观察指标

一般而言,临床试验中的研究终点包括主要研究终点和次要研究终点。观察指标则通常是根据与试验目的相符的研究终点而设定的能反映药物有效性和安全性的观察项目。观察指标须在设计方案中有明确的定义和可靠的依据,临床试验实施过程中不允许随意修改。

1. 主要研究终点和主要观察指标

主要研究终点是在一项临床试验中可以反映药物有效性或安全性获益的评价指标,通常是与试验主要研究目的有本质联系。主要研究终点可以采用药物治疗后反映疾病进展、预后的理想终点,也可以采用替代终点。在以检验假设为目的的Ⅲ期临床试验中,主要研究终点用于临床试验的样本量估计,其是否达到预期的统计学假设是衡量一项临床试验结论是否成立的重要依据,也是判断试验成败与否的关键因素。通常情况下,一项临床试验往往只有一个主要研究终点,用于评价药物的疗效、安全性或生存质量。若一个主要研究终点不足以说明药物效应时,可采用两个或多个主要研究终点,这时方案中应详细描述。

主要观察指标根据主要研究终点而设立,为能确切反映药物有效性或安全性的指标。主要观察指标应根据试验目的选择易于量化、客观性强、重复性高,并在相关研究领域已有公认标准的指标,包括其详细定义、测量方法、统计分析模型等,都必须在试验设计阶段充分考虑,并在试验方案中明确规定。对方案中主要观察指标任何的修改,均应谨慎,并在揭盲前完成,揭盲后不允许对主要观察指标进行任何修改。

2. 次要研究终点和次要观察指标

次要研究终点通常是指与临床试验的次要研究目的相关的、可间接反映药物有效性或安全性获益的评价指标,或与临床试验主要目的相关的支持性指标。在试验方案中,次要观察指标也需明确定义,并对这些指标在解释试验结果时的作用以及相对重要性加以说明。与主要研究终点不同的是,在一个临床试验中可以设计多个次要指标,而且只要主要研究终点达到预期的统计学假设,即使一项或多项次要研究终点未达到预期的统计学假设或临床获益并不显著,也不影响临床试验的结论。

3. 复合终点

有时,在某些疾病的临床试验中,很难用单一的主要观察指标来判断药物的疗效和安全性,当临床疗效需要通过多个指标综合评价时,可按预先确定的计算方法,将多个指标组合构成一个复合指标,也称为复合终点。临床上采用的量表(神经、精神类、生活质量量表)就是一种复合指标。将多个指标组综合成单一复合指标的方法需在试验方案中详细说明。主要观察指标为复合指标时,复合指标中有临床意义的单个指标,将单独进行分析。

当采用量表进行疗效评价(如精神类药物或中国传统医药),应该采用国际或领域内公认的量表。采用自制量表时,需提供效度、信度和反应度的研究结果。没有对效度、信度和反应度进行过研究,或者效度、信度和反应度都很低的量表不能作为临床试验的主要疗效指标。

值得注意的是,当临床试验中使用复合终点时,尽管事件发生率可能增加,但解释试验结果时尤其需要合理、谨慎。例如,在审查大量使用复合终点的心血管疾病研究时,轻、中度重要的终点在患者中有较高的发生率,研究结果可能显示治疗的某些好处,包括如一些统计终点可能是患者都觉得并不重要的生物变量,但是,对真正致命或非常重要的终点则无法显示治疗的获益。又如,在研究一种治疗肝性脑病的新疗法时可能会有这样的复合终点:死亡率、减少住院次数、减少开支、提高生活质量、改善心理测试和血氨降低。尽管死亡率、减少住院次数、开支和生活质量并无改善,但表面上看,心理测试改善和血氨降低可以反映出药物的效果,研究结论将是在包括死亡率、住院情况、开支和生活质量的复合终点中新疗法使患者显著受益。虽然这个结论在统计上正确无误,但临床医生和病人并不认为这项治疗有真正的效果,因为新疗法并没有体现出改善临床结局的优势。因此,复合终点的价值值得商榷。

4. 理想终点和替代终点

一种新药对疾病治疗的真正临床价值,在于新药是否能阻止疾病进展、改变其自然史、改善临床结局或转归。那么,能反映疾病进展、与疾病自然史和转归相关的终点事件称为理想终点(硬终点),如对心脑血管疾病而言的冠心病、心肌梗死、心力衰竭、脑卒中的发生率,对慢性肝脏疾病而言的肝硬化、肝癌的发生率,对肿瘤或终末期或重症疾病的死亡率、生存率等,都是相关临床试验中的理想终点。如果一种新药被证明对这些理想终点有明确的获益,其临床价值很容易被医生和患者接受。因此,对于一项临床试验而言,主要研究终点的重要组成部分应尽可能包括死亡率、生存率、并发症等真正的终点事件。需注意的是,在一些以评估安全性为主要目的的临床试验中,理想终点也可以是某个安全性事件是否显著减少。

然而,由于疾病的进展往往需要很长的时间,要花费数年或数十年去评估一个新药对理想终点的获益,在实践中往往不可行,因此,在临床试验的很多时候,会采用替代终点,来间接反映临床获益。例如降压药物的临床获益,常被认为是减少或延迟"终点事件"(心脑血管事件)的发生,但若要评价"终点事件"发生率,则需要长时间的观察。在实际中,降压药的临床试验,采用替代指标"血压降低值/血压达标"来评价药物的疗效,因为临床研究和流行病学都证明,将"血压"控制在正常范围内,可以降低"终点事件"的发生。选择替代指标为主要研究终点,可以缩短临床试验期限,但也存在一定的风险。药物在替代指标上的优良表现并不一定代表药物对受试者具有长期的临床获益,同时替代指标获益不明显也并不意味一定无长期临床获益。例如,在抗肿瘤药物早期临床试验中,"无进展生存时间"等指标被作为"总生存时间"的替代指标被广泛使用,但其与总生存时间的关联性在不同的肿瘤临床试验中并不一致。通常,一个好的替代终点,需具备下述特点:①指标与临床获益的关联性和生物学合理性;②在流行病学研究中该指标对临床结局的预测价值;③临床试验的证据显示:药物对该指标的影响程度与药物对临床结局的影响程度一致。

研究终点的选择是临床试验最关键的因素。通常,在临床试验中,采用不同强度的终点作为主要研究终点,其价值和意义是不同的。例如,对于肝硬化患者而言,死亡是最重要的终点,而实验室检查中的微小变化则是最弱的终点(见下表)。一种新药如能降低肝硬化患者的死亡率,其临床价值和意义是巨大的,但如只能改善患者的某些指标如血氨,其价值就显得有限了。

肝硬化患者临床研究中研究终点的强度：临床医生和患者的角度

并发症	终点强度分类				
	Ⅰ级：死亡	Ⅱ级：关键终点	Ⅲ级：主要终点	Ⅳ级：中等强度终点	Ⅴ级：轻度强度终点
静脉曲张	死亡率	减少出血的发生	减少资源（血液制品，内窥镜）生活质量 费用	HVPG	内镜征象
腹水	死亡率	减少对穿刺的需求	费用及生活质量	肾功能	肾素活性
肝性脑病	死亡率	减少住院治疗肝性脑病的需要	费用及生活质量	心理测试，扑翼样震颤	心输出量 血氨 EGG

缩写：EGG，脑电图；HVPG，肝静脉压力梯度

七、安全性评价

药物的安全性是临床试验中另一重要的考核指标，通常，试验期间定期监测不良事件和常规实验室指标，是方案设计中安全性评价的基本要求。此外，尚须结合药物的临床前药理毒理试验结果及国外临床试验结果，注重观察动物实验提示的毒性作用及特殊靶器官损害。例如，在恩替卡韦的临床前研究中，发现动物肺部发生肿瘤，因此，在其临床研究中加做胸片，以监测这种情况是否会在人体中出现。安全性指标设定中也应重视同类药物可能出现的毒性作用，如线粒体损伤是核苷（酸）类抗病毒药物的共性安全隐患，在进行相应临床研究时，应注意监测 CPK、淀粉酶等反映线粒体损伤的相应临床指标。临床试验设计阶段，对于一些明确预期的且发生率较低的不良事件，建议在样本量设计过程中，对其最低的检出可能性（概率）予以考虑（例如疫苗研究）。

在临床试验中，与安全性评价相关的两个重要概念需了解：

不良事件（Adverse Event，AE）：是指在临床试验中发生的任何不良医学事件。

严重不良事件（Serious Adverse Event，SAE）：是指在临床试验中发生的需住院治疗、延长住院时间、伤残、影响工作能力、危及生命或死亡、导致先天畸形等事件。临床试验中一旦发生 SAE，应在 24 小时内报告给药物临床试验管理机构、伦理委员会、申办者、省市国家食品药品监督管理局安监处、国家食品药品监督管理局安监司（CFDA）。每例 SAE 的报告，必须有首次报告和总结报告。报告的内容：严重不良事件发生时间、持续时间、结束时间，严重不良事件类型（导致死亡、危及生命、需住院治疗或住院时间延长（计划外住院）、导致伤残或丧失工作能力、导致先天畸形以及重要的医学事件），与研究产品的关系（肯定有关，很可能有关，可能有关，可能无关，肯定无关，无法判定），SAE 的转归，针对 SAE 采取的紧急治疗措施，发生 SAE 过程的详细病程描述。

需指出的是，无论是 AE 或 SAE，可能与试验用药物存在因果关系，也可能不存在因果关系，在判定因果关系时需谨慎、客观。

事实上，对于一些发生频率较高的不良反应，随机对照试验同样也可以提供有关干预措施的安全性信息。但由于临床试验大多规模较小、疗程往往较短等原因，一些罕见的、重要的不良反应很难在试验阶段被发现。这些罕见的不良反应和某些后果只能在更长期、更大样本量的暴露中被发现。

八、混杂因素的考虑

临床试验中往往有很多的混杂因素干扰试验的结果，严重的可导致临床试验的失败，因此，在方案

设计时应充分考虑到这些混杂因素的影响并努力控制。例如,有的试验中因合并用药而影响了新药的疗效和安全性评价,尤其在抗纤维化药和保肝药的临床研究中,由于病因治疗是整体治疗的重要组成部分,一旦研究发现有明显的治疗效应,那么这些治疗效应是联合治疗的结果还是单药治疗的结果就很难鉴别。有时,这些混杂因素与疾病本身有关。对慢性病毒性肝炎而言,基线时的病毒载量、ALT 水平、既往抗病毒治疗史、基因型、病毒变异状况等都可能影响最后新药的疗效结果;是否戒酒是酒精性肝病(ALD)药物临床研究的重要影响因素;非酒精性脂肪性肝炎的临床研究可能更为复杂,伴随的代谢综合征(MS)状况、针对 MS 的治疗状况、饮酒与否、基础治疗、生活方式的不同改变状况等,均可能导致研究结果的严重偏倚。

九、统计分析和数据管理

在临床试验方案设计中,统计分析和数据管理是重要的内容,应详细制定统计分析计划。统计分析计划应包括的内容:

1. 对整个临床试验研究设计的简要描述

包括临床试验的目的、研究设计类型、入选排除标准、样本例数的确定、随机化方法、盲法种类及盲态审核过程,同时指出研究中主要指标和次要指标的定义、疗效判断的标准、统计分析集的规定,以及在资料整理过程中对缺失值和离群值的处理、分组情况等内容。

2. 统计分析方法的描述

统计分析包括对病例分布情况、基线可比性分析、主要指标分析、次要指标分析、安全性分析、合并用药情况分析等各个部分涉及的统计描述和统计推断方法。说明不同资料类型统计描述的方法和选用的统计分析模型、检验水准的规定、单侧或双侧检验以及比较的类型(优效性、等效性和非劣效性检验)等,以及进行假设检验和建立置信区间的统计学方法的选择及其理由。如果统计分析过程中进行了数据变换,应同时提供数据变换的理由和依据。还应提供所选用的统计分析软件,需注明统计软件名称及版本。

试验中采用的所有统计分析方法必须事先确定,若事后进行修改,必须说明理由。

3. 统计分析图表模板

按预期的统计分析结果列出统计分析表格模板及模拟图形,以及图表序号、标题和注释。具体的表格模板可以在附录中列出,并对分析的指标给出测量单位、等级尺度的注释和有关分组的说明。

4. 统计分析集

用于统计的分析集需在试验方案的统计部分中明确定义,并在盲态审核时确认每位受试者所属的分析集。一般情况下,临床试验的分析数据集包括全分析集(FAS)、符合方案集(PPS)和安全集(SS)。根据不同的研究目的,需要在统计分析计划中明确描述这三个数据集的定义,同时明确对违背方案、脱落、缺失数据的处理方法。在定义分析数据集时,需遵循以下两个原则:①使偏倚减到最小;②控制 I 类错误的增加。

意向性分析的原则(Intention To Treat Principle,ITT),是指主要分析应包括所有随机化的受试者。ITT 人群(Intention-to-Treat Population),是指所有随机化的受试者。ITT 分析(Intention-to-Treat Analysis),是指对所有随机化的受试者进行分析。ITT 人群中不管其随机化后是否违背方案、是否接受处理、是否有随机化后的观察结果、依从性好坏、是否完成治疗等,均包括在 ITT 人群中。利用 ITT 人群进行分析可以保持初始的随机化,防止结果偏性,从而确定试验药物在临床实践中的疗效。

全分析集(Full Analysis Set,FAS),是指尽可能接近符合意向性分析原则的理想的受试者集。该数据集是从所有随机化的受试者中,以最少的和合理的方法剔除后得到的。受试者的排除标准需要在方案中明确,对于每一位从全分析集中剔除的受试者,都应该在盲态审核时阐明,并在揭盲之前以文件形式写明。从全分析集中剔除已经随机化的受试者的原因通常包括：①严重违反研究方案：指受试者违背了重要的入选标准，及符合重要的排除标准，本不应当进行随机化；②受试者随机化之后未接受试验药物治疗；③无任何随机化后的观测数据。总之，FAS即包括没有重大方案违背，至少接受一次治疗，并至少有一次观测数据的受试者。

符合方案集(Per Protocol Set，PPS)，亦称为"可评价病例"样本。它是全分析集的一个子集，这些受试者对方案更具依从性。将受试者排除在符合方案集之外的理由应在盲态审核时阐明，并在揭盲之前用文件写明。纳入符合方案集的受试者一般具有以下特征：①完成事先设定的试验药物的最小暴露量：方案中应规定受试者服用药物的依从性达到多少为治疗的最小量。若未达到，则作为重大的违反方案而从符合方案集中剔除；②主要指标可以测定；③未对试验方案有重大的违背。

安全集(Safety Set，SS)，其选择应在方案中明确定义，通常应包括所有随机化后至少接受一次治疗的受试者。

在确证性试验的药物有效性评价时，宜同时用全分析集和符合方案集进行统计分析。当以上两种数据集的分析结论一致时，可以增强试验结果的可信性。当不一致时，应对其差异进行明确的讨论和解释。如果符合方案集中被排除的受试者比例太大，则将影响整个试验的有效性。

全分析集和符合方案集在优效性试验和等效性或非劣效性试验中所起的作用不同。在优效性试验中，应采用全分析集作为主要的分析集，因为它包含了依从性差的受试者而低估了疗效。基于全分析集的分析结果是保守的，但更接近药物上市后的疗效。符合方案集显示试验药物按规定方案使用的效果，但与上市后的疗效比较，可能高估疗效。在等效性或非劣效性试验中，全分析集的分析结果则不一定保守，因此使用时要谨慎，往往需要同时评价全分析集和符合方案集的结果。

总之，设计科学的临床试验方案，需综合考虑诸多因素。事实证明，一种新的治疗方法如得到良好随机对照试验结果的证实，就很容易被临床接受。随机对照试验在干预措施的有效性评价中最有价值。但需注意的是，新干预措施的风险/效应、成本/效应是临床首先应考虑的，当一项治疗可能造成相当大的危害或是耗资巨大的时候，其疗效不能被过分估计，因此，在临床试验中患者的预期临床获益远大于潜在危害时，其疗效才是重要的。

（茅益民）

第七章

循证医学的基本方法

第一节 循证医学与 Cochrane 协作网

一、循证医学概述

1. 循证医学的概念

循证医学(Evidence-based medicine,EBM),意为"遵循证据的医学",其核心思想是应在现有的最好的临床研究依据基础上做出医疗决策(即病人的处理,临床指南和医疗政策的制定等),同时也重视结合个人的临床经验。循证医学创始人之一 David Sackett 教授在 2000 年新版"怎样实践和讲授循证医学"中,再次将循证医学定义为"慎重、准确和明智地应用当前所能获得的最好的研究依据,同时结合医生的个人专业技能和多年临床经验,考虑病人的价值和愿望,将三者完美地结合制定出病人的治疗措施"。

循证医学与传统医学有着重要的不同。传统医学以个人经验为主,医生根据自己的实践经验、高年资医师的指导,教科书和医学期刊上零散的研究报告为依据来处理病人。这就有可能导致一些真正有效的疗法因不为公众所了解而长期未被临床采用;一些实践无效甚至有害的疗法因从理论上推断可能有效而长期广泛使用。循证医学实践既重视个人临床经验又强调采用现有的、最好的研究证据,两者缺一不可。而这种研究的依据主要强调临床研究证据。

2. 循证医学产生及发展

循证医学并非现今才有,它的渊源可追溯到古希腊时期。著名医学家希波克拉底首次在医学领域应用观察性研究,他认为医学研究不仅需要合理的理论,而且还需要依靠综合推理的经验。19 世纪中期,法国大革命后兴起了"唯结果论",主张用结果来衡量某一行为正确性。该理论在医学活动中的表现是注重临床实际效果,强调治疗手段的正确有效性必须经大量临床实践确凿证据的证实。1972 年,英国著名流行病学家 Archie Cochrane 指出,由于资源有限,临床工作者应充分利用可获得、经过证明可靠的临床研究结果,尤其利用随机对照试验证据来指导临床实践。1979 年,Archie Cochrane 又提出,应将所有有关的随机对照试验结合起来进行综合分析,并随着新的临床试验的出现不断予以更新,为临床实践提供可靠依据。到了 80 年代,许多人体大样本随机对照试验结果发现,一些过去认为有效的疗法,实际上是无效或者利小于害,而另一些似乎无效的治疗方案却被证实利大于害,应该推广。例如心血管领域的临床试验证实,利多卡因虽纠正了心肌梗死后心律失常但增加了死亡率,而 β 阻滞剂在理论上纠正心律失常不及利多卡因,但实际上却能显著降低心肌梗死的死亡和再发。1987 年 Cochrane 根据长达 20 年以上对妊娠和分娩后随访的大样本随机对照试验结果进行系统评价研究,获得了令人信服的证据,向世人揭示了循证医学的实质。他认为这些研究"成为临床研究和医疗保健评估方面的一个真正的里程碑",并指出其他专业也应该遵循这种方法。1992 年,加拿大学者 David Sackett 等在国际上正式发表文章,提出 EBM 概念。同年,在牛津大学成立了以英国已故著名流行病学家、内科医生、EBM 的奠基人之一 Archie Cochrane 名字命名的 Cochrane 中心,为 EBM 的实践提供了研究场所。1993 年,在英国成立了国际 Cochrane 协作网,协作网建立之初主要目的是收集、整理研究依据,建立资料库——Cochrane 图书馆,其后加强了方法学研究,以提高研究依据的质量,把研究得出的可靠依据应用于临床实践和医疗卫生决策,以实现 EBM,并在国际交流与合作中获得了广阔的发展空间。到目前为止,世界上已经有 15 个国家相继成立了 Cochrane 中心,包括英国、澳大利亚、美国、荷兰、挪威、南非和中国等。Cochrane 中心的目的是通过制作、保存、传播和更新系统评价,提供证据,帮助人们尽量做出合理的决策。

　　我国在 1996 年正式成立了中国循证医学中心及 Cochrane 中心,开展全国临床医生和相关专业人员的循证医学培训,并广泛组织国内、国际的合作,出版了循证医学专著及教材。在许多医学院校都开展了循证医学课程,积极推动了我国循证医学的发展,对提高医学教育水平产生了良好的效果。该学科的蓬勃发展,也无疑会推动我国医学的进步与繁荣。

　　3. 循证医学特点

　　(1)将最佳临床证据、熟练的临床经验和患者的具体情况这三大要素紧密结合在一起。寻找和收集最佳临床证据意义在于得到更敏感和更准确的诊断方法,更有效和更安全的治疗方案,力争使患者获得最佳治疗效果。掌握熟练的临床经验旨在能够识别和采用那些最好的证据,能够迅速对患者状况做出准确和恰当的分析与判断。考虑到患者的具体情况,要求根据患者的一般情况、对疾病的认知、担心程度、对治疗效果的期望程度,设身处地为患者着想,并真诚地尊重患者的选择。只有将这三大要素密切结合,临床医师和患者才能在医疗上取得共识,相互理解,互相信任,从而达到最佳的治疗效果,并改善日益紧张的医患关系。

　　(2)重视确凿的临床证据,这是和传统医学截然不同的。传统医学主要根据个人的临床经验,遵从上级或高年资医师的意见,参考来自教科书和医学刊物的资料等为患者制定治疗方案。显然,传统医学处理患者的最主要的依据是个人或他人的实践经验。当然,传统医学并非不重视证据,更不是反对寻找证据。实际上传统医学十分看重临床实践,强调在实践中寻找证据,分析证据和根据这些证据解决临床实际问题。但传统医学强调的证据和循证医学所依据的证据并非一回事。在传统医学的模式下医师通过详细询问病史、系统体格检查,并结合进行各种实验室及影像学等检查,力求从中找到有意义阳性发现,对病情做出初步判断,然后试验性地应用治疗药物,观察患者病情的变化,实验室检查的各种指标,从而获取评价治疗方法是否有效,是否可行的证据。利用这些证据,临床医师可以评估自己的处理是否恰当。如果效果不理想,则不断修正自己的处理方案。在长年累月的实践中,临床医师从正反两方面的经历中逐渐积累起临床经验,掌握了临床处理各种状况的方法和能力。这种实践仍然应该受到鼓励,这种个人的经验仍然值得重视,但此种实践存在局限性,因为它所反映的往往只是个人或少数人的临床活动,容易造成偏差,以偏概全,不可能满足现在的临床活动的需求。一些新的药物或治疗方法由于不为临床医师所了解而得不到应用;一些无效或有害的治疗方法,由于长期应用已成习惯,或从理论上、动物实验结果推断可能有效而继续被采用。例如,二氢吡啶类钙通道阻滞剂仍在一些基层医院中用来治疗慢性充血性心力衰竭,因为在理论上该药扩张动脉和静脉的作用,有助于减轻心脏的前后负荷,改善血流动力学状况;临床实践和动物实验也证实,此种作用的确可以产生有益的短期效应。但长期临床研究表明,这类药物会增加病死率,不宜作为慢性心力衰竭的基本治疗。理论上可能有效或动物实验中提示有效的治疗方法并不一定会在临床上产生相同的治疗效果。同样是上面提到的二氢吡啶类钙通道阻滞剂用于治疗急性心肌梗死患者,不但理论上是恰当的,因为此类药可扩张冠状动脉,改善心肌的灌注状态,对缺血或损伤的心肌有益;而且动物实验中也证实实验性心肌梗死动物的状况可获改善,甚至可减少死亡率。但在临床试验中已充分证实,急性心肌梗死后应用这类药物反而增加病死率。因此,一种治疗方法是否有效,必须经过随机对照临床试验的验证,仅仅根据个人或少数人的临床经验和证据,是不够的。

二、Cochrane 协作网

Cochrane 协作网是一个国际性的非营利的民间学术团体,旨在通过制作、保存传播和更新系统评价提高医疗保健干预措施的效率,帮助人们制定基于临床证据的医疗决策。从 1992—1997 年,Cochrane 协作网的主要任务是收集、整理研究依据,尤其是临床治疗的证据,建立资料库 Cochrane 图书馆,以光盘形式一年四期向全世界发行。目前,它已成为公认关于临床疗效证据最好的二次加工信息源,是循证医学实践的证据最可靠来源之一。从 1998 年起,Cochrane 协作网同时更加深入地进行方法学研究,以提高研究依据的质量,将研究依据应用于临床实践及医疗决策。目前正在加强与循证医学、卫生技术评估、上市药物后效评价等组织和研究项目的合作与相互渗透,更注重又系统评价对临床实践、政府卫生决策产生的影响,因而对循证医学的作用已更加深入广泛。

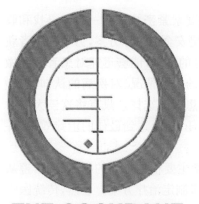

图 7-1　Cochrane 协作网标志

Cochrane 协作网标志,由一个圆形图及围绕圆形图的两个粗体同心半环图构成(见图 7-1)。圆圈中心每一横线代表一个临床试验结果的可信区间,横线越短则试验精度越高,结果越肯定。垂直线即等效线(代表 $OR=1$)将圆一分为二,可用于判断结果差别有无统计学意义,以区别治疗效果,一般来说具有疗效的试验结果分布于垂直线左侧;若横线落在垂直线右侧,则表明治疗结果无效。横线与垂直线相接触或相交,则表明该 RCT 中的不同治疗措施间差异无统计学意义。Cochrane 协作网所属成员国的 Cochrane 中心均采用此图作为中心的标志,并可对图中菱形适当变动,以体现国别和象征意义。我国的华西——中国循证医学中心的标志,最下面的菱形是个小熊猫。

这个标志取自一个真实的系统分析(meta 分析)。为了研究"氢化可的松治疗先兆早产是否有效,能否降低早产儿死亡率"这一问题,1972 至 1991 年,先后报道了七个随机对照试验结果,但这七个报道并不一致,这就给临床医生带来了困扰。这里用系统分析(meta 分析)的方法把之前的七个研究结果合并,根据上面的解释,可以看出:氢化可的松的确可降低新生儿死于早产并发症的危险,使早产儿死亡率下降 30%～50%。在没有这个系统评价之前,直至 1989 年,由于没有进行相关的系统评价分析和报道,多数产科医师并未认识到该项治疗措施的效果,成千上万的早产儿可能因其母亲未接受相应治疗而死亡,而且还耗费更多不必要的治疗费用。

这是一个典型的系统评价例子,却反映了一个普遍现象。人群这个总体是复杂多样和庞大的,所以临床研究总是抽取一部分个体作为样本来反映人群这个总体的特征。然而,样本的不同、抽取方法的不同难免会有误差,进而对研究结果产生影响,因此,对任何一个临床问题,研究结果都不可能完全相同,甚至会经常得出完全相反的结果,从而对医疗实践产生不利的影响。从这个典型的例子可以了解到,在临床医学中,由于未能根据随机对照试验制作出及时的、不断更新的系统评价而导致以生命为代价的这类例子,不胜枚举,而这正是建立统一的 Cochrane 协作网的重要意义。

第二节 临床研究的证据

循证医学是指认真、明确和明智地应用现有的最好临床研究证据(clinical research evidence),同时结合医师的个人专业技能和临床经验,考虑患者的愿望,对患者做出医疗决策。循证医学实践就是结合临床经验与最好临床研究证据对患者进行处理的过程,包括提出问题,检索证据,评价证据,结合临床经验与最好证据,对患者做出处理和效果评价5个步骤。因此临床研究证据及其质量是循证医学与循证医学实践的核心。

一、证据的来源

1. 数据库

从检索临床研究证据的角度可把数据库资源分为书目数据库和临床研究证据专用数据库。

(1)书目数据库。书目数据库既与印刷版检索工具相对应,又通过光盘和网络作为载体向用户传播信息。目前,国际上广为使用的书目数据库有 MEDLINE 和 EMBASE,国内使用范围较广的书目数据库有中国生物医学文献数据库(CBMdisc)等。

① MEDLNE。MEDLINE 数据库是由美国国立医学图书馆开发的大型生物医学文献数据库,收录1966 年至今的记录 1 100 多万条,目前收录的杂志已超过 4 000 种,每年新增记录 40 万篇。该数据库主题词标引规范,有 Evidence-based Medicine 主题词和 Cochrane 系统评价的摘要。光盘版数据库和因特网数据库均有十分丰富的检索入口,通过 PubMed(http://www.ncbi.nlm.nih.gov/pubmed)和 OVID (http://gateway.ovid.com)检索系统对 MEDLINE 数据库进行检索,不仅有专门适用于快速检索循证医学证据的过滤工具(系统预置有检索策略并提供检索条件供选择),还提供部分记录的全文超链接。从因特网检索 MEDLINE 可同时对 PreMEDLINE 和 MEDLINE 数据库进行检索,前者为每日更新,后者为每周更新。PreMEDLINE 数据库中的记录由杂志出版商提供,尚未经加工处理,待加工处理后再追加到 MEDLINE 数据库,同时从原库中删除。

② EMBASE。EMBASE 数据库由 Elsevier 公司出版,收录 1974 年以来 200 多万条记录,目前收录杂志近 4 000 种,每年新增记录 41.5 万篇。EMBASE 有树状结构词表(emtree)对主题词标引和文献检索均很有帮助。检索 EMBASE 的途径有多种,目前通过国内网站检索 EMBASE,可访问中国医学科学院医学信息研究所推出的"中国科技信息资源共享网络医学信息检索系统"(http://cbm.imicams.ac.cn)。

③ 中国生物医学文献数据库。中国生物医学文献数据库是中国医学科学院医学信息研究所开发研制的综合性医学文献数据库。中国生物医学文献数据库(CBMdisc)收录了自 1978 年以来 1 000 多种中国生物医学期刊及汇编、会议论文的文献题录,总计 260 万条以上。收录学科范围涉及基础医学、临床医学、预防医学、药学、中医学及中药学等生物医学各领域的原始研究证据和二次研究证据,光盘版在一年内对当年和上一年的数据进行多次更新。目前通过访问 http://cbm.imicams.ac.cn,也可检索"中国生物医学文献月更新数据库"。

(2)临床研究证据专用数据库。目前已有多种临床研究证据专用数据库,但其中最有影响的数据库有 Cochrane 图书馆(Cochrane Library,CL)、OVID 循证医学数据库等。这类数据库的特点是将各种临床证据集成,一次检索打开多个数据库,光盘版和网络版并存。

① Cochrane Library。Cochrane Library 由 Update software 公司出版,是临床研究证据的基本来源,其中 Cochrane 系统评价(Cochrane systematic review,CSR)数据库是国际公认的临床疗效研究证

据的最好的信息源。图书馆的主要内容包括：

● Cochrane 系统评价库（the Cochrane Database of Systematic Reviews，CDSR）（二次研究证据）。CDSR 分为系统评价全文（Completed Review）和研究方案（Protocol）两个部分。鉴于 Cochrane 系统评价是现有各种系统评价中撰写最规范、学术审核极严谨、质量保证措施十分完善的高质量系统评价，因此 Cochrane 系统评价已在世界范围内广泛传播，受到极大的关注和重视。

● 疗效评价文摘库（Database of Abstracts of Reviews of Effectiveness，DARE）（二次研究证据）。DARE 的主要内容为英国国家保健服务评价与传播中心的研究人员对已发表的系统评价（非 Cochrane 系统评价）进行收集、整理，并对这些系统评价的质量进行再评价，按规定格式做出的结构式文摘。

● Cochrane 临床对照试验中心注册库（the Cochrane Central of Register of Controlled Trials，新版本的缩写为 CENTRAL，旧版本的缩写为 CCTR）（原始研究证据）。CENTRAL 由 Cochrane 协作网（Cochrane Collaboration，CC）临床对照试验注册中心进行管理，其来源为通过手工检索和计算机检索，从医学杂志、会议论文集和其他来源收集的随机对照试验或临床对照试验记录，大多数记录有摘要。

● Cochrane 协作网方法学评价数据库（Cochrane Database of Methodology Reviews）。

● Cochrane 协作网方法学文献注册数据库（Cochrane Methodology Register）。

● Cochrane 协作网的其他相关信息（About the Cochrane Collaboration）。

● 卫生技术评估数据库（Health Technology Assessment Database，HTA）。

● 英国国家卫生服务部卫生经济评价数据库（NHS Economic Evaluation Database，NHS EED）。

② OVID 循证医学数据库。OVID 循证医学数据库由 OVID 技术公司（OVID Technologics Inc.）开发，该库与 Cochrane Library 类似，即一次检索可同时打开多个高质量的临床证据数据库，包括 Cochrane Library 中的 CDSR，DARE，CCTR 并可打开美国内科医师协会杂志俱乐部的"ACP Journal Club"数据库。

③ 中文循证医学图书馆（Chinese Evidence-based Medicine Library）。中文循证医学图书馆（中文光盘版）由中国循证医学/Cochrane 中心和当地软件公司共同开发制作，2002 年开始发行。主要内容包括：系统评价数据库、临床随机对照试验数据库、循证医学方法学数据库、卫生技术评估数据库、卫生经济学评价数据库、循证医学与临床实践数据库、《中国循证医学杂志》以及循证医学的一些相关知识与信息。

（3）网站。因特网作为一种传输速度快、交互能力强、方便可得的信息载体，是获取临床证据的主要途径。从因特网的网站除能获取一些收录临床证据的书目数据库和临床研究证据专用数据库的资源外，还能从大量的网站中获取许多临床研究的原始研究证据和二次研究证据，政府部门和学术团体等发布的有关疾病防治、诊疗指南等方面证据或信息，以及临床研究的方法学介绍等。网站资源的一大优点是网站之间的相互链接为用户查找同一类信息提供了极大的方便，以下列出部分与临床证据来源有关的网站，从这些网站提供的链接可访问到大量与此相关的网站，如 SUMSearch，TRIP Database，Doctors Desk，CRD Database 等。

2. 临床实践指南类网站

如 NGC（National Guideline Clearinghouse），NICE，CMA INFOBASE，NZGG，SIGN 等。

3. 其他

如政府/相关部门、学术团体/相关机构网站，杂志，会议论文等。

二、证据的分类

临床上的研究证据根据研究和应用的不同需要，分为不同的证据类别。如果按照所采用的研究方法分类，可分为原始研究证据和二次临床研究证据；按照研究问题又可分为病因、诊断、预防、治疗和预后的临床研究证据；按证据用户归类，则有系统评价、临床实践指南、临床决策分析、临床证据手册、卫生技术评估和健康教育资料等。

1. 原始研究证据

是直接在患者中进行的有关病因、诊断、预防、治疗和预后等研究所获得的第一手研究结果，主要包括临床试验、队列研究、病例对照研究、横断面研究、病例系列研究及病例报告等。随机对照试验可以最大限度地平衡各种已知和未知的混杂因素在两组中的分布，使得这种方法具有良好的真实性，因此被视为高质量的研究证据，主要用于临床治疗性或预防性研究。心血管疾病研究中，随机对照临床试验研究证据比比皆是。例如，在抗心律失常药研究中，最有代表意义的是心律失常抑制试验（Cardiac Arrhythmia Suppression Trial，CAST）。该试验把 1 489 例急性心肌梗死（AMI）后伴有无症状性心律失常患者，随机分为治疗组即氟卡尼（flecainide）/英卡尼（encainide）组和安慰剂组，平均随访 9.7 个月。试验结束时总死亡率：治疗组 7.7%，安慰组 3.0%。结果表明，对 AMI 后伴有无症状性室性心律失常患者，虽然氟卡尼/英卡尼能使室性早搏减少 70% 以上，使室性心动过速减少 90% 以上，但患者死亡率却明显升高。2 年后进行的 CAST2Ⅱ，设计方法同 CAST，仅治疗组药物改用莫雷西嗪（moracizine），由于在使用 14 d 莫雷西嗪就明显增加了死亡率，因此 CAST2Ⅱ 被提前终止。CAST 研究的结果引起了临床医师的关注，是循证医学指导心律失常治疗的典范。随机对照试验是评价干预效果的最佳设计，但不是所有的临床问题都需要开展试验研究，不同的临床问题采用不同的研究设计，同样可以提供高质量的研究证据。例如，临床检查、诊断的高质量证据来自于前瞻性、盲法、与金标准比较的研究；预后、病因学证据可来自于队列研究、病例对照研究，而成本研究主要来自于经济学分析。

2. 二次研究证据

二次研究证据是尽可能全面地收集某一问题的全部原始研究，进行严格评价，整合处理、分析总结后得出综合结论，主要包括系统评价（Systematic Reviews，SR）/meta 分析、临床实践指南、临床决策分析、临床证据手册、卫生技术评估和卫生经济学研究等。系统评价/meta 分析是按照严格的纳入标准广泛收集关于某一医疗卫生问题的研究，对纳入研究进行全面的质量评价，并进行定量合并分析或定性分析，以对该问题进行严谨、系统的评价和全面客观真实展示的研究方法。系统评价被认为是最佳证据的来源。临床实践指南（Clinical Practice Guidelines，CPG），是针对特定的临床情况，收集、综合和概括各级临床研究证据，系统制定出帮助医师做出恰当处理的指导意见。一般由卫生行政主管部门组织制定。临床决策分析是针对患者，遵循国内外最先进的证据，结合卫生经济学观点和患者意愿决定患者治疗和处理的过程，通过权衡各种备选方案的利弊，选择最佳方案和措施。临床证据手册（handbook of clinical evidence），由专家对各种原始研究和二次研究进行严格评价后汇总撰写，针对临床常见病、多发病有无证据及证据强度评价，是目前全球最权威的循证医学临床证据。4S 系统中，《临床证据》相当于循证医学杂志摘要。卫生技术评估（Health Technology Assessment，HTA），是对卫生技术的技术特性、安全性、有效性（效能、效果和生存质量）、经济学特性（成本-效果、成本-效益、成本-效用）和社会适应性（社会、法律、伦理等）进行系统、全面评价，为各层次决策者提供合理选择卫生技术的证据。卫生经济学（health economics）研究，是应用经济学原理和分析方法来解决卫生事业中的问题，希望用最小投入得到最大产出的一门学科。

三、证据的等级强度

循证医学的证据质量分级有以下几种划分方法：

（1）美国预防医学工作组（U. S. Preventive Services Task Force）的分级方法，可以用于评价治疗或筛查的证据质量：

Ⅰ级证据：自至少一个设计良好的随机对照临床试验中获得的证据；

Ⅱ-1级证据:自设计良好的非随机对照试验中获得的证据;

Ⅱ-2级证据:来自设计良好的队列研究或病例对照研究(最好是多中心研究)的证据;

Ⅱ-3级证据:自多个带有或不带有干预的时间序列研究得出的证据。非对照试验中得出的差异极为明显的结果有时也可作为这一等级的证据;

＊Ⅲ级证据:来自临床经验、描述性研究或专家委员会报告的权威意见。

(2) 英国的国家医疗保健服务部(National Health Service)。使用另外一套以字母标识的证据分级体系。上面的美国式分级体系仅适用于治疗获干预。而在评价诊断准确性、疾病自然史和预后等方面也需要多种研究提供证据。为此牛津循证医学中心(Oxford Centre for Evidence-based Medicine)提出了另外一套证据评价体系,可用于预防、诊断、预后、治疗和危害研究等领域的研究评价:

A级证据:具有一致性的、在不同群体中得到验证的随机对照临床研究、队列研究、全或无结论式研究、临床决策规则;

B级证据:具有一致性的回顾性队列研究、前瞻性队列研究、生态性研究、结果研究、病例对照研究,或是A级证据的外推得出的结论;

C级证据:病例序列研究或B级证据外推得出的结论;

D级证据:没有关键性评价的专家意见,或是基于基础医学研究得出的证据。

总的来说,指导临床决策的证据质量是由临床数据的质量以及这些数据的临床"导向性"综合确定的。尽管上述证据分级系统之间有差异,但其目的相同:使临床研究信息的应用者明确哪些研究更有可能是最有效的。此外,在临床指南和其他著述中,还有一套推荐评价体系,通过衡量医疗行为的风险与获益以及该操作基于何种证据等级来对医疗行为的医患沟通做出指导。以下是美国预防医学工作组(U. S. Preventive Services Task Force)的推荐评价标准:A级推荐:良好的科学证据提示该医疗行为带来的获益实质性地压倒其潜在的风险。临床医生应当对适用的患者告讨论该医疗行为;B级推荐:至少是尚可的证据提示该医疗行为带来的获益超过其潜在的风险。临床医生应对适用的患者讨论该医疗行为;C级推荐:至少是尚可的科学证据提示该医疗行为能提供益处,但获益与风险十分接近,无法进行一般性推荐。临床医生不需要提供此医疗行为,除非存在某些个体性考虑;D级推荐:至少是尚可的科学证据提示该医疗行为的潜在风险超过潜在获益;临床医生不应该向无症状的患者常规实施该医疗行为。

第三节　系统评价与 meta 分析

一、系统评价的定义

系统评价是指针对某一特定问题,系统全面地收集全世界所有已经发表或尚未发表的相关研究,采用统一的文献评价原则和方法,筛选出符合质量标准的文章,进行合并分析,尽可能减少偏倚,得到综合、可靠的结论。系统评价可分为定性和定量两种。定性系统评价只对原始文献的研究结果进行总结,未进行统计学合并。定量系统评价则应用统计学方法对各文献的研究结果进行定量统计合并,即包含Meta分析的过程。

二、Cochrane 系统评价的定义

Cochrane 系统评价是 Cochrane 协作网的评价人员按照统一的手册 Cochrane Handbook for Systematic

Reviews of Intervention 指导下,在相应 Cochrane 小组编辑部的指导和帮助下完成的系统评价。其有着严谨的组织管理和质量控制体系,采用固定的格式和统一的系统评价软件 RevMan（review manager）录入、分析数据,撰写系统评价计划书和全文,发表后定期更新,因此被认为是单一的评价干预措施疗效的最好的信息资源。目前,其主要针对随机对照试验的干预性评价,诊断性试验的系统评价也已经起步,其他类型的系统评价方法学正在研讨中。

三、系统评价与 Meta 分析的关系

系统评价和 Meta 分析均公认为是最好的二次研究方法。在生物药医学领域中,按照是否在 Cochrane 协作网注册,系统评价可以分为 Cochrane 系统评价和非 Cochrane 系统评价。不管是哪一种,其基本理论是一致的。两者对纳入研究的数据均有严格的要求。

英国教育心理学家 Gene V. Glass 于 1976 年在将分析分成 3 个层次:①原始分析（primary analysis）:研究中的原始数据分析,其最典型的特征是统计学方法的使用（primary analysis the original analysis of data in a research study. It is that one typically imagines as the application of statistical methods）;②二次分析（secondary analysis）:是为回答某个原始研究的问题,用更好的方法对原始数据再分析（secondary analysis is the re-analysis of data for the purpose of answering the original research questions with old data）;③Meta 分析（Meta-analysis）:为达到整合研究结果的目的,收集大量单独研究的分析结果进行统计分析（the statistical analysis of large collection of analysis results from individual studies for the purpose of integrating the findings）。

从系统评价与 Meta 分析的定义及 Glass 的分层可以看出两者的关系如下:

（1）系统评价并非必须要对纳入的研究结果进行统计学合并（即 Meta 分析）。

（2）是否行 Meta 分析主要根据纳入的研究是否具有足够的相似性。

（3）Meta 分析也并非一定要做系统评价,冈为其本质就是一种统计学方法。

（4）包含有对同质性的多个研究进行 Meta 分析的系统评价称为定量系统评价（quantitative systematic review）。

（5）若纳入研究因同质性不足而无法进行 Meta 分析,仅行描述性分析的系统评价称为定性系统评价（qualitative systematic review）,即未采用 Meta 分析。

（6）单纯的 Meta 分析属于第三层次,未行 Meta 分析的系统评价应属于第二层次。

四、系统评价与传统综述的关系

文献综述的目的是为某一领域和专业提供大量的新知识和新信息,以便读者能够在短时间内了解某一专题研究的概况和发展方向,获得解决某一临床问题的方法。当前来讲,文献综述包括两种类型:一种是传统的文献综述,即叙述性的文献综述（narrative review）;另一种是本章介绍的系统评价（又叫系统综述,systematic review）。与传统综述一样,系统评价也属于回顾性、观察性的研究和评价,因此均可存在系统偏倚和随机错误。但系统评价又不同于传统综述,制作系统评价的过程就是一项科学研究的过程,它是作为论著发表的,具有良好的重复性。

因此,系统评价与 Meta 分析不同于传统综述。2001 年,英国学者 Mark Petticrew 对两者做了清晰的比较（见表 7-1）。

表 7-1   传统综述与系统评价的区别

特征	高质量的系统评价	传统综述
研究问题的提出	开始于某一可以被清楚回答的临床问题或检验假设	也许开始于一个明确的问题,但更常见的是对某个没有假设的主题的讨论
检索相关文献的方法	尽力搜索所有发表与未发表的研究,以避免发表偏倚及其他偏倚	并未试图寻找所有相关的文献
原始文献的选择	有明确的纳入排除标准,以减少评价者的选择性偏倚	常未说明纳入排除标准
原始文献质量的评价	系统检查原始研究中应用的方法	通常不考虑原始研究的方法和质量
研究结果的合成	结论基于那些方法学最好的研究结果	通常并未区别纳入研究的方法学的差异

五、系统评价作用及意义

1. 海量的信息需要整合

只有对研究数据进行仔细检索、严格评价和系统综合才能从浩如烟海、参差不齐的各种信息中迅速收集到真实、有用的数据,到达去粗求精、去伪存真的目的。

2. 避免只见树木不见森林

由于存在抽样误差,加之研究对象、研究设计等方面的不同,如果只根据一个或少数几个研究结果制定决策,很可能会只见树木不见森林,造成决策失误。系统综述根据预先提出的某一具体临床和预防问题,采用经过预先设计的方法,对全部相关研究结果进行收集、选择和评估,得出科学的综合性结论,其参考价值理论上要高于原始的研究文献,是循证医学的最佳证据。

3. 克服传统文献综述的缺陷

传统的文献综述往往是定性的,且依赖综述者的主观分析;在复习文献是缺乏共同遵守的原则和步骤,同类文献由不同研究者进行综述,结果可能大相径庭;此外,综述者往往注重统计学上是否有意义,容易受到样本含量的影响;系统分析和 meta 分析对同一问题可提供系统的、可重复的、客观的综合方法;定量综合;通过对同一主题多个小样本研究结果的综合,提高原结果的统计效能,解决研究结果的不一致性,改善效应估计值;回答原来研究未提出的问题。

4. 连接新旧知识的桥梁

六、Meta 分析方法与步骤

Meta 分析最早由英国教育心理学家 Glass GV 于 1976 年命名,起初只用于心理治疗的评价。20 世纪 80 年代后不断完善并被引入我国,翻译为荟萃分析,现已广泛应用于临床研究。广义上认为 Meta 分析是定量的系统评价,即当系统评价对资料进行处理时运用了定量合成的统计学方法时称为 Meta 分析。狭义上只认为 Meta 分析是一种定量合成的统计学处理方法。关于 Meta 分析的定义较多,目前较为认同的是 Fleiss 和 Gross 对其下的定义:一类用以比较和合成针对同一科学问题研究结果的统计学方法,其结论是否有意义,取决于所纳入的研究是否满足特定的条件。该定义既明确了 Meta 分析的目的是比较和综合多个同类研究的结果,也说明了 Meta 分析和其他统计学方法一样,对研究资料有一定的要求。

随着循证医学的发展,系统地总结既往研究成果并为循证决策提供高质量的证据日益受到关注。目前,Meta分析作为循证医学的重要研究方法,其结果通常被视为最佳证据的重要来源之一,对临床实践及卫生决策具有重要的价值。Meta分析在国内受到越来越多研究者的重视,有关研究的数量也在不断增多。因此,对于参加住院医师规范化培训的学员,能够阅读并初步掌握Meta分析的基本方法是必要的。本章将围绕案例"Black and green tea consumption and the risk of coronary artery disease: a meta-analysis"对该研究类型进行一个简明的阐述。Meta分析的基本步骤如下:

1. 提出问题,制定研究计划

Meta分析同其他科学研究一样,首先应提出问题并进行科研设计。进行Meta分析大多为了解决临床问题,因此,提出一个好的具体的临床问题至关重要。这就需要我们以临床实践作为基础,善于思考并能时刻关注本学科的临床研究进展。临床研究主要分为试验性研究(随机对照试验,交叉试验,前后对照试验等)和观察性研究(队列研究,病例对照研究,横断面研究等)两大类型。一般情况下,Meta分析的研究主题大多来自临床研究中尚有争议的话题,如临床上对某种干预措施的利弊难以确定,多个临床试验的研究结果并不一致;流行病学研究中关于暴露因素与疾病结局的关系尚未得出一致结论等。鉴于随机对照试验能真实客观评价干预措施的效果,在原始研究中证据级别最高,选题时应优先考虑进行基于随机对照试验的Meta分析。然而,在临床某些领域,随机对照试验很难开展,或因社会伦理学问题而无法进行。此时,可选择观察性研究以获取问题的答案。尽管观察性研究很难排除一切偏倚和混杂效应,导致论证强度降低,但其在医学研究中所占比例很大,并且很多临床研究仅能从中取得答案。因此,基于观察性研究的Meta分析同样可为临床实践提供极为重要的信息。为避免不必要的重复工作,确定是否已有相同主题的Meta分析发表是非常重要的,可在着手进行一项新的研究前初步检索相关数据库以了解哪些问题已经有了明确答案或尚不具备进行Meta分析的条件。为了使研究的问题更加清晰,可以采用PICOS(Participants研究对象,Interventions干预措施,Comparisons对照,Outcomes结局指标,Study design研究类型)来结构化一个临床问题的五个关键部分。问题提出后,应制订详细的研究计划书,包括研究背景、研究目的、研究纳入/排除标准、检索策略制定与文献检索、资料收集和统计分析等。

案例:茶是世界上历史悠久,饮用人数众多的饮品之一。在我国,茶在日常生活中更是具有举足轻重的作用。目前,冠心病仍是导致人类死亡的主要原因之一。近年来,关于饮茶与冠心病风险间的关注日益增强。因此,提出关于饮茶是否能够降低冠心病发病风险这样一个具体的问题就很有临床意义。通过初步检索相关数据库(如PubMed),作者发现2001年虽然已有相同主题的Meta分析发表,但尚未得出明确结论。此后亦有许多研究探讨了二者之间的关系,而结果仍然存在很大争议。考虑到该问题无随机对照试验研究发表,因此,作者选择进行基于观察性研究的Meta分析来评估饮茶与冠心病风险间的关系,以寻找问题的答案并为临床实践提供有价值的参考。当然,制定详细的研究计划书对于实现这一目标很有帮助。

2. 文献检索

文献检索需要全面系统地通过多个途径来收集相关资料,尽可能地检索出一切与研究主题相关的文献,这也是Meta分析区别于传统综述的一大特点。在实际操作中,文献检索主要包含两个方面:①数据库检索。步骤分为选择合适的数据库,确定恰当的检索词,制定检索式进行预检索,然后根据结果进行调整以完善检索策略。英文数据库主要包括MEDLINE,EMBASE,Cochrane图书馆等;常用中文数据库为中国生物医学文献数据库(CBM),中国期刊全文数据库(CNKI),维普数据库(VIP)和万方数据库。关于检索词的选择,应该根据PubMed的MeSH词表以查找相关疾病和干预措施的规范化检索词,并考虑到所有可能的同义词。制定检索式时,各部分同义词以逻辑符"OR"连接,而描述疾病,干预措施和研究类型之间用逻辑符"AND"连接。合理的检索策略应兼顾敏感度和特异度,以提高文献的检全率和检准率。②手工检索。该过程是对数据库检索的必要补充,可利用已有综述或研究的参考文献来查找数据库检索中未能发现的相关文献。还有很多资料如专著、会议论文、学位论文、政府出版物等，一般的医学数据库并无收录，需要联系原文作者和专家以获取相关信息。此外，对于某些在研临床试验，还应考虑联系制药企业以获得相应资料。总之，应尽可能查找一切与研究主题相关的文献和资料。完成资料检索后，将数据库中所有引文导入文献管理工具对下一步工作非常有帮助，这能方便查找重复文献以及进行文献的纳入和排除。常用的文献管理工具有 EndNote，NoteExpress 和医学文献王等。

案例中，作者对 PubMed 和 EMBASE 两个数据库 1966 年到 2009 年 11 月间的文献进行了检索。关于茶，选用了检索词"tea""black tea""green tea""flavonoid""catechin""thearubigin""theaflavin"；关于冠心病，使用了"coronary artery disease""coronary heart disease""myocardial infarction""ischemic heart disease""CAD""CHD"。在制定检索式进行数据库检索时，各部分同义词以逻辑符"OR"连接，而茶与冠心病之间用逻辑符"AND"连接。完成检索后，将所有引文导入文献管理工具以方便管理。此外，作者还手工检索了已有综述或研究的所有参考文献。其中一篇纳入文献为研究者前期进行的病例对照研究，该论文刚被相关杂志接收，因此，作者纳入了其中待发表的数据。整个检索过程均由两位作者独立完成。

3. 纳入文献

对于检索到的文献，首先要进行初步筛选，即通过仔细阅读全部文献的标题和摘要排除明显无关的研究。其次进行全文筛选，这要求对可能合格的文献进一步获取全文并详细阅读。整个文献检索及纳入过程至少由两名研究者独立进行，以降低文献纳入过程中的主观性。当两位研究者就某篇文献是否纳入产生分歧时，可以通过协商或请第三位研究者解决分歧并最终达成一致。关于文献纳入/排除标准的制定，需根据研究目的从以下方面考虑：研究类型，研究对象，干预措施，结局指标。此外，对语种有无要求，样本量大小以及随访时间长短（是否排除小样本量或随访时间较短的研究）等都可在制定标准时予以明确。需要注意的是，纳入/排除标准制定得过宽或过严都存在一定的弊端。

案例：两位作者分别对数据库检索获得的全部文献进行初步筛选，浏览标题和摘要，排除明显无关的研究。然后对初筛出的 23 篇进行了全文阅读，明确是否包含所需资料。按照计划书中制定的纳入/排除标准，最终入选 18 项研究，13 项关于红茶，5 项关于绿茶。对于排除的 5 篇研究文献，作者也详细阐述了原因。例如，其中两篇被排除的原因是数据更新，因为后期研究提供了更为长久的随访数据。本研究所制定的纳入标准为：①研究类型为病例对照或队列研究；②研究的暴露因素为饮茶，结局为冠心病发病率或死亡率（包括心梗，冠心病，以及其他冠状动脉事件）；③研究必须提供效应量 OR（odds ratio）或 RR（relative risk）；④研究须对冠心病潜在危险因素进行了必要的校正。

4. 质量评估和数据提取

研究质量主要指一个研究在设计、实施以及分析过程中防止和减少系统误差（偏倚）和随机误差的程度。质量标准通常依赖于原始研究的设计类型。目前，进行研究质量和偏倚风险评估的方法较多，尚无统一的评价标准。对于随机对照试验，Cochrane 协作网推荐采用新制定的"偏倚风险评估"工具对纳入研究进行质量评价。此外，Jadad 量表（Jadad scale）亦应用广泛。对于流行病学研究，目前有两种评价标准最为常用，分别是"Newcastle-Ottawa Scale（NOS）"和"Downs and Black instrument"。质量评估完成后，可考虑排除低质量的研究，或者在统计分析时进行分层分析，以检验研究质量对结果的影响。需要指出的是有些研究人员认为质量评分易引入主观因素，武断地施与权重，可能导致严重地混淆异质性来源。所以如何对评分系统进行考核、评估，不同的评分标准其真实性和可靠性如何，也有待在实践中进一步验证及完善。

数据提取需按照计划书中拟定的标准资料摘录表，提取与研究主题密切相关的信息。如研究的基本信息，研究方法，研究对象的特征，干预措施或暴露因素，结局指标和研究结果等。对原始研究描述不清或缺失的数据，可考虑联系原文作者进行补充。同样，该过程应由两位研究人员独立进行并相互复核,以保证资料摘录的准确性。

案例中的数据提取工作分别由两位作者按照计划书中拟定的资料提取表独立完成。提取资料包括:第一作者的姓名,发表时间,研究设计(病例对照或队列研究),国家,研究时间,随访年限,性别,结局,样本量(病例人数和对照人数,或病例人数和队列人数),茶摄入量,OR/RR值和相应的95%可信区间,以及统计分析过程中的校正因素。两位作者将结果进行比较,所有疑问和差异均经过讨论一致后决定,以确保准确无误和意见统一。

5. 统计分析

(1)异质性检验与合并效应量。纳入 Meta 分析的各独立研究之间往往存在差异,例如设计类型,研究对象,干预措施,对结局的评估等,因此难免存在异质性。因此,对多个研究结果进行异质性检验以明确它们是否同质是进行统计量合并前首先需要进行的。目前,异质性检验的方法多采用 Q 检验及 I2。对于 Q 检验,常将检验水准设置为 0.10 以避免统计学第二类错误。当检验结果 $P > 0.10$ 时,可认为多个研究具有同质性;若检验结果 $P \leqslant 0.10$,则认为多个研究结果存在异质性。对于 I2,只要其值不大于 50%,可认为异质性能够接受。

合并效应量本质上是计算多个研究效应量的加权平均值。该过程通常由两个统计学模型来实现:固定效应模型(fixed effect model)和随机效应模型(random effect model)。两者均可合并二分类资料和连续型资料的各种效应量,如比值比(Odds Ratio,OR),相对危险度(Relative Risk,RR),率差(Risk Differences,RD),均数差(Mean Difference,MD),标准化均数差(Standardized Mean Difference,SMD)等。固定效应模型只考虑研究内变异,随机效应模型则同时考虑了研究内及研究间变异。当异质性检验提示无异质性时,选择固定效应模型合并效应量;当存在异质性时,可考虑选择随机效应模型合并效应量。固定效应模型主要使用 Mantel-Haenszel 法,Peto 法和反方差法。随机效应模型多采用 D-L 法(DerSimonian & Laird 法),该法通过增加小样本资料的权重,减少大样本资料的权重来处理研究间异质性,产生一个更加保守的点估计和更宽的可信区间。

(2)合并效应量的检验。合并效应量后,需用假设检验来明确其结果是否具有统计学意义。这常用 u 检验(Z test)来实现,根据 u 值得到该统计量的 P 值。若 $P \leqslant 0.05$,可认为合并效应量有统计学意义;若 $P > 0.05$,则认为没有统计学意义。此外,可信区间法同样适用:当效应量为 OR 或 RR 时,其值等于 1 则试验效应无效。此时若 95% 可信区间包含 1,无统计学意义;若 95% 可信区间上下限不包含 1(均在 1 的同一侧),有统计学意义。当效应量为 RD,MD 或 SMD 时,其值等于 0 则试验效应无效。此时若 95% 可信区间包含 0,无统计学意义;若 95% 可信区间上下限不包含 0(均在 0 的同一侧),有统计学意义。

(3)发表偏倚的识别与处理。发表偏倚(publication bias)是指具有统计学意义的研究结果较无统计学意义的结果更易被投稿并发表。这导致研究者在文献检索阶段获取阳性结果和阴性结果的概率不同。如果一篇 Meta 分析只纳入了已发表研究,则易于受到该偏倚的影响,可能使得合并效应量被夸大。但是获取未发表的研究非常困难,使得该问题很难避免。研究中最常用的便是通过漏斗图法(funnel plot)来识别发表偏倚,其原理为:以样本量(或效应量标准误的倒数)为纵坐标,以效应量(或效应量对数)为横坐标绘制散点图。它所基于的假设是效应量估计值的精度随样本量的增加而增加,其宽度随精度的增加而逐渐变窄,最后趋近于点状,其形状类似一个对称倒置的漏斗。利用漏斗图可以直接定性观察是否存在发表偏倚。当漏斗图呈不对称分布时,可认为存在发表偏倚。必须指出的是,当纳入研究数量不少于 10 个时才需绘制漏斗图,否则如果散点个数过少,机遇(chance)也可能造成不对称的情况出现,需慎重使用。此外,Begg's 检验和 Egger's 检验是两种常见的用于定量评价发表偏倚的统计检验方法,相对于通过主观评价发表偏倚的漏斗图法,这两种方法所得结论更加客观可靠。

(4)亚组分析与敏感性分析。亚组分析(subgroup analysis)即按照不同的研究特征进行分组后再行 Meta 分析。如可根据年龄、性别、地区、研究质量、发表年代等将资料分成若干亚组,进而在各组内进行效应量合并,并比较各组结果是否由于这些因素的存在而出现差异。敏感性分析(sensitivity analysis)是用于评价 Meta 分析结果是否稳定可靠的方法。如果经过敏感性分析,Meta 分析的结果没有发生本质性改变,那就说明该结果是较为可信的。否则,解释结果时应当谨慎。敏感性分析主要包括:选用不同统计模型重新进行数据分析,考察合并效应量是否存在差异;改变研究类型、研究对象、干预措施或研究终点等纳入标准,考察结论有无变化;按研究质量评价标准从纳入文献中剔除质量较差的文献后重新分析,考察结论有无变化;对缺失数据进行合理处理后再次分析等。

案例:作者采用 Q 和 I2 进行异质性检验,为避免统计学第二类错误,将检验水准设置为 0.10。选用随机效应模型 DerSimonian-Laird 法合并效应量,该法同时考虑了研究间及研究内变异,当没有异质性时,和固定效应模型产生的合并效应量结果相似。作者用亚组分析的方法探索了异质性来源,例如按照性别,地区和随访时间将红茶研究分成若干亚组,进而在各组内合并效应量并比较结果。采用敏感性分析评估结果稳定性,如每次排除一个研究后合并剩余研究的效应量,结果并无本质性改变。为得出更加可靠的结论,作者采用 Egger's 检验定量评价发表偏倚,结果提示红茶(Egger's test, $P = 0.380$)和绿茶(Egger's test, $P = 0.105$)两部分均无发表偏倚。全部统计分析用 Stata 9.2 软件完成。

6. 结果报告

Meta 分析的结果报告需要遵循清晰性、逻辑性的原则围绕主题客观地总结数据,按照计划书中预定的结局指标进行报告,并注意图文并茂。对于图表总结过的结果,文字描述部分不必过多重复。此外,每个结局指标所采用的具体统计方法亦应明确说明。报告内容主要包括文献检索流程,纳入研究基本特征,质量评价结果,各原始研究结果和合并效应量,亚组分析以及敏感性分析结果等。森林图(forest plots)是 Meta 分析用来展示研究结果最常用的形式。在平面直角坐标系中,垂直的竖线为无效线,代表无统计学意义的值。对于二分类变量(RR 或 OR),无效线的横坐标刻度为 1;对于连续性变量(WMD, SMD),无效线的横坐标刻度为 0。平行于横轴的各条线段分别代表纳入研究的效应量及可信区间,其中线段长短表示可信区间的大小,线段中间的正方形代表统计量的位置,正方形的面积则显示该研究所占权重的大小。如果某研究的可信区间与无效线相交,则该研究无统计学意义。如果该线段完全位于无效线的一侧,则表明该研究有统计学意义。森林图中的菱形代表合并效应量及其可信区间,这非常直观地描述了 Meta 分析的统计结果。

案例:作者对文献检索流程进行了详细描述,纳入研究的基本特征分红茶和绿茶两部分用表格总结,各原始研究结果和合并效应量用森林图直观地呈现,亚组分析结果汇总于表格清晰地表达。此外,作者还配合文字对敏感性分析及发表偏倚的检测结果进行了描述。现以案例中图 7-2 为例,解释该森林图的含义。图中左侧为各纳入研究的一般信息(第一作者姓氏,发表年份及参考文献);右侧为各研究的效应量及相应 95% 可信区间;中间为各独立研究的森林图,竖线代表无效线,即 RR=1,横线为各研究 95% 可信区间上下限的连线,线段长短表示可信区间范围大小。如第一个研究(Rosenberg, 1988),其 OR 值为 1.70,95% 可信区间为 0.59~4.86,代表可信区间的线段横跨无效竖线,该研究无统计学意义;而第二个研究(Sesso, 1999),其 OR 值为 0.56,95% 可信区间为 0.35~0.90,线段完全落在无效线的左侧,该研究有统计学意义。中间底部菱形代表所有纳入研究进行 Meta 分析后的合并效应量 0.92(0.82~1.04),结果无统计学意义,即饮用红茶不能降低冠心病的发病风险。左侧底部显示异质性检验的结果:该实例 I2=42.9%, $P = 0.039$,表示存在异质性。

7. 讨论和结论

进行结果讨论时,首先需要对整篇 Meta 分析所得出的结果进行一个高度的概括。对纳入研究的特征、质量、异质性等进行总结,并探讨证据的总体完整性与适用性。其次,需对 Meta 分析的局限性进行讨论,主要包括纳入研究的局限性以及该分析本身具有的局限性。纳入研究的局限性可从各个研究

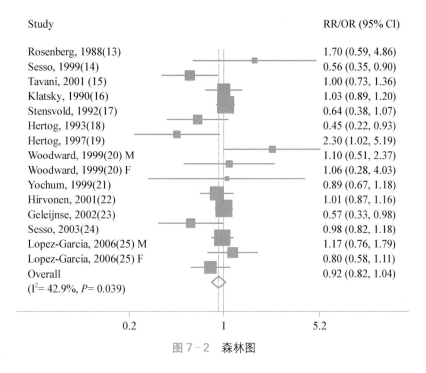

图 7-2　森林图

的方法学质量角度进行讨论，Meta 分析本身所具有的局限性可从实施过程中存在的问题角度出发，具体包括文献检索是否全面，研究纳入可否重复，研究过程中遇到的问题，以及是否存在发表偏倚等。此外，如果有异质性存在，其潜在来源也需进行讨论。Meta 分析所获得的真实有效的结果，对临床实践及公共卫生决策具有重要的价值，因此，讨论结果时，需要结合该研究的具体背景和实际意义进行。关于结论，目的是提供与决策相关的信息，这就要求作者既指出对临床实践及卫生决策的价值，又要明确对今后研究的指导作用。

　　案例：作者评估了饮用红茶、绿茶与冠心病风险之间的关系。该研究结果提示饮用红茶并不能降低冠心病的发病风险，而绿茶有可能降低冠心病风险。研究中，纳入的 13 个红茶研究之间存在异质性，作者进行亚组分析并探索了可能的来源。关于绿茶，尽管研究结果显示饮用绿茶可以降低冠心病的发病风险。然而，当根据研究设计进行亚组分析时，队列研究和病例对照研究的结果有区别，并且考虑到纳入研究数量的有限性，此结果可能高估了绿茶的效用。因此，给出"研究结果显示饮用红茶和冠心病风险之间没有关系。有限的数据建议饮用绿茶可能降低冠心病风险。然而，大规模的前瞻性队列研究仍然需要进行，以更加明确地证明饮用绿茶可以预防冠心病的发生。"这一结论是恰当的。该结论既明确了对临床实践的意义，又为进一步研究提供了参考。

8. 制作 Meta 分析报告

　　Meta 分析作为临床决策及进一步研究的证据，符合规范的报告论文对研究人员和使用者很有帮助。撰写过程除需参照生物医学论文写作的一般要求外，还应按照规范进一步提高报告质量。近年来，由 QOROM（quality of reporting of meta-analyses）修订而来的系统综述和荟萃分析优先报告的条目（Preferred Reporting Items for Systematic reviews and Meta-Analyses，PRISMA）声明受到越来越多的关注。其为研究者撰写 Meta 分析报告，审稿人和编辑检查研究质量，以及读者准确理解 Meta 分析结果提供了结构式指导。内容主要包括一份 PRISMA 评价标准清单（见表 7-2）和一张文献检索流程图（见图 7-3）。按此规范进行报告有利于进一步提高研究本身及其报告的质量，从而为循证决策提供最佳证据。

表 7-2 PRISMA 报告清单

项目	编号	条 目 清 单	页码
标题			
标题	1	明确本研究报告是系统综述、Ｍｅｔａ分析,或两者兼有	
摘要			
结构式摘要	2	提供结构式摘要,包括背景、目的、资料来源、研究纳入标准、研究对象、干预措施、研究质量评价、合并方法、结果、局限性、结论、主要结果的意义和系统评价注册号	
前言			
缘由	3	描述在当前已知背景下进行该评价的缘由	
目的	4	提出清晰明确的研究问题,包括研究对象、干预措施、对照、结局指标和研究类型(PICOS)五个方面	
方法			
研究方案与注册	5	说明是否有研究方案,如果有则给出获取途径(例如网址),并且提供注册信息,包括注册号	
纳入标准	6	入选标准应详细说明研究特征(如 PICOS,随访时间),报告特征(如年份、语种和发表情况),并给出合理说明	
资料来源	7	描述所有检索到的资料来源(例如检索的数据库及时间范围,联系研究作者获取的额外研究)并注明最后一次检索时间	
检索	8	提供至少一个数据库的详细检索策略,包括所作限定,以便重复	
研究筛选	9	阐明研究筛选过程(即初筛、合格性鉴定,纳入系统评价以及可应用于 Meta 分析)	
资料收集	10	描述资料提取方法(例如预提取表格、独立提取、重复提取)以及任何向研究者获取和确认数据的过程	
资料项目	11	列出并说明所有提取资料的项目(如 PICOS,基金来源)以及做出的任何假设和简化处理	
各研究存在的偏倚	12	描述评估各研究偏倚风险的方法(包括详述是否具体到研究或结局水平),以及该信息如何应用于数据合成阶段	
合并效应量	13	说明主要的合并效应量(如相对危险度,均数差)	
结果合并	14	描述数据处理和结果合并的方法,若进行了 Meta 分析,则说明异质性检验的方法(如 I^2 统计方法)	
研究偏倚	15	详细说明任何可能影响数据合成结果的可能存在的偏倚(如发表偏倚,研究中的选择性报道)	
其他分析	16	描述其他分析方法(如敏感性分析,亚组分析和 Meta 回归),并说明哪些分析已预先制定	
结果			
研究筛选	17	给出初筛研究数量,评价符合纳入标准的研究数量,最终纳入研究数量,并且给出每一步排除研究的原因,最好附流程图	
研究特征	18	说明每个研究资料提取的具体特征(如样本量,PICOS,随访时间),并提供参考文献引文	
各研究存在的偏倚	19	提供各研究可能存在偏倚的相关数据,如果可能,还需说明结局层面的评估(参见条目 12)	

（续表）

项目	编号	条 目 清 单	页码
各研究的结果	20	对于所有结局指标（利与弊），各研究应给出 a)每个干预组的简要总结数据，b)效应量及其可信区间，最好以森林图的方式呈现	
结果合并	21	报告每个 Meta 分析的结果，包括可信区间和异质性检验	
研究间偏倚	22	给出研究间可能存在偏倚风险评估的结果（参见条目 15）	
其他分析	23	如果进行了其他分析，给出结果（如敏感性分析，亚组分析和 Meta 回归）（参见条目 16）	
讨论			
证据总结	24	总结研究的主要发现，包括每一个主要结局的证据强度，分析其与相关人群（如医疗保健提供者，使用者以及政策制定者）的关联性	
局限性	25	讨论研究和结局层面的局限性（如偏倚风险），以及系统评价的局限性（如检索不全面，报告偏倚等）	
结论	26	在当前所有证据的背景下给出对结果的概括性说明，并提出对未来研究的启示	
资金			
资金	27	阐明本系统评价的资金来源及其他支持帮助（如提供资料），并说明资助者在完成系统评价中所起的作用	

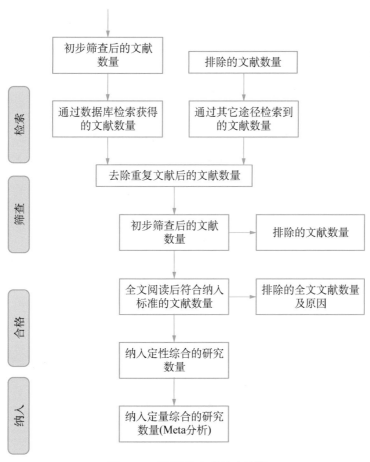

图 7-3　PRISMA 文献检索流程

参考文献

[1] 李幼平,李静,陈可冀. 循证医学[M]. 北京:高等教育出版社,2003:21-25.

[2] 罗杰,冷卫东,曾宪涛. 系统评价/Meta 分析理论与实践[M]. 北京:军事医学科学出版社,2013:5-7.

[3] 管弦. 循证医学与中医药的发展[J]. 光明中医,2009,24(1)

（南京医科大学第一附属医院心内科　王连生,王泽穆,杨　洋）

第八章
生物样本库建设、管理与应用

第一节　生物样本库概述

一、生物样本库的定义及类型

1. 定义

生物样本库，又称 Biobank，主要是指标准化采集、处理、保存的健康或疾病生物体的生物大分子、细胞、组织和器官等样本，包括组织（冷冻的和石蜡包埋的）、全血及血液成分（血浆、血清、白细胞、红细胞等）、核酸（DNA、RNA）、尿、唾液、头发、指（趾）甲、母乳、大便、细胞株、骨髓、各种液体（腹水、胸腔积液、腹腔积液、羊水等）以及与这些样本相关的临床、病理、治疗、随访、知情同意等资料及其质量控制、信息管理与应用系统。

2. 类型

以研究目的分类包括三种类型：①疾病易感性分析用的样本库。这类样本库主要收集非疾病人群（population based）的生物样本，有的也收集疾病人群的生物样本与相应的非疾病人群进行对照研究（也就是流行病学或队列研究样本库）；②分析健康危险因素暴露用的样本库。这类样本库主要收集非疾病人群的生物样本；③疾病诊断和治疗分析用的样本库。这类样本库主要收集疾病人群（patients based）的生物样本。

以管理机构分类主要有以下类型：①医院或研究机构下单个研究人员或者单个科室因其研究需要将其搜集的生物样本单独保存而建立的生物样本库；②医院或研究机构建立的生物样本库；③第三方机构从社群中搜集的大型队列生物样本库；④国家或地区组织建立的生物样本库。

需要强调的是，生物样本中含有各种生物大分子，如 DNA、RNA、蛋白、各种代谢小分子，将这些分子从样本中提取出来，进行定性、定量分析就形成了关于生物分子的数据库，这类数据库实际是生物样本库的延伸，是对生物样本库进行某种分析后得到的大数据形成的数据库，以分析方法分类主要有以下一些类型：①以人类生物大分子序列为基础的数据库；②人类生物大分子和代谢小分子在不同生理病理组织中拷贝数或丰度为基础的数据库；③人类生物大分子不同生理病理组织中化学修饰为基础的数据库。

二、生物样本库的现状与发展趋势

生物样本库是保障科研成果快速产业化并投入临床应用开展"转化医学"的物质基础，欧美发达国家以及国际卫生组织都投入大量资金建立了各种类型的、标准化的生物样本库，并已形成信息化和网络化管理。全球比较有代表性的样本库有美国国家癌症研究所下属的生物样本库和生物样本研究处（NCI-BBRB）、泛欧洲生物样本库与生物分子资源研究平台（BBMRI）、英国生物样本库（UK Biobank）、卢森堡联合生物库（IBBL）、公共人口基因组计划（P3G）、卡罗林斯卡医学院样本库（KI Biobank）以及美国基因环境和健康样本库（RPGEH Biobank）。

国际上生物样本库的建设主要呈现两个特点：①在标准化前提下的库容大型化。例如，全球范围内最早于1998年提出建立生物基因库的冰岛，计划将全国27万公民的健康纪录建成卫生部门数据库，再与参与者详细的家谱与遗传资料库相结合，构成冰岛生物样本资料库系统GGPR（genealogy genotype phenotype resource）；前述的英国生物样本库（http：//www.ukbiobank.ac.uk/）于1999年设立，在英国22个中心范围内收集超过50万样本。②各个国家内部研究机构和国家之间对资源库的共同建设和共享。欧洲前瞻性营养与肿瘤调查涉及10个欧洲国家（丹麦、法国、德国、希腊、意大利、挪威、瑞典、荷兰、西班牙和英国）的23个中心，研究样本量超过50万人。

中国生物样本的收集在20世纪70年代就已经开始，随着学术界和医学界对于转化医学的重视，国内生物样本库建设迎来了一个高峰。2003年我国启动了国家自然科技资源共享平台建设项目，在《"十二五"生物技术发展规划》中，明确要求建设国家生物信息科技基础设施——国家生物信息中心，建设包含信息库、蛋白质组、代谢组、基因组，以及大型生物样本、病例资源和人类遗传资源库以及共享服务体系。国内建设的比较有代表性的生物样本库有中国人类遗传资源平台，中国医学科学院的癌症组织样本库和中华民族永生细胞库、国家重大新药创制专项临床标本资源库、上海交通大学医学院生物样本库、复旦大学泰州健康队列、北京重大疾病临床数据和样本资源库，以及中国医药生物技术协会组织生物样本库等。

中国生物样本库建设体现以下特点：①生物样本库建设分散。目前主要是一些学术单位和医院、课题组根据自己的需求自发建立的生物样本库；②生物样本库的规模普遍较小；③生物样本库多以病理标本为主，非患病人群的生物样本库较少；④生物样本库多半局限于发表论文的需求，对转化医学的实际贡献较小。当然，我国建设生物样本库也存在着众多优势，例如人口基数大、患病人群大、病例资源丰富；民众对捐献病例标本从事科学研究普遍持正面态度；科研人员和临床一线工作者对生物样本库建设越来越重视；我国很多学术单位和医院、课题组大多有自己的生物样本库，已经有较大的样本存量，积累了较多的生物样本库建设和管理经验。今后应进一步完善法规指南、监管机制以及国家标准，强化医学伦理能力和制度建设，推动资源共享，充分发挥我国临床生物样本资源丰富的优势，促进转化医学的发展。

生物样本库的发展已呈现网络化、联盟化的趋势。目前，西方国家样本库已朝着网络化发展，样本分散储存在多个加盟单位，而信息统一管理，通过网络方便查询，使生物信息资源利用率大为提高。在北美、欧洲等地还出现了一些全国性的样本库联合会，以规范样本库技术、协调成员单位间的相互合作，实现资源共享、联合研发，大大提升了基础医学研究的深度和广度，为生命科学研究提供了国际的大平台。

第二节　生物样本库的建设与管理

一、生物样本库建设与管理的原则

生物样本库建设与管理的工作流程包括建库、样本采集和储存、质控和伦理、样本应用等多个环节

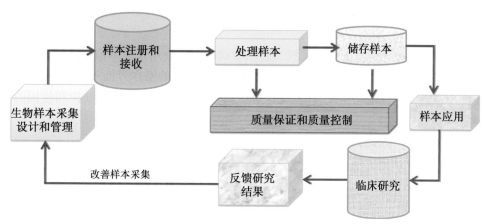

图 8‑1　生物样本库的工作流程

（见图 8‑1），其中必须坚持以下原则：

（1）临床医生一定要参与样本采集，临床医生提需求，在得到伦理委员会批准后，针对某种疾病的样本进行有目的的采集，而不是任何临床样本都要收集。

（2）与患者或家属签署知情同意书，并对临床信息进行采集，以保证标本的相关资料收集保存完整。

（3）样本库的工作人员需具有责任心及相应的专业技术知识，样本的采集、保存和应用一定按照严格的标准操作规程（SOP），每个岗位由专人负责，并进行岗前培训。

（4）样本库建立目的是为了利用，只有充分利用样本库的资源达到物尽其用，才能真正发挥样本库的作用，为临床研究服务。

二、生物样本库设计

1. 硬件设计

在样本库设计上，采用多元化设计，样本库的供暖、通风、空调设施完善，保证样本库的外围环境温度均控制在 22℃ 以下；通风良好，避免因环境温度过高或过低导致的冰箱压缩机系统的超负荷运转、排水管的冻结及因通风不畅环境潮湿而引起的细菌、真菌生长，最终影响样本质量。样本库应采用不间断电源并备有应急电路，所有房间均应具有最基本的防火、防水的安全系统，确保贮存样本的安全性；监测和报警系统全天候运作，由专人负责随时处理紧急情况，防止或尽量减少样本的冻融和损失。

2. 样本采集设计

临床生物样本采集之前如同设计科研项目，全面考虑多方面因素如样本类型、采集时间、数量、样本数、处理成本以及可操作性、样本采集到处理完成所需要的最短时间（Elapsed Time）等，这些因素直接影响和决定将来样本应用于研究设计；另外样本储存形式和储存量也又与运作管理和成本紧密相关，所以采集方案需要认真设计。首先要考虑样本能否用来回答可能的相关科研问题。很多不经意的因素可能会显著影响样本分析结果的变化，比如影响蛋白含量的因素包括空腹、锻炼、吸烟、饮酒或含咖啡类的饮料、获取日期和时间，应急状态、合并病、药物等。设计还要考虑所采集的样本应该通过具体的临床信息才能表达样本的生物特性，有利于通过样本之间细小差异区分和归纳生物样本，联系病人临床表现为研究者提供基于临床诊断，治疗或疾病机理探索等需要的研究资源。如果计划采集的生物样本有预先设计的实验室技术应用，如需要研究基因表达谱，那么设计中需要提出能够保证 RNA 分子稳定的相关技术要求、处理方法、保存条件和质量控制等。

三、生物样本库标准化管理

生物样本库的标准化管理主要包括采样、质控、收储、管理、使用及样本信息采集和录入等各个环节的标准化操作流程(见图8-2),以及标准化的信息格式、标准化的操作界面等。标准化的基础是标准,因此要做到生物样本库的标准化建设,首先要针对生物样本库的建设、管理、维护和使用的各个环节制定标准。

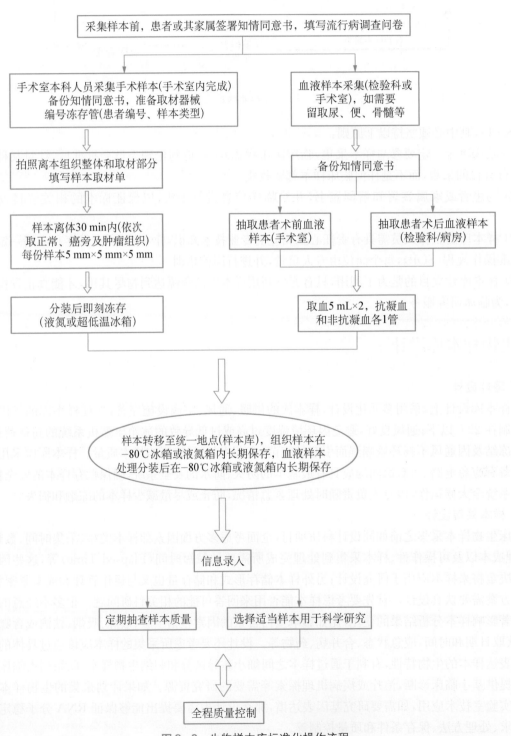

图8-2 生物样本库标准化操作流程

1. 样本采集流程

样本采集除根据不同来源、时间和相关技术方法等具体影响因素之外，一些基本要素是相同和相通的，所以样本采集可以工作流程进行规范化操作和管理，基本要素是以最合理的成本和明确选择样本人群，最为关键的因素是如何保证生物样本与其来源的个体要始终在可能的多环节流动保持相应的关系，做到这点要遵守三条基本原则：①多个样本可以同时间或不同时间来源同一个体，所以一对多的关系要明确和保持不变；②每个生物样本都是一个独立个体，及时这些样本来源同一个体、时间和部位；③来源同一个体的样本由不同地方（如医院的临床科室）提供，但要保证这是同一个体的样本（独立的识别号）。比如，病人先在外科手术并提供了组织和/或血液样本，后又在内科化疗随访中采集了血液和/或尿液样本，关键要必须保证这些样本来自同一个体。

生物样本的分析结果会受到采集过程使用的添加剂影响，如保存全血或血浆是最常见的生物样本，但需要在血液中添加抗凝剂而获得这两种生物样本。乙二胺四乙酸（EDTA）、柠檬酸钠（ACD）和肝素（Heparin）是临床血液采集最常用的三种抗凝剂。虽然三种抗凝剂都是临床上常用，但影响生物样本中分析物的质量却不同。所以在允许的情况下，比如多中心合作的专题研究的样本采集，样本制备可以根据样本后期的应用方式选择抗凝剂：EDTA用来提取血液样本DNA是最佳抗凝剂，但EDTA对用来提取血液淋巴细胞应用与细胞遗传学分析（Cytogenetic Analysis）存在问题，要避免使用；而ACD非常适合用于分离血液的淋巴细胞，可以弥补EDTA不足。另外ACD由于Citrate还能够起到稳定血液效果，用于制备DNA和RNA样本效果是最佳选择，所以ACD也常常用来解决由于现状不得不延长血液收集与分离细胞时间的问题（Extended Elapsed Time）。但是ACD由于是液体状态，会显著稀释样本，所以计算结果时候必须考虑其稀释问题，尤其多个血液样本容量不同情况下，容量问题容易造成误差，可能引起操作困难，不利于大量样本管理；Heparin影响DNA提取的产量，也不太适应于PCR，所以Heparin主要用于血液淋巴细胞的细胞学研究，弥补EDTA的不足之处。

2. 样本处理流程

血液和尿液是临床生物样本最常见也是最容易获取的类型，通常临床采集的血液可以按照研究最常需要的分为全血、血浆、白细胞（Buffy Coat）、红细胞、血清和血凝块六种样本类型。由血液制备不同样本类型的处理过程需要考虑几个基本要素，以避免常见错误或者不合理的样本处理结果。要明确需要储存的样本类型，关键要结合将来的应用，和样本使用量和成本等因素；相对比较小的样本分装（Aliquot）对于样本出库应用流程非常便利，但是同时也增加处理工作量、耗材（储存管）和储存空间（如冰箱空间需求）而造成成本大大提高。要避免仅为了方便，盲目把样本分装成（Aliquot）较小的体积/容量。尤其储存量小于样本需要量，那更加得不偿失。如果样本保存容量过大，会增加样本应用时的冻融次数，可能造成样本不稳定。另外也会增加一倍应用时候的分装成本（时间与耗材等）。具体分装（Aliquot）要根据样本类型，可能使用的容量，或者样本使用申请了解容量需求后第一次出库时统一分装。

处理样本首先要明确样本类型（Sample Type），不能随意确定样本类型，比如不能够只是因为EDTA处理的血液/血浆，把EDTA作为样本类型，尽可能与其他本库、临床或研究中通常使用的类型相符。凝血块是很好的DNA来源，尤其在大型队列研究资源中，其他样本类型量很有限，所以保留凝血块可以作为DNA资源。所以如何平衡样本分装大小与成本之间的需要，依据两点基本原则：①明确需要储存的样本类型；②尽可能明确每次需要的样本量；这二者都取决于将来样本应用。

3. 样本储存流程

一般来说，样本储存流程与采集流程是分不开的，样本处理完毕要最短的时间进入长期储存环境，以缩短样本采集到储存间隔的时间（Elapsed Time）。这在设计收集样本的时候应该根据需要来确定样本储存流程。储存也是生物样本入库的过程，核心是如何保证管理不出错，因为由于量大，也是容易出错的步骤。此流程主要的工作是确定每个样本在储存空间的具体位置，即每个样本中储存容器（如盒子)中的位置。每个人可以有多个样本,每个样本有可以有多个样本类型,所以更关键是样本与其样本来源(比如病人或正常人群)之间确定的关系。在整个样本库管理体系中只有样本和储存容器属于是可移动物体(Removable Items),所以样本无论如何移动,完全依赖于样本与人群的确定关系。即使样本储存位置发生错误,最终也不会改变样本的生物特性(与人之间的确定关系),但是如果样本与人之间的关系发生错误对应,其结果可能是一个或者多个样本都浪费了。

生物样本库管理中,样本与其来源的关系(人)可以根据具体工作需求和操作便利等因素,通过三种方式建立确定的关系:

(1) 样本人群(病人或正常人)和样本识别号(条形码)标签分别单独注册产生,但两者之间毫无关系。这种方式好处是随意,自由度大,也方便应用,主要适合于多中心合作中的样本收集;不便之处是样本处理人员要将处理好的样本通过条形码扫描到电子文档(比如 Excel 表格)中并对应到样本提供者(人)条形码,以建立两者之间对应的正确关系-样本来源;

(2) 第二种方式是先在信息管理系统中注册样本人群,然后再选择样本人群后对应着再注册一个或多个样本编码,系统中先确定两者的对应关系。相应的样本人群和样本条形码标签置于样本收集盒(Collection Kit)中,比如将两者条形码标签装在一个 zip lock 袋子里。这种方式好处是处理样本过程中无须再扫描条形码以建立两者关系,不便利之处是自由度小,两者必须时时置于原来的袋子中。这比较适于用短时间内大批采集样本,如在小孩学校某个时间段采集所有孩子的尿液样本;

(3) 第三种方法适用于临床科室每天按常规采集样本,比如临床手术后的样本采集(血液和/或组织)是某个比较固定的时间内按照安排采集某个病人的生物样本。这种方式是先在信息系统注册样本人群,然后操作人员收到通知中后通过近端或远端按照注册的样本人群再注册和打印样本条形码标签,其基本方式与上述(2)相同,但不需要预先产生样本采集盒,现场注册样本和现场处理样本的方式,完成样本注册和采集,也可以是临床现场采集样本后直接送到样本库,由样本库工作人员当场注册样本编号,完成样本处理和储存的其余步的流程骤然。比较少用的是使用由商家提供有预制条形码的样本储存管,这种情况是扫描记录条形码在信息系统中注册记录样本条形码,最大好处省去人工标记样本条形码标签成本,容易追踪和恢复样本的储存位置,适用于自动化处理样本。但是最大的问题是成本高,所以这种方式适用于现场某个时间大量采集样本并在一定时间进入储存。除上述几种常用的方式,也会有其他具体的变通方法,但最终的基本方式都是一样的。

四、生物样本库的信息管理

在信息化管理方面,采用二维码标签及信息化管理方便了样本的储存,每一份样本均可通过二维条形码追溯到样本供应者的基本信息资料、健康状况及采血过程、运送、接收、存放地点、目前使用情况和使用中产生的该样本其他信息资料。所有样本均采用信息化软件管理,及时进行样本相关资料的登记工作,样本相关资料的登记内容包括样本编号、姓名、住院号、病种(肿瘤类型)、取材数量;每一管样本均有一个系统自动生成的编号,输入编号后样本的详细信息可在软件中查到。生物样本信息系统要与临床路径管理、临床随访 2 个信息系统库紧密联系成一个医学研究平台(见图 8-3、图 8-4),贯穿临床诊治、临床样本收集、患者随访以及相关的临床医学研究、药物研究的整个医学研究过程,实现临床诊治、临床组织样本收集、患者随访资料收集全过程的标准化为转化医学发展提供高质量的战略资源,为人类疾病个体化预测、诊断、治疗研究提供基础保障。

五、生物样本库的伦理监督管理

生物样本库(Biobank)是人体生物材料样本和相关数据的收藏和处理系统。生物样本库有关的伦

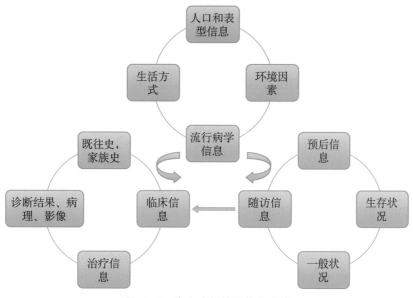

图 8-3 临床路径管理信息系统

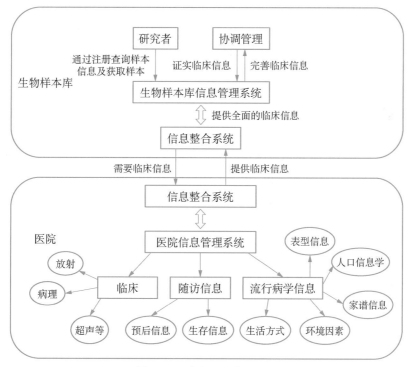

图 8-4 临床随访信息系统

理问题生物样本库的伦理是当前生命伦理学和公共健康的辩论中最有争议的问题之一。传统伦理的知情同意和保密的保障,根本不能满足生物样本库的管理工作,建设生物样本库需要重新思考我们的道德假设,重新思考已经普遍适用的道德问题的框架。建设及运作过程中的伦理管理框架建议如下:

1. 生物样本库共享建议

样本和(或)数据应仅提供给有符合伦理要求的科学研究,并为其做出贡献。生物样本或生物样本库的数据共享主体包括:其他科研人员、政府公共职能部门或其他生物样本的捐献部门。其他科研人员共享生物样本时应该鼓励他们将研究成果和数据通过新闻稿的形式对外公开,从而使生物样本捐献者可以从媒体中了解自己的样本做了哪些贡献,从而扩大生物样本库的影响力。有些数据可以直接发布在网页上让外界知晓生物样本库的一些基础信息,如生物样本留取的原则、问卷收集信息和生物样本的目录等。

2. 知情同意及特殊人群保护建议

进行任何样本采集都必须取得捐赠者的知情同意书,除非权威的伦理委员会根据适当的法律及法规确定可以豁免。样本采集过程不可对患者治疗带来负面影响,在制定生物样本采集方案及知情同意时,以及将研究结果交给受试者、受试者家属和医生前,研究者与伦理委员会进行讨论非常重要。若某些研究需要关注某一特定群体,最佳方法是在研究设计、知情同意程序、样本使用和结论公布方面征求该群体代表的意见。在获得家长同意的过程中,须与儿童捐赠者的家长或监护人就研究的参与度进行深入的沟通和交流,以期获得充分的理解。得到家长同意后,还应该根据儿童的年龄和发育水平来征询儿童同意,对于特定人群来说,生物样本的销毁还要考虑到伦理问题。

出生队列研究中生物样本库建设的伦理。队列研究所选择的起始人群并未患所研究的疾病,若研究肆意或强行将研究人群暴露于某病的可疑病因来研究疾病的病因学则是极不道德的。因此,在进行队列研究时,暴露的分配与确定应遵循相应的道德准则,绝不能为了达到研究目的而人为的使研究人群暴露于危险因素之中。出生队列研究由于其研究对象的特殊性及研究时间的长期性,在信息库建设过程中尤其应当重视知情同意及再次知情同意原则。当然,由于目前国际上对于儿童的再次知情同意尚没有达成统一,虽有研究认为 9～12 岁儿童已开始出现为自己考虑的选择愿望,但同时这时也是叛逆期,因此对再次知情同意的研究仍需再斟酌。出生队列研究的前瞻性使得研究者可以比父母更早获知危险情况或疾病先兆。因此,当研究对象出现危机值时应及时给予相应的反馈。生物数据库信息网的建设及保密性也需随数据库的成长而加强。由于研究的特殊性,很多出生队列研究都是多中心或者跨国合作,研究的成果包括署名权、荣誉、专利和知识产权等,均需提前考虑在内。就保密性问题而言,遗传信息的一个主要特点是,它始终是潜在的可能,不管是个人捐赠的样本,还是有关的人。制定相关保密措施对生物库的成长是非常重要的。

样本采集方面,相关领域的研究必须遵守适用于人类样本的采集和进出口的法规,包括生物多样性公约。首先捐献者的知情同意必须做到位,是否允许将样本进行国际合,另外需与现行的法律、国际合作公约相符。而且不同国家的样本采集、运输规则不同,有时候可能需要下明确定义来规定哪些样本可以采集、运输。另外样本采集后需要预先制作好的规章制度来确保样本的采集、存储、检验提取等有科学性和实践性。

有关生物样本库经济方面,国际人类基因组织(HUGO)伦理委员会在 2000 年利益分享声明中阐述了遗传研究利益分享的问题,可考虑利润中提取 1% 到 3% 用于公共卫生基础建设或其他人道主义建设,避免与"经济利益"挂钩,生物库样本需秉承"没有财产"的原则,从而使得样本库可持续运行。另外,在国际合作中,人体生物样本会在一个国家采集而被送到国外存放和进行后续分析,样本的提供方和接受方应公平地分享合作带来的益处,包括署名权、荣誉、专利和知识产权等,这些在责任和权利方面的考虑应体现在"人体材料转移协议"中。

六、生物样本的质控管理

一项医学研究项目得出的结论正确与否直接与所采用的生物样本质量密切相关,尤其由不同渠道来源的生物样本,比如多家医院共同参与的研究项目,样本从采集、处理、储存和运输诸多方面的一点微小区别可能会由于多环节而产生显著差异,在这种情况之下,研究结果可能是所期望的,但得出的结论也可能是错误的,其中的原因可能是生物样本的质量不合格。因此,生物样本全程质控的建立及实施可极大提高生物样本库的样本质量,提供高质量的科学数据,从而提高样本的使用效率。生物样本具有本身的特点,如蛋白质结构、酶的功能、代谢水平、基因表达水平、DNA甲基化状态、细胞活力水平和微生物的活力会受到样本采集、运输、处理和贮存过程的影响。对这些过程的影响因素进行研究分析,如采集管类型、离心前放置的时间和温度、组织样本热缺血和冷缺血时间、采样方式、样本固定方式和时间、贮存方式等,建立标准化的流程,将有利于样本质量的保障。每年组织样本库工作人员接受样本标准化操作流程的培训,从而保证了样本在各个环节均有专业人员负责相应的处理工作,保证了样本的实时监控、实时记录。

离开人体环境后的生物样本会受到如采集过程中使用的药物、冷藏前样本在室温条件下被放置的时间(Elapsed Time)、固定剂种类、冷却速度以及每份样本体积的大小和形状等诸多因素影响。另外,样本储存时间的长短也同样可能造成一些假阳性结果。因为一些研究已经表明,经长期冷冻储存的生物样本中的某肿瘤生物标记的浓度会增加一定的百分数。据统计资料初步估计,研究结果所导致的错误结论中可能有35~70%(平均40%)是由于检测前期错误造成的:比如血液样本在处理过程中使用不合适的抗凝剂(如EDTA处理的血细胞不适合细胞遗传学研究);同一项研究中样本来源于不同存储方式和时间;样本冻融次数对某血小板特特异性蛋白影响很大(一次冻融机会就会对其造成显著的影响)。另外,样本质量并不一定是分析物(Analyte)的质量,研究中通常是检测某个具体分析物,包括DNA、RNA、蛋白分子、机体代谢产物等,研究结果与结论是通过对这些分析物检测结果综合性分析获得的。比如采用EDTA作为抗凝剂提取的血液淋巴细胞就不合适细胞遗传学分析(Cytogenetic Analyses)研究,但蛋白标记物分析质量控制结果显示样本质量合格,因为研究表明EDTA对细胞遗传学分析会造成明显问题,这种情况下,样本本身的质量结果并不能够代表样本分析物质量。因此作为临床研究者不能够仅仅从表面上考虑影响因素,更应该掌握这些容易被忽视的影响因素,保证样本质量同时,更准确地保证样本中分析物的质量。

研究工作流程通常可分为三个阶段:检测前期(Pre-analytical Phase)、检测期(Analytical Phase)以及检测后期(Post-analytical Phase)。长期以来,我们往往都严格地控制了检测期的流程规范和方法,却没有足够重视,甚至忽略了检测前期的变量因素,即样本质量以及样本收集、处理制备和储存过程中受到的影响,而这些因素对检测后期的研究结论却会产生显著影响。影响生物样本质量的检测前期变量很多种,包括样本自采集到进入检测之前的所有可能影响样本质量的因素,生物样本库因样本数目相对庞大,多环节中微小误差可能会累积至后期而产生较大误差。随着生物样本资源的重要性和管理科学性日益受到研究人员的重视,样本库工作流程的规范化,标准化以及质量保证与控制(Quality Assurance,QA/Quality Control,QC)也逐步发展起来。提高样本质量的方法是加强质量保证(QA)的措施,避免或最大可能地规避可能影响样本质量因素;以及样本库在现实中会强调质量控制(QC)以便及时验证QA的结果是否保证样本的质量,做到及时纠正QA执行不够完善之处。因此,如何降低或减少检测前期变量对于生物样本质量的影响是属于样本库质量保证(QA)的范畴。

生物样本库在现实中会强调质量控制的检测方法,可能不够重视或忽略了QA对样本质量的重要性,临床生物样本库要充分重视这两者:QA是避免或尽可能减少发生质量不合格的事实,而QC只是检验QA的结果。如果QC发现了已经不合格的样本,而改变不了不合格的事实,所以只有加强QA是防止出现不符合QC的基础。QC结果是监督和验证样本前控制的结果,及时改进改进QA。总之,影响样本质量的前期变量或者说生物样本质量是生物样本应用的关键,也可以说样本质量决定样本的在科研中的可用性,而样本信息质量则决定样本的应用范围。

第三节 生物样本与临床信息

如前所述,建设现代生物样本库目的不是为了储存样本而是为了应用样本。我国生物样本在应用方面本身也是一个问题,虽然原因很多,但最常见的原因:①收集的样本只局限于项目参与者而不是他人共同使用;②以项目的需要建设了样本库,但项目完成后生物样本会进入的长期储存性的"休眠"状态。因为一方面没有共享的机制,也在管理运作上可能不具备共享的管理模式。

据美国 NIH 的国家肿瘤研究所(NCI)调查报告显示,现代样本资源应用于临床诊断与治疗方面的研究进展非常缓慢,其中最大因素可能是样本缺乏具有足够生物特性的生物样本(Highly Characterized Biospecimen),可见生物样本没有足够信息表达或体现其是生物活性也就降低甚至可能失去其应用价值。比如,如果我们对生物样本的了解只限于样本来源于 Ⅱ 型糖尿病病人的血液,而缺乏对病人生活习惯、家族疾病史、药物效果反应,或某些特定蛋白或遗传信息标志物等生物特性,这些可以表现样本生物活性的信息,那么这些样本的应用范围就只能够局限于泛泛的研究,因为信息缺乏限制了样本的应用范畴。未来理想的治疗方案可能是由病人的临床表现加上其生物特性来确定,而病人的生物特性就是挖掘生物样本内涵的生物特性。因此生物样本收集过程其实,也就是收集样本相关信息的过程,两者贯穿一体,缺一不可(见图 8-5);样本库是收集样本和信息,储存样本与信息和应用样本与信息。

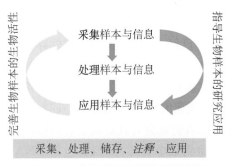

图 8-5　收集样本相关信息的过程

一、临床信息与生物样本

生物样本就其变身而言几乎没有什么价值,生物样本的价值是通过与其紧密相关的生物信息而体现其生物特性和具备科研的应用价值。试想一批来源临床但并没有任何临床信息的血液样本,这对研究者来说几乎毫无用处。因为我们不了解样本也就不知道如何利用这些样本-设计研究和回答问题。可见生物样本最大价值在于其既具有与疾病发生、发展和治疗反应的相关信息,同时又具备可以通过生物技术而获得研究结果。因此能够体现生物样本生物特性的信息资源主要为:①样本获取过程中所涉及并影响样本生物特性的信息,比如采集环境与时间、样本人群的健康状况、处理条件和方法、储存环境和时间、样本的质量状况等;②样本人群的临床信息,比如疾病的临床诊断、疾病分类、临床检验信息,用药情况,对药物反应情况等;③通过生物技术进一步获得的细胞、蛋白与核酸分子相关信息,比如肾癌基因相关的基因序列有助于肾癌分子分型,病理报告(病理表现),肿瘤手术后的原代细胞培养的药物敏感性等相关分析等。

综合性地运用这些信息可以充分表达生物样本的生物特性,确定样本应用范畴,也就是确定样本应用与改善临床诊疗的关键要素。因此应该在满足了两个基本条件:①因为具有相应的临床信息,我们才会采集这些样本(信息质量);②因为采集的样本能够通过技术挖掘出其内涵的信息,我们才会储存样本(样本质量)。

随着信息技术在健康领域的应用和发展,医院临床记录和管理的信息化系统如电子病历(EMR,Electronic Medical Record),还包括一系列的相应临床信息系统(如 HIS,LIS,PACS 等)是临床信息的主要来源。这种基于 XML 技术的结构化电子病历发展,使大量临床观察性数据能够被精确地记录在医院信息系统中,不仅在医疗诊治中发挥巨大作用,同时也应该正确和应用到生物样本注释(Sample Annotation)方面,促进研究者了解和认识生物样本的生物特性。国际上大力发展和应用临床电子化信息数据库和构建相关临床数据库,将积累的临床数据和信息,结合生物样本库建设与发展,尤其是临床研究相关的结果也逐步整合到临床信息中,这将成为临床研究不可缺少的研究资源。作为临床医生的科研能力发展,如何改善临床信息质量和充分运用临床信息来强化和扩大临床生物样本在临床研究中的应用价值和应用范围极为关键。换句话而言,要想改善样本质量和应用价值首先要改善临床信息质量和利用临床信息更加全面地了解临床生物样本,是临床医生加强科研能力的优势和基本起点。从实际工作方面而言,就是在收集临床生物样本之前,必须全面考虑相关临床信息,保证临床样本资源的物质和信息质量,真正为临床的科研所用,同时增加科研实践机会和提高自身的临床科研能力。

二、生物样本的信息化

生物样本的信息化就是如何利用完善和正确的信息并且准确地描述生物样本的生物特性。表达生物样本的生物特性取决于三个方面来源的信息(见图8-6)。临床信息,样本采集和处理过程决定样本质量和合理使用,以及通过科研应用生物样本的研究结果。临床信息决定了样本的应用范围和价值,样本库操作的信息决定样本质量,而研究结果扩大样本应用范围和科研范畴,同时也验证和指导样本采集和处理方法合理性。

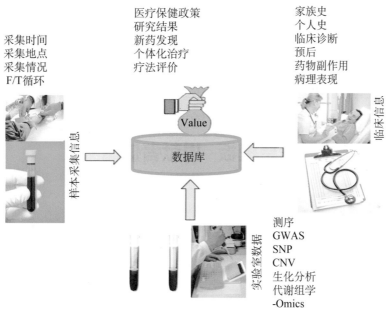

图8-6　生物样本的特性取决于三个方面来源的信息

临床信息是临床上诊疗过程中采集的病人临床和健康方面的所有相关信息,包括病史、随访、治疗(如化疗和放疗等)、生活习惯(如吸烟和饮酒)、环境暴露(如工作环境暴露石棉)、身体检查、化验结果、家族健康档案,或者病理信息。临床信息对生物样本库而言,决定了生物样本是否有采集价值和之后生物样本可能的应用价值和适用范围。因此如何正确运用临床信息决定生物样本的采集需要临床医生具备一定的科研思维能力。样本采集和处理过程中的采集时候样本人群的状况,采集时间和方法,制备方法和其他可以影响样本质量或者活性的因素等等决定了样本应用方法和范围,对样本应用于研究起着非常关键的作用。而样本通过生物技术手段和研究发现方法所获得的结果又能够决定样本的采集或处理是否正确,指导其后的改善或改变,同时也决定样本今后研究应用的深度或广度。

生物样本信息化就是应用相关信息如临床信息通过合适方法描述(也称之为注释或 Annotation)生物样本的生物特性。应用临床信息描述生物样本(也称之为 Clinical Annotation)的工作流程可分为几个步骤:

(1) 设计和确定相关信息的数据元素和数据集,也就是确定能够体现样本生物特性或者科研人员最常需要的临床信息内容,比如肿瘤病理分型与分期信息等。

(2) 将相关数据集添加到样本采集规范流程(Collection Protocol or Study)的设计中,保证所有生物样本中都具有按设计要求规定的临床信息,比如所有样本人群都必须收集个人吸烟史。

(3) 通过手工,半自动或自动方式将信息输入到信息系统中并注释到相应的样本和/或样本人群。信息输入方式可以完全通过人工输入;或先设定信息输入模板,然后按照信息模板格式收集信息,之后通过信息系统文版输入功能(File Parsing)输入信息系统;也可以制定数据元素和数据集,再应用通过临床数据库与样本库信息系统之间信息流动方式将信息单向地复制到样本库的样本或样本人群(见图 8-7)。

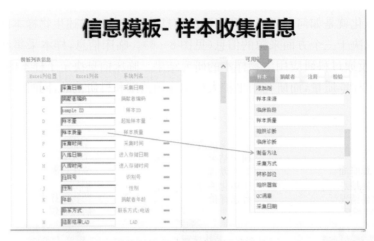

(a)

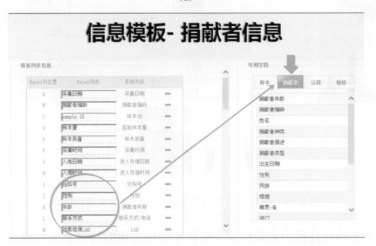

(b)

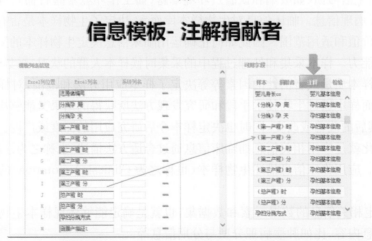

(c)

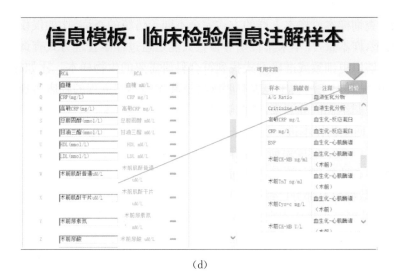

(d)

图 8-7　信息模块

(4) 科研人员按照这些信息参数查询符合科研需求的样本人群和/或生物样本(见图 8-8)。这种

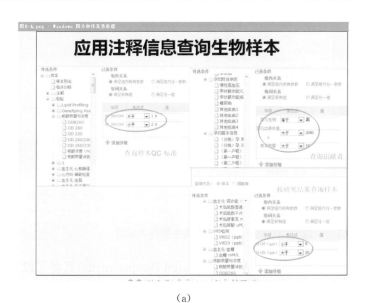

(a)

(b)

图 8-8　应用注释信息和检测结果查询生物样本

以注释的信息为导向查询样本或样本人群的方式完全不同于传统的查询,比如仅仅依赖于人的性别,临床疾病名称,样本类型,样本量,样本采集日期等参数只能是通过样本管理方式查询样本;而通过样本生物特性的查询方式能够以更细致或准确方式找到符合科研需要的生物样本。比如根据某个人群对某种药物反应性或副作用,尤其对疾病临床表现有明确特征和疾病不同进程的临床表现,注释信息可以将同种疾病的不同临床表现归纳和区分开来,这能够扩大样本的适应范围。

(5)将研究结果返回生物样本进一步强化样本的生物特性内容,比如遗传基因的多态性,某个具体生物因子的含量(见图 8－9)。实验室研究结果是目前限制样本临床使用一大障碍,比如同一种临床诊断,如果有 SNP 基因多态性的研究数据,为后面的研究能够提供很大的价值,本文作者曾经遇到过因为缺乏研究数据(而这些数据研究部分已经存在)而消耗大量额外工作的好几个例子。比如某个研究项目需要 200 例特定 SNP 基因型生物样本来分析药物敏感性,但是具有这种多态性的样本人群概率是 5％,所以必须至少找到 4 000 例样本,然后通过基因分析才有可能找到满足这个数目的样本,试想如果已经被检测过的样本同时也注释了基因多态性信息,可以使寻找样本的工作量和成本大大降低。

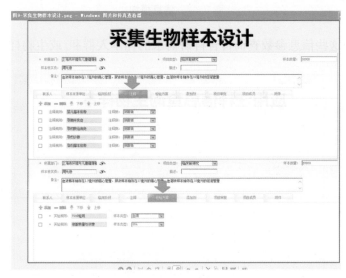

图 8－9　采集生物样本设计

总之,良好高度信息化的生物样本(Well-annotated Biospecimens)具备了以下几个方面的优势:

(1)能够找到符合科研目的需要的样本。

(2)找到需要做随访和深一步研究的样本人群。

(3)提供综合性分析所有相关信息,排除无关信息,拓展和建立新的研究设想的可能性。

(4)利用研究结果信息(比如 special genotypes or variants)招募新药研发的临床试验所需要的样本人群。

因此高度信息化的生物样本可以为临床研究提供有价值的研究资源,加强生物样本信息化是每个临床医生发展自己的科研所必须具备的工作能力和有效方法。

三、临床信息的异质性

由于不同医院,或不同医生或护士之间采集临床信息的内容和采集方法不同,临床信息存在着差异,包括使用的术语、度量单位等各不相同,会造成同名异义、异名同义与度量差异,这就是临床信息的异质性(Heterogeneity),这些异质性可表现在临床日常工作的信息收集和记录之中。另外,我国样本库目前还处于建设的初期阶段,就生物样本生物特性描述的信息化程度而言,关键问题主要表现在两个方面:一是缺乏足够的相关信息,无法体现生物样本的生物特性;二是相同来源的生物样本由于信息内容和方法存在的差异性比较大,比如同一种疾病样本在不同样本库或经不同人描述,其结果的差异性很大或样本特性模糊不清,造成样本资源信息不相容,无法比较或评估其质量,也就限制生物样本应用。临床信息错误可以归纳为两类:即信息不完全(部分缺乏)和信息记录不准确(自然语言记录过程造成),这些可能很大程度上是由于临床研究工作人员专业不同(比如医生、护士或科研人员等)或认识不同,加上临床电子化信息系统虽然随着发展至今,但由于信息内容结构化程度也在不断改变或以科室/疾病的信息收集模式也有改变。临床电子病历包括结构化和非结构化的两种方式记录临床信息,大多临床信息记录也还很大程度上以文本(自然语言)形式为主,人工输入的过程中,即使应用确定的描述临床数据,文字描述异质性也可能会有误差,这些因素造成一些不可避免的错误或差异。显而易见,是否能够正确地通过临床信息注释/描述生物样本的临床生物样本的生物特性,主要依赖于临床信息资源是否准确和信息的完整性。所以加强临床研究,首先要尽可能解决临床数据的质量——完整性和准确性。

临床电子病历以及与其相关的临床数据库并不等于临床研究所需要的数据库,临床电子病历是以管理临床诊疗为目的数据库,比如不是每个生长期儿童到医院就诊后都有相关营养和发育的信息记录;还有对临床研究至关重要的个人生活习惯和家庭健康档案等也不是临床电子病历具备的信息,所以临床信息的完整性不能够完全依赖于临床实践中的信息采集与录入。需要在临床电子病历收集的信息基础上,通过其他方式填补其他相关信息以满足临床研究需要的基础信息。我们虽然拥有丰富的病人和病种资源,在较短的时间内积累了大量的临床信息,但是这些临床信息资源在临床研究中的应用微乎其微,主要的原因之一是临床研究能力有限,另外的是主要问题是临床信息质量参差不齐和不同医院电子化信息差异性太大,限制了临床信息资源在研究中的应用。要想充分利用临床数据,首先要能够保证临床电子病历的质量,然后再根据临床研究的方向确定利用另外的弥补方法填补临床研究需要的信息,将临床数据库转化为临床研究数据库。因此,在研究型临床专家团队中要有专人负责补充临床相关信息来完善团队建立的临床数据资源库,为团队的临床研究和临床诊治成就起到至关重要的作用。

现代生物样本库建设一是要通过整合资源来实现大项目和临床研究;二是为跨学科的交叉性研究提供合作研究平台,两者都需要充分了解生物样本生物特性才能够整合或交流。所以正确的描述生物样本特性,使研究者能够充分认识所需要的样本,并正确判别和选择能够满足其研究目的样本资源。临床医生首先必须认识和改善临床信息,充分体现生物样本的生物特性,这是加强临床科研能力的关键性一步。

第四节 生物样本的应用

生物样本应用的关键点也是生物样本出库的管理流程,对一个大型和比较多应用申请的样本库而言,具有比较大的挑战性,既要促进样本资源应用,又要保证资源不被浪费需要很好的信息化管理模式和职责。建立良好的样本应用工作流程需要遵循以下几个基本原则:①样本具有比较完整的相关信息,即可以通过样本的信息化属性查询样本,有效地减少不必要的时间浪费;②样本应用申请批准,既要符合研究需要的科学性,也要对样本量使用的必要性和可行性,有利于保护资源,避免浪费;③样本剩余储存量减少到一定指标要有限制措施;④不符合要求的生物样本不应该在留查询范围中,以减少不必要浪费时间;⑤样本出库后从量变到状态变化要有严格的记录,避免储存和实际不相符的问题,为之后的管理造成大困难。另外,样本使用之后是否返回样本库或实行分装要有严格的管理规范,所有流程管理方式保持一致。

研究者向生物样本库提交申请样本之前,首选是需要查询有没有符合其课题研究设计的生物样本资源,可以通过各种方式先确定样本库是否有相应的资源,包括基本条件参数和样本量需求,然后再设计研究项目。无论是哪种情况,关键的是根据其研究方向来查询样本或者样本人群。如何提高查询研究需要的样本,唯一有效的并与研究需要相符的查询方法是根据研究者研究领域使用效果术语和其他知识指导查询,比如临床诊断、临床表现各种参数、样本类型、某种临床检验结果参数、药物使用观察效果参数等等。显而易见,涉及生物样本的信息越全面,特异性高、符合研究应用的信息多,对于申请样本帮助越大,尤其对样本库管理的效率越有利。

如前所述,申请样本是否获得批准主要取决于于两个因素:一是科研设计是否合理,研究设计与申请的样本是否相符,比如要研究某个基因在某种临床药物应用中某个时间段内的表达特征,首先取决于样本质量是否能够提供具有表达比如 RNA 质量要求。样本申请通过科研方面审核批准后,另外还需要获得样本库从资源应用和管理的角度审核是否合适。现实中申请者可能缺乏对样本类型或实际量的了解,可能会以方便和/或多多益善方式提出需要的样本量,比如应用 DNA 做基因多态性分析的样本申请,提交申请的样本类型可能是全血,设计从全血中提取 DNA。全血储存量是很有限的,很多检测是需要血清或血浆,将全血以其他样本类型方式储存也是提高资源量和降低成本的基本方式。提取血清后的凝血块通常是丢弃的,但是其中可以提取大量 DNA,因此正确和经济的处理方法是,样本库从相应的血凝块样本中提取 DNA 样本,满足这种需求的申请。这样既统一了 DNA 样本质量,而且用最少成本获取最大资源,同时也是正确地应用来样本类型(血凝块而不是全血)。

二是样本申请中涉及的因素需要考虑不同方法合理管理与满足需求,但保护剩余样本资源也是重要的因素。比如某个样本人群样本已经应用多次,剩余量非常有限了,而且达到样本库管理规定需要长期保留的临界量,这样的样本应该归档,不再出现在可以查询样本之中,没有必要浪费申请时间,因为审核结果是不能满足申请者的需要。样本出库后量变和状态变化要有严格的记录,避免储存和实际不相符的问题,为之后的样本申请等方面的管理造成大困难。

样本申请应用于各种研究获得结果之后,样本库管理规范应该建立一定的规章制度,鼓励或要求研究者在一定的时间之后,比如样本研究结束发表之后,有义务将研究结果返回样本库。其目的是促进样本库将研究结果信息添加到样本(Sample Annotation)以完善的样本固有的生物特性,大大提高后来同样样本申请的查询效果,更重要的是强化了样本的应用价值,节省可能重复分析的时间等等。这样做可能有不可估量价值,比如大量样本收集后除了临床信息之外,缺乏基因信息,需要了解基因多态性与某种临床治疗效果的可能的相关关系,第一个申请应用研究开展了基因位点测序研究,其结果将同样疾病群体按照其基因位点分成不同的群体。如果用这些检测序列后相关的基因多态性的信息更加详细描述同样的生物样本,其后研究人员如果再需要同样特征性基因位点的生物样本,将可以直接通过多态性位点决定样本是否符合研究适用。因此,每次样本应用之后的信息将会为之后的样本应用提供很大的价值,而不需要重复做同样的分析,这样既节省了样本资源,同时也提高了样本应用的价值。

样本库的建立能有效地为人类直接探究疾病发生、发展和转归机制提供具体研究对象,尤其是罕见样本、少见样本和重大疾病样本,能进行有针对性或突破性研发;样本集中,避免了单兵作战长期积累的劣势,能够缩短研发周期,早出成果、快出成果。规范标准化的样本库可有效地保留离体生物组织在短期内的生物学活性,避免基因的降解、蛋白的变性等。样本库资源不仅能满足加盟单位自身的研究需要,同时可向其他医院、科研机构和高校的研究者提供各种符合科研要求的标准化病例标本和正常对照标本。同时生物样本库的建立能有效加强研究部门、研究者之间的相互合作、协同研发。

参考文献

[1] 董尔丹,胡海,俞文华.生物样本库是生物医学研究的重要基础[J].中国科学:生命科学,2015,45(4):359-370.

[2] 张育军,高芳芳,彭卫康,叶磊,徐涛,刘玉兰.生物样本库质量控制体系建立的经验和体[J].转化医

学杂志,2014,3(3):170-188.

[3] 周凤娟,邱琇.剖析生物样本库建设中的伦理问题[J].中国医学伦理学,2014,27(4):479-481.

[4] 杨静芳,陈凌,张新胜,卞琳琳,吉训明.标准化临床样本库的创建与管理[J].实验室研究与探索, 2013,32(9):230-233.

[5] 李海欣,何娜,陈可欣.生物样本库信息化建设的现状分析与展望[J].中国肿瘤,2015,24(4):262-267.

（王　艳、王伟业）

第九章

医学研究伦理

第一节 概 述

一、生物医学研究伦理的起源和发展

生物医学研究的目的是了解疾病的起因、发展和影响，并改进预防、诊断和治疗干预措施，以促进人类对健康和疾病的了解，以及找到预防和治疗疾病的方法和途径，因而具有重要的社会意义和公共价值；但同时，医学研究具有特殊性，研究需要以人作为对象，通过一些干预措施，来证实假设，获得知识。尽管研究可能令公众获益，但需要受试者个人承担研究风险，这构成了两难的选择。人们不断从那些以患者的健康和生命作为代价，甚至侵犯了患者权利和尊严的研究中得到警示，在研究过程中必须以伦理原则对研究行为加以规范，才能保证生物医学研究的开展得到公众的信任和支持。

二战前的生物医学研究，基本是盲目和自觉的，比如：1796年，"免疫学之父"Edward Jenner，在一名8岁健康男孩身上接种牛痘，3个月后接种了天花；1845—1849年，"产科学之父"J. Marion Sims，在不施麻醉的情况下，在非洲女奴身上进行各种手术试验，在承受了无法想象的痛苦之后，多数死于感染；1906年，哈佛大学热带病学教授Dr. Richard Strong，在菲律宾，用囚犯进行霍乱的研究，致13名囚犯死亡；1939年，Davenport一家孤儿院的12名孤儿被纳入进行一项名为"Monster"的研究，著名的语言病理学家Dr. Wendell Johnson试图通过研究施加心理压力是否可使正常儿童出现口吃。

二战期间纳粹惨无人道的人体试验，如低气压试验，冷冻试验，疟疾试验，伤寒试验，日本731军队在中国实施的毒气和生化武器试验等等，令世界震惊。1945年，二战结束后，国际军事法庭在纽伦堡对在集中营犯下暴行的纳粹医生进行了审判，23名纳粹医生被判定"非人道罪"。1947年法庭审判期间形成了《纽伦堡法典》，这是第一部有关人体研究的国际伦理指南。

二战后，20世纪中期，随着一些违背伦理学的人体研究事件，比如：美国原子能委员会在智障儿童学校里进行研究，给那些儿童服用放射性同位素；Dr. Ewen Cameron进行心理/精神干预方面的研究，剥夺患者的睡眠，给予大量的电休克和精神药物，这些试验还获得CIA资助；纽约一所智障儿童学校，给孩子接种肝炎病毒，以期发现肝炎疫苗，参加此项研究是孩子能进入该学校的条件；33家制药公司在囚犯身上进行了153个药物研究等被逐渐暴露后，引发了欧美国家和世界医学联合会高度关注，其中最著名是1964年由世界医学会（World Medical Association，WMA）颁布的第一版的《赫尔辛基宣言》。

从20世纪60年代起，美国联邦政府对生物医学研究的投入不断增加，与此同时，不断暴露研究中

出现的丑闻事件。最典型的事件是轰动一时的 Tuskegee 梅毒试验。美国卫生部自 1932 年开始实施该试验,为了研究梅毒的自然病程,当 1940 年即已发现青霉素能有效治疗梅毒之后,研究方仍阻止受试者获得青霉素治疗。该试验持续 40 年之久,造成许多受试者及其家属无端遭受梅毒折磨。在公众的疾呼声中,美国政府于 1974 年专门任命了国家保护人体受试者医学和行为学研究委员会,以期对如何保护生物医学及行为研究中的人体受试者提出切实可行的建议。其主要任务为明确适用所有人体研究的基本伦理原则,以及如何在研究中贯彻执行。该委员会就:①常规医疗与生物医学研究的界限;②评估风险利益在判定人体试验合理性中的作用;③合理选择受试者;④不同研究领域中知情同意书的性质和定义上述 4 个方面于 1979 年出台了《贝尔蒙报告》(Belmont Report)。

药物临床试验大致经历了三个阶段:第一阶段,20 世纪初到 60 年代,是管理体系从无到逐步形成的阶段。磺胺酏事件和"反应停"事件促使了世界各国认识到立法来要求药品上市前须经过评价安全性和有效性的临床试验,以及赋予药品监督管理部门审批新药的权力和行使强制性监督检查职能的重要性。第二阶段,20 世纪 60 年代到 90 年代,是规范化和法制化管理形成的时期,《赫尔辛基宣言》奠定了现今药物临床试验管理规范核心内容的基础,即必须把受试者/患者利益放在首位。各国均先后制定和颁布了其各自的药物临床试验管理规范;第三阶段,20 世纪 90 年代至今,是国际统一标准逐步形成的时期,1995 年世界卫生组织(World Health Organization,WHO)制订了《药物临床试验规范指导原则》,人用药物注册技术国际协调会议(International Conference harmonization technical requirements for registration pharmaceuticals for Human use,ICH)制定了《关于人用药品注册技术各个方面的标准及指导原则》。

从 20 世纪后期开始,相继出台了一系列保护受试者的准则和相关指南,如代表性的有国际医学科学理事会(Council for International Organization of Medical Science,CIOMS)在 1982 年制定了《国际人体生物医学研究伦理指南》;世界卫生组织(WHO)2000 年制定的《生物医学研究伦理审查委员会操作指南》等。在这些文件中明确了保护受试者的权益是需通过伦理委员会审查机制来实现,伦理委员会是从伦理学角度审查涉及人体的研究,来保护人类受试者的权利和安全的决策咨询组织。从这些法规和指南上,来纵观医学研究伦理的发展,保护受试者(病人)权利越来越全面具体,从有行为能力到无(或限制)行为能力等弱势人群,从躯体、精神保护到基因数据保护,从当代家庭到后代的保护等;知情同意越来越细化、具体;审查体制越来越完善,从组建、独立到监督和评价;风险获益权衡越来越可操作;从国际合作、开发到利益分享和当地产权保护,伦理委员会能力建设等。

改革开放以来,在应对迅速发展的生物医学研究,以及日益增长的国际合作研究方面,我国也加快了制定伦理相关的技术标准、管理法规的步伐。1995 年卫生部(卫药发 14 号)正式发文《关于临床药理基地工作指导原则》中专门规范了伦理委员会工作,提出了伦理委员会由 5~7 人组成等内容;1998 年 8 月,国家药品管理局制定并颁布了《新药审批办法》和《药物临床试验质量管理规范》(Good Clinical Practice,GCP)等一系列管理法规;2003 年修订的《药物临床试验质量管理规范》(GCP),专门对伦理委员会工作提出具体要求;2007 年卫生部颁布《涉及人的生物医学研究伦理审查办法(试行)》;2010 年国家食品药品管理局颁布《药物临床试验伦理审查工作指导原则》。由于国内伦理委员会建设起步较晚,但发展迅速,全国各地医疗科研机构相继成立了伦理委员会。

近年随着生命科学的迅猛发展与社会文明与进步,生物医药和诊疗技术的研发及其在临床上的转化和应用,如新药和器械的研发、基因干细胞技术、人类辅助生殖技术等新的诊疗手段出现的同时,也带来了诸多伦理问题,比如,韩国的黄禹锡事件等。生物医学研究的发展,推动了伦理发展,不同时期,会面临不同的热点和焦点问题。在涉及人体的生物医学研究过程中如何确保其研究的科学性和符合伦理要求,如何做到最大限度地保护受试者的权益和安全,是非常关键的。

二、生物医学研究的基本伦理原则

尊重和保护受试者成了生物医学研究的前提和关键,生物医学伦理原则应遵从生命伦理原则,贝尔蒙报告的三原则为生物医学研究中保护受试者提供了基本伦理原则和方针。

1. 尊重个人原则(Respect for Person)

尊重个人包含至少两个方面:①个人享有自治权;②保护丧失自治力的人。尊重个人的原则因此分成两个要求:承认自治权及保护丧失自治力的个人。尊重自主原则要求从事医学研究的专业人员必须告知信息,寻求和确保受试者的理解和自愿,而不是仅仅把他们当作达到研究目的的手段。自主有两个必要条件:①自由,即不受他人控制;②故意行为的能力。对于不能以充分自主的方式行事(包括缺乏能力,或受他人胁迫或控制)的人,尊重自主原则意味着给予这些人特殊的保护,避免其被利用和被伤害。

在研究实践应用中,自主决定就要求尊重个人的意愿,避免妨碍其的行动,除非该意愿和行动会对他人造成伤害;尊重不同文化价值观和习俗;保护缺乏自主能力者。知情同意无疑是最重要的,公认的同意过程应包括三个因素:信息、理解及自愿。提供受试者足够的信息以做出知情同意,包括目的、实验操作过程、潜在的风险及预期受益等;受试者对研究的充分理解;自愿参加,无不当引诱或胁迫;可以随时退出,而不受任何约束;研究过程中新的信息告知;必要时需要法定代理人。

2. 不伤害/有益原则

希波克拉底格言中的"不伤害"长期以来一直是医疗道德的基本原则。延伸到研究领域,对于不伤害原则的理解延伸为"研究中决不能伤害一个人,即使这可能对他人有利";有利原则要求尽可能地避害、去害和增利。

在研究实践应用中,就是对风险和受益的持续评估,使得研究过程中风险最小化,利益最大化。所谓风险-受益评估是与潜在伤害的大小和可能性以及预期的获益有关。需要考虑多种可能带来的伤害和受益。比如:精神伤害、体力伤害、法律上的伤害、社会和经济上的伤害以及相应的好处。对受试者来说最有可能带来的伤害是精神与体力所遭受的痛苦和损害,但也不能忽视其他种类的伤害。

3. 公正原则

平等公正(Justice)在两个层次上与实验对象的选择有关:社会和个人。对个人的平等公正要求科研工作者在选择对象时显示公平:因此他们不能只对某些他们喜欢的病人进行能带来潜在好处的实验,或只选"不受欢迎"的人进行有风险的实验。对社会的平等公正要求区分哪些种类的对象应该或不应该参加任何一项特定的实验,这一区分应根据该种类成员承受负担的能力以及对已有负担的人们再施加压力的适当性而进行。因此,可将这看成是社会的正义,因为在进行对象种类的选择时有一个优先顺序(比如,成人先于儿童),某些种类的潜在对象(比如,被隔离的精神病患者或囚犯)只有在特定情况下才有可能参与实验。

在研究实践应用中,公平选择受试者就是无民族、文化、地域、性别、年龄、贫富等偏见;承担的风险与其可能的获益相平衡。对于非治疗性研究,即不会向受试者提供直接治疗获益的研究,关注的问题是公平地分配研究风险和负担;而在受试者极有可能得到治疗获益的临床研究中,关注的焦点转移为公平参加研究以及分享研究结果的权利。

三、国内外相关法规指南

1. 国际相关法规和指南

目前国际上公认的医学研究相关的伦理规范包括《纽伦堡法典》、《赫尔辛基宣言》、《贝尔蒙报告》、《国际人体生物医学研究伦理指南》、国际人类药物技术及注册协调会议的《药物临床试验规范》(ICH

GCP)以及世界卫生组织颁布的有关伦理审查的标准和操作指南。这些伦理规范旨在确保涉及人的生物医学研究中受试者的利益优先于社会和科学利益,开展研究必须尊重和保护受试者。

《纽伦堡法典》是历史上第一部规范人体试验的国际法典。概括内容如下:获取受试者的知情同意;研究目的是为了社会利益;人体研究应基于动物实验及可靠的科学依据;研究应避免不必要的生理和心理的伤害;不应开展预期会导致死亡或伤残的研究;研究的重要性和意义不能凌驾于受试者的风险之上;研究的充分准备和必要设备;人员资质合格;受试者可随时退出研究;在研究过程中,当难以避免造成死亡或伤残时,研究者应随时准备提前终止研究。法典中最值得重视的两点内容,一是对获取受试者知情同意的要求。具体告知的信息有:研究目的、干预方法、持续时间、预期的风险和不适等;二是强调了无论研究的意义与价值如何重大,都不得伤害和牺牲受试者的权益。

由世界医学协会(WMA)制定的《赫尔辛基宣言》1964年首版至今,一直被誉为“生物医学研究的基石,当之无愧的临床试验中伦理决策的基准”。《赫尔辛基宣言》对于制定国际、地区及国家相关生物医学研究的指南、法律及准则具有深远影响。首版以来,《赫尔辛基宣言》历经了7次修订,现行版为2013年版。《赫尔辛基宣言》强调了在医学研究中个体受试者的权益高于一切,要求研究人员以必须遵循伦理原则,以负责的科学态度实施人体医学研究,强调保护并尊重受试者是研究者的职责。宣言涵盖了《纽伦堡法典》中述及的所有伦理要求,细化了适用于医学研究的伦理原则。《赫尔辛基宣言》首先提出了要有伦理委员会对研究方案进行独立审查后方可批准实施,由此奠定了伦理审查制度在世界各国的建立和完善。此外,提出了对于纳入弱势人群进行临床研究所必须遵循的伦理原则。《赫尔辛基宣言》的各项伦理原则同样适用于以收集数据或标本为研究方法的医学研究,对于其获得知情同意过程中存在的一些特殊情况,宣言作了界定和说明。

《贝尔蒙报告》于1974年7月12日,美国国家科研法案(公共法则93348)立法,由此成立了保护参加生物医学和行为学研究人体实验对象的全国委员会。委员会的主要任务之一就是为涉及人体实验对象的生物医学和行为学研究确定基本的道德原则,制定方针以监督有关科研按这些原则进行。概要如下:①人体研究的伦理原则;②医疗与医学研究的界限;③尊重、有益、公平的概念;④伦理原则如何应用于知情同意(尊重)、评估风险和利益(有益),受试者选择(公平)。这个报告中确定了尊重,有益/不伤害,公正三个与人体对象有关的原则或总体看法。其他原则也可能相关,但这三个原则涉及广泛,是概括性的阐述,以帮助科学家,受试对象,及感兴趣的公众理解关于涉及人体科研里道德方面的问题。这些原则不总能解决某一具体道德问题,但它的目的是为解决由涉及人体科研引起的伦理问题提供一个骨架和指导。它是对基本的道德原则及方针的陈诉,通过应用来帮助解决涉及人体试验对象的科研中所产生的伦理问题,这个法则就成了后来很多法则的原型,以确保涉及人体实验对象科研的道德性。

国际医学科学组织理事会(CIOMS)在1982年制定了《国际人体生物医学研究伦理指南》,现行版为2002年版。该指南主要阐述如何理解研究的科学性和伦理性,以及就伦理审查,知情同意,弱势群体的保护,风险/获益,对照组的设置,隐私权的保护,伤害的赔偿等问题,作了详尽解释,说明了如何践行《赫尔辛基宣言》所提出的伦理原则,具有指导实践的价值。

1996年国际人类药物技术及注册协调会议(ICH)经由北美、欧洲、日本等共同讨论出台了《药物临床试验规范》(GCP)。该规范以临床研究中各责任方为主体,分别阐述了伦理委员会、研究者和申办者的职责。说明了在临床研究方案设计、实施、质量控制、数据收集、分析、报告等一系列流程中应遵循的标准。国际人类药物技术及注册协调会议《药物临床试验规范》(ICH GCP)遵循《赫尔辛基宣言》中提出的伦理原则,核心要求是保护受试者的安全、权益与健康。

上述国际规范和指南的共同特点概括如下:提出临床研究的首要问题是保护受试者;强调受试者的权益高于社会与科学利益;要求研究中的各责任主体履行各自的职责与义务。

世界卫生组织(WHO)2000年制定的《生物医学研究伦理审查委员会操作指南》,旨在建立伦理审查委员会的标准操作规程,提高伦理审查质量和确保审查工作的一致性。2011年改版为《涉及人的健康相关研究的伦理审查标准与操作指南》,内容扩充为五个方面,包括:伦理审查体系的标准;建立伦理委员会的机构的标准与指南;伦理委员会委员的标准与指南;伦理委员会秘书,工作人员,行政管理人员的标准与指南;研究者标准与指南。

2. 国内相关法规和指导原则

我国参照国际人类药物技术及注册协调会议的《药物临床试验规范》(ICH GCP)的内容,结合我国国情和具体实际操作情况,于 1998 年出台了《药物临床试验质量管理规范》(GCP),现行为 2003 年的修订版。规范在总则中即说明"所有以人为对象的研究必须符合《世界医学大会赫尔辛基宣言》"。2004 年颁布的《医疗器械临床试验规定》以及 2007 年颁布的《体外诊断试剂临床研究技术指导原则》均明确开展临床试验必须符合赫尔辛基宣言的伦理学准则,研究对象的权益、安全和意志高于研究的需要。

2007 年卫生部出台了《涉及人的生物医学研究伦理审查办法(试行)》。该办法对涉及人的生物医学研究伦理审查工作做了规范要求。该办法要求开展涉及人的生物医学研究和相关技术应用活动的机构,包括医疗卫生机构、科研院所、疾病预防控制和妇幼保健机构等,设立机构伦理委员会。伦理委员会接受本行政区域和国家卫生行政部门的监督和管理。明确规定了机构伦理委员会的审查职责包括:审查研究方案,维护和保护受试者的尊严和权益;确保研究不会将受试者暴露于不合理的危险之中;同时对已批准的研究进行监督和检查,及时处理受试者的投诉和不良事件。

2010 年国家食品药品监督管理局出台了《药物临床试验伦理审查指导原则》。该指导原则以《药物临床试验质量管理规范》(GCP)为基本框架,以国际公认的伦理指南原则作为理论依据,对伦理委员会的质量管理提出了初步设想,对伦理委员会的职责提出了明确的要求,对伦理委员会的制度建设,审查工作流程以及审查要素作了细致的规定。

四、案例与思考

公共卫生与研究的问题——SARS 与飞机上的乘客

在某个国家,有一个国家层面的中心专门负责公共卫生工作,类似于我国的疾病预防控制中心(CDC)。他协同当地其他卫生机构对区域内的传染性疾病进行例行监测,所获得的相关疾病信息的传播同样有助于疾病的控制和预防。2003 年 3 月,在全世界范围内爆发非典型性肺炎(SARS)时,该中心希望能够系统地确定潜在的非典病例和任何与其接触的人群。由于非典疾病主要是来自该国家以外地区,关注的焦点人群集中到那些来自于疫情发生的国家和地区的人们。

作为这些行动的一部分,该中心官员重点关注潜在的非典个案以及与其有非正式接触的航空旅客或船员身上。如果一个人被怀疑或已知感染了非典,并曾经进入到该国家,该中心将首先从航空公司获得飞机乘客人员清单,并打电话给当地的公共卫生机构,在航班清单上列出可能已经暴露于非典的人数。

获取飞行乘客清单并确定每位乘客的姓名往往需要 3~4 周时间,也就意味着该中心从怀疑潜在暴露风险到最终调查确定需要 3~4 周时间。尽管如此,中心的官员要求当地公共卫生机构的医生登机抽取疑似患者血液样本并获得医学记录,显然这些疑似人群中必定包括没有被感染,完全健康的人群。事实上,对无症状个体的血液测试的时间超过了可能的潜伏期,因此,大多数人都会发现他们可能已经暴露了,检测结果没有太大的意义。尽管如此,该中心还是希望收集这一数据和样本,因为他们对非典的知识了解得很少,它是如何传播的,易感人群有哪些,受影响的程度等内容需要不断去研究。

问题① 这些数据的收集是为了对疾病的监测,预防还是研究?

问题② 该行为是否需要得到伦理委员会的批准? 是否需要获得知情同意?

第二节　医学研究设计与实施的伦理要点

一、科学设计与实施

科学设计是临床研究得以顺利实施的基础,因此在临床研究实施前,必须制定详细周全的临床研究方案。临床研究方案既是指导所有研究者如何启动和实施临床研究的计划,也是研究结束后进行资料统计分析的重要依据。临床研究方案主要内容包括研究背景、研究目的、研究设计、研究程序、研究方法(包括统计学考虑)、研究中涉及的伦理问题及风险防范措施等。临床研究方案设计通常涉及四个方面,即医学设计、伦理设计、统计设计、试验管理设计。

1. 临床研究设计

(1) 医学设计。

① 明确临床研究目的。每项临床研究都应设定具体、完整且表述清楚的研究目的,同时应考虑研究的科学性及可操作性,是否有利于获得新的知识,包括对疾病的起因、发展和影响的认识,以及改进现有的预防、诊断和治疗措施。只有明确研究目后,整个研究才能围绕该核心进行研究方案设计。为了避免研究方案过于复杂,影响其方案实施、数据分析及研究结果的判断,尽可能避免通过一个研究试图达到多个不同研究目的的方案设计。

② 掌握临床研究背景资料。临床研究的选题至关重要,而研究背景资料的掌握是临床研究选题、临床研究方案设计的关键。在临床研究方案制定之前,须查阅疾病领域相关的国内外参考资料,以明确前期研究相关的信息及数据,如体内外研究数据(细胞学研究、动物实验研究)、该疾病发生发展情况、临床诊疗困境和需求、国内外研究现状,从而,进一步明确临床研究选题的科学性、合理性,以及其是否具备一定的科学价值和社会价值。

③ 随机盲法对照研究(Randomization Control Trial,RCT)。随机盲法对照研究(RCT)是世界公认的评估某一种治疗是否有效的最佳、最可靠的医学研究模式。一种治疗在未经合理设计、拥有足够样本的双盲试验验证之前,是不能断言该治疗的有效性的。RCT 的设计要遵循三个基本原则,即设置对照组,研究对象的随机化分组和盲法试验。从伦理角度上,需要强调的是研究设计的临床均势性(clinical equipoise),即不同组别之间对比疗效及安全性处于不确定的真实状态。为了避免测量偏倚,研究一般采用盲法,方案中明确对谁设盲,单盲或双盲,以及如何实施盲法,并评估该盲法所采用试验组及对照组的干预措施对受试者带来的不便和风险是否在可接受范围。对于没有按照随机方法进行分组,或不设盲的研究,方案中应说明理由,并描述如何控制由此产生的偏倚,同时评估对研究结果的影响,以及是否能达到研究目的。另外,研究设计应关注对照组的选择,对照组一般为阳性对照、不同剂量组对照、外部对照(包括历史对照)、安慰剂对照、不予治疗(即"空白对照")等。通常对照组应选择最佳干预措施,若采用安慰剂对照应符合公认的伦理原则,应确认是否会给受试者带来任何额外的严重风险或不可逆的损害。

(2) 伦理设计。任何直接或间接用于人体的医学研究,须确保该研究是为了使人类健康获益,并且以人为研究对象是达到研究目的的唯一途径。医学研究设计都必须遵守《赫尔辛基宣言》及国家相关法规要求,确保其伦理合理性,受试者的健康必须首先考虑。因此,在临床研究设计中,适应证的选择、受试者人群的选择、样本量、入排标准的设定、是否采用安慰剂作为对照研究、研究中的风险防范和处理控制措施、隐私保密问题、受试者招募及受试者医疗与保护等,都要充分考虑其是否符合伦理规范,是否将受试者置于不必要的研究风险之中。同时,研究方案设计中需要明确该研究报送伦理委员会审查事宜、是否采用受试者知情同意及知情同意的方式等。

（3）统计设计。科学合理的统计设计对于临床研究成败有着举足轻重的作用。统计设计包括研究设计中随机化的方法、针对研究目的的统计假设和统计方法的选择、样本量的估算、数据集定义、中期数据分析的必要性及统计分析计划等。样本量估算的指导原则是样本量能确保研究有足够的把握回答研究问题。从伦理角度评估样本量的合理性，一般认为在确认把握度的同时，应考虑用最少的受试者人数获得可靠结论的可能性。

（4）试验管理设计。临床研究方案中，对于试验的管理需要有明确的规定，包括临床研究中涉及的各项物资（如药物、器械、各类表格等）的保存使用、研究者的资质及培训、研究过程中的数据管理、研究质量控制，以及研究风险的控制等。对于预期的不良反应，方案中应明确处理措施（包括如何进行监测和随访，以及如何调整干预措施和对症处理的规定）；同时，方案中应明确提前中止研究的标准，以保护受试者的健康与安全。双盲设计的研究，方案中应有明确的紧急揭盲的规定，确保研究者能从受试者的安全和健康出发，及时采取有效的救治措施。

2. 临床研究实施

（1）严格的临床研究方案执行。在临床研究中，尤其是涉及新药注册的临床研究中，研究方案是作为研究合同/协议的附设文件、法规性文件执行的。研究方案一旦确定，并经过伦理委员会审查通过，临床研究中须严格按照方案执行。若在研究过程中，发现方案中确有需要修订的部分，则必须按照伦理委员会的审查要求，进行研究方案修订审查，并获得同意后方可用于临床研究。

（2）有效的伦理委员会沟通。临床研究方案确定后，须报送伦理委员会讨论审查，并根据伦理委员会的审查意见进行方案的调整。经伦理委员会审查通过的研究方案，方可实施并用于临床研究。在临床研究过程中，对研究方案的任何修订，均须报送伦理委员会审查，同意后方可执行。须报送伦理委员会审查的研究方案资料包括（但不限于）：该研究的法规性文件（如药物临床研究批件）、研究方案、研究者手册、知情同意书、受试者招募信息等。临床研究实施过程中应严格按照伦理委员会要求接受跟踪审查。

（3）密切的受试者观察与保护。①制定风险防范计划。临床研究过程中，对于受试者的保护是研究者最重要的职责之一。临床研究实施前，研究者需要制定详细的风险防范计划和不良事件处理流程。②充分的知情同意。对于潜在的受试者是否愿意参与该临床研究进行知情同意。知情同意的过程中需要充分告知受试者该临床研究的背景、目的、研究过程、可能的获益及风险、目前可采用的其他治疗方法、发生损害时的治疗及相应的补偿、研究人员及伦理委员会的联系方式等。③严格的入排标准控制。在临床研究实施过程中，研究者要严格按照入选标准、排除标准对受试者进行筛选期的各项医学检查及人口学资料收集，以判断其是否能入选该研究。④不良事件处理。对于入选研究的受试者，要进行密切的医学观察，对于发生不良事件要及时进行救治，并科学、客观地判断不良事件的发生是否与参与该项研究有关。⑤公开临床研究数据。临床研究实施前，为了确保临床研究的科学规范实施，按照世界卫生组织药物临床试验管理办法（WHO - GCP）的要求，应登陆临床研究（Clinical Trial）网站进行临床研究注册。同时对于临床研究的结果，无论是阴性阳性的结果都应进行公布。

二、风险与受益评估

风险与受益评估是每项涉及人体受试者的研究在实施前必须要做的工作，研究者和伦理委员会都必须对参加研究的受试个体和群体，就可预见的研究风险和负担，与带给他们及其他受到研究疾病状况影响的个体或群体的可见的益处对比，进行谨慎评估。只有当预期的获益能证实风险的正当性时，研究才可以启动和进行；受试者的权利、安全、健康是首先需要考虑的，优先于科学和社会的利益。

1. 研究风险

（1）研究风险定义。参加临床研究时，受试者面临的风险包括研究风险和医疗风险。所谓研究风险是指研究行为(包括研究干预和研究程序)对受试者可能造成的伤害或损伤。所谓医疗风险是指即使不参加临床研究也将承受的医疗风险。只有研究风险才在伦理审查的考虑范围之内。需要注意的是,对照药或对照干预措施属于研究干预的范畴,其风险应被界定为研究风险。

(2)研究风险类别。研究风险包括伤害或损伤发生的机会和程度,通常指多种伤害的机会和程度。

生理伤害:医学研究中的研究干预和研究程序常常会给受试者带来生理伤害或损伤。如试验药或对照药已知及可能出现的不良事件(包括严重不良事件)所造成的伤害;研究程序尤其是涉及侵入性医疗手段所造成的轻微疼痛、不适甚或明显损伤。医疗手段或药物不良反应导致身体伤害或损害绝大多数是暂时性、轻微的,如常见的静脉抽血仅会造成短暂的疼痛、局部青紫,少数人会有轻度头晕,或极为罕见的针头感染。但也有极少部分伤害或损害可能是永久性、严重的,如创新药物可能引发严重的重要器官失能或致残性损伤。

心理精神伤害:参与医学研究可能导致受试者情绪不佳或担心隐私泄露导致的焦虑等,或研究药物本身引发的抑郁症、精神错乱或幻觉、紧张、内疚和丧失自尊的感觉。有时受试者因为研究中的调查问卷涉及自身敏感话题(诸如吸毒、HIV 感染、家庭暴力等)方面的行为或态度而出现紧张、内疚或尴尬感等。大多数心理风险都非常轻微且短暂,但也有极少部分研究可能会造成严重的永久性心理伤害。

社会伤害:研究涉及的隐私与个人信息一旦泄露后,轻则可能受人歧视,受试者在其工作单位或社区生活中处境尴尬,也可能在申请医疗保险和就业时受到歧视;重则可能失去就学机会甚至导致失业,如关于酗酒、精神病、不洁性行为等方面的信息也可能限制个人自由和选择,导致经济损失或身心的巨大伤害,甚至导致法律诉讼。

经济危害:参加医学研究可能会给受试者带来经济方面的损失,包括较常规医疗相对频繁的随访引起的误工费、交通费等。尽管一般临床研究会适当提供给受试者每次随访的交通费,但往往只能补偿部分的费用支出,受试者仍将为参加研究自行承担部分误工费、交通费等试验相关的经济开销。

(3)研究风险等级。受试者风险等级划分包括风险发生概率划分和风险严重程度划分,但风险严重程度往往与赔偿、治疗、不良事件报告等密切相关,因此从风险严重程度进行风险等级划分具有现实意义。等级大致可以划分为不大于最小风险、低风险、中等风险和高风险 4 个等级。

不大于最小风险:不大于最小风险一般认为是研究中能预见的风险或不适发生的可能性和程度不高于受试者在日常生活、常规体检或心理学检查检验中的风险或不适。如生理试验,包括运动、检查尿液、测量身高体重、收集指甲、头发、评估生长程度、体检、观察行为、饮食改变、抽血(成人或大孩子)。

低风险:超过最小风险,伴随直接利益,风险与预期受益相比被认为是正当的。如脊髓穿刺、活检、可导致心理压力的行为干预等。

中等风险:潜在的健康生理风险对身体造成明显伤害损害事实,如暂时的、可逆的或中度的不适感(持续超过 24 小时)、功能障碍、身体伤害或疼痛等,但是不构成伤残。主观的不悦感,短时间的行为反应如持续 24 小时等,如新药临床试验中发生不良反应等。

高风险:潜在的健康生理风险构成伤残或者死亡的是高风险。潜在的社会心理伤害中,研究期间出现明显的痛苦,或其他造成伤害的负面影响,或是负面影响持续超过数日或长期存在为高风险,如首次用于人体的新药临床试验中发生严重非预期不良反应等。

2. 研究受益

(1)研究受益定义。研究受益包括任何对个人或群体有利的结果,通常代表多种利益产生的机会和程度。

(2)研究受益类别。生理受益:医学研究中的新药或新治疗手段常常会对受试者疾病有所改善,可能减轻受试者原先的病痛与不适,改善受试者器官功能等。新药研究中的对照组往往是治疗金标准,也会给受试者带来疾病改善。

心理精神受益:参加医学研究在改善受试者生理病痛的同时,可能给其带来心理受益,减轻其心理痛苦。但也有部分研究不会给受试者带来直接受益,但受试者可能感到研究结果在将来可以对其他患者有所帮助,因此感到因未来可以帮助他人而自身感到间接受益。

社会受益:受试者参与的医学研究一旦完成后,可能会给疾病带来新的诊治方式,使临床诊疗标准发生改变,降低发病率和死亡率。研究结果可以成为新的医学知识广泛传播,并有可能引发未来的有效发明。

经济受益:参与医学研究一般可获得免费的药物治疗,并可获得跟研究相关的免费实验室检查,可能还有部分交通补偿费等。对于参加新药Ⅰ期临床试验的受试者,由于大部分受试者为健康志愿者,研究药物对受试者而言非治疗所用,因此会获得较多的误工费、营养费及交通费等。

3. 风险与受益评估

研究者评估风险与受益的原则是:①明确研究对受试者的潜在风险,并尽可能使风险最小化;②合理风险下,若对个人有潜在好处,且研究设计适当,则应可进行;③受试者和社会的潜在获益应超出风险或与其成比例;④在涉及人体受试者的研究中,个体研究受试者的福祉必须高于所有其他利益;⑤要有充分的保护受试者措施以及紧急情况下的处理预案。

在评估风险和受益时,研究者既要避免过高估计风险过低估计受益,也要避免过低估计风险过高估计受益。前者可能阻碍研究的开展,后者会将受试者至于不必要的风险之中。几乎不存在"零风险"的研究,研究者必须遵循基本伦理原则,提出切实可行的风险最小化和受益最大化的措施,促进医学研究的开展。

三、利益冲突的管理

1. 利益冲突的定义

利益冲突来源于次要利益对主要利益的影响,任何一个专业人员往往有一个主要利益和无数个次要利益,当次要利益不适当地影响了研究者关于主要利益的专业判断时,就产生了利益冲突。次要利益通常被认为不合理的,但又经常是需要的和为大家渴求的。当次要利益占据主要地位、不适当影响、歪曲、阻碍研究人员对受试者健康和利益、研究结果等相关问题的正确判断时,冲突就产生了。金钱、名利、权力是经常危害到专业判断公正性的次要利益。

2. 利益冲突的表现

研究者的利益冲突可以表现为经济利益冲突,如研究者担任申办方的顾问,或接受申办方的资助,或在申办方拥有经济利益等。可以表现为时间冲突,如研究者是行政负责人,又可能同时承担很多研究项目,繁忙的工作使其没有足够的时间承担研究的职责而影响受试者的安全性。也可以表现为职业的冲突,如伦理委员会委员同时为研究项目负责人,当委员为其承担的研究项目进行伦理审查,就难以避免其伦理委员会委员的职责和其研究者的职业的冲突等。

3. 利益冲突的防范原则

科学和临床研究中,利益冲突往往不能完全消除,但通过管理可以尽量减小。利益冲突的防范原则:

(1)公开原则。研究者应进行利益冲突自我评估,向伦理委员会公开所有的与申办方的经济或非经济的关系;伦理委员会委员必须公开其存在或可能存在的利益冲突,必须签署保密协议、利益冲突声明。

(2)审查原则。伦理委员会负责对存在或潜在的利益冲突行使审查职责,对研究者的利益冲突进行评估,判断利益冲突发生的可能性、是否会使一个理性的人做出非理性的决断、是否会给决定或判断带来偏倚等。并做出限制、禁止等的审查决定。研究者同时作为伦理委员会委员的,应自觉回避存在或潜在利益冲突项目的审查。

（3）限制原则。研究者如与研究项目或申办方有重大经济利益冲突的，则应限制参加实验研究的重要部分——例如知情同意的过程、不良事件报告等直接与保护受试者权益相关的研究工作。负责研究设计的研究者不能和申办方具有经济利益关系；研究者同时担任伦理委员会委员的，不能为自己承担的研究进行投票。

四、利用生物样本及信息的研究

1. 利用生物样本和信息的研究

利用生物样本和信息的研究是指医学研究中利用人类的各种生物样本，包括组织、全血、血浆、血清、DNA、RNA、生物体液，或经初步处理过的生物样本，以及与这些生物样本相关的各种临床资料、病理、治疗与随访等信息数据。

由于生物标本连接个人遗传信息、健康和生活方式等相关信息，这种联系既使得生物样本具有重要的意义，但也由于其中包含着在收集时不必知道的大量信息，一旦被无限制的使用，将对人类的尊重产生潜在风险，对样本所有者的家庭、甚至子孙后代或社会人群产生影响。因此，由于生物样本及其信息具有特殊性和敏感性，针对利用生物样本及信息研究的伦理规范也有其特别要求。

2. 知情同意的原则

医学研究使用可能识别受试者身份的人体生物样本或信息时，如生物样本库的标本，或类似来源的生物材料或信息数据，医生必须寻求受试者对采集、储存、利用这些生物样本的书面知情同意。受试者或患者已明确地拒绝任何研究利用其生物标本及信息的，只有在公共卫生紧急需要时才可利用。

（1）受试者知情同意的告知信息。研究应以受试者能理解的语言和文字表述提供以下信息：①保存和利用生物样本资源的目的、风险和后果。受试者可以在任何时候撤回其同意而不受损失和惩罚；②获取生物样本的种类、采集数量和大小、采集方法和操作过程；③基因检测类研究，受试者有"决定是否知晓基因检测结果的权利"；④遗传试验的结果有可能要报告受试者或其医生，试验标本将被清楚的标记；⑤生物标本不是完全匿名，受试者身份将以生物标本安全编码、限制访问数据库方式保护；⑥研究结束时的生物标本销毁计划或贮存方式；⑦生物标本中开发出商业产品及受试者是否由此获益；⑧承诺试验结束后向受试者合理地提供研究结果的信息。

（2）遗传物质研究受试者须特殊告知的信息。生物多样性的保护是全人类共同关注的事项，各国对自己的生物资源拥有主权。因此医学研究中需使用受试者和/或家族遗传物质和/或信息时，除上述生物样本及信息研究的知情同意信息外，应有特殊知情同意告知信息：①受试者具有自主选择权，决定是否参加利用其和/或家族遗传物质和/或信息的医学研究；②其个人和家属的遗传信息及资源是否得到有效保护；③受试者有权选择是否被告知研究结果；④当研究牵涉到跨国研究或样本需要交给其他研究单位完成时，遗传资源无泄漏和流失；⑤本国以外是否取得遗传资源的决定权属于本国政府，并依照国家法律行使。

（3）受试者撤销同意的权利。以医学科学研究目的而采集人生物样本，受试者有撤销其同意的权力。如受试者撤销同意，则不应再使用其生物样本，除非生物样本已被不可逆转地切断了与受试者的关联。如果没有被不可逆转地切断关联，有关生物样本及信息数据则应按照受试者的愿望加以处理。如果受试者的愿望无法确定或不可行，有关的生物样本及信息数据则应不可逆转地切断与受试者的关联或加以销毁。

3. 免除知情同意的原则

（1）使用临床诊疗中获得的生物样本及信息数据。因研究需要利用以往临床诊疗中获得的医疗记录和生物样本，且符合以下全部条件时，经伦理委员会批准可以部分或全部免除知情同意：①研究造成的风险极小，病人的权利或利益不会受到侵犯；②受试者的隐私和机密或匿名得到保证；③研究的设计是回答一个重要的问题；④若规定需获取知情同意，研究将无法进行（病人/受试者拒绝或不同意参加研究，不是研究无法实施、免除知情同意的理由）。只要有可能，应在研究后的适当时候向受试者提供适当的有关信息。

若患者/受试者先前已明确拒绝在将来的研究中使用其医疗记录和生物样本，则该受试者的医疗记录和生物样本只有在公共卫生紧急情况需要时才可被使用。

如果符合免除知情同意的条件并得到伦理委员会批准，必须使生物样本完全的匿名并脱离有关联系，以保证从该研究不会得到有关具体个人的信息，或反馈给他们。

（2）研究中获得的生物样本及其健康信息的二次利用。因研究需要利用以往研究中获得的生物样本及其健康信息的二次利用，且符合以下全部条件时，经伦理委员会批准可以免除知情同意：①以往研究已获得受试者的书面同意，允许其他的研究项目使用其信息或标本；②本次研究符合原知情同意的许可条件；③受试者的隐私和身份信息的保密得到保证。

4. 隐私与保密的原则

（1）保密措施。在采集、分析、保存、使用受试者生物样本及其信息时，重要的是要确定样本及其信息是否会辨认出那个人。

在为医学和科学研究目的采集的生物样本及其信息时，应努力保护个人隐私，确保与可识别的个人、家庭或群体有关联的生物样本和信息的保密性。包括给受试者的身份加以编码，或匿名，使得不能追查到那个人，但可提供人口学和临床资料；不应向第三方，特别是有经济利害关系的相关方（雇主、保险公司、教育机构和家庭等）披露，除非由于重大公共利益的原因，或经受试者事先在自愿并知情的情况下明确表示同意，且同意这样做符合国家法律法规的规定。不得将诊断性遗传学研究结果公开给受试者的亲属，如直系亲属希望被告知这类结果，则应经伦理审查委员会批准，以防止在没有受试者同意情况下将结果公开。

五、案例与思考

研究设计的问题——对治疗方法的研究

研究人员在南亚国家的一所传染病医院，想知道药品经销商（药店）和药师如何推荐治疗腹泻药物，从而为药厂和患者提供相关的科普资料。

研究人员发现如果告知药店自己研究者身份，药店将不会真实地回答问题，所以他决定开展一项带有一定隐瞒的研究。他计划招募4个年轻人，打扮成村民，各自向不同药物经销商询问如何治疗一个2岁男孩水样腹泻疾病。这些年轻人会按照药物经销商推荐的药物去购买。他计划4个年轻人能够坚持完成一个星期的调查工作，每位能够完成6家药店的调查。这些药店不会在之后的研究报告中被指出。没有一个卖药的人能够知道这项研究的真正目的或者最终认出买药人的真实身份。他们也不会意识到自己是以匿名的状态并且在不征求知情同意的情况下参与到一项研究中。

一个星期之后，结果将形成报告。如果任何一家药店的建议可能对顾客造成一定的风险，那么研究者将对该药店进行相关的培训。

问题①　药店是否有权利知道他们正在参加一项研究？这项研究是否侵犯了药店的权利？由于这种侵犯行为，这项研究是否不符合伦理？

问题②　对于那些建议可能危害顾客的购药建议，研究者对这些药店进行干预是否符合伦理？如果这种危害很大呢？如果研究者通过该项研究能够获得特殊的知识，那么研究者是否在伦理上有这个责任去干预购药建议？

问题③　对于药店来说，这项研究有何风险？对于社区而言，有什么潜在的获益？预期的这些获益和风险比起来是否合适？

问题④　在研究结束之后，研究者是否应该向药店澄清事情真相？例如告知这是一项调查研究，并告知研究的目的与重要性。

第三节　医学研究中的受试者保护

一、受试者招募与保护

1. 研究中的受试者招募

（1）招募对象的选择。招募对象的选择应遵循公平分配研究负担和利益的原则。研究者应保证研究的风险和受益在研究目标人群以及招募的人群中公平分配，并掌握以下原则：①研究目的应证明研究目标人群的选择是科学的，公平的；②承担研究风险的特定受试者/特定受试者群体应能从研究获益；③限制某些可能受益的人群参加研究的理由必须是合理的；④从研究所在的地理区域内的合格人群中招募受试者时，不应考虑种族、人种、经济地位或性别，除非有合理的科学要求。

某些人群因为经济或行政管理的原因，被过多地用作受试者，如仅因为穷人更容易受到小额报酬的引诱而参加研究，就有选择地招募穷人作为受试者，这是不公平的。

（2）招募方式。

① 从临床医疗过程中直接招募。当病人的主治医生同时又是研究者，在临床医疗过程中认为病人符合研究条件时，可以邀请病人参加研究。医生/研究者不得因其身份对受试者产生不正当的影响。受试者与医生/研究者之间可能存在依赖关系，可以由研究团队中不是该患者的主治医师来获取知情同意。在以疾病患者为受试人群的研究中，如果研究人员不是临床医生，研究人员获知患者的医疗信息的方法和过程，可能会涉及患者隐私的保密问题。因此应考虑先由医生征求患者对参加该项研究的意向，然后介绍研究人员来获取知情同意。

② 公开招募。一般而言，以公开、书面方式邀请受试者参加临床试验，如广告、海报等，而不是以个人鼓动的方式招募，可以降低强迫或不正当影响的可能性。公开招募材料的信息应包括研究项目的概况，招募对象的条件，报名的联系人和联系方式等。研究者应掌握以下要点：明确说明项目的研究性质；避免夸大受益，低估风险；避免不适当的承诺；避免以醒目字体等方式强调给予受试者的补偿，或把应有的补偿表述成额外的奖励；明确发布方式。

③ 通过邮件招募。通过邮件向目标人群发送招募信息，可以使招募更有针对性。研究者应考虑隐私保密，建议首先以医院或患者主治医师的名义发送介绍研究的邀请函，征求对研究感兴趣患者的同意，允许研究人员直接与其联系。

④ 通过数据库招募。研究者应考虑隐私保密，建议首先以数据库拥有者的名义与受试者联系，介绍研究概况，发出参加研究的邀请，征求对研究感兴趣患者的同意，允许研究人员直接与其联系。

⑤ 通过第三方介绍或招募。通过第三方介绍或协助招募受试者时，应确认支付给第三方的介绍费或招募费不能从受试者报酬或补偿中按比例提成。

以上招募程序和招募材料应提交伦理委员会审查。

（3）报酬与补偿。

① 合理的报酬与补偿，避免过度劝诱。受试者可以得到与参加研究有关的交通和其他开支，包括时间和收入损失的补偿。研究者应判断给予受试者参加研究的报酬与补偿是否合理，避免对受试者产生强迫和不正当影响。"过渡劝诱"可能会使受试者失去对风险适当的判断能力，还可能会使受试者刻意隐瞒那些可能使他们丧失参加研究资格的信息。

② 支付方式。给受试者报酬或补偿的支付方式,需确保既不强迫受试者也不对其施加不恰当的影响。给受试者的报酬应按实际完成研究的比例支付,而不完全以受试者完成研究为条件。

2. 研究中的受试者保护

(1) 如何做好研究中的受试者医疗和保护,研究者应从以下几方面完成:

① 研究人员的资质。研究者应具备相应的医疗执业资质,具备专业知识,掌握临床试验研究方法,有临床试验经验,熟悉相关的法律法规,并有与研究需求相适应的人员配备和设备条件。研究者在开展研究前,应接受《药物临床试验质量管理规范》(GCP)培训和受试者保护相关伦理培训。

② 公认有效的干预。一般而言,诊断、治疗或预防性干预试验应选择公认有效的干预作为对照。因研究目的而撤销或不给予已被证实有效干预的设计、安慰剂或不予治疗的对照应符合公认的伦理原则。如果研究不给予受试者公认有效的干预,研究者应确认对受试者健康是否可能产生不良影响,是否可能产生严重的损害,特别是不可逆的损害。

③ 医疗监测,心理与健康咨询。研究者应基于研究的风险,设计在干预实施过程中和干预结束后随访的医疗监测时点和监测项目,并尽早发现和观察可能的不良反应。针对所研究的疾病和患者人群特点,如晚期肿瘤患者,建议研究者提供合适的心理与健康咨询。涉及儿童的研究应在儿童和父母能够获得充分的医学和心理上支持的情况下实施。如果研究不允许父母在场,应该加以解释,并且在知情同意书中明确说明。

④ 受试者提前退出研究。研究者应在方案中写明关于受试者提前退出研究时拟采取的措施,并能够明确诊断受试者退出研究时的健康状况;还应关注方案关于提前退出研究后的医疗安排,保证发生不良反应能够得到相应的医疗处理,基础疾病能够得到适当的医疗安排。

⑤ 研究结束后的安排。研究者应关注受试者在研究结束后能否获得适当的经济支持,帮助其继续治疗。

(2) 如何保证研究中受试者相关损害的补偿/赔偿和医疗,研究者应从以下几方面完成:

① 公正的补偿/赔偿和免费医疗。所谓"与研究相关的损害"是指完全为实现研究目的而执行研究程序或干预措施造成的损害,受试者应获得相应的补偿/赔偿和/或免费医疗。补偿是在不违法的前提下对合法的民事行为但是给对方造成一定损失的情况下进行的,而赔偿是指有违法行为造成对方人身或是财产有损害的。非预期的或不可预见的不良反应,应被假定为是可获得免费医疗和补偿的。药物临床试验的早期阶段(Ⅰ期试验和Ⅱ期试验的早期),一般认为研究药物没有把握会给个体受试者提供直接受益的前景,因此,该阶段研究的受试者受到损害或残疾,通常应得到补偿和免费医疗。研究者应明确发生与研究相关的损害时受试者将得到补偿和/或免费医疗;明确哪些损害将不给予受试者补偿和免费医疗,并作为知情同意过程的一部分,告知受试者。

② 知情同意。知情同意书应告知哪些损害将获得补偿和免费医疗,哪些损害将不能得到补偿和免费医疗;应告知受试者将不需要提出诉讼以得到他们因损害而有权获得的免费医疗和补偿;应告知负责对研究损害提供医疗的机构,负责补偿的组织。知情同意书不能暗示受试者放弃为损害寻求免费医疗和补偿的权利;不应包括如果发生损害研究者将免于责任的文字。

③ 保险。申办者或研究发起组织者为研究购买保险,可以减少因支付额外的医疗费用和有关补偿/赔偿造成的损失,但保险并不降低受试者的研究风险,因此,为研究购买保险不是强制的。如果没有购买保险,由申办者承担赔付责任。当申办者没有能力承担赔付责任时,保险则显得非常有必要。如果方案或知情同意书声明本项研究购买了保险,研究者应确认知情同意书告知的保险事项与实际情况相符。

二、隐私和保密

隐私和保密是维护受试者权益的重要措施,参与医学研究的医生有责任保护研究受试者的生命、健康、尊严、隐私和个人信息的机密。

1. 属于受试者隐私和需保密的信息

涉及人的生物医学研究需要采集的隐私信息包括与个人身份相关的信息以及与个人健康相关的信息,个人身份相关的信息,是指用来标识个人基本情况的一组数据资料。主要内容涉及标识个人基本情况、个人生活与工作经历和社会情况等个人信息。这些信息牵涉到私人简历、私人活动与私人空间,具体包括:

(1)个人身份相关的信息:姓名,性别,年龄或出生日期,家庭住址,电话号码,职业,学历,婚姻状况,住院号,证件(身份证号,社会保障卡号,医疗卡号,护照号),书写的签名等。

(2)个人健康相关的信息:个人的医疗记录,如疾病诊断与治疗用药,血型,家族疾病、遗传性疾病及性病史等。

2. 尊重隐私权

隐私权是自然人享有的对其个人的与公共利益无关的个人信息、私人活动和私有领域进行支配的一种人格权。人格尊严是人格权客体即人格利益的基础,隐私权意味着对他人的尊重,保护隐私权即保护人的尊严。

隐私权有以下四项权利:

(1)隐私隐瞒权是权利主体对自己的隐私有进行隐瞒、不为人所知的权利。

(2)隐私利用权是权利主体对自己的隐私权有积极利用,以满足自己精神、物质等方面需要的权利。

(3)隐私维护权是权利主体对自己的隐私权有维护其不可侵犯性,在受到非法侵犯时可以寻求公力与私力救济的权利。

(4)隐私支配权是权利主体对自己的隐私有权按照自己的意愿进行支配。

隐私权不得滥用,不得有悖于公序良俗。《世界人权宣言》第12条规定:"任何人的私生活、家庭、住宅和通信不得任意干涉,他的荣誉和名誉不得加以攻击。"个人隐私受法律保护。侵扰他人私生活、公开他人隐私的行为,既是违反社会道德的行为,也是违法行为。

3. 保密责任

在受试者保护体系中,研究者、申办者、研究机构以及伦理委员会对于受试者隐私的保护都需要承担相应的责任。

(1)研究者的责任。生物医学研究可能会涉及受试者个人隐私及个人信息。如果研究者违反保密规定侵犯了个人隐私,会对受试者不尊重,甚至造成严重伤害。因此研究者有责任尽最大努力保护受试者个人隐私和个人信息,认真履行保密协议,避免伤害受试者。

研究者在医学研究中应特别注意明确以下几点:收集个人信息对于研究目的必要性;研究收集的个人信息的私密程度;研究收集的个人信息将计划如何使用;个人信息的收集是否会侵犯隐私权或对研究对象造成伤害;是否有计划在研究的某个阶段销毁个人身份信息;对敏感性研究及遗传研究是否有保密措施。

临床研究中研究者常用的保密措施包括:采取恰当的措施隐藏可识别受试者身份的信息。如:去除病历或标本中的个人标识符,或能被联系到的此类标识符,以及通过谁联系;规定受试者身份编码(如有)是如何建立的,编码保存的地点,以及在紧急情况下,何时、如何、由何人才能解开编码的信息;对受试者认为特别敏感的病历部分(如照片、录像带或录音磁带)进行销毁或匿名;等等。

采取恰当的数据安全管理措施。如:将研究文件放在上锁在柜子里,限制访问及使用数据的权限等。

(2)研究机构的职责。研究机构在对受试者隐私信息进行保密工作中的职责为:制定保密工作制度及保密守则,开展对研究人员、伦理委员会工作人员等保密守则及工作制度的培训;提供必要的软硬件设施,包括接待受试者的私密空间,存储研究资料的独立场所,安全存储研究数据的信息系统等。

（3）伦理委员会的职责。伦理委员会虽然不是研究的直接实施者,但是有责任确保研究的设计和实施符合伦理原则,这是保护受试者权益及安全的一个关键环节。对于隐私保护问题,伦理委员会需要关注的是研究者获知潜在研究对象的渠道,并确认收集个人信息的必要性,审查是否有足够的措施对受试者的隐私信息进行保护。

4. 特殊类型研究中的保密

（1）敏感性研究的保密。敏感性研究的信息披露可能会导致社会偏见或歧视（如艾滋病研究）,因此一些敏感性研究需要更复杂和更严密的保密措施。敏感性研究包括:与性生活、性取向或性工作相关的研究;与酒精、药物或成瘾产品相关的研究（如酗酒和毒品研究）;与个人心理健康或精神健康相关的研究。这类研究可能涉及个人财务、就业能力、健康状况或名誉等信息,对敏感性研究信息的保密可采取在符合研究目的的前提下,不收集研究对象的个人身份信息,严格规定查阅研究资料的权限要求及必要时免除知情同意签字等措施。

（2）遗传研究的保密。利用可识别受试者身份的生物标本进行遗传学研究,必须获得受试者的知情同意,或法定代理人的同意。对遗传学研究的保密可采取以下措施:

①如果符合免除知情同意的条件并得到伦理委员会批准,生物标本必须被完全匿名并脱离有关联系;②当有正当的临床或研究理由,生物标本不能完全被匿名并需要将遗传学研究的结果与受试者相关联时,研究者向受试者保证并说明,受试者的身份将通过生物标本的安全编码、限制访问相关数据库而得到保护;③出于医学或研究的理由,要将遗传试验的结果报告给受试者或受试者的医生时,受试者应该被告知将要发生这种公开,以及试验标本将被清楚的标记;④诊断性遗传学研究结果未经受试者同意,研究者不得将其公开给受试者的亲属,并且在研究方案及知情同意中清楚表明未经受试者同意避免将研究结果公开的措施。

5. 知情同意对隐私保密的告知

在隐私保密知情同意书中,研究者有责任清楚告知以下信息:①研究所涉及的受试者隐私的资料储存和使用情况及保密措施,研究者保守机密的能力受到法律和其他规定的限制;②申办者的监察员和稽查员,机构伦理委员会和政府管理部门可以在法律法规所准许的范围内,在不侵犯受试者的隐私的情况下,直接查阅受试者的原始医疗记录,受试者或其合法代理人在签署书面知情同意书时即授权这种查阅;③经伦理委员会批准免除知情同意的研究,应确认受试者的隐私和个人身份信息得到保护。

三、知情同意

知情同意书是保障受试者权益的主要措施之一。知情同意（Informed Consent）指向受试者告知一项试验的各方面情况后,受试者自愿确认其同意参加该项临床试验的过程,须以签名和注明日期的知情同意书作为文件证明。

1. 充分告知医学研究信息

（1）告知信息的要求:研究者或其指定的代表必须向受试者说明有关临床试验的详细情况,告知的信息需满足以下要素:

①真实可靠:来源有依据、渠道正规合法,无虚假、不确切及无定论的信息;②完整全面:叙述完整,能涵盖相关规定要求的内容;③科学严谨:由循证医学、科学研究、医疗常规及技术指南等获得的数据组成;④简明易懂:分类清楚,语句表述通俗简练,内容明确和易于理解;⑤尊重意愿:表达尊重人格,体现受试者意愿和保护受试者权利。

（2）告知信息的内容:知情同意书中告知信息内容应涵盖研究内容、试验风险、预期受益、医疗保护及损害赔偿、隐私保密及受试者权益等。具体包括:

①试验目的、应遵循的试验步骤(包括所有侵入性操作)、试验期限;②预期的受试者的风险和不便;③预期的受益。当受试者没有直接受益时,应告知受试者;④受试者可获得的备选治疗,以及备选治疗重要的潜在风险和受益;⑤受试者参加试验是否获得报酬;⑥受试者参加试验是否需要承担费用;⑦能识别受试者身份的有关记录的保密程度,并说明必要时,试验项目申办者、伦理委员会、政府管理部门按规定可以查阅参加试验的受试者资料;⑧如发生与试验相关的损害时,受试者可以获得的治疗和相应的补偿;⑨说明参加试验是自愿的,可以拒绝参加或有权在试验的任何阶段随时退出试验而不会遭到歧视或报复,其医疗待遇与权益不会受到影响;⑩当存在有关试验和受试者权利问题,以及发生试验相关伤害时,有联系人及联系方式。

2. 知情同意过程

知情同意执行过程应把握以下要素:信息告知、与受试者沟通、获知新信息随时告知、必要时更新知情同意书、受试者考虑决定、签署知情同意书等。具体包括以下要求:

(1) 与受试者的沟通过程。研究者在知情同意的告知受试者过程中,应确保有充分的机会提问和足够的时间考虑以便做出决定,包括与家属或其他人商量的时间,研究者对提出的问题应予以诚实、迅速和完整的答复。通过向可能的受试对象或其合法代理人告知信息,重复和解释,回答他们提出的问题,使受试者充分理解所参加研究的每项信息。在有些情况下,研究者也可以使用一个口头的或书面的测验或其他方法来判断受试者是否充分理解了这些信息,如使用这些方法应在知情同意书中加以说明。

对无行为能力的受试者或无阅读能力的受试者(包括儿童),研究者提供的知情同意书应能体现与其法定监护人沟通和获得其法定监护人知情同意签署的过程。当儿童能做出同意参加研究的决定时,研究者应提供符合儿童理解的"赞同书"。研究者在医学研究中如发现涉及试验相关的重要新资料应及时与受试者沟通,对知情同意书作书面修改并经伦理委员会批准后,再次取得受试者或法定监护人同意。

(2) 知情同意书告知信息理解过程。研究者不仅有责任确保知情同意书中信息告知的完整性,还应确保知情同意书中告知的信息是能被受试者理解,重点确认以下几点。

① 研究者应以适合个体理解水平的语言来传达信息。用语规范、简明清楚、表述易懂。不能使用研究结果不确定的、完全专业化导致受试者不理解的、翻译文字不符合中文用语习惯易引起误解的、夸大研究效果传递虚假信息的或带有不尊重人格的语句。

② 应避免使用不正当的欺骗、施加不正当影响或恐吓语句。无诱导受试者参与试验的倾向,不能使用金钱或物质诱导的语句。金钱和实物的补偿应根据特定的文化和被提供补偿人群的传统进行评价,以确定它们是否构成不适当影响。当不能提供直接受益前景的研究干预措施,或治疗过程超过最小风险,研究者应非常谨慎地避免物质利诱。

③ 应确保受试者理解应有的权益,体现受试者权益保护的内容。应使受试者或其法定代理人清楚知晓可选择参加本试验,也可选择其他的临床常规治疗措施。参加此研究发生与试验相关的非医疗疏漏造成的损伤时,将会得到免费的治疗及和相应赔偿。参加此研究个体可自由地拒绝参加,并可在任何时候自由地退出研究而不会受到惩罚,也不会丧失其应得利益。参加此研究个人隐私及个人研究信息可得到有效的保护。任何与试验有关的口头或书面信息,包括书面知情同意书在内,均不能使用任何可能导致受试者或其合法代理人放弃或看来像是放弃任何合法权益的语言,也不能使用任何可能使研究者、研究机构、申办者或其代理机构免除或看来像是免除过失责任的语言。

(3) 自主选择同意过程。研究者应确保知情同意书中具有自愿签署知情同意书的信息告知,以及由受试者或其合法代理人签署姓名和日期页,经充分和详细解释试验的情况后获得知情同意书。对无行为能力的受试者,应确定将由其法定监护人同意并签名及注明日期。对无阅读能力的受试者或其合法代理人,需确认将有一名独立见证人参加知情同意讨论的全过程,并见证知情同意书和所有其他书面资料的内容已被准确解释给受试者或其合法代理人并被其理解,见证人将在知情同意书签名并注明日期。对儿童作为受试者,必须明确要求获得法定监护人的知情同意并签署知情同意书,能做出同意参加研究决定的儿童将征得其本人同意。

四、弱势群体的特殊保护

1. 弱势群体

弱势群体是指那些相对地或绝对地没有能力,包括没有足够的权力、智力、教育、财力、力量,或其他必需的属性来维护自身利益的人。医学研究中的弱势群体是指那些能力或自由受到限制而无法给予同意或拒绝同意的人,包括:没有能力给予知情同意的人群,如儿童,因为精神障碍而不能给予知情同意的人;容易受到强迫或不正当影响的人群,如等级群体中处于下级或从属地位的成员,医学生参加其导师的研究项目,实验室的工作人员参加其雇主的研究项目,制药公司的雇员参加该企业的研究项目,公共福利机构照料的老人;经济能力受限的人群,如接受生活福利费或社会援助的人,无家可归者,患有严重的、可能致残或致命疾病者,以及不熟悉现代医疗概念的社会成员。

2. 选择弱势群体参加医学研究的伦理原则

选择弱势群体参加医学研究应符合医学伦理学基本原则之公平原则,即医学研究应公平的选择研究对象,任何群体都不应被剥夺其公平地参与研究的利益;应避免利用弱势参与对他们没有受益或没有预期受益的研究。

因此选择弱势群体参加医学研究,首先这些医学研究的目的应是为了弱势群体受试者本人或其相同处境群体的健康需要,且是该群体需要优先关注的健康问题,且以比弱势群体情况较好者为受试对象,无法达到预期研究目的;其次所选择的弱势群体应可能从研究结果中受益或未来潜在受益,并应获得该弱势群体受试者法定监护人的书面知情同意,这样的医学研究才能被认为是正当的。

3. 弱势群体参加医学研究的特殊保护措施

(1) 风险控制的特殊保护。涉及弱势群体的医学研究应遵循最小风险的原则。通常应首先选择风险不大于最小风险的医学研究;对于研究风险大于最小风险,弱势受试者有直接受益前景的医学研究,则研究风险应与弱势受试者日常医疗干预措施的风险相当;对于研究风险大于最小风险,弱势受试者没有直接受益前景的研究,则研究风险只能稍大于最小风险,且研究干预措施对受试者的影响应与他们实际的医疗状态相当,研究干预有望对受试者人群未来预期受益或能产生受试者人群的疾病相关的重要知识。

(2) 知情同意的特别考虑。知情同意是尊重受试者,保护其自主选择是否参加研究项目的主要措施。对于没有能力给予知情同意的弱势受试者,必须得到其法定监护人的书面知情同意。当弱势受试者有能力做出同意参加研究的决定时,还必须征得其本人同意,弱势受试者表达的不同意意见应予尊重。

4. 儿童参加医学研究的特殊伦理规范

(1) 医学研究的必要性和不可替代性。选择儿童作为受试者的医学研究需要明确研究目的是针对儿童特有的疾病或健康问题,旨在获得儿童健康需要的知识,且儿童能从中直接或未来预期受益;若以成年人为研究对象,研究将不能很好地进行;研究将获得儿童受试者的父母或法定监护人的书面知情同意,获得儿童受试者在其能力范围所给予的同意(赞成),并且儿童受试者拒绝参加研究的意愿将得到尊重。

(2) 研究风险的合理控制。涉及儿童受试者的临床研究应遵循痛苦最小化和风险最小化的设计原则。通常研究风险应不大于最小风险。对于研究风险大于最小风险,儿童受试者有直接受益前景的研究,受试者的预期受益应与所涉及的风险是正当的;研究风险和受益比至少应与现有的备选医疗措施相当。对于研究风险大于小风险,儿童受试者没有直接受益前景的研究,则研究风险只能稍大于最小风险；且风险应与儿童受试者的实际医疗状态相当；研究干预有望对儿童受试者未来预期受益或能产生受试者所代表人群的疾病相关的重要知识。

（3）知情同意的特别要求。儿童参加临床研究必须获得其父母或法定监护人的知情同意，并在儿童发育和智力程度允许范围内取得儿童的同意（赞同）。根据我国民法通则规定10周岁的未成年人是限制民事行为能力人，可以进行与他的年龄、智力相适应的民事活动。因此10周岁以上的未成年人参加研究应征得其本人的同意并签署知情同意书。研究者应分别给予父母和儿童的知情同意书，儿童知情同意书应符合他们理解水平的文字和语言表述，必要时配以图文解释。儿童受试者在研究期间成长为能够给予独立的知情同意时，应征求他们继续参加研究的意愿并尊重他们的决定。

即使有父母的同意，儿童有意识的反对参加研究的意愿应无例外地得到尊重。患有可能致命疾病的儿童可能反对或拒绝继续实施一种难以承受的或痛苦的干预措施。在这种情况下，父母可以违背孩子的意愿，坚持要求研究者继续实施研究干预措施。如果研究干预有希望维持或延长生命，而且没有令人满意的替代疗法，研究者可以同意这样做，但应事先寻求伦理审查委员会的特别批准或许可

5. 精神障碍者参加医学研究的伦理规范

（1）医学研究的必要性和不可替代性。精神障碍是各种精神或心理异常的总称，又称精神和行为障碍，或精神疾病。大多数精神障碍的患者能够理解研究的性质和研究的风险，能够做出自主决定；本章节是指那些没有能力给予充分知情同意或由于病情恶化变得暂时没有能力的精神障碍者，涉及这些人群的医学研究，应确保研究的目的是为针对精神障碍者特有的健康问题，且研究只能在他们身上进行，对于探索某些严重精神障碍的病因和治疗的大部分研究，他们显然是唯一合适的受试者。

（2）知情同意的特别要求。涉及精神障碍受试者的临床研究需获得其法定监护人的同意。即使有法定监护人的"同意"，仍应尊重精神障碍患者本人的感觉和意愿。

对于能够理解研究的性质和研究的风险，能够给予知情同意的精神障碍的患者，应在他们精神状态许可范围内征得其本人参加研究的医院，他们任何反对参加对他们没有直接受益研究的意愿应得到尊重。对于涉及没有能力给予知情同意的精神障碍受试者，则应有明确的证据表明其受试者患有影响推理或判断能力的严重精神障碍，或由于精神障碍病情恶化而暂时丧失能力。可由独立的、有资格的专家评估受试者给予知情同意的能力。当精神障碍受试者的理解力随着病程等因素变化而能做出同意参加研究的决定时，还必须征得其本人同意。

五、案例与思考

干细胞研究的捐赠问题

在A国家，当地法律允许使用大于14天的人胚胎细胞进行干细胞研究。研究人员经常与那些从事辅助生殖技术的医疗机构合作以获取胚胎细胞用于研究。这些胚胎细胞往往是在还没有特定的研究目的的情况下收集起来的。从事辅助生殖技术的医务人员大都跟患者签署捐赠多余胚胎细胞的知情同意书。

为了获取知情同意，医务人员首先要跟患者交流辅助生殖技术的基本信息，其中包括整个流程、可能的风险与获益以及通过该方式出生的孩子的法律问题。为了提高效率，研究者将关于捐赠胚胎细胞和从事辅助生殖技术的知情同意书合二为一，也是为了避免对患者造成不必要的紧张与不安。

在知情同意书中，当提到"如何处理剩余胚胎"条款中，医生为患者提供一下几个选项：冷冻或保存任何没有被移植的胚胎；在成功生育后销毁所有储存的胚胎；将胚胎提供给干细胞进行科学研究。之后，医生也进一步解释了干细胞研究的过程以及这项工作的目的。研究者承诺，患者的胚胎细胞将不会被用于生殖性克隆。如果这些胚胎将被用于一项造福人类的研究，那么它必须获得伦理委员会的批准。由于考虑到病人的敏感性，一些特殊的词语，例如：捐赠、研究、知情同意书等在知情同意书中和医生的

解释中没有出现。

问题① 即使研究者或医生详细告知病人整个干细胞研究的流程,这些例如"研究"的词语在知情同意书中能够被去除吗?

问题② 一份知情同意书可以既包含辅助生殖技术的同意,又包含额外的捐赠胚胎内容吗? 更何况这些额外的捐赠胚胎与辅助生殖技术并无关系。

问题③ 这些知情同意书可以被用来描述那些还未说明何种目的就直接要求收集人体组织吗? 怎样的知情同意书才是最合适的?

参考文献

[1] 世界医学会. 赫尔辛基宣言,2013.

[2] 国际医学科学组织委员会. 人体生物医学研究国际伦理指南,2002.

[3] 卫生部. 涉及人的生物医学研究伦理审查办法(试行),2007.

[4] 国家食品药品监督管理局. 药物临床试验伦理审查工作指导原则,2010.

[5] 熊宁宁,等. 涉及人的生物医学研究伦理审查指南,2015.

第十章
医学科研课题申请

我国著名外科学家、中国科学院院士裘法祖教授曾经说过:"如果一个外科医生只会开刀,他只能成为开刀匠,只有会开刀又会研究才能成为外科学家"。作为一名希望成为医学家的医生今后必然面临着申请科研课题的问题。每年都有大量的申请书递交到国家和上海市各级科技管理部门,而能够得到批准的申请只占其中一小部分。申请书没有中标的原因很多,但大多数是因为申请书本身书写的技术问题。所以要成功地申请到科研课题,一定要写出一份完美的课题申请书。

第一节 医学科研课题分类

一、按研究形式分类

1. 调查研究性课题

这类课题主要应用于临床流行病学研究,研究某一类疾病的发生原因、发病规律、流行趋势及对社会人群的影响等。常常利用调查研究的方法和手段,搜集研究对象的相关资料,通过整理、分析、对比、综合、判断和推论,从中总结、概括出具有普遍意义的结论。如一些突发或非突发性传染病、常见慢性病、职业病、地方病、环境与健康等常用此类课题。例如选用《某年洞庭湖疫区洪涝灾害后血吸虫病新发病人的流行病学调查研究》题目,就具有现实意义和社会效益。

2. 实验研究性课题

这类选题是为了揭示某种事物或现象的本质,阐明某种事物的运动规律及其机理。用实验研究的方法和手段,对受试对象在实验条件下观察被试因素所产生的效应。搜集可靠资料,进行分析、综合、演绎、归纳、判断、推理,获得理性认识。如基础医学和部分临床医学方面的研究均属此类。

3. 新技术的开发应用

这些选题方向主要是指新的诊疗技术和方法的开发、引进与应用。如核磁共振成像、断层造影术、医学教育网搜集|整理闪烁相片、超声波技术等的应用;电脑在疾病诊断和治疗中的应用;新型复合材料的开发、引进及在临床医学中的研制和应用;新方法包括系统论、信息论、控制论、电脑多媒体等高新技术在疾病的诊断和治疗上的应用。这类选题要求研究者博学多才,并与其他学科协作才能达到预期效果。

二、按研究性质分类

1. 基础研究

以认识自然现象、探索自然规律为目的之研究。基础研究又可分为:纯基础研究和应用基础研究:前者一般为无预定目标或暂时还不知道是否有应用前景的理论研究,如人体功能与结构、生物力学及其他未知的正常人体活动的一类研究。这类研究未知因素多,探索性强,研究周期长,对研究手段要求高,虽然近期看不到研究结果的应用前景,但是绝大多数最后将对科学领域产生广泛的影响。后者通常为有一定应用目标的基础研究,医学基础研究属于这一类研究,通常以某种疾病为研究对象,如研究疾病的发生原因、发展规律、转归机制,可用于疾病诊断治疗的分子靶标的筛选等。这类研究成果可以为疾病的临床诊断、预防及治疗奠定基础,非常重要。

2. 应用研究

为特定的应用目的或解决某种实际问题而进行的研究,如医学研究中为解决临床防病治病为目的,研究成果能为临床提供某种疾病的诊断、预防及治疗的新的方法和途径。其成果对科学技术领域的影响比较局限,但针对性更强。如为提高疾病的诊断率、治疗效果的研究,为改善某种疾病预防措施、诊治效果的新技术、新方案的研究,用于疾病诊断或治疗的分子靶标的临床验证等。

3. 开发研究

将医学研究成果扩展到生产中,以生产产品为任务的研究。医学学科的开发研究是运用医学基础研究与应用研究及实验的知识,研制出产品性物质,或为了对现有的产品性物质进行重大改进的创造性活动如新药的研发、诊断试剂研发、医用设备或器械的研制等。

总之,医学研究主要是应用基础研究,部分为应用研究,应用研究需要从应用基础研究转化而来,所以基础研究是应用研究的前提。这两类研究虽然直接目标不同,但申请原则是差不多的,譬如申请书的规范化、选题的科学性和创意、研究内容和方案的可行性、前期研究基础及课题组成员的组成等,只是考核指标有所不同。所以不管哪类研究,申请书的撰写十分重要,完成一份完善的课题申请书是提高课题中标率的前提。

第二节　医学科研课题申请书撰写程序

一、提出问题

爱因斯坦曾经说过:"提出一个问题往往比解决一个问题更重要,因为解决一个问题也许仅仅是一个数学上或实验上的技能而已。而提出新的问题、新的可能性,以新的角度去看旧的问题,却需要创造性的想象力,而且标志着科学的真正进步"。提出问题是医学科研活动的起点,科学问题是医学科学研究的逻辑起点。提出问题需要在申请人所掌握的理论和实践基础上,经慎重思考后所形成的,课题的创新性往往来自于熟悉国内外相关领域的动态与发展趋势,当前学科的前沿,研究的热点。

二、查阅文献

查阅文献目的是为了了解国内外相关领域的研究信息,收集信息则是科研选题的重要环节,而且在课题进行的全过程中仍需要不断收集信息、掌握研究发展动态。在提出问题后,带着问题去查阅相关的文献资料,以便在理论上找到能对自己所提出问题做出合理而充分的解释或者对自己提出的问题进行修正,并为科学假说的建立及研究方案的制定奠定基础;同时能进一步了解该研究领域的国内外最新进展、已解决的问题和尚存在的问题、争论的焦点及今后的发展趋势等,避免低水平重复,使课题更加先进(见第三章"医学文献检索")。

三、建立假说

假说是针对提出的科学问题给出尚未予证实的答案和解释,是科学研究中对客观事物的假定说明、并有待证实的认识和理论。假说有两个显著的特点:假定性和科学性。假定性是指假说是根据已知的科学理论推测出来的,尚未经证实;科学性是指假说是以一定的科学实验为基础、有一定的事实为依据的。建立了假说便可以使研究人员根据假说确定的方向进行研究,使之成为一种主动的、有计划的研究,而不是盲目的、被动的研究。医学科学研究的过程就是提出假说、对假说进行验证、最终得出科学结论的过程。

四、确定方案

确定科学假说后,申请人要从的专业理论知识和实验技术方面设计课题研究的有关顺序和步骤,为申请的课题制定出一个科学而合理的实施方案。具体包括两方面内容:

1. 专业设计

就是运用专业理论知识来设计解决科学问题的总框架,包括研究目的和意义,研究特色和创新点、研究的可行性及预期目标,研究方法和技术路线等。

2. 统计学设计

统计学是验证科学假说过程中的重要工具,如选取样本、收集数据、控制偏倚的科学性合理性需要应用统计学为依据,如何选用合理的统计方法进行数据分析和表达结果非常重要(见第四章"医学研究中常用统计学方法")。

五、撰写申请书

最后完成申请书的撰写,即在上述基础上对申请书进行全面的语言文字上的描述,拟就题目、写出摘要、完成课题申请书要求的所有内容。

第三节 医学科研课题选题

选题是申请书撰写的核心,正确选题为申请书确定了中心思想,选偏了会影响整个研究的可行性。

一、选题原则

1. 需要性原则

需要性原则是指选题要面向实际需求,立足于医学发展的需要,这是选题的首要原则,如为了提高某一疾病的诊断率或治疗效果的研究、探索疾病发生发展的机理等。这里所谓需要,包括两个方面:一是根据解决疾病诊治中的问题,尤其是临床尚未解决的问题,这是它的社会意义;二是根据医学本身发展的需要,加深对疾病的认识,这是它的科学意义。

2. 可行性原则

可行性原则是指在选题时要考虑课题实施的可能性。可行性原则体现在两个方面,一是有相应的前期研究积累,原先的研究基础说明继续研究有希望达到预期目标;二是"条件原则",选择课题必须从研究者的主、客观条件出发,选择有条件开展的题目。如果一个课题不具备必要的条件,无论如何需要、如何先进,如果没有实现的可能,则是徒劳的。在课题评审中专家也要根据申请者的研究条件进行审核的。

3. 合理性原则

合理性原则是指选题不但要考虑是否满足医学发展的需要、是否具有科学价值、是否具有应用前景,而且还要看课题本身是否合理、是否具有已知自然规律的支持、是否确实可行。合理性原则也是科学原则,如提出不切实际的科学目标就不符合该原则。

4. 创新性原则

创新性原则,即科学价值原则。是指所选课题要有新颖性、先进性,有所发明、有所发现,通过研究学术水平应有所提高,以推动医学某一领域向前发展。创新体现在研究选题和研究内容中,应避免概念化、扩大化。

二、选题依据

选题实际上就是提出问题或假说,现在各类课题都强调研究的问题要源于临床实践,这就是以疾病为导向的研究,如研究疾病的发生、发展机制、治疗中的转归机制、新的诊断治疗方法和技术的验证及其原理等。医学基础研究选题要有充分的理论依据,要说明准备申请的课题没有重复别人的研究,或者证明别人研究后没有解决而需要进一步研究的问题。医学应用研究也不是简单的临床总结,而是要在临床应用中寻找存在问题,并以合适的方法和技术解决问题。寻找问题不能凭感觉而要靠思考,同时要根据提出的问题浏览大量文献,已发表的文献是选题的科学依据。

第四节 医学科研课题申请书的撰写

撰写一份完美的课题申请书是一项科学研究成功的开始,如果写不出一份好的课题申请书,说明申请人拟进行研究的理由还不充分,他的科研起步没走好。虽然不同性质的研究申请书撰写要求有所差异,但是基本要素是相同的,只是预期成果及形式有所不同。国家自然科学基金(国科基金)申请书撰写要求是最规范的,本章节即以国科基金面上项目课题为例,介绍申请书的撰写要求。如果能写好一份完美的国科基金申请书,就能写好其他申请书。

一、课题名称

选好题目后要用文字表达出来,题目的名称也很重要,要让人看了题目就知道研究内容。题目不能太长也不能太短,要紧扣研究内容、表达中心思想。经常遇到的问题是大题目下做小课题,也有小题目下做大课题。题目大小要根据研究内容多少而定,重大项目题目要大,可以宏观一些,如"2 型糖尿病发生发展机制的研究",糖尿病发生机制较复杂,该课题可以分为几个字课题,从不同的方面研究,所以不能写得很具体。一般课题题目要小,必须具体说明研究什么,如"BNIP3 在 2 型糖尿病胰岛 β 细胞线粒体途径凋亡调节作用的研究","微小 RNA - 301a(miR - 301a)在胃癌中的生物学功能及其调控机制的研究"。如让别人一看题目就能明了你申请的课题是哪方面的具体研究,对象是什么,用什么研究方法,解决什么具体问题,在同行评议中就等于你下了一个"先手棋",应充分发挥题目的作用。

目前,申请项目中一个较普遍的现象是大题目下做小课题,使人很难从项目名称判断申请人究竟要做什么,这样命题就显得不十分理想,如果让别人一看题目就能明了你干哪方面的具体研究,对象是什么,用什么研究方法,解决什么具体问题,在同行评议中就等于你下了一个"先手棋"。

二、课题摘要

摘要是课题申请书的心脏,要逐字逐句斟酌。在这里要作较大篇幅的介绍,在撰写时也要花费较多时间去思考。因为花费时间完成这简洁但重要的部分将会使你的项目申请书更容易被评审专家认可和理解。

1. 摘要的重要性

项目摘要是评审专家看到的课题申请书的缩影。在评审过程中,评审人把摘要作为整个申请文件的指南,他们对摘要的印象非常关键。一个有说服力且激动人心的摘要会吸引评审人的注意力和兴趣。摘要是展现申请课题特色的地方,是对整个项目精髓的提炼,是课题申请书的核心,是课题的心脏,要逐字逐句斟酌,在有限的空间内,用最简洁的语言表述整个申请书的精华,使这颗心脏跳动起来。

2. 摘要的功能和基本特征

摘要是项目申请书的第一部分,也是最简短的部分,摘要至关重要的功能就是用400个字高度概括整个申请书核心内容,突出最核心的5个方面的要素,也就是基本特征:①选题的必要性和创新性;②课题的科学问题和科学假说;③主要研究内容;④研究目标与预期研究结果;⑤科学意义和应用前景。

3. 摘要的基本内容

摘要是申请书最重要的部分,由于有400字的字数限制,要在400字内表述简洁、清晰、准确。要句斟字酌,充分利用好文字资源,画龙点睛地把课题中最重要的元素表达出来。

(1)提出的科学问题及其重要性。开门见山地找出研究进展中存在的问题与不足,指出本课题提出的科学问题,说明你拟开展研究的问题的重要性,50～60字。

(2)科学假说的论证与提出。用最简洁的语言介绍课题研究背景和相关前期研究的新发现,提出课题的科学假说,60～100字。

(3)验证科学假说的核心研究内容和目标。明确描述从哪几个方面进行研究以验证假说,研究的核心内容,预期要达到的研究目标,应尽量详细撰写,并清晰地展现研究思路,200字左右。

(4)研究预期达到的成果及其科学意义。设想与其研究成果,说明拟开展的研究将对该领域发展的科学意义及潜在影响,50～60字。

4. 申请书摘要与题目、正文之间的连贯性

在撰写摘要时,要注意摘要与题目之间的连贯性以及摘要与申请书正文之间的连贯性。

(1)如何实现摘要与题目的连贯性。摘要与题目的一致性是通过关键词的重复来实现的。如何实现摘要与题目良好的一致性?首先摘要的第一句应与题目呈紧密关系。题目只是为了吊起评审专家的胃口,评审人期望从摘要中更多地了解题目的具体内容。其次是题目中的所有关键词要在摘要中出现。评审专家看了题目后期望从摘要中更多地了解题目的内容,因此,应该尽量在摘要中提供更多精确的内容以满足评审专家的期望。

(2)如何实现摘要与申请书的连贯性。实现摘要与申请书的一致性也是通过关键词的重复来实现。摘要是申请书的精华,是整个课题精髓的提炼,摘要的关键词应当全部出现在申请书的正文中。评审专家看了摘要后,期望从正文中更多地了解摘要的内容。因此,应在正文中提供更多精确的内容以满足评审人的期望,让摘要中所有的关键词在正文中都有相应的详细的阐述。

案例:胃癌发病率高,预后差,发生发展机制不清。微小 RNA(microRNA,miRNA)与人类癌症的发生发展有着密切的联系,在诸多恶性肿瘤中都发现有 miRNA 表达异常(提出的科学问题及重要性)。本课题组前期研究表明 miR‐301a 在胃癌中呈高表达,且与胃癌的发生发展密切相关,但其作用及其调控机制还不清楚(科学假说的论证与提出)。本研究拟采用通过上调或下调 miR‐301a 在胃癌细胞中的表达,观察其对细胞生物学行为的作用,研究其在胃癌发生发展中的调控机制。通过预测 miR‐301a 的可能靶基因,再通过蛋白水平和构建荧光素酶报告基因载体进行验证,进一步分析其在胃癌中的作用通路。进一步由 EMSA 和 CHIP 技术寻找调控 miR‐301a 异常表达的转录因子(验证科学假说的核心研究内容和目标)。本项目不仅有助于阐明 miR‐301a 作用于肿瘤的分子机理,也为临床采用针对 miR‐301a 的靶向调节治疗提供新的思路(研究预期达到的成果及其科学意义)。

三、立题依据

立题依据就是选题依据,立题依据写得好不好,直接影响评审专家对课题评审的意见。所以一定要让评审专家看了后认为你的课题非常重要,依据非常充分。这样,评审专家才会继续看你的研究内容。立题依据应包括课题的研究意义、国内外研究现状及分析。作为基础研究须结合医学科研发展趋势来论述科学意义;作为应用研究须结合医学发展中迫切需要解决的关键科学和技术问题来论述其应用前景。写好立题依据应注意以下几方面问题:

1. 阐述本课题对社会或经济的意义

基础研究必须阐明研究的科学意义和研究要解决的科学问题的重要性;应用基础研究要阐明与其研究成果的应用前景;应用研究则阐明研究对社会发展和人民健康的意义;开发研究要说明产品的市场化前景。撰写时要注意几点:

(1)作为基础研究和应用基础研究,要求申请者不仅会"摆事实",说清自己提出的问题是医学科学中必须研究的问题;而且还要会"讲道理",能够阐明自己的申请课题为什么重要,能解决什么科学问题或学术问题、应用前景如何。这是目前多数申请者还没有做到的。

(2)必须阐明申请人要从事本项研究的理由。有些申请只谈及本课题的意义和国内外动态,但没有介绍申请者本人为什么要从事本项研究。所以要清晰地介绍究竟你在前期研究中发现了什么,别人的研究中还存在什么问题及这些问题的重要性,或者你对哪个科学问题有什么特殊想法等,否则属于依据不充分。

(3)坚持"有所为,有所不为"的基本国策,填补空白不是立题依据。不少申请人把填补空白作为立项的理由,科研的目的是解决问题而不是填补空白,填补空白要看这个空白是否值得填补,因为有些空白的填补是没有意义的。基础研究要使我国的研究在世界上占有一席之地,而不是跟踪或填补空白。应用研究要产生有实际应用价值或应用前景的方法和技术。尽管国家不断增加对科研投入,但研究经费依然不足。目前在基础研究领域,只可能支持那些有研究基础、有特色或有创新性的申请项目;应用研究要符合国家或学科领域发展的需求,即临床医学需要的方法和技术;开发研究要产生实质性的有社会需求的产品。

2. 本课题研究领域的国内外进展

国内外进展动态的描写反映了申请人阅读文献的能力和分析归纳问题的能力,又反映了拟申请课题的重要性。当你阅读了大量文献以后,不能简单地把文献内容罗列排序,而要把文献内容,尤其是别人的研究结果和作者的观点进行分析归纳。要弄清楚论文作者提出了什么科学问题或假说,如何去研究这些问题,研究结果有什么科学意义、应用前景或社会、经济价值,这些研究中有在什么问题没有解决及问题的重要性等,这样才能阐明拟开展研究的意义。介绍国内外进展要注意几点:

(1)要介绍申请课题的国外研究进展,也要介绍国内研究动态。不少课题申请人喜欢引用国外的研究工作，而不注意引用国内同行的研究工作。这样，评议人就可能会以"不了解国内情况"为由，不同意资助该课题。有些领域国内同行可能已经走在国际前沿，这样国内同行的研究动态对你开展研究的参考意义就更为重要。

（2）国内研究动态也应包括申请者自己的研究工作，尤其是与申请课题相关的工作，如果申请人在拟研究领域已经有长期研究积累或已有很好的前期研究基础，应该清晰地介绍究竟自己在前期工作中发现了什么问题，这些问题可能别人尚未报道但有很重要；或者在前期研究中有什么好的研究结果，这些结果有利于解决目前存在的科学问题；或者对哪个科学问题有什么特殊想法等等。使立项依据更充分，也使评审专家能较全面地了解申请人。否则评审专家难以判断申请人自己的具体想法，这样的申请绝对属于没有到位。

（3）一定要在综述国内外研究进展的基础上，介绍本项目的研究背景、必要性和重要性，要解决的科学和技术问题；同时要根据综述的参考文献，说明本项目的特点和新颖性，突出课题的重要性。在这些基础上要强调本人为什么要开展这项研究。

3. 主要参考文献

综述国内外研究进展时必须要有对应的参考文献，所有引用的文献要准确无误地标明出处，这是对国内、外的关键性研究工作的显示。引用参考文献要注意时间性，特别要重视近期发表的文献，一般大多数引用文献应当在近5年内发表的，最好由几篇近1～2年发表的。参考文献的数量不必像研究生的开题报告，列出一大堆文献，但太少也不合适，容易让评审人误认为你了解情况不够，一般有20～30篇即可。对于同类文献要精心挑选与申请课题内容最贴近的、最新的文献。有些申请人为了突出自己课题的新颖性，故宜补引用已有的相关文献。要知道现在查阅文献非常简单，评审专家上网查新时查到相关最新文献，就认为申请者不了解国内外进展而淘汰。

总之，立题目的要明确，申请理由要充分，立题依据不要太科普，更要把关键问题交代清楚，能引起评审专家的兴趣，愿意继续读完你的申请，那样的申请书才有竞争力。

举例：胃癌在世界范围内属高发肿瘤[1]，也是我国最常见的恶性肿瘤之一，占各种恶性肿瘤发病率的第二位[2]。外科手术是当前治疗胃癌的有效手段，但胃癌标准根治术后五年生存率仍不容乐观[3]，其根本原因在于胃癌的病因及发病机制未明。因此深入研究胃癌发生发展的机制，找到胃癌治疗的新靶点，进而有效改善胃癌患者的预后，具有非常重要的现实意义（本课题的研究意义）。

表观遗传在肿瘤发生发展中起到重要作用，其中非编码RNA（ncRNA）在表观遗传学占据重要的地位。microRNA（miRNA，或miR）是一类进化上保守的非编码小分子RNA，长度约为20～24nt，由DNA转录生成，但并不翻译成蛋白质[4]。成熟的miRNA与Argonaute蛋白组成RNA诱导的沉默复合体（RNA-induced silencing complex，RISC），能与靶基因的mRNA3'端非翻译区（3'UTR）序列发生特异性结合，通过诱导靶基因mRNA降解或抑制其翻译导致靶基因沉默[5]。在人类基因组中miRNA的基因占据大约1％的数量[6]，虽然在不同的时空发育阶段，其表达量不同，但是多种miRNA在同一个细胞中的表达使得细胞处在一种内在的miRNA环境中，该环境调控着成千上万个编码基因的mRNA，使得各种蛋白的表达处在一个合适的水平。miRNA主要通过抑制它的靶基因来起调控作用，miRNA的作用遍及生命体的发生、生长、发育、分化和死亡的各个过程[7]。

最近发现的microRNA（miRNA）对胃癌发生发展机制研究提供了新究思路。miRNA是21～23个碱基的单链小分子非编码RNA，由具有发夹结构的约70～90个碱基大小的单链RNA前体经过Dicer酶加工后生成，能够调节生物体内在的与机体生长、发育、疾病发生相关基因的表达。一般认为miRNA与RNA诱导的沉默复合物结合，通过直接降解mRNA或者抑制蛋白翻译，下调蛋白表达水平。由于肿瘤的发生是基因表达紊乱引起的，因此miRNA的表达异常与肿瘤有着密切关系，研究发现它可以作为抑癌基因或原癌基因而参与了肿瘤的发生发展。近年来通过对肿瘤组织和相应正常组织中miRNA的表达进行检测，发现miRNA在多数肿瘤中存在差异表达。例如：miR-15和miR-16通过下调 BCL2 诱导肿瘤细胞凋亡[8, 9]。miR-143 和 miR-145 在结直肠癌、乳腺癌、前列腺癌等下调[10, 11]。miR-21 在神经胶质瘤、乳腺癌等上调并有抗凋亡的作用[11~13]。let-7 家族在肺癌中下调并负调 RAS 癌基因,调节肿瘤细胞的增殖和分化[14, 15]。miR-155 在乳腺癌及儿科的多种淋巴瘤中表达上调[11, 16~19]。MYC 上调的 miR-17-19b 簇调节 E2F1 癌基因,呈现组织特异性表达,肝癌可见该簇的杂合性缺失,而在 B 细胞淋巴瘤则表达上调[20, 21]。

　　我们实验室前期应用 miRNA 微阵列芯片技术分别筛选出在胃癌细胞株和胃癌组织中异常表达的 miRNA 谱,发现一些 miRNA 的异常表达与胃癌的分化、转移及预后密切相关[22]。如 miR-21 在胃癌中的过表达与预后密切相关可以通过下调 PTEN 蛋白的水平而增加琼脂上细胞株的克隆形成[23];miR-126 通过调控胃癌细胞中 CRK 蛋白参与了胃癌的侵袭转移[24]。miR-409-3p 在胃癌中表达下调,其调控的靶基因为 PHF10,由于 PHF10 失去 miR-409-3p 的调节而在胃癌中高表达,并促进胃癌的进展[25]。miR-625 可以明显抑制胃癌细胞体内外的侵袭转移能力[26]。胃癌中 miRNA 的筛选及其靶点的鉴定将提高人们对胃癌进行诊断和预后,对它们在胃癌抗癌药物疗法中的作用进行研究将会很有前途,目前已成为研究热点,以 miRNA 为靶点或者以 miRNA 为手段为胃癌的治疗提供了新的思路(上述三个段落是国内外研究现状及发展动态分析,包括自己的研究)。

　　miR-301a 是本课题组在前期 miRNA 微阵列芯片筛选出的一个差异表达的 miRNA,表现为:①miR-301a 在 9 株胃癌细胞株中表达显著高于对照的正常胃粘膜细胞($P = 0.000\,124$);②胃癌细胞株与永生化胃粘膜细胞株 GES-1 相比,明显呈高水平;③在胃癌组织中表达水平显著高于对照的癌旁正常组织($P = 1.20\text{E}-05$)。进一步通过 qRT-PCR 再次在肿瘤细胞株及胃癌组织标本中检测差异表达,初步验证了上述 miRNA 芯片的结果。

　　miR-301a 定位于第 17 号染色体,由 cagugcaauaguauugucaaagc 构成,与编码着丝粒蛋白的 FAM33A 的内含子重合。国内外对 miR-301a 的研究较少,在胰腺癌组织,miR-301a 呈高表达[27]。吸烟可使恶性间皮瘤 miR-301a 水平显著改变[28]。miR-301a 在有肝硬化、肝炎的癌旁组织中的表达水平要高于没有肝硬化和肝炎的癌旁组织[29]。Zhou P 等研究发现 miR-301a 在肝细胞肝癌中高表达,其靶基因是同源盒基因 Gax,从而是 NF-kB 调节异常[30]。Chen Z 等发现在胰腺癌中表达上调,并可促进胰腺癌细胞增殖,其直接靶基因是 Bim[31]。Lu Z 等研究发现 miR-301a NF-kB-抑制因子(Nkrf)从而升高 NF-kB 的活性,而 NF-kB 又增加 miR-301a 的转录,从而形成一个正反馈环路[32]。

　　鉴于 miR-301a 在胃癌中显著高表达,我们推测其在胃癌的发生发展中可能起到重要作用,并在初步实验中发现其表现出癌基因的某些特点,如抗凋亡,促进增殖,促进迁移,促进体内成瘤等,结合生物信息学技术进行 miRNA 所作用的靶基因预测,我们发现 ACVR1、CCND3、DDX6 等基因作为备选靶基因,亟须通过实验进行深入的探索(上述三个段落是交代本课题的研究背景,从本人的研究基础和国内外研究中提出科学问题)。

　　本项目拟从以下方面进行:①miR-301a 在胃癌标本中的表达水平及临床病理意义;②miR-301a 在胃癌中起的体内体外生物学作用;③找出 miR-301a 发挥作用的下游靶基因;④miR-301a 高表达的转录调节机制。该研究不仅有助于阐明 miRNA 在胃癌发生发展中发挥作用的机制,还极有可能有助于我们认识癌症的起源和发展,使癌细胞的许多特性和癌症进展的多步骤模式变得更加清楚,同时也将为早期防治胃癌乃至其他恶性肿瘤带来新思路,并为制定临床治疗对策、设计新药提供有力的理论依据(本课题的研究目标、要解决的科学问题及其重要性)。

　　主要参考文献(略)

四、研究内容

　　这部分内容是课题申请书的主体,摘要是申请书的缩影,立题依据是为研究内容铺垫的,而研究内容则是告诉评审专家申请的课题要做什么。尽管你的立题依据非常充分,但如果这部分内容没写好就会影响课题实施的可行性。这部分包括了研究目标、研究内容、拟解决的关键问题。

1. 研究目标

研究目标应该简洁、明确、具体可行,突出项目的科学性和学术性。研究目标不是简单地完成一件什么事情,而是通过做这件事情,解决科学问题或技术问题,找到答案。要依据提出的科学问题或技术问题,借助一定的手段,实现拟研究的预期目标。研究目标要与立项依据中提出的目标一致,避免目标和内容相混淆。归纳、凝练好的目标应该是课题的科学指向。

举例:研究目标:

胃癌发生发展的分子机制尚不清楚,miR-301a 是我们前期研究中发现的胃癌相关基因,但其生物学作用及其分子机制还不清楚,为此,本研究的目标为:

(1) 揭示 miR-301a 在胃癌组织中的表达及其表达的临床病理学意义。

(2) 阐明 miR-301a 在胃癌肿瘤发生发展中的生物学作用,及其发挥作用的下游靶基因。

(3) 阐明 miR-301a 在胃癌中的表达调控机制(与立题依据中提出的目标一致)。

2. 研究内容

研究内容要与研究目标一致。研究内容是围绕解决科学问题,为了达到研究目标所需要做的事情。应着重考虑由科学问题延伸出来的最相关要素和本质关联的作用和规律,需要重点突出,有足够的深度空间可以挖掘。由此引申出来的研究内容,与科学问题之间应当是相互关联的,即科学问题覆盖的范围内需要揭示的客观规律,两者的关系也可能是纲举目张式的。不管是哪种形式,需要申请人注意的是,不要以为越多越好,罗列太多的研究内容,要有的放矢。一个国基金面上项目课题由 3~5 部分的内容应该足够了,青年基金课题内容要更简练,关键是内容涉及的深度,完成这些内容是否可以达到预期目标。

研究内容要突出重点,要根据预算经费多少确定内容的多少。不要泛泛地讲述尽人皆知的一般规律性研究,一定要突出课题的特色,才能引人入胜。过去曾有评审专家指出,有的申请书写了很多内容,什么都做,好像把教科书的目录全列上了,这种申请书的撰写是失败的。为了把研究内容陈述得清楚些,可以在每一个研究内容下把细节描述得更清楚一点,列出关键的细目。以免因"内容过多,重点不突出"而被否定。另外,很多申请书分不清研究内容和研究方案的关系,把研究方案当作研究内容,评审人会认为申请人思路不清,这样的申请项目是很不理想的。研究内容要注意可行性,不要过多地写实际难以完成的内容。

举例:

研究内容:

(1) miR-301a 在胃癌中的表达及其临床病理意义。

(2) miR-301a 在胃癌生物学行为中的作用。

(3) miR-301a 靶基因的预测、筛选与验证。

(4) miR-301a 在胃癌高表达转录调控机制的探究。

(该课题设计了 4 部分研究内容,体现了:内容简洁、与研究目标一致、围绕 miR-301a 在胃癌表达的临床意义、对胃癌生物学行为的作用及其机制等有关科学问题研究、突出重点要解决的问题。)

具体研究内容举例:(仅以第四部分内容为例,其他省略。)

miR-301a 在胃癌高表达转录调控机制的探究。

① 构建含有与 miR-301a 的启动子结合的候选转录因子的质粒利用 match,TFSEARCH 等生物信息学的工具分析 miR-301a 基因,并结合文献和我们前期的工作,筛选出以下候选转录因子:FOXD3、FOXJ2、SOX5、HOX13、COMP1、PAX6、HNF-1。将含有这些候选转录因子基因全长的序列导入质粒 pcDNA3.1 中,以供下面的实验使用。

② 确定直接与 miR-301a 的启动子结合的转录因子。

● 将 miR-301a 的转录起始点上游 2 000bp 的含 miR-301a 启动子和调控区的基因片段为基本骨架,构建报告基因质粒,通过与候选转录因子共转染并检测荧光素酶活性的方法初步确定候选转录因子。

● 利用染色质免疫沉淀(Chip)技术,进一步找到与 miR-301a 的启动区域直接结合的转录因子。

③ 确定转录因子调控 miR-301a 表达的关键启动子区域。

● 将 miR-301a 转录调控区域不同长度的片段克隆至报告基因质粒 pGL3-enhancer 中,以构建报告基因(编码萤火虫荧光酶素)质粒。与转录因子载体共转染细胞,以识别转录因子对 miR-301a 表达的关键启动子区域。

● 利用凝胶迁移(electrophoretic mobility shift assays,EMSA)实验,进一步确认来确定转录因子结合位点。

④ 通过干扰转录因子的表达,研究其对 miR-301a 的转录调控作用。(把 miR-301a 在胃癌高表达转录调控机制的探究细化,让评审专家知道更具体的研究内容。其他部分的研究内容也是如此。)

3. 拟解决的关键问题

关键问题指课题的关键、难点之所在,问题得到解决之后,课题的研究目标就有把握达到。关键问题是课题要解决的科学问题,并且是科学问题的重点。关键问题要提得准确,反映项目的特色、创新点及难点。不少项目申请人没有填写此项,评审专家就很难知道申请人是否了解课题涉及研究的难点,以至难以判断申请人完成课题的可能性。如果申请中难点写得不清楚或者根本不对,也会被认为申请人缺乏能力完成课题。所以,此项必须写,而且力求写得准确。针对提出的难点,合理设计研究方法、技术路线,课题就有较大的把握得以完成。有些申请人把研究中还没掌握的方法或技术作为关键问题也是不对的,研究方法或技术还没掌握如何完成课题?

举例:拟解决的关键科学问题。

胃癌发病率死亡率均较高,预后差,病因与发病机制不清。近年来发现表观遗传调控异常是肿瘤发病的重要机制。本实验室前期以 miRNA 芯片发现 miR-301a 在胃癌高表达,而 miR-301a 在胃癌发生发展中的生物学作用尚不清楚,为此,本项目拟解决的关键科学问题为:①miR-301a 在胃癌中的表达及其表达的临床病理学意义;②miR-301a 发生发展中的生物学功能是什么? miR-301a 在胃癌中发挥生物作用是通过调控什么基因表达来实现的? ③miR-301a 在胃癌中的表达调控机制是什么?

(提出的关键科学问题与客体的研究目标是一致的,也是课题的特色、创新点及研究的难点,把这些问题解答了课题也就完成了。)

五、研究方案

1. 研究方案

研究目标要靠研究内容去实现,研究内容要采用合适的方法和技术去实施。研究方案要具体、清晰、可行。研究方案是对应研究内容的,每一部分研究内容要有相应的研究方案去实施并完成。研究方案及可行性分析。应避免一般化,要有自己的特色,采取的方案能够确保内容的完成和目标的实现。同样的实验手段,在解决不同的问题、研究不同的内容甚至不同的工作深度都会对方案的思路提出不同的要求。申请者应该对方案中涉及的具体方法、技术路线等给出有针对性的考虑和构思,并给出可行性分析。

研究方案包括有关方法、技术路线、实验手段、关键技术等方面的说明。

(1)研究方法、技术路线要具体、清晰。多数申请这部分写得比较含糊,每一步研究解决什么问题表述不很清楚。要逐项写清每一步做什么,用什么方法,或对别人的方法进行什么样的修改。有些人喜欢把现代化分析"武器"全都用上,什么新,就用什么,但用途不明确,拟获取什么结果也不明确。唯一可以称作优点的是可以在经费预算中多计算一些实验费。对于每种分析仪器的用途不明确,明明可以用常规手段,却偏用不妥当的高级仪器。

（2）有不少申请人在写申请书时,认为研究方法、技术路线写得太详细了会被别人剽窃。多数情况下不必担心,如果有很好的前期工作积累,即使别人剽窃了你的研究思路,用处也不会太大。作为基础研究,原则上讲,应该是不保密的,但随着科学发展,对某些明显有应用前景的内容加以适当保护是必要的。评审专家总希望申请者把申请书写得详细些、清楚些,有利于判断研究方案的可行性。

举例:研究方案。

（1）miR-301a 在胃癌/癌旁组织中的表达及与胃癌临床病理特征的关系研究。

（2）miR-301a 在在胃癌细胞中的作用。

（3）miR-301a 靶基因预测和鉴定。

（4）调控 miR-301a 的转录因子的预测和验证。

（研究方案也是 4 个部分,与 4 部分研究内容对应,每一部分研究内容都有解决的方案,这样表达比较清晰。）

具体研究内容举例:（仅以第四部分内容为例,其他省略。）

（5）调控 miR-301a 的转录因子的预测和验证。

① 构建转录因子真核表达载体:利用 match,TFSEARCH 等生物信息学的工具分析 miR-301a 的候选转录因子:FOXD3、FOXJ2、SOX5、HOX13、COMP1、PAX6、HNF-1。通过 PCR 扩增各转录因子的 CDS 区域,测序验证无突变后,与 pcDNA3.1 质粒连接,构建真核表达载体。

② 荧光素酶报告基因初步验证转录因子:利用 PCR 技术对人 miR-301a 基因启动子 5' 末端进行逐步删除,构建含有不同长度的 5' 末端 miR-301a 基因启动子区域的报告基因质粒 pGL3-enhancer（编码萤火虫荧光酶素）,通过测定萤火虫荧光素酶与内参质粒 phRL（编码海肾荧光素酶）的活性比,与候选转录因子质粒和内参质粒 phRL（编码海肾荧光素酶）经脂质体转染入 293 细胞中,48h 后检测萤火虫荧光酶素与海肾荧光素酶的活性,标化后计算不同的候选靶基因过表达对 miR-301a 启动子转录活性的调节作用,以筛选调控 miR-301a 表达的候选转录因子和相应的启动子区域。

③ CHIP 法验证与 miR-301a 启动子结合的转录因子:培养胃癌细胞,用甲醛将核内相互结合的蛋白和 DNA 进行交联固定,然后超声破碎细胞,将基因组 DNA 打断,用抗候选转录因子的抗体去免疫沉淀候选转录因子-DNA 复合物,用可扩增 miR-301a 启动子的 PCR 特异引物从免疫沉淀产物从扩增相应的 miR-301a 启动子基因片段,以判断候选转录因子与 miR-301a 启动子的结合状态。

④ EMSA 法验证转录因子结合位点:用商品化的试剂盒 LightShift ChemiluminescentEMSA Kit（Pierce 公司）进行。抽提胃癌细胞株的细胞核蛋白,定量后进行 EMSA 实验。验证候选转录因子与 miR-301a 启动子区域的结合。

⑤ 转录因子对 miR-301a 的调控作用:通过转染转录因子使之过表达或者转染转录因子特异性的 siRNA 使之表达沉默,观察对 miR-301a 表达的作用。

（详细描述"调控 miR-301a 的转录因子的预测和验证"的具体方法和步骤,说明你对上述科学问题是有科学合理的。解决办法的。其他部分也要同样描述。）

研究方案实际包括了研究方法和技术路线,即用什么方法、通过什么途径和程序去研究,如果要使得你的研究方案让人看得更明了,可以画一张技术路线图（见图 10-1）。

2. 可行性分析

主要应从学术角度提出可行性分析。很多申请人在可行性分析上仅仅简单地介绍人力、物力情况如何,比如:研究组有几名教授、几名副教授,有多少博士、博士后,有各种先进的工作条件,单位有国家重点实验室等等。这些当然也重要,但更应该从学术角度对研究方案进行可行性分析,突出申请人学术

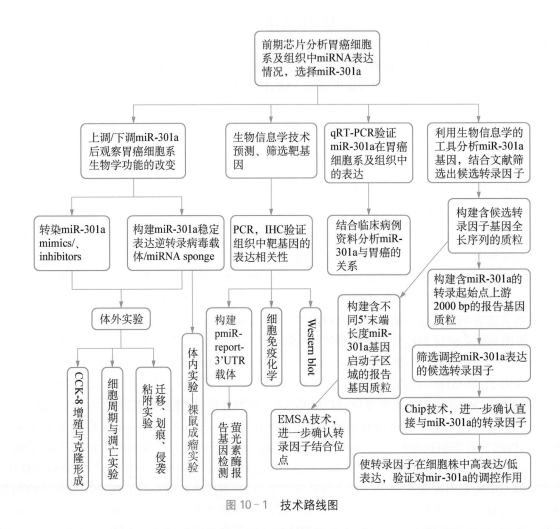

图 10-1　技术路线图

思路方面的好想法,证明你的研究团队具有很好的研究能力,并在该申请课题有很好的研究基础,能实现预期的研究目标。同时介绍采用的方法和技术是否可行,是否掌握该方法和技术,设备、材料、试剂是否有保障等。研究队伍、研究条件和学术思想方面的综合优势才是基金项目能否取得成果的关键,三者缺一不可。

举例:

可行性分析:

(1) 本研究组多为中青年专业基础研究人员,有多年细胞分子生物学和细胞遗传学研究经验。本研究组关于 miR-126 在胃癌中作为抑癌基因的论文发表在 Cancer Letters 上[4];miRNA-331-3p 通过靶向 E2F1 阻滞胃癌细胞的研究发表于 Biochem. Biophys. Res. Commun. 上(IF 2.648)[5]。

(2) 为申请本项目,本课题组已用 qRT-PCR 研究了胃癌和正常组织细胞中的表达情况实验结果表明胃癌细胞和组织中 miR-301a 在基因水平与正常组织间存在显著差异性。

(3) 本研究小组已经掌握研究方案所需要的所用实验技术:细胞转染,检测细胞增殖、周期、凋亡、迁移、侵袭及黏附,逆转录病毒包装,裸鼠皮下瘤细胞接种,软件预测靶基因,荧光素酶报告系统,immunoblotting,免疫组化等技术。所在实验室为"胃肠肿瘤上海市重点实验室",具有完备的实验条件。

(可行性分析中三点分别说明了研究小组的研究能力、研究基础及研究条件。)

六、研究特色与创新

过去申请书的这一栏目,只要求指出创新点,其实不可能要求每项研究工作总有创新,尤其对于延续的研究课题,前一课题已有创新了,新课题还要求创新,难度就太大了。现在提特色与创新,相对比较客观,一个申请课题能够有特色和新颖性就相当不错了。课题的特色和创新之处,指有别于他人的学术思想或思路。可能是技术和方法层面上的,最好是一种思路上的新理解,以独特的角度看旧的问题,或者提出新问题,避免罗列似是而非的东西。创新的程度取决于自己的想象力能否比别人走得更远。撰写时应适当关注以下问题:①避免把"创新"扩大化。近些年,创新的概念被炒作得十分厉害,事实上是把创新扩大化了。如果能"有所创造,有所前进",就相当不错了。②要提出申请人的研究特色和新颖的学术思想。与可行性分析一样,研究条件的特色并不能完全表明申请人的研究特色和学术思想新颖性。同样有了好的研究条件,有的人可以做出很漂亮的研究工作,但有的人只是把它当摆设。只要你的学术思想有一点新颖性,或者把其他领域的新颖思想借鉴到你的研究课题里,就可以增添申请课题的竞争力。③不要泛泛地谈学科交叉。学科交叉是学科发展的必然,鼓励学科交叉不等于说你的申请课题属多学科交叉就算有特色、有创新,就应该给予资助。如果你的申请课题属于学科交叉课题,必须阐明交叉点在哪儿? 泛泛地说本课题是多学科交叉,但没有创新、特色,那也不会因此而得到评审专家的认同。

举例:本课题特色与创新之处。

在本课题组前期应用 miRNA 芯片发现 miR-301a 在胃癌细胞株及肿瘤组织中表达上调,而国内外对 miR-301a 的研究较少,在胃癌中并没有研究报道。因此在胃癌中研究其下游调控靶基因(群),以便更好理解 miR-301a 在胃癌细胞增殖和转移方面的作用机制。同时研究调控 miR-301a 表达的转录因子,以阐明 miR-301a 在胃癌中上调的机制。本项目设计研究 miR-301a 为中心的调控机制,结合该调控网络关键成员在胃癌组织中表达的相关性,为深入了解 miR-301a 在胃癌中发挥的作用提供实验基础,为 miR-301a 的临床应用的可行性提供理论与实验基础。

(miR-301a 在胃癌中的生物学功能没有人报道是课题特色,以其为中心的调控机制研究又十分重要是课题的创新。)

七、年度计划及预期研究成果

1. 年度计划

年度计划是检查课题完成情况的依据,必须按照切实可行的步骤来制订,并根据进展情况进行修改的。预期进展可给出一个大致的设想,也是为了便于评审专家对申请项目能更全面地进行分析。

(1)年度计划要尽量具体一点。便于评审专家了解申请人安排的研究进度是否合理,尽可能详细撰写。过去,曾有人表述年度研究计划仅仅用了三句话:第一年继续进行文献调研,第二年实验研究,第三年总结并写出研究报告。研究过程中不断调研都是可以理解的,但申请书已经上报,还要花一年时间专门作文献调研,难以理解,也许时间多了点,基金会不可能把项目经费的 40%(第一年拨款比例)让你仅仅去作文献调研。

(2)预期进展可给出一个大致的设想。一般基础或应用研究与攻关项目不同,进度是可以根据研究进展情况进行修改的。通常,真正能出大成果的项目,可能会不断打破原计划,表明你在研究中有新的发现。仅仅能按原计划完成的课题,我们称之为保险课题,一般不会出大成果。预期进展可给出一个大致的设想,也是为了便于评审专家对申请项目能更全面地进行分析。

(3)年度计划中应包括拟组织的重要学术交流活动、国际合作与交流等的说明。预期研究结果的要求比过去预期成果的要求更为合理，成果是需要经过评价的。作为一个一般课题的研究结果，往往还没有足够的时间让同行评价或经同行专家验收，因此，在申请时应该预期一个有水平的研究结果，而不是仅仅追求研究结果的数量。

2. 预期研究结果

预期研究结果主要应体现在与学术有关的产出上，要与课题的研究内容、研究目标、科学问题等密切相关、有所呼应。预期研究结果要有力度、有数量、更重质量。重心最好放在研究工作的质量上，不是简单地发表多少论文。完成的工作发表之后最好能够有一定的影响力，或者有助于解决一些实际问题。应注意避免一下情况：

（1）不少申请书的预期研究结果仅两行字，比如：完成本项研究后，在国内外核心刊物上发表论文若干篇，申请专利若干项，但发表哪方面的论文，申请什么样的专利交代不够清楚，有时与研究目标的关系也不很明确。

（2）以前很多受资助者单纯强调论文数，研究结果只是一大堆文章，但都不深入，没有一篇有分量的学术论文。有一位专家曾自己感觉很满意地说："原计划完成 6 篇论文，现在完成 12 篇，翻了一番。"实际如果你能发表一篇高水平的论文，也承认你完成了任务。应用和开发研究注重专利，人才培养注重质量。

举例：预期研究结果。

（1）揭示 miR－301a 在胃癌中的表达及其表达的临床病理学意义，阐明 miR－301a 在胃癌发生发展中的生物学功能，及 miR－301a 调控的下游靶基因，揭示 miR－301a 表达的转录因子。

（2）发表学术论文 2～3 篇（被 SCI 收录，IF＞3）。

（预期研究结果有 2 点：阐明科学问题和发表学术论文，体现了学术有关的产出。）

八、工作基础与工作条件

1. 工作基础

工作基础指与本课题有关的研究已经有的工作积累和已取得的研究工作成绩。工作基础可以分为两部分：①已经有的工作积累，即主持或参加与本次申请课题相关的系列研究，已经获得研究成果并已在期刊上公开发表论文。本次申请课题是在这些研究成果基础上的拓展研究；②与本次申请课题密切相关的前期研究，已经得到、但还没有公开发表的研究结果。本次申请课题是在此基础上的延伸。这些工作基础可以为你的申请课题提供有力的支撑。

工作积累和已取得的研究工作成绩应该是申请人及其合作者的，而不是所在单位、研究集体或者导师的工作和成绩。过去曾发现有些申请人把导师从事过的工作说成自己的工作；有人刚到一个新单位，就把该单位过去的工作成绩作为自己的工作积累。这些做法很不妥当。对于刚毕业的研究生，评审专家不会强求他们在新的研究领域有很多积累，但必须详尽地介绍他们自己过去的工作，让评审专家能够判断他们的研究能力。

举例：工作基础。

（1）本研究组长期从事胃癌基础与临床研究，研究成果近年来分别获得 2005 年上海市科技进步一等奖、2005 年教育部提名国家科技进步奖二等奖、2007 年中华医学奖二等奖、2008 年国家科技进步二等奖、2012 年上海市科技进步一等奖、2012 年全国高校自然科学二等奖。（在申请人和课题组成员介绍中还要详细介绍获奖名称，获奖人排序。）

（2）前期实验中，本研究组关于 miR－126 在胃癌中作为抑癌基因作用的论文发表在 *Cancer Letters* 上（IF 4.864）；miR－331－3p 通过靶向 E2F1 阻滞胃癌细胞的研究发表于 *Biochem Biophys Res Commun* 上（IF 2.595）。近期本实验室发表关于 miRNAs 的论文还有：Mol Med Rep. 2012 Oct;6(4):

821－6.；FEBS Lett. 2012 Jul 30;586(16);2382－8.；Ann Surg Oncol. 2012 Sep 7.［Epub ahead of print］；Cancer Lett. 2012 Jul 28;320(2);189－97.（在申请人和课题组成员介绍中还要发表的论文、作者及排序。）

（3）检测了 miR－301a 在 9 株胃癌细胞株、1 株永生化胃上皮细胞和正常胃粘膜的表达水平；检测了 19 例胃癌组织及其对应癌旁组织 miR－301a 的表达,发现肿瘤组织中 miR－301a 表达明显高于其对应的癌旁组织。胃癌细胞 SGC－7901 转染 miR－301a mimics(miR－301a)和 miR－301a inhibitors(anti－miR－301a)后,使胃癌细胞明显上调和下调 miR－301a 的表达。胃癌细胞过表达 miR－301a 后可明显促进细胞增殖,增加胃癌细胞克隆形成,加速裸鼠体内滞留生长;而抑制胃癌细胞 miR－301a 表达后细胞生长和迁徙等都受到抑制。进一步验证了抑癌基因 RUNX3 被 mir－301a 调控（与本课题有关的前期研究基础,附上详细数据和图表）。

2. 工作条件

工作条件包括已具备的实验条件,尚缺少的实验条件和拟解决的途径。要明确是否具备完成课题所需的设施及设备,这些设备是否能满足研究需求,缺少的条件如何解决,以及利用国家重点实验室和部门开放实验室的计划与落实情况。一般课题经费原则上不提供购置设备,如果有人想利用课题的经费来购置大型的仪器设备,申请项目就会因研究条件不具备而被否决,但若添置一些小型设备或者改装仪器还是可以的。

九、课题申请人和课题组成员简介

主要反映研究小组成员组成是否合理、学术力量是否强、技术力量是否能完成研究内容。简介包括申请者和课题组主要成员的学历和研究工作简历,近期已发表的与本申请课题有关的主要论文,已经发表的代表性论文和获得的学术奖励情况,及各成员在本课题中承担的任务。与本课题有关的论文是作为申请课题的基础,代表性论文和获奖是反映申请人的研究能力。申请人和课题组主要成员研究背景情况都要较详细介绍,但不少申请书中只介绍申请者的情况,这不符合申请书的撰写要求。课题组成员是整体,有些课题组主要成员的研究背景很强,可以弥补申请人的不足,并且有关工作基础可以是课题组的基础。发表的论文应提供署名顺序、论文题目、发表的刊物以及发表时间等信息,获得的学术奖励应注明获奖人的名次、名称、级别及等次等等。所提供的基本情况务必客观和实事求是,否则将直接影响申请课题的评审意见。课题组人员不宜过多,一般青年基金课题 3～5 人(实际有 3 人即可,最好都是年轻人)和面上项目课题 5～7 人(实际有 5 人即可,高级职称最好 1 人)较合适。课题组成员都要有具体分工,尽量不要指导者。

十、经费预算

1. 坚持经费预算三性原则

（1）目标相关性原则。预算的支出内容要紧紧围绕课题要实现的研究目标,不能偏离目标,不能安排和研究目标不相关的支出内容。不能把改善单位的科研条件和缓解经费压力同科研项目混在一起。

（2）政策相符性。符合国家的财政政策、财务制度、审计要求等。

（3）经济合理性。设备的品种及价格、实验材料的品名及价格、出国人次、国内会议人次、样本采集数量、病历数量、研究生和聘用人员数量报酬等。

2. 预算编制中应注意的问题

（1）认真详细的编写预算说明,要同课题研究内容和要实现的目标紧密相扣,不要怕篇幅长。

（2）凡资助机构有明确规定的，一定要依据标准认真测算，不要自定标准，超标准计算。

（3）采用市场价格计算的要依据市场可比价，不可高估冒算。

（4）预算说明不能太简单笼统，不能用"大约"等模棱两可的词。各支出科目要做到依据充分、标准合理、数据准确。

3. 申请经费的额度

经费额度应当根据资助机构的指南要求填写，每类课题都有一个参考的资助经费额度，申请经费上浮不要超过平均资助额度的 10％～15％。如果申请经费过多，会被认为超出该类课题资助范围而不予资助。如果申请经费太少，即使课题被批准，不会因为课题通过评审而给你增加资助，最多就是按照你申请的额度给予资助。有时也会因经费少而影响课题的完成。

十一、科研伦理审批

根据卫生部《涉及人的生物医学研究伦理审查办法（试行）（2007）》等规定，涉及人的生物医学研究和相关技术应用均应经过单位伦理委员会审查批准。如①采用现代物理学、化学和生物学方法在人体上对人的生理、病理现象以及疾病的诊断、治疗和预防方法进行研究的活动；②通过生物医学研究形成的医疗卫生技术或者产品在人体上进行试验性应用的活动（见第九章"医学科研伦理"）。

第五节　申请书撰写要点

为了使申请书撰写得比较完美、评审专家读起来比较通顺，在整篇撰写中需要注意一些要点：

1. 写好摘要

摘要栏主要撰写项目研究内容和意义简介，通过摘要可以让其他人在了解项目的具体研究内容和意义。应避免写得空洞，无法让别人了解申请的课题拟从事哪方面的研究工作而失去摘要的意义。要认真把这一栏写好，尽可能明了一些，让别人可以看明白申请项目研究的对象是什么，采用什么研究方法，准备解决什么关键性的科学问题等等。

2. 突出要点

在立论依据中，重点突出项目的重要性、创新性及必要性；在研究内容中，重点突出研究目标，目标与理论依据一致；在方法和技术中，要证明目标实现的技术保证，论证技术方法的可行性；在研究基础中，提供足够证明来说明课题实施基础的可靠和可行；在其他内容中，紧紧围绕研究目标书写。

3. 前后一致

申请书撰写过程中，各种说法和表述始终要保持一致。如与研究目标相关的内容，在立题依据中要重点介绍，在研究内容中要具体化，在技术方法中要有解决办法，在研究基础中要提供可行性证明。

4. 必要重复

申请书中有些内容必须要重复，以加强分量。如与本课题有关的研究基础在立题依据中要写，在研究基础中也要写；研究小组的研究能力在可行性分析中要写，在研究基础中要写，在申请人与研究小组成员介绍中也要写。这种重复不是多余，而是为了证明课题的重要性和完成课题的能力，但同一内容在不同部分描述时侧重点不同。

5. 表述清楚

撰写申请书要文字流畅，篇幅适当，符合逻辑，抓住特色。在部分主要内容中字数安排，立题依据 2 000～2 500 字、研究内容 1 500～2 000 字、研究方案 2 000～2 500 字即可。

第六节　课题申请不成功的主要原因

经统计多年申请国家自然科学基金的面上项目和青年基金项目中落选的课题,大约存在以下诸多问题,须特别注意。

①缺乏创新约,占 50%～60%;②立题依据不够充分,约占 30.2%;③无明显科学意义或应用前景,约占 2.1%;④对国内外研究现状了解不够充分,约占 5.1%;⑤研究目标不够明确、内容不够具体,约占 13.1%;⑥研究目标或内容偏多、重点不突出,约占 12.1%;⑦与同类研究相比缺乏特色,约占 14.4%;⑧分析有偏差、未抓住关键问题,约占 2.4%;⑨方法、路线不恰当,约占 27.6%;⑩方法不先进,约占 1.1%;⑪相关基础和积累不够,约占 18.6%;⑫不具备关键性的研究条件,约占 0.1%;⑬申请手续及程序问题,约占 4.3%。

第七节　我国资助医学科学研究的有关机构

一、国家科学技术部

科技部是中央政府主管科技工作的部门,同时也担负着国家层面的重大科研项目的管理任务。科技部主管以下科研项目(十三五规划可能有一定调整):

1. 国家科技重大专项

重大专项共分 13 个类别,其中与医药相关的项目有 2 类:新药创制和传染病防治。新药创制重点研究化学药和生物药新靶标识别和确证、新药设计,以及药物大规模高效筛选、药效与安全性评价、制备和成药性预测关键技术,开发疗效可靠、质量稳定的中药新药。传染病防治重点突破新型疫苗与治疗药物创制等关键技术。

2. 国家重点基础研究发展计划(973 计划)

973 计划是具有明确国家目标、对国家的发展和科学技术的进步具有全局性和带动性的基础研究发展计划,旨在解决国家战略需求中的重大科学问题,以及对人类认识世界将会起到重要作用的科学前沿问题,提升我国基础研究自主创新能力,为国民经济和社会可持续发展提供科学基础,为未来高新技术的形成提供源头创新。

973 计划分为 9 个领域,其中"人口健康"领域重点开展恶性肿瘤、乙型肝炎、肝硬化、肝腹水、肝癌、心脑血管疾病和老年病等重大疾病发病机理研究,部署了基因治疗、器官移植、严重创伤等临床相关基础研究及生殖健康、出生缺陷的研究,新药先导化合物发现与优化、药物靶标发现与确认、中药方剂、中医理论和传染病基础研究等。

3. 国家高技术研究发展计划(863 计划)

863 计划是我国政府组织实施的一项对国家的长远发展具有重要战略意义的国家高技术研究发展计划。旨在提高我国自主创新能力,坚持战略性、前沿性和前瞻性,以前沿技术研究发展为重点,统筹部署高技术的集成应用和产业化示范,充分发挥高技术引领未来发展的先导作用。发展具有自主知识产权的高技术,培育高技术产业生长点,力争在有优势和战略必争的高技术领域实现跨越式发展。该计划项目共设 8 个领域,其中生物技术领域主要涉及基因工程药物、疫苗研发;生物治疗和基因治疗、重大疾病防治技术、诊断标志物研发及转化等。

4. 国家科技支撑计划

该计划主要以重大公益技术及产业共性技术研究开发与应用示范为重点,结合重大工程建设和重大装备开发,加强集成创新和引进消化吸收再创新,重点解决涉及全局性、跨行业、跨地区的重大技术问题,着力攻克一批关键技术,突破瓶颈制约,提升产业竞争力,为我国经济社会协调发展提供支撑。计划分为 11 个领域,其中"人口与健康"主要涉及医疗器械前沿创新产品及技术开发、重大疾病诊疗技术的研究、适宜技术的研究及推广。

5. 十三五计划的改革方向

作为国家科技计划改革重中之重的国家重点研发计划已经正式实施。《国务院关于深化中央财政科技计划(专项、基金等)管理改革的方案》(国发〔2014〕64 号文件)明确规定,国家重点研发计划针对事关国计民生需要长期演进的重大社会公益性研究,以及事关产业核心竞争力、整体自主创新能力和国家安全的重大科学问题、重大共性关键技术和产品、重大国际科技合作,按照重点专项的方式组织实施,加强跨部门、跨行业、跨区域研发布局和协同创新,为国民经济和社会发展主要领域提供持续性的支撑和引领。重点专项是国家重点研发计划组织实施的载体,是聚焦国家重大战略任务、围绕解决当前国家发展面临的瓶颈和突出问题、以目标为导向的重大项目群。

国家计划管理改革的核心任务就是要按照全面落实创新驱动发展战略的要求,提高科技计划的效率,增强创新能力,建立公开统一的国家科技管理平台,构建新的科技计划体系框架和布局,着力解决制约我国科技计划引领带动创新发展的深层次重大问题。遵循科技发展的客观规律,发挥科技人员的积极性和创造性,更好地推动以科技创新为核心的全面创新。

在构建新的科技计划体系框架和布局方面,国家重点研发计划是五类计划中最早启动的一项改革,也是整合力度最大的一个计划,以前的 973 计划、863 计划、国家科技支撑计划以及公益性行业科研专项等都在其中。从功能定位看,国家重点研发计划要为国民经济和社会发展各主要行业提供科技支撑,涉及面广,社会各界十分关注。它的改革具有标杆作用,也肩负着为其他四类计划的优化整合和管理改革"架桥铺路"的重要使命,要通过改革后的新机制发挥出更加高效的创新供给能力,充分验证改革措施的科学性和可行性。

以往的科技计划是根据研发阶段的不同而归类,比如基础研究、战略高技术和应用技术研究;而此次启动的国家重点研发计划各个重点专项,都是全链条创新设计和一体化组织实施,统筹衔接基础研究、共性关键技术、应用示范等各环节工作,加速基础前沿最新成果的转化和对应用技术发展的带动,更加主动有效地服务于经济发展方式转变和经济结构调整。

二、国家自然科学基金委员会

国家基金委是我国基础研究项目管理的专门机构,主要支持基础与应用基础研究。科学基金资助体系包含了研究类、人才类和环境条件类 3 个项目系列,其定位各有侧重,相辅相成,构成了科学基金目前的资助格局。其中,研究项目系列以获得基础研究创新成果为主要目的,着眼于统筹学科布局,突出重点领域,推动学科交叉,激励原始创新;人才项目系列立足于提高未来科技竞争力,着力支持青年学者独立主持科研项目,扶植基础研究薄弱地区的科研人才,培养领军人才,造就拔尖人才,培育创新团队;环境条件项目系列主要着眼于加强科研条件支撑,特别是加强对原创性科研仪器研制工作的支持,促进资源共享,引导社会资源投入基础研究,优化基础研究发展环境。基金设重大项目、重大研究计划项目、重点项目、面上项目、青年科学基金项目和地区科学基金项目等课题,人才基金设创新研究群体、国家杰出青年科学基金、优秀青年科学基金。另有海外(港澳)学者合作、国际(地区)合作、专项基金项目。

三、国家卫生与计划生育委员会

国家卫计委是中央政府主管卫生行业的部门。其科教司负责管理卫生行业科研专项经费管理,重点支持有关卫生行业发展中所面临的共性科技问题研究,支持推动卫生行业持续性发展的培育性、实用性、应急性和科技基础性工作研究。主要包括:应用基础研究、实用技术研究、开发与推广、行业标准与技术指标研究、应急处置技术研究、基础性科技工作及重大科技问题的前期预研等。

四、地方科技厅(委员会)

各省、自治区、直辖市科技工作主管部门。以上海市科委为例,负责上海市财政设立的各类科技专项。上海市科委的科研资助体系包括了科研项目和人才项目两大类。基础研究处负责的医学领域课题主要资助疾病的发生发展机理研究,分为重大、重点、自然科学基金项目等课题,人才类包括领军人才、浦江人才、启明星等计划。生物医药处资助疾病的诊治规范及诊疗新技术研究、诊断试剂和新药的研发等,鼓励多中心临床研究也分为重大、重点、面上项目课题。此外还有一些专项课题。

五、地方卫生与计划生育委员会

各省、自治区、直辖市主管卫生行业的部门。如上海市卫计委科教处负责上海市财政支持的卫生行业专项经费管理,支持的行业科研分为:①重点项目以转化医学研究为主,鼓励多学科联合;②面上项目以临床与疾病预防控制的应用研究课题为主;③青年项目主要资助 35 周岁以下青年医学科研人员,鼓励自由探索;④计划生育类项目重点资助生殖生理、避孕节育基础研究和应用研究,生殖相关机理的研究,辅助生殖技术的长期安全性评价研究,孕前筛查、检测、诊断及预防新技术的研究,老年生殖健康促进社区综合干预模式的研究。

六、其他

(1) 教育系统,包括国家和地方教育主管部门,其科技管理部门设立一些科研项目和人才基金,根据不同行业有不同要求,涉及课题含基础、应用基础、应用推广及研究开发等。

(2) 区县政府,下属的相关部门设立一些面向基层单位的科研课题和人才基金,对课题类型无特殊要求,主要是扶植基层单位的科研活动和人才培养。

参考文献

[1] 钟南山. 医学科研设计[M]. 广州:中山大学出版社,2007.

[2] 张静. 医学科研方法学[M]. 北京:军事医学科学出版社,2008.

[3] 张伟刚. 科研方法导论[M]. 北京:科学出版社,2009.

第十一章
医学论文的撰写技巧

第一节 医学论文的意义及其特点

一、医学论文写作的意义

医学论文是医学科研和临床工作的书面总结,既记录了医学基础研究和临床研究及实践中的新思路、新发展、新成果,也反映了医学发展进步的具体过程,是医学研究中不可或缺的重要环节,从某种意义上来说,是一项研究的最后一步。

1. 医学论文写作是临床医生的重要技能之一

经验是需要交流的,成果是需要展示的。临床医生在工作实践和科学研究中,救治病人和完成科研课题仅仅完成了任务的一部分,最终还是要将其总结成文并发表出来,让经验和成果跨越时间和空间,为人类乃至生命的健康服务,这个意义更加重大。英国著名科学家法拉第说得好,"开始它,完成它,发表它"(to begin,to end,to publish);还有人提出了"不发表就出局"(publish or perish)的论断,可见写作与发表有多么重要。通过总结和发表,进一步认识到自己临床工作和科研的意义和不足之处;既可以随时服务于临床,也可以相互借鉴经验和研究成果,开拓思路,阐明今后的改进方向和研究方向,就是通过这样的相互参考和借鉴,在交流中推动医学螺旋上升发展。

不少临床医生认为治病救人才是医生的本职工作,而把写作论文当作一项被动的任务来完成,加之有的临床医生会因为临床工作繁忙,最终导致研究设计不严谨,写作态度敷衍,要么写出的论文水平不高,要么写作效率低下。其实,写论文不是为了"交差"、"还账",也不只是为了发表。临床医生掌握第一手的病例资料,这便是写作的素材,最好是在工作中随时总结。对于科研课题而言,不要等课题完了才开始写论文,这时即使在写作过程中发现问题往往也无法补救,因此课题研究的开始就是论文写作的开始,医学论文有相对固定的格式和内容要求,越早开始写作,就能越早发现研究设计的不足之处并进行补救,越主动,使研究成果更加完善;同时,写作过程也是一个复杂的思考过程,有经验的人都知道,写作常常能触发灵感,最终获得意料之外的研究成果或提高研究成果的水平和价值。

2. 医学论文写作有利于科学积累和传播

医学论文是贮存医学临床和科研信息,使其成为以后新发现、新技术的基础,为同时代人和后人提供科学技术知识,由整个人类所共享。

医学论文写作是医学信息的书面存储活动,通过论文的写作与发表,医学研究成果将作为文献保存下来,成为科学技术宝库的重要组成部分。孟德尔在发现如今众所周知的"孟德尔遗传定律"的过程中,仔细记录了他的工作,于 1866 年发表在《布尔诺自然史学会杂志》上。但他的学说在当时并没有得到认可和传播,直到他死后 16 年,才有 3 位科学家分别独立地重新发现了这一成果,但因为是孟德尔首次发现,因此仍称为"孟德尔遗传定律"并为后人所熟知。1997 年出版的《自然》杂志首次报道了利用克隆技术培育出的一只绵羊,它无疑是基因工程研究领域的一大突破,在世界引起了强烈轰动。所以说,医学论文是在存储和传播医学信息的重要载体,这种传播方式可以不受时间与地域的限制,并可以传播到后代,所以也可以说是人类文明传承的重要形式。

3. 医学论文写作可以促进学术交流,启迪学术思想

从事临床及医疗工作一线的人员,通过不断的研究、实践,积累了丰富的研究成果以及成功经验、失败教训,这是十分宝贵的财富。这些成果和经验需要进行科学的分析和总结并加以交流,才能去伪存真,发挥巨大的指导与借鉴作用,而论文写作正是进行分析和总结的过程,论文本身正是交流的良好载体,是实现去伪存真的具体过程。

临床医生通过论文写作与发表,进行学术与思想的交流,促进研究成果的推广和应用;同时,在大量的科研成果和实践经验的基础上,形成并发展起来的各种学术思想通过论文的形式被不断地探索与交流,并相互启迪,形成新的学术思想,促进了医学事业的繁荣与发展。

4. 医学论文的发表有助于发现人才、考核业绩

医学论文的发表是发现人才的渠道之一。1953 年,Watson 和 Crick 经过不懈努力,发现了 DNA 双螺旋结构,他们在 1953 年 5 月 25 日出版的英国《自然》杂志上报告了这一发现,目前这一结构已经成为众所周知的事实。而在此之前,Watson 和 Crick 都是名不见经传的人物。相信我们身旁的例子也不少,如果自己学校有人在"CNS"(Cell,Nature,Scicene)或"四大医学期刊"上发表了论文,相信很快就会成为本单位的热点人物,同时也会打开学术生涯的上升通道。

虽然目前关于论文在科研评价和业绩考核中到底应占多大比例争议很大,但不可否认的是,发表论文的数量和质量,即发表论文的多少与它对社会效益、经济效益的贡献大小,是评价科技成果的重要标准,在可预见的将来,论文都是对科技工作者进行业务考核与职称评定的重要依据之一。

二、医学论文写作的特点

相对于其他论文的写作,医学论文要求有鲜明的论点、充分的论据、正确的论证方法,其特点主要表现在科学性、创新性、学术性、规范性、可读性等方面。

1. 科学性

科学性是医学论文最根本的特点,也是最首要的要求。所谓科学性,就是要尊重事实,尊重科学。具体说来,首先包括:提出论点要正确,论据充分,论证严密,推理符合逻辑;其次实验选题要有足够的科学依据,具有科学意义和应用价值;再次实验设计严谨,方法正确、严格,实验重复,结果实事求是,数据可靠、处理合理,结论客观,等等。每一步都要有严肃的态度、严格的要求和严密的方法,发现问题时及时修正,或补做实验,或调整研究方案,务必做到科学、严谨。没有科学性的"论文"毫无价值,即使侥幸发表了,也容易被其他学者找出漏洞,造成不良影响;甚至可能把别人引入歧途,造成有害结果。

2. 创新性

创新性是医学论文的灵魂和价值所在。所谓"创新",就是指所记录的研究成果是前人没有做过或没有发表过的,提出新的问题,或从新的角度阐明问题。医学论文需要有一定的创新性,其创新程度可大可小。例如,在基础研究方面,可以是首次提出一个新观点或首次发现一个新现象、新问题、新方法,也可以是在某一问题上有新的见解或对问题的某一方面有所发展;在临床研究方面,可以是诊疗技术、方法的创新,也可以是观察程度更深、更全面,或从经验性总结或一般临床观察上升到经严格设计的临

床试验；在调查研究方面，可以是一个新的调查项目，也可以是对不同人群的调查或更深程度的调查，等等。

3. 学术性

学术性体现在专业性和理论性上，要求专业知识正确，使用准确的专业术语，提取出具有普遍指导意义的规律性东西，具有学术价值。医学论文不同于文学作品或科普作品，也不同于一般的科研记录或实验报告，它所记录的是医学科学研究的总结，从总结分析中提炼新的规律，提出见解和观点，促成知识的再创造。

4. 规范性

规范性是医学论文在表现形式上区别于其他写作的重要特点，是要求论文的书写形式符合约定俗成的相对固定的程式。在文章结构上，要求层次分明，顺次展开；在文字表达上，要求语言准确、简明、通顺，条理清楚，论述严谨；在技术表达方面，包括名词术语、数字、符号的使用，图表的设计，计量单位的使用，文献的著录等都应符合规范化要求。另外，不同栏目论文的写作有不同的格式规范。

5. 可读性

可读性要求文字表达准确、简练、通顺，使读者以最少的精力获得最多的知识和信息。医学论文应当行文严谨，重点突出，文字语言规范、简明、逻辑性强，有理有据，尽量用较少的图表说明较多的问题，公知公认的东西不再赘述。既要易于理解、让读者看得懂，又要生动、让读者乐意看。

第二节　常见医学论文的类型和特点

根据体裁形式，医学论文可大致分为论著、文献综述、病例（个案）报告、临床病例（理）讨论、新技术与新方法、简报类、文摘类等。这也是目前多数医学科技期刊通常采用的分类方式，也最实用，便于学习和掌握。

一、论著类

论著（Original article）是指带有研究性的著作，是作者对具体选题所进行的实验研究、临床研究或调查研究的结果，分析总结并提出某些假说或视点，最终形成的文字作品。一篇好的医学论著，除应具备一般医学论文的科学性、创新性、学术性、规范性、可读性等特点（详见本章第一节，此处不再赘述）外，还具有原创性、应用性、明确性等特点。

1. 原创性

医学论著是作者从自己获得的基本素材（第一手资料）出发，经过科学、严谨地整理、加工、分析、论证，得出论点，具有原创性的特点，是以前没有报道过的内容。也就是说，医学论著应为一次性文献，展示的是原始资料，提出的是作者自己的观点。

2. 应用性

医学本身是一门应用科学。对于临床医生而言，从选题上讲，除了少数纯理论研究外，绝大多数研究都应结合临床实际进行研究才有意义。研究论文的实用价值越大，指导作用越强，就越受读者的欢迎。

3. 明确性

与学术讨论类文献不同，医学论著所表达的结论应明确、可信，无论是阳性结果还是阴性结果，都应得到一个确定的结论，切忌模棱两可。

需要注意的是，目前针对我国临床医生来说，最主要的是发挥我国病人多、疾病谱广的优势，来撰写临床高度相关的论文,着眼于解决临床问题;而不要去做纯基础的工作,陷入细胞和基因之中,这不是临床医生的优势!

二、综述类

综述(Review)是作者为了阐明某一专题的研究进展,揭示其发展趋势,围绕某一专题,收集大量相关原始文献,进行分析和综合,选取与所要论述的专题密切相关的信息,进行归纳整理,做出综合性描述的文章。医学综述具有综合性、评述性、先进性的特点。

1. 综合性

综述要围绕所选定的专题,对大量参考文献进行阅读分析,既要有时间上的纵向比较,又要有不同研究之间的横向比较,全面反映当前课题的进展,进而把握本专题发展规律和预测发展趋势。要求将原始素材进行综合分析和归纳整理,厘清思路,确定文章结构和层次,将大量素材融为一文。

2. 评述性

综述虽然属于三次文献,但并不是一盆"大杂烩",一味罗列别人的研究成果和观点,而导致综述本身无观点和要点,应当在对原始材料进行综合、分析、评价的基础上,反映作者自己的观点和见解,且能反映某一个重要的有意义的方面。选题一般都与自己的研究课题相关,这样可以更专业地、全面地、深入地、系统地论述问题,也更容易获得读者认可。

3. 先进性

综述不是写学科发展的历史,也不是简单介绍某个专题的发展概况,而是要搜集最新资料,进行归纳分析,反映某一专题最新的信息和科研动向,并分析和展望未来发展趋势。写综述时应多引用最近几年发表的新成果;若能包括作者自己的实验结果、未发表或待发表的新成果,突出自身在该领域的先进性,则更易引起读者共鸣。

三、其他类

1. 个案报告

个案报告(或病例报告)是对临床上遇到的特殊病例的病情及诊断治疗方法所做的文献报告,是临床工作中的一种常见的论文形式。个案报告对于医学之发展进步意义非凡,它符合人类对事物发展的认识规律,人类对许多新的疾病的认识以及新的诊疗方法的发现都是从个案报告开始的。从对个案的研究得到普遍规律,再把普遍规律用到个案中去。个案报告的材料来自作者的第一手资料。个案报告的特点:①病例少,一例两例均可,一般不超过5例;②报道对象具有特殊意义,能给读者以新的认识。

需要注意的是,个案报告是低年资医生撰写论文的重要材料;因为相对于高年资的前辈,他们缺乏平台,缺乏基金项目,缺乏各种资源,所以患者是他们最易获得的论文写作资源,必须要积极地加以利用。

2. 述评

述评类文稿主要是针对某一些科研项目、研究专题或某一期刊的某一篇文章、某一本书籍的某个章节或某一种疾病的诊断与治疗方法等所进行的思想性、理论性、逻辑性和学术性评论,提出评论者的见解、主张、观点和意见,使原著的逻辑性、学术性和理论性更臻完美,甚至挖掘出作者都看不到的潜力和前景,所以述评通常由某一方面的专家撰写,对该方面的研究工作具有指导性的作用。其特点是评述结合,以评为主。有的期刊往往会对重要的论文邀请领域内的重要专家对其重要的论文进行点评和述评。

3. 临床病例(理)讨论

临床病例(理)讨论虽然也是针对个案的,但它与个案报告不同,它是针对临床上的疑难重症或较复杂的病例,以得出正确的诊断和良好的治疗效果为目的,进行集体讨论,将讨论的内容简要地整理成文稿。其特点是以讨论为主,各抒己见,形式活跃,这种形式对临床诊治具有重要的启迪性。

4. 新技术与新方法交流类文稿

新技术与方法类文稿主要是介绍新技术、新方法的应用,并说明其原理及有关知识。这类文稿在医学领域中有较大的实用性,它有利于新技术和新方法的传播和推广,有利于提高诊疗和技术水平,并对医学科研起到很好的推动和示范作用。其特点是:应具体描述新技术、新方法、新仪器的操作方法和步骤;详细介绍或探讨新技术与新方法的原理;在实际应用过程中,实事求是的总结或说明使用情况及其效果;需要认真客观的讨论和比较新、旧技术或方法的优缺点,并提出进一步的改进意见。

5. 医学文摘

文摘是以提供文献内容梗概为目的,不加评论和补充解释,简明、确切地记述文献重要内容的短文,可在期刊或论文集上独立发表。医学文摘内容应包括原文的论点、论据、结果和结论,有时也包括具有情报价值的其他重要的信息。要求高度概括、主题鲜明、重点突出。其特点是具有独立性和自明性,内容完整,拥有与文献同等量的主要信息。

6. 简报类文稿

简报是简要报告某方面的科研成果、少量病例或工作经验的报告性文稿。其特点是简短、新颖、报道性强。

第三节　医学论文的基本格式与规范

常见的医学论文一般都有比较固定的格式,它是为适应学术交流、信息传递、文献管理和经济建设的需要而发展起来的,其目的在于资源共享。国际生物医学期刊编辑委员(ICMJE)会制定的《生物医学期刊投稿统一指南》(2013年更名为《学术研究实施与报告和医学期刊编辑与发表的推荐规范》)对医学论文的书写格式作了统一规定。参考该规定,医学论文一般包括以下内容:①文题;②作者署名;③摘要与关键词;④正文;⑤附表附图;⑥志谢;⑦参考文献;⑧脚注与附录;⑨利益冲突声明等。但这些格式不是一成不变的,作者应该根据文稿的内容、体裁及目标期刊的投稿要求进行撰写,不能千篇一律。

一、文题

科技论文的文题是文章最重要的信息点,要求高度概括全文主旨,反映论文的特定内容,以引起读者的注意和兴趣。其特点是简明、新颖、准确。

1. 简明

我国《科学技术报告、学位论文、学术论文以及其他类似文件编写格式》提出:"题名应力求简短,一般不宜超过30个字。"用词要字斟句酌,"的研究""的探讨""的观察"等非特定词及其他可用可不用的字应尽量免用。

2. 新颖

新颖性是医学论文的基本特征,标题也应醒目,尽量突出文章的新颖性,因为新颖性是一篇论文的灵魂,是和其他论文的不同之处。别人用过的题目不要再用,至少要做少许改动。一些研究设计或内容相近的稿件,写作时往往容易走进前人形成的模式,格局大体相同,如"××疾病××例临床分析""××药治疗××病的疗效分析"等,这样类似的题目很多,从文题上说明的问题很有限。如果能突出研究对象或研究方法的特点、阐明结果中的新发现或需要注意的问题、论证某个新观点,这样文题就有了新意,给人一种"非看一下不可"的魅力。如将"××疾病××例临床分析"变为"××疾病××例临床影像诊断分析"。

3. 准确

文题应醒目地反映全文的特定和重点内容,见题如见其内容,了解其要点,一忌泛,二忌繁,三忌乱。文题应实事求是地反映研究的范围和深度,必要时可加副题,防止小题大做或小内容大标题。文要切题,题要得体,避免题目所指范围过大,过分夸大其词,空洞乏味,名不符实。如"××的实验研究"、"××的临床研究"等,不如直接把研究对象——某种细胞或动物、患者等信息直接加在题名里,更准确且具体。还有可以把"××的变化"直接变为"升高××"或"降低××"。但有些类型文章的文题应包含研究设计信息,比如随机对照临床试验、队列研究、系统综述和 meta 分析等,这些信息非常重要,不能省略。文题应避免使用非公知公用的缩略词语、符号、代号、公式等。

二、作者署名

要确保论文的所有作者都应具备作者的资格,否则涉及科研不端。ICMJE 建议作者身份的确定要同时符合以下 4 条标准:①对研究工作的思路或设计有重要贡献;或者为研究获取、分析或解释数据;②起草研究论文或者在重要的智力性内容上对论文进行修改;③对将要发表的版本作最终定稿;④同意对研究工作的各个方面承担责任以确保与论文任何部分的准确性或诚信有关的问题得到恰当的调查和解决。第一作者一般是本文工作中贡献最大的研究人员,而通讯作者一般是指整个课题的负责人。原稿中与主要结论有重要关系的任何部分,至少应有 1 位作者负责。有的期刊要求投稿时说明每位作者所做的贡献,投稿时应注意阅读目标期刊的投稿指南。需要注意的是,由于各种现实的需求,近年来共同第一和共同通讯的现象越来越普遍。有时一篇比较单薄的论文,却有超过两个的共同第一作者,这些作者是不是符合共同第一的条件,需要各方面都认真把握,否则也是存在科研不端嫌疑。

三、摘要和关键词

摘要须精确概括全文内容,文辞力求简明易懂。摘要常见的格式有结构式和非结构式两种,结构式摘要一般见于原创论文类和系统综述、meta 分析类文稿,而非结构式摘要由常见于一般综述类及评论性文稿。但不同的期刊可能会有不同的要求,应根据不同期刊和论文类型的要求进行撰写。结构式摘要一般包括背景/目的、方法、结果和结论 4 个部分,背景/目的部分摘要应提供研究背景、阐明研究目的,方法部分应简要说明研究的基本过程和方法(研究对象/受试者的选择和分组、测量方法、分析方法等),结果部分应描述主要发现(如果可能,给出具体效应值及其统计学意义),结论部分应总结出主要结论。摘要是许多检索系统和电子数据库所收录论文的唯一独立成篇的部分,许多读者也只阅读这部分,因此作者应保证摘要中的信息与正文一致,准确反映论文的内容,并强调研究或观察的新颖和重要的方面。一般来说期刊对摘要的字数都有规定,大多数的长度都在 250 字左右,具体需要可参考期刊近期的论文摘要,确定一个范围。英文摘要是国内中文期刊出于对外交流的考虑而设置的,发表论著性文章多刊登英文文题及摘要,其撰写要符合"简短、完整、明确"的原则,内容与中文摘要一致,并注意英文表达的专业性和准确性。

关键词是从文稿中挑选出来最能反映文章主要内容的名词或词组,一般标引 3~8 个关键词,列于摘要之后。

四、正文

正文是文章的主体,结构要完整、层次要分明。医学论文一般分为若干个部分,每一部分再根据需要分为若干层次,标以层次序号[一,(一),1,(1)……或1,1.1,1.1.1……),并根据层次内容列出适当的小标题。各个部分首尾相接,前后呼应,重点突出,详略得当,避免混淆与交叉。不同体裁的文章,其正文的结构和格式有所不同。对于论著类文稿,一般采用前言、材料与方法、结果、讨论四段式结构,有些期刊在讨论的最后还有结论。各段下还可根据内容分成不同的层次,但一般最多分到第三层。前言交代背景,作为铺垫,最后点明主旨;材料与方法是完成主旨的手段;各种指标的"结果"要与"方法"中的手段相呼应,不能有方法的无结果,也不能无方法的突然冒出结果来,总之这些都是为完成主旨服务;讨论部分就"材料与方法"中的改进与创新、"结果"中的发现与特异进行分析,并与其他研究进行比较,这种比较既可以是横向的,也可以是纵向的,最终得出结论,也即完成主旨。整个文章从前言到结论一环扣一环,形成一个有机的整体。对于综述类文稿,一般分为前言、主体和结论三个部分,其中主体部分是重要的论据和论证,可根据文章的内容根据时间顺序、事情发展的先后顺序、事情的不同方面等对整个结构进行灵活处理,理出清晰的层次和逻辑关系,有理有据,有述有评。

论文中文字表述应简明、准确、通顺、规范,符合逻辑,条理清楚,根据表达的需要配以图、表。图、表并不是越多越好,需要精选,凡文字可说明者不必用图、表,其中一个原因是图、表的制作花费时间,编辑和印刷成本高;但用文字说明冗长烦琐,而用图、表可一目了然者,宜用图、表。无论是文字还是图、表,均应使用规范化的医学名词和计量单位,药物名称应使用通用名而非商品名。要使用公认的、不易被误解的缩略语和简称,缩略语和简称在文中首次出现时,应注明全称。计量单位应以国家颁布的《法定计量单位》为准。

五、插图和表格

插图和表格是医学论文的重要组成部分,图、表与文字搭配,相辅相成,甚至能起到画龙点睛的作用,能够直观、形象、简洁地表达作者的研究过程、结果或观点,以便有效表达论文内容,提高论文质量。图、表应遵循写实性、自明性、规范性的原则,精心设计制作和选用。所有的插图和表格在正文中必须有文本描述和引用。

1. 插图

医学论文中的插图主要包括统计图、示意图、构造图、流程图和照片等。插图由图号、图题、图面、图注四部分组成。一般期刊要求论文中所有插图按照出现的先后顺序给定编号,如图1(Figure 1)、图2(Figure 2)等;如果同一个插图由两个及以上分图拼合而成,分图也需注明编号,参照目标期刊投稿指南的要求,可使用A、B、C、D或a、b、c、d等字母码,文中引用时写为图1A(图1a)等。稿件的数字图像应提交适合印刷出版的格式,图片应清晰,有足够的分辨率(一般期刊要求300 dpi以上,应参照投稿指南的要求)。图中的字母、数字和符号应与背景对比分明,大小合适,清晰可读。图题和详细的注解(图注)应为可编辑的文字,置于图的下方或文末,不要放在图内。分图以及图中其他符号、箭头、数字或字母标示图的某部分,应在注解中逐一清楚地解释说明。电泳图应标明Marker和目的条带的大小,以及不同泳道上的样本分别是什么。显微照片应有图内刻度标尺或注明放大倍数,为了避免排版时对图片进行缩放导致放大倍数不准确,建议采用图内标尺;如果显微照片是染色图片还应注明所使用的染色方法。如果是患者的图片,应注意保护患者隐私,不得透露患者住院号、可以辨认的面部特征等信息;若无法掩盖时,应取得患者同意。如果使用以前发表过的图,必须注明出处,并提交版权所有者同意使用该图的书面许可。

2. 表格

表格可简明有效地归纳和呈现信息,尤其是表达具体数据时可做到详细而准确,可直接查阅。在有大量数据资料时,使用表格代替文字来表述常可缩减文章的篇幅。表格分为表号、表题、表身和注解四部分,不同的期刊对表格的要求可能不同,有的对数量有要求,有的对形式有要求,要根据具体期刊的要求准备表格。一般期刊要求按表格在文中首次被提到的顺序对它们用数字连续编号。表格题目应简短但有自明性，所包含的信息应使读者不必查阅正文就能明白表格的内容。表的每栏都应有简短或缩写的标目，不同栏目所表达的数据应注明单位和数据表示方法。表身一般是数据的罗列，应给出变量的统计值，如均数±标准差、中位数（四分位间距）、例数（百分比）等，还应标注统计量（如 t 值、z 值、卡方值）和 P 值等。对表身中数据或文字的注释应置于表注中，不要放在栏目标题中。表中出现的非标准缩略语的含义也应在表注中解释。可采用不同符号进行注释，不同期刊用的符号可能不同（字母、数字圈码或 ＊、♯、♣、§ 等符号），需要根据具体期刊投稿指南的要求进行标注。使用他人已发表或未发表的资料，需征得他人同意并应致谢，已发表资料需加以引用；一般不建议直接使用以前发表过的表，一定要使用时必须注明出处，并提交版权所有者同意使用该表的书面许可。

六、参考文献

参考文献是研究工作所参考过的主要文献索引，在文中引用文献的相应位置进行标注并在文后附以文献列表。其意义一是尊重前人的研究结果，二是更便于读者对研究内容有一个系统全面的认识；一般只需列出作者阅读过并确实对本项研究有较大帮助、在文中提到过相关研究内容的文献，只要可能都应该直接引用原始研究作为参考文献，少引用二次文献为佳。参考文献常见的标注方法有顺序编码制和著者-出版年制，文后参考文献的著录一般要求列出著者、题名和来源，不同期刊对参考文献的著录格式要求不尽一致，具体应参考目标期刊的投稿指南。不要引用内部资料或未正式出版的会议摘等作为参考文献，确需引用时可在文中加括号引用，但不宜列在文后的参考文献列表中。已被接受但尚未发表的文章可作为参考文献进行引用，在文献列表中应注明"正在印刷"（in press）或"即将出版"（forthcoming）；引用已投稿但尚未被录用的稿件中的信息，应在文中注明"未发表资料"（unpublished observations），并获得资料提供者的书面同意。需要说明的是，在制作或撰写参考文献的时候，应当利用 Endnote 等工具来完成，否则会产生一定的工作量，尤其是换不同期刊进行投稿的时候。

七、其他

1. 志谢（致谢）

志谢（致谢）是文后附言，对论文的研究和撰写过程有过实质性贡献，但尚不足以列为作者的组织或个人表示感谢，如仅仅筹集资金，或收集资料者，对研究小组进行一般性的管理指导者，对文章进行技术编辑、文字修改者等。在国外期刊上发表论文，基金资助项目有时也是以致谢的形式出现的（Acknowledgement）。

2. 脚注

许多期刊将作者简介、工作单位和联系方式、研究基金来源等作为脚注，排在首页左下方。

3. 支持来源

包括基金资助、仪器、药品和（或）帮助实施论文中报告的研究或撰写该论文的其他支持。有的期刊将这部分内容放在"志谢（致谢）"里。

4. 利益冲突声明

文稿中应列出每个作者的利益冲突信息。不同期刊对利益冲突的信息表述形式和刊发位置会有不同的标准，作者撰文时应注意参考投稿投稿。

5. 附录

附录是正文的补充材料，通常排在文后，印刷版期刊中不常见，但投稿时可一并附在文中以供编辑和审稿人参考，或者发表在期刊电子版中供读者参考。

6. 作者贡献

国外的 SCI 期刊,有不少会要求罗列出来每一个作者对本文的贡献,以确保他们有资格作为作者之一。

第四节　常见医学论文的写作技巧

一、论著的写作

论著一般都包括题名、著者、摘要、关键词、正文(含图、表)、参考文献几部分。医学论文正文部分一般采用约定俗成的"四段模式":前言,材料与方法(临床资料),研究结果和讨论。

1. 写作要点

(1) 前言。是写在正文前面的一段短文,也是论文主题部分的开端,起纲领、引导阅读兴趣的作用,交代研究背景,其主要功能就是说明为什么这个研究有意义,想解决什么问题。一般包括文章所报告内容的历史背景和当前国内外的进展现状;问题的起源和依据、范围、途径和方法;本研究工作的设想、研究方法和实验设计、预期结果和实际意义,等等。要抓住中心,开门见山而有吸引力;内容精炼,一般不宜写得太长,不设层次标题。以往的经验告诉我们这一部分不要超过三段。

(2) 材料和方法。材料和方法是实验研究、临床试验和现场调查的手段,是医学论文的基础。根据研究内容,此处标题可写为"材料与方法""对象和方法""病例和方法"等。包括受试对象与分组,使用的药物、试剂、设备与仪器,研究的条件和方法,检测项目与指标、随访方法,数据处理与统计学方法等。对实验性研究来说,要交代用什么具体实验对象(如质粒、病毒、细菌、细胞株、实验动物等),明确交代实验对象的特征和来源、实验分组方法和样本量;交代实验条件和设计方法,如细胞培养和处理、动物模型制备、干预方法、检测和观察手段、观测指标、统计学方法等。对临床研究而言,需要交代清楚病例诊断标准、选择和排除标准,一般病例资料,回顾性研究还是前瞻性研究,分组方法和各组情况,对照比较组间非实验因素条件是否相同或相似等;具体、准确地交代治疗方法、疗效观察项目及疗效标准;此外,还应交代所使用的统计学方法及伦理学标准。凡属保证科学性和提供重复验证的必要信息应尽量列出。如果是使用公认的方法或引用前人用过的方法,应简单说明来源并引用文献;而作者有所改进的方法,应详细具体描述改进部分,其余从略。可根据情况分层次叙述,可以设层次标题。方法部分的展开一般是根据研究在时间上的先后顺序展开的,其描述的详略原则是:其他研究者利用相同的器材和材料,根据叙述可以重复这个实验。

(3) 结果。结果部分是文章所要报道的中心内容,由此引出推论与结论。要实事求是地描述观察结果、测定的数据、导出的公式、取得的图像、效果的差异等。数据资料应是经过审核并采用统计学处理过的结果,并具体描述是否有统计学意义的差异。动物实验应交代造模成功率或死亡数量及原因。临床研究应交代是否对所有病例进行随访,失访例数及原因,随访率多高,随访多长时间(随访期要足够长)等;应详细而具体地描述随访结果,以及对影响预后的外加因素(如接受过其他治疗)进行哪些调整,结果如何,等等。结果部分必须如实、具体、准确地叙述,数据要准确无误,进行统计学处理。对不符合主观设想的数据和结果,应做客观的分析报道。结果的表达形式可用文字或图、表,应合理选用,内容不要重复。可根据情况分段叙述,可以设分级标题。写作时要注意与方法部分的呼应,方法部分没有提及的实验,不要突然有了结果;反之亦然。

(4) 讨论。讨论是对研究结果进行实事求是的理论性分析,做出科学的解释与评价,得出最终结论。讨论部分的写作的一个重要原则应当是"形散而神不散",也就是说无论讨论什么,怎么讨论,其主要目的是说明为什么你的实验结果能够证明你的结论。如果文章重在介绍新技术、新方法,应阐述本文研究的原理与机制,说明本项研究材料方法的特点;如果是验证性研究或在前人研究的基础上进行的深入研究,应分析论文结果与他人的异同及优缺点,提出本文的观点;如果研究的是争论性问题,应对各种不同学术观点进行比较和评价,并根据本文的结果提出新假说、新观点,等等。上述内容并不是孤立的,可在同一篇文章中同时出现,但应有侧重点。此外,讨论部分还应对研究中的意外发现及相互矛盾的数据及现象进行分析和解释,阐明研究结果的理论意义和实践意义,分析研究设计的不足之处,提出未来的探索方向。应从论文的研究内容出发,突出重点,紧扣题目,条理清晰。紧紧扣住该文研究的结果,突出自己的新发现、新认识、新见解。立论严谨,实事求是,千万不要作空泛的讨论,也不要将讨论写成文献综述。

2. 常见问题

(1) 前言。这一部分撰写中的常见问题包括:①太长或太短。前言要长短合适,通过介绍背景,引出问题,提出解决问题的方法。有的前言只有几十个字,未介绍相关背景,直接"我们收治了××病人,现报告如下",这样的前言不能给人以启发和兴趣;有的前言套话连篇,下笔千言,令人分不清这是综述还是论著。这两者是前言写作的两个极端。②未能紧扣主题或文不对题。背景介绍过于发散,未能扣紧主题;或者逻辑关系混乱,根据所介绍的背景无法提出想要研究的问题;或者研究目的与所提出的问题不相符,等等。③前言中不引用参考文献。有的作者在前言中介绍相关背景或作者自己的前期前究时,不引用参考文献,而在讨论中重复到前述内容时才加以引用,这是不可取的。④未经鉴定,自我标榜。有的作者为了突出研究的新颖性,往往会在前言中使用"文献未见报道""前人未研究过""我们首次报道""国际(内)先进"或"国内首创"等字样,对此,作者应持慎重态度。未经严格检索和鉴定,没有确凿把握,不要轻易下此结论。⑤不能不分时空,片面贬低他人的研究结果。先前的研究由于受当时条件的限制,肯定在某些方面不如当下,后来的作者要意识到这一点,不宜给人造成一种先前作者能力低下的印象,这样是不公平的。

(2) 材料和方法。这一部分撰写中的常见问题有:①将其他文献中的内容直接复制过来。有时作者做的是一系列研究,材料和方法中部分内容与以前发表的文章一致,或者采用的方法别的文献中曾经报道过,为了省事直接将其他文献中的内容复制过来。这样一方面有剽窃文字之嫌(很容易在科研不端系统中检测出来,一般重复率超过 15% 就被视为有抄袭的嫌疑);另一方面由于毕竟是不同的研究内容,不可能完全一致,直接复制来的内容容易出错,从而使文章的真实性受到影响。②内容有误或前后不一致。如材料的英文名称或来源写错,总例数与分组后各组例数之和不一致,等等。③未交代随机化方法或随机化方法(包括随机化抽样和随机化分组)不正确,临床研究未交代患者是否知情同意、是否符合伦理学标准。④研究方法、指标判定标准和诊断标准叙述不清。如基础研究中的干预措施仅采用了一种剂量而没有说明依据;模型制作或重要的实验试剂配制方法未交代;临床研究中未列出纳入标准和排除标准;临床诊断或疗效判断标准未交代等。⑤未交代统计学分析方法或统计方法模糊、有误。常见的如:"定量资料采用 t 检验(或两组间比较采用 t 检验,多组间比较采用方差分析),定性资料采用卡方检验",而不判断这些资料是否适合使用 t 检验、方差分析或卡方检验,适合哪种 t 检验或方差分析等;文中只有 P 值,但未注明用何种检验;或者这部分阐述的统计学方法与后面结果部分中所述及的统计学方法不相符;等等。⑥引用过多文献。方法部分可以引用文献,但不能引用过多,只有对较为特殊的方法和操作进行引用,否则会出现"disappearing method",因为从理论上讲,所有的方法前人都做过,除非是新技术类报道。⑦其他细节交代不清,以至于他人不能用相同的方法和材料来重复试验。

(3) 结果。这一部分撰写中的常见问题有:①最常见的是把应当是讨论的内容写在了这一部分;从原则上来说,这一部分只描述实验发现,并进行统计,罗列统计结果,不进行深入评论。②直接罗列各种原始数据,而未将其归纳分析、进行必要的统计学处理。③仅罗列图表,不加以文字解释,常见的如:×

×结果见表(图)1；或图、表中所列的数据在文字中再重复一遍。④文字和图、表所要表达的内容或数据不一致或数据有误。⑤"结果"部分的内容与"材料和方法"部分的内容不一致，如材料和方法中提到的实验，没有给出相应的结果；或者材料和方法中没有提到的实验，在结果部分却出现了。⑥图和表不符合规范。⑦把他人类似研究的图表和结果直接引用。

（4）讨论。这一部分撰写中的常见问题有：①讨论未紧扣本文结果，对本文结果做出解释和深入分析。常见的写法是像综述一样罗列了一大堆别人的研究结果，最后来一句"本文发现……"。②未突出新发现和新观点，在复习了相关文献后，仅仅与他人的报告"相一致""相符合"。③引文太多却不分析，或引文内容与所列文献不相符。如仅罗列相关文献内容，却没有分析文献之间及与本研究的相关与异同，未总结出本研究的创新所在；或所列内容根本就不是所引文献里面的。④大量罗列和引用文献原文。这种情况疑似文字抄袭，容易给编辑和读者留下不好的印象。⑤写作没有规划，缺乏逻辑，想到哪写到哪儿，违背了"形散而神不散"的初衷。

（5）其他问题。①未严格遵守投稿须知规定和要求撰写。不同的期刊对论文的报道范围、栏目、格式等都有明确的要求，为了使自己所撰写的论文能被录用发表，投稿前应仔细阅读目标期刊的投稿须知，根据投稿须知规定修改论文。不符合期刊投稿须知规定的论文，往往会在编辑初审时即被退稿或要求重修。②条理不清晰，层次不分明。有的作者在"四段"下不再分层次，或者虽然分了层次但没有列出适当的层次标题，可读性差。有的作者在"材料与方法"中撰写对方法的评价，在"结果"中撰写实验方法或对结果的分析与推论，导致论文的层次不清。③字数和图、表的数量超过了期刊所规定的。④论文的文字数量大大超过了期刊所规定的。⑤摘要、作者罗列、参考文献、基金项目的罗列方式和所投期刊不一致。

二、综述的写作

综述一般都包括题名、著者、摘要、关键词、正文、参考文献几部分。综述的正文结构格式较为多样，一般由前言、主体和结论三个部分组成，但并不严格地分为三个部分，具体可视论述的内容而定。其中主体是综述的核心内容，具体写法无统一格式，以能够充分地表达出综述的内容为原则。通常将主体部分的不同内容分成几个层次，并设置层次标题。

1. 写作要点

（1）前言。篇幅一般在200～300字，概述有关概念和定义、相关背景、现状和发展动态，提出写作目的、意义和作用，如果属于争论性课题，要指明争论的焦点所在。

（2）主体。主要包括论据和论证，以文献资料为论据，通过引用、比较、举例、因果等论证方法，证实论点。应在复习大量相关文献，对文献进行阅读、筛选、比较、分类的基础上，综合分析、厘清思路，形成写作大纲，确定文章层次，再逐层细化。可采用以事物发展的先后顺序为主的纵式写法、以同一主题的不同方面为主的横式写法或纵横结合式写法。为使文章更有条理性和系统性，可分为数个层次，并设置层次标题。综述一般包括某一课题研究的历史、现状、进展，已解决的问题和尚存的问题，内容要新，因此应重点、详尽地阐述当前研究进展及发展趋势，提出自己的见解，为自己确定研究方向，为他人提供参考。

（3）结论。主要内容包括文献研究的结论，概括指出自己对该课题的意见，存在的不同意见和有待解决的问题等。这部分可从四个方面去写：①对主体部分的内容进行归纳、总结，得出明确的结论；②指明该领域国内外当前主要研究成果和进展，使重点、要点更加突出；③提出目前存在的主要问题，为读者提供新的科研课题；④客观地指出未来发展趋势，唤起读者的注意。

2. 常见问题

（1）选题不新。我们认为一个作者要动手写某个领域的综述，首先他或他的团队应当致力于这方面的研究,应当发表过或至少将要发表这一领域的研究性论文;也就是说他们对这一领域非常熟悉,从而了解到需要撰写这样一篇综述很有意义。选题对综述的写作有着举足轻重的作用,有的作者在写综述之前没有全面查找文献进行分析,或者对该领域不熟悉,以致所选题目不够新颖,或已被写过多次,或不是当前研究热点,难以吸引读者。

(2)选题太大。写综述的常见问题是对写作角度大小的把握。初写者往往很难把握这一点。如你写一篇综述题目为"肝癌研究的新进展"。这个显然太大了,估计写 100 万字也写不完,同时也没有多大的实际意义,所以要缩小:肝癌诊断的新进展—肝癌 MRI 诊断的新进展—小肝癌 MRI 诊断的新进展—小肝癌 MRI 诊断中的常见问题。这样一层层缩小,直到最后一个题目,不但容易掌控写作,同时也是有临床意义的! 另外,题目选得过大,查阅文献花费的时间太多,而且整理归纳困难,导致写出的综述大题小做或文不对题。

(3)缺乏综合分析。有的综述直接把文献资料抄过来,罗列在一起,概括性差,缺乏综合分析和自己的观点。引用文献是为了论证自己的论点,罗列文献而不作分析是毫无意义的。若果仅仅是罗列甚至是抄袭文献中的内容,那就失去了综述的意义。

(4)间接文献引用多。有的作者自己不对原始文献进行分析,却大量引用别人综述或书本中的观点,将文章写成"综述的综述",这也是不可取的。

(5)错解原文。综述的素材来自前人的研究报告,必须忠于原文。有的作者对所搜集的资料原文没有理解透彻,或为了迎合自己的观点,断章取义,经过自己的推理、加工,阉割或歪曲前人的观点。这是撰写综述所不允许的。

三、个案报告的写作

1. 写作要点

(1)前言。一般较短,应简要交代有无类似病例的报道,该病在诊断和治疗上的困难和意义,该病的危害和预后,以及该病的特殊性等方面的内容。有的个案报告可以没有前言,一开始就是病例报告。

(2)病例报告。是论文的主体,病例介绍要清楚地交代病程经过的必要细节,要有患者的发病、发展、转归及随访的结果等。一般应包括:患者的一般资料,如年龄、性别等;与该病有关的过去史、家族史;重要的、特殊的临床症状、体征、辅助检查结果以及病程、住院或就诊日期等;疾病的演变过程和治疗经过;治疗结果及预后。撰写时应注意提炼病例资料,应将有特殊意义的症状、体征、检查结果、治疗方法详细描述,突现重点,对有特殊意义的阳性结果就注意前后对比。实验室检查及影像学检查通常只列阳性的和必要的阴性结果,无相关意义的其他阴性结果可省略或一句话(××、××等检查未见异常)带过。避免使用各种非客观性、各种怀疑或推测性语句。

(3)讨论。内容要与病例紧密联系,要有充足的论据,说明病例的罕见性和特殊性,突出其启发性和临床教育意义,为以后类似患者的诊治提供参考和借鉴。讨论中可在复习有关文献的基础上,围绕所报道的病例,对比前人的报道提出自己的见解,分析总结诊治方面的经验和教训;也可对该病的危害及预后进行分析;还可从理论上作一定的探讨。

2. 常见问题

(1)文题不符。题名未突出病例的特点、小题大做或小内容冠以大标题,不引人注目。

(2)照搬病历。将病历资料直接搬到文稿中而不加以提炼、未突出重点,可读性差。

(3)诊断不明确。使用一些非客观性、怀疑性或推测性语句,缺乏参考价值。

(4)讨论不当。不能紧紧围绕病例所涉及的主要信息进行开门见山的简要讨论,缺乏说服力或可信性,没有突出任何临床启发和教育意义。

四、其他类型论文的写作

1. 述评

（1）写作要点。述评往往是由专业科技人员，特别是在某一学科领域有一定影响的人撰写的，所以很多时候属于期刊的约稿。其格式不固定，但学术或技术观点全面而明确，具有高度的概括性和说理性。要求作者对所评论的对象有较系统、较准确的技术观点，掌握住所评论的对象的变革和来龙去脉，通过对一次和两次文献的归纳、整理、综合、分析，对某一学科领域以至某一具体问题，发表评论性意见与观点。撰写时需概括某一课题的内容、意义、历史、现状、水平动向与发展趋势，溶入作者的肯定与否定、造成与质疑、推荐与摒弃等主观内容，以评为主，指出当前存在的主要问题、进一步发展的前景，预料可能遇到的困难，对读者起到参考和指导作用。

（2）常见问题。有的文章"叙而不议"、"述而不评"，仅仅客观地叙述文献中的信息而不加以评论，更像是"综述"；反之，有的文章虽然学术观点鲜明，但不注意摆事实，讲道理，一味地发表自己的主观看法，有失偏颇。

2. 临床病例（理）讨论

（1）写作要点。病例素材一般来自作者自己的病例，所选病例比较少见或在诊治过程中出现过一些疑难问题、资料比较完整、经过病理或尸检证实（也可不经过）明确诊断，对临床有普遍指导意义，对医生处理临床问题的方式和思维产生影响。写作格式一般包括病历摘要、临床讨论、病理报告和病理讨论4个部分，如果未做病理检查，则只有前面两部分。①文题：与其他类型稿件相比，其文题有独特之处，一般直接把病例最主要、最有代表性的症状和体征或实验室检查结果列出，而不必形成一个完整的句子，如"腹痛、腹部高度膨胀、血性腹水"或"发热、头痛、腹痛、黑粪"等。②病历摘要：是病情过程和检查结果的纪实。内容要充实，包括患者的性别、年龄、主诉、现病史、既往史、体格检查、实验室检查、治疗经过和临床诊断。书写要简明扼要，突出重点，为后面的讨论提供必要的素材。③临床讨论：有讨论式和综述式两种。讨论式是按讨论会发言医师的先后顺序来写，整理提炼讨论者的发言内容，展现每个讨论者的观点，表现他们分析问题的思维方法。综述式是将讨论者的发言内容加工整理，提炼出几个问题综合讨论。临床讨论要围绕病例素材进行，防止失真，防止以执笔者的观点代替发言者的观点。④病理报告：病理取材于活体或尸体，应对大体标本（尸检结果）和镜检两方面进行描述，最后做出病理诊断。一般要求附大体标本和镜下照片，以增强可靠性和说服力。⑤病理讨论：通过讨论把临床和病理紧密结合起来，这一讨论常和病理报告放在一个部分，往往由权威性的医师来做。意在通过病理诊断，补充或纠正临床诊断和治疗的得失，特别要指出正确的经验教训。

（2）常见问题。病历摘要未加以提炼；未如实反映讨论者各家争鸣的学术意见；未着重阐述争论的焦点；讨论中日常口语太多，等等。

3. 新技术与新方法

（1）写作要点。新技术、新方法的写作范围很广泛，其内容包括新诊疗方法、新检验技术及其他辅助检查技术、新开展的外科手术方法、新型医疗器械的临床应用等。另外，在原有技术的基础上进行改革、改进的经验和成果，也属于这类文稿的范畴。其撰写格式主要应包括：使用方法或操作方法、技术原理、临床应用效果、讨论或体会等。这些格式的前后次序可根据所介绍的内容不同而有所变动，但是这类文稿写作时应侧重于详细介绍新器械的使用方法和新技术的操作步骤，并对其原理进行阐述或探讨。

（2）常见问题。对新技术、新仪器的操作方法或步骤描述不够具体、形象，原理未阐述，未配以适当的图表，使读者不能理解或按步操作；未介绍临床使用的确切效果，或讨论不够客观，使人对该技术或方法存怀疑态度。

4. 医学文摘

（1）写作要点。文摘是论文的概述性语言，虽说篇幅不大，可却是一篇论文的精华之处。文摘的内容包括研究工作的主要对象和范围，采用的手段和方法，得出的结果和重要的结论。对不同内容的原文，文摘的侧重点也不同。如研究类论文，应摘出研究的目的、方法、主要数据以及研究成果的意义；新技术新方法类论文，应重点摘出其技术指标和主要数据等。文摘内容要求高度概括，简明扼要，摘其精华，取其重点。要求用语简练、准确，忠于原著本意，体现论文研究的价值与学术水平，对读者有所启示。

（2）常见问题。①将本学科领域已成为常识的内容或应在引言中出现的内容写入文摘，或对论文内容作诠释和评论（尤其是自我评价）。②不作提炼，简单重复题名或正文中已有的信息。③内容不够独立，引用正文中的图表或参考文献。④缩略语、略称、代号，在首次出现时未加以说明。⑤要素不全，或缺目的，或缺方法，或缺结论等。

第五节　论文写作与发表过程中的不端行为

科研活动是人类探索世界规律的高级活动，是人类社会高度发展后的产物，是一种自觉的行为，极大地提高了我们认识世界的效率。所以，科研工作应实事求是、不欺骗、不弄虚作假，恪守科学价值准则、科学精神以及科学活动的行为规范。这是从事科学研究工作的基础，也是学术论文写作与发表的基础。但在现实生活中，由于种种原因，破坏科研诚信、违反学术道德和学术规范的不端行为屡见不鲜。科研不端行为是指研究和学术内的各种编造、作假、剽窃和其他违背科学共同体公认道德的行为，滥用和骗取科研资源等科研活动过程中违背社会道德的行为。主要包括组织管理中的不端、研究工作中的不端及论文发表中的不端等方面。本节主要论述论文写作与发表过程中的不端行为。需要指出的是：一些科研不端是故意为之，一些则是由于经验不足或者信息不畅造成的；在处理上，故意为之会造成身败名裂，断送学术生涯，无意而为之可以解释说明，接受教育，争取理解。对于国内目前的整体状况而言，科研不端形势严峻，所以无论是哪种情况，我们都应当加强这方面的教育和学习，避免对个人和单位造成不良影响。

一、论文写作与发表中存在的不端问题

1. 内容的重复发表

（1）一稿多投。作者为了加大论文发表的可能性或加快论文的发表速度，同时将一篇论文投向多家期刊；或在前一家期刊没有明确退稿或撤稿的情况下改投其他期刊。其中后一种情况很常见，一旦被发现就非常麻烦了。

（2）重复发表。全部或部分地发表与作者已发表论文内容雷同的文章，如全文已发表过，或大部分在某篇已经发表的论文中报告过，或包含在已向他处投稿或已被接受将在他处发表的另一篇文章中。根据 ICMJE 推荐规范，满足下述条件的两次发表情况是被允许的：①作者已征得首次和再次发表的期刊编辑的同意（准备再次发表的期刊的编辑必须得到首次发表的版本）。②两种期刊的编辑与作者应协商确认再次发表与首次发表的时间差，以尊重首次发表的优先权。③再次发表的文章意在针对不同的读者群，以节略本形式发表就足够。④再次发表的版本应忠实地反映首次发表的版本中的数据和解释。⑤再次发表的版本应告知读者、同行及文献存档机构，该文章已在其他地方全文或部分发表过，例如，可写上这样的话："该论文以在［期刊名称和完整的目录著录信息］首次报告的研究为基础。"再次发表的版本应引用首次发表的版本。⑥再次发表的论文标题中应指明是首次发表的再次发表，如全文再发表、节

略本再发表、全译本或节译。

2. 署名不当

署名问题包括作者资格的确定、署名顺序及通信作者的责任等,具体表现为:①具有作者资格未被署名;②不具有作者资格被署名;③署名顺序有争议等。署名不当问题常发生于学生毕业后或研究人员工作单位变换后使用以前的研究素材发表文章,没有署参加研究的相关人员的名字而署了新单位人员的名字;学生发表论文署名问题未经过导师核准;未经当事人同意就理所当然地将单位领导或朋友同事的名字列入作者中,等等。要慎用共同第一和共同通信作者。

3. 剽窃

剽窃是指抄袭他人的著作、文字或观点而没有恰当地注明出处,或重复多次抄袭自己发表的同一著作(自我剽窃)。包括:①引用资料不注明出处;②借用他人的思想、概念、结果和讨论,不注明出处;③总结和改写他人的著作,不注明出处。其特点是大段抄袭而不注明出处。更有甚者会将国外发表的论文直接翻译成中文,将其中的数据等重要信息稍作修改即变成了自己的文章。

4. 捏造或篡改数据

包括:①伪造数据、恶意篡改导致数据歪曲;②为支持某种特定的假设或观点,有选择地记述数据,导致结果偏离;③对图片的过度修改或直接伪造图像。这些行为都属于故意科研不端的范畴,一旦发现,难辞其咎,必定会受到惩罚!

5. 审稿越权

包括:①探听审稿人信息,私自与审稿人联系;②推荐的审稿人与自己有利益关系;③推荐的审稿人信息是伪造的。其目的是干扰审稿的公平、公正,对自己的文章给出好的评审意见。

二、避免发生学术不端的方法

无论是抄袭、造假还是一稿多投,都严重违背了科学道德,影响了科学的正常秩序,破坏了科学共同体的利益。作为临床医生和作者,应以实际行为坚决抵制科研不端行为,提升自我约束能力,做遵纪守法、恪守学术规范的诚信科研人。应从以下几方面加强教育和修养:

1. 端正观念,加强道德修养

应从根本上认识学术不端的危害,不要抱侥幸心理,端正思想观念,加强道德修养,提高自我约束和自我管理能力,做到正义、诚信。

2. 学习规范,分清不端界限

应充分了解作者署名规则,学习期刊论文不端行为的界定标准,知道哪些行为属于不端行为,哪些情况是被允许的,避免发生行为失范。

3. 不由"第三方"代写、代投、代修论文

中国科协常委会科技工作者道德与权益专门委员会于 2015 年 9 月 17 日发布《在国际学术期刊发表论文的"五不"行为守则》,其中专门提到了不由"第三方"代写论文、不由"第三方"代投论文、不由"第三方"对论文内容进行修改。作者才是对自身研究工作的真实性和可靠性负责的人,对未参与实际研究的"第三方"论文代写代投服务应坚决抵制。

4. 国家和单位都应制定出明确的规章制度

目前国内科研不端现象有愈演愈烈之势,一个重要的问题就是从国家层面和单位层面都缺乏严格细致的规章制度。普遍存在调子很高但缺乏具体行动规划。所以从不同层面制定详细的、可操作的规范是目前的当务之急。

第六节　选刊、投稿、修稿

论文完成面临的问题就是选择期刊进行发表。这一过程包括选刊、投稿、修稿、接受、校对等过程，最关键的是前面三步，前面三步的好坏直接影响着一篇论文能否被接受。

一、如何选刊

选刊工作非常重要，也很有技巧。可以把写好的论文比喻为辛辛苦苦养大的姑娘，总归要找一个称心如意的人家嫁了！所以选刊马虎不得。选刊时应注意做到"知己知彼"。所谓知己，就是对自己的文稿质量和水平有个基本估计，若有条件还可请国内外的同行或专家进行评价；所谓知彼，就是对本学科领域的期刊有个基本了解，这可通过询问同行、浏览期刊要目、检索文献、阅读投稿指南等方法获取相关信息。

1. 了解期刊

（1）征稿范围。为了避免稿件因不符合所投期刊的征稿范围而被退稿，选择一个适当的期刊是很重要的。首先要了解期刊的专业领域，是综合期刊还是专业期刊？综合性期刊是否经常发表过本专业领域的文章？本领域有哪些专业期刊？相对而言，专业期刊更容易接受本领域的文章。此外，还要了解期刊接受的文章类型，比如有的期刊不收综述或者病例报告，有的期刊不收述评或读者来信类文章，等等。

（2）期刊定位。每种期刊都有自己的定位和办刊宗旨，如有的期刊侧重于基础医学和理论研究，有的偏重于临床诊疗方法的改进，等等；有的期刊影响力较大，只发表创新性强、影响力大的高水平论文；有的期刊影响力较小或是新创办期刊，稿源相对不足，向这类期刊投稿更容易被接收。因此要慎重选择一个适合自己论文内容的期刊来投稿。

（3）期刊载文量和刊期。载文量是指期刊每年刊载的文章数目，刊期是指期刊的出版周期，即多长时间出版一期。相对来说，刊载论文多、刊期短的期刊发表论文可能更容易、更快。

（4）审稿周期和发表周期。尽量选择审稿周期短而明确，且发表周期短的期刊。这样做一方面有利于文章的快速发表，另一方面也有利于退稿后改投他刊，保证文章发表的时效性。

（5）期刊的收费情况。不同期刊对是否收费、收费项目和收费标准都不一样。作者应事先了解期刊的收费情况，根据自己的条件量力而行，避免稿件被录用后因收费太高而撤稿。

2. 评价文章

（1）自我评价。作者应首先对自己的文章进行自评，自己不能准确把握时可请导师或其他有经验的同事帮忙。评价的内容主要包括：选题是否新颖？创新程度如何？研究意义是否重大？研究结果是否有新发现？研究设计和证明过程是否严谨？证明结论的研究方法是否多样化？文字表达是否流畅简洁？根据对上述问题的回答情况初步判断文章水平的高低，为选择期刊提供依据。

（2）专家评估。若有条件，可请国内外的同行或专家进行评价。未参与本课题研究和论文写作的同行或专家的评价往往更客观，可以帮助判断文章适合发表在何种领域、何种水平的期刊上，甚至可以帮忙推荐期刊。

3. 选择期刊

经过上述对期刊的了解和文章的评价，可以对号入座，初步制定拟投期刊列表，然后进一步比较筛选，做出最后抉择。此外，还要考虑到自己的实际情况，如果对文章出版有强烈的期限要求，例如抢发、毕业、结题，应采用保守策略选择较有把握被接受、发表周期快的期刊；如果不要求发表期限，可选择比自评高一个等级的期刊,即使不能发表,也可以得到很多改进的意见和建议,使自己的文章质量得以提高。

从现实的角度来说,所在单位在科研评价时是不是对期刊的档次有要求,必须是 SCI,必须是 SCI 影响因子 2 分以上,还是必须是中文核心,或科技核心期刊。这些显得功利,但不得不作为非常重要的因素加以考虑。另外一个问题是投专业性期刊还是综合性期刊。一般来说综合性期刊名声也许会大,名义上读者群也较多,较宽泛。但专业杂志会使得作者在本领域内更为人所知,从宣传交流的角度来说更为精准。到底选择哪种期刊,请作者根据文章情况和自身情况综合判断定夺。

二、如何投稿

选定期刊后,对拟投期刊进一步了解,严格按照投稿指南的要求对论文进行修改。论文改好后需准备投稿信和投稿指南中要求提供的其他信息和证明材料,尽可能按要求一次备齐,避免投稿后不符合要求被退稿或重新投稿,延长稿件处理周期。

1. 投稿前的规范化处理

论文完成后,不要急于投寄,因为医学论文不仅要求行为清晰流畅,同时要注意是否使用了专业术语,各类符号及标点的使用是否规范等。同时,不同刊物、不同栏目的文章可能有不同的固定格式和版式特点。因此,在投稿前很有必要对论文做一次精细的再加工,使之规范化。在投稿之前必须详细阅读期刊的稿约,对不符合规定之处进行详细修改。特别应注意文章的结构、摘要、图表和参考文献的要求,并严格按其要求书写。如果文章与所投期刊要求明显不同,短时间又不能完成改变,就应该改投其他期刊。

2. 投稿

投稿前稿件的文稿的准备目标应当是"齐、清、定"。"齐"就是所有的内容包括论文的各个部分和投稿信等需要的材料都要准备完备;"清"就是所有的材料文稿都必须文字清楚,描绘清晰,无似是而非的内容;"定"就是要求内容确定,不再改动,不再做任何添加和减少。可以从以下内容来准备进行:

(1) 准备投稿信。投稿信一般包含以下信息:①声明文稿版权转让;②声明未曾公开发表过,未一稿多投,在稿件未做出决定前不准备一稿多投;③所有列出作者均对文稿有确切贡献;④文稿内容真实,无作伪;⑤所有作者均已阅读文稿,且同意送稿;⑥对可能会引起利益冲突的经济关系或其他关系的陈述;⑦通信作者地址、电话、Fax、e-mail;⑧通信作者签名。此外还有应注意:①向编辑陈述有可能被视为相同或极其相似工作的重复发表的全部投稿和前期报告。所有此类工作均应在新投的文章中特别提及,并作为参考文献引用。②如果以前稿件曾投给其他期刊,则投稿时附上先前编辑和审稿人的意见以及作者对那些意见的回复是有帮助的。③有些期刊还要求作者完成报告清单的填写,如随机对照临床试验报告的 CONSORT 清单。④稿件必须附有使用以前发表的资料或图片、报告可辨认的人的信息或致谢他人贡献的许可。

(2) 投稿。目前绝大多数期刊都采用投稿系统进行投稿。可通过期刊投稿指南或官网找到投稿网页,注册/登录后,按提示步骤投送稿件。投稿时应注意:①认真填写每位作者的姓名、单位及详细通讯地址、电子信箱、电话和(或)手机号码,并注明通信作者及稿件处理的联系人;②提交投稿信;③提交期刊规定要提供的其他证明材料或声明,如可能存在的经济或其他利益冲突的声明等;④大部分期刊要求图片以单独文件进行上传,不要遗漏。也有的期刊仍然采用电子邮箱进行投稿,要注意找到准确的邮箱,将投稿信作为邮件正文,稿件以及其他相关文件作为附件一并发送过去。

(3) 推荐审稿人。投稿时很多期刊都会要求作者自己推荐审稿人,还有的要作者提供要回避审稿人的名单。推荐审稿人的时候,是不是一定要推荐本领域内的大牛,作者本人要有一定的自知之明。多数情况下我们可以推荐在科研旺盛期的中青年教授,他们往往能本着各种现实情况作出判断,这种人往往可以从你论文主要参考文献作者中选取。要回避的审稿人应当是和本文研究内容有激烈竞争的单位的人员。

（4）稿件追踪：投稿后一般1周以内会进入审稿状态，1～3个月会有一审意见。要经常登录投稿系统或联系邮箱查看稿件处理状态，如果投稿2周仍无任何有关稿件收到的信息，或超过2～3个月未收到审稿意见，也可打电话、发E-mail或给编辑部核实稿件是否收到，查询稿件目前的处理情况等。

三、如何修稿

几乎所有的自由来稿经审稿后都需要修改，有的是审稿人提出疑问或改进意见，有的是编辑要求修改表述及编辑格式。然而稿件退给作者修改并不代表文章已经被接受，尤其是一审意见提出疑问或改进建议时，往往修回后还需要复审。因此稿件修改非常重要，文章最终能否被接受往往取决于作者对文章关键性内容的修改能否达到审稿专家及编辑的要求，修稿务必要非常的认真。

1. 仔细阅读退修信

通常退给作者修改的材料包括原稿（或经审稿专家/编辑修改批注的稿件）、审稿专家意见和一封主编/编辑的退修信。退修信一般都是主编/编辑对该稿的暂时的处理意见和修改要求，如小修、大修、修改后复审等。作者收倒退修稿后，首先应该仔细地阅读退修信和审稿专家意见。从退修信和审稿人意见可看出文章录用的可能性，如文章的科学先进性评价，审稿人对文章是否感兴趣等。在反复阅读、理解审稿人问题的基础上，考虑能否或愿意接受审稿专家或主编/编辑的意见，修改稿件。

2. 修改稿件

要点对点地回答审稿人和编辑的所有问题，这是最重要的，马虎不得。这甚至比对论文做实实在在的修改还要重要。根据审稿意见，修改稿件可分为以下几种情况：①审稿者的意见是正确的，论文中确实存在问题和一些基本缺点。如果是这样，就应该按照审稿者的意见重新写稿。在回复意见中诚恳地表示同意审稿者意见，并详细说明自己做了哪些修改。②审稿者的意见是正确的，但是依目前条件无法根据他的要求补充实验或增加样本量。这时就要认真分析审稿者和编辑的意图。如果这条意见对原稿来说仅是锦上添花，那么可以诚恳说明自己的不足之处，目前无法补救，但是在文章中将不足之处提出以待以后改进；如果这条意见比较致命，不做修改的话基本上没有发表的希望，那么可以给编辑部写信感谢审稿人并要求撤稿。③审稿人一部分意见是正确的，但是有些批评的意见并不正确。如果是这样，首先要综合所有要求修改的地方，将能合理接受的地方进行修改，同时把你认为是审稿人错误的观点做些补充或予以澄清。在回复意见中也将审稿意见逐条予以详细回复，表明你是如何逐条处理审稿人的意见的。④审稿人或编辑完全看错了或者理解错了你的稿件，而且你也认为他们的观点完全是错误的。如果这样，你有可能有两种选择，一种选择是将你的稿件改投他刊，以期得到较公正的评价；另一种选择是将稿件重新送到原投稿期刊，用非敌对的方式对审稿人的意见逐条反驳。如果你能平心静气、有理有据地向编辑表明为什么你是正确的，而审稿人是错误的，那时，他很可能会接受你的高见，或者至少将文稿送到另一个或者几个审稿人那里做进一步考虑。

3. 稿件修回

稿件修回前务必要认真修改，除了审稿人提出的问题外，还应通读全文，查漏补缺，使文章尽量完善，不要给退稿留下借口。上传修改稿的同时也要提交回复信，回复信务必要态度诚恳，条理清晰，有理有据，不能有错别字或错误数据等低级错误。对每位审稿人提出的意见要逐条回答；对修回稿中已修改的地方要具体标明；给主编/编辑回信，感谢给文稿提出的修改意见，并指出按修改建议已作的修改，未作修改的地方要说明理由。

稿件修回尽量不要超过编辑所规定的截止日期，如果补充实验或收集资料需要花较长时间，可以提前写信向编辑部说明，申请延期修回。

　　稿件修回时应当提供以下几个材料：一封给编辑的信，介绍自己并说明修改情况；对审稿人问题点对点的回答；修改后的稿件，保留修改痕迹。

参考文献

[1] 孟庆仁.实用医学论文写作(3版)[M].北京：人民军医出版社，2014：143-150.

[2] 张玲媛，王禾.医学论文写作指南[M].北京：人民卫生出版社，2014：227-256.

[3] 国际医学期刊编辑委员会.学术研究实施与报告和医学期刊编辑与发表的推荐规范(2014年12月更新).周庆辉，李霄茜，陈兰玉，等，译.http://www.docin.com/p-809583246.html

（余党会，孙　岩）

第十二章
SCI 论文写作

第一节　写作前的准备

一、我们为什么发表论文

Publish or perish(不发表就会挂掉),以前仅流传于基础研究人员的圈子,现在已经成了很多医生的心头之痛。对于医生来说,这是个备受争议的问题。许多医生认为,医生应该专注于医疗实践,发表论文对他们可有可无。更多的医生则认为发表论文是取得学位和获得晋升的途径,成为追逐名利的一部分,虽然这不能算是错误的,但至少是不全面的。发表论文的目的是为了交流。我们知道人类的知识是逐渐积累的,正如我们自己掌握的知识大多也是建立在前人研究的基础之上的一样,也希望我们的研究可以为将来的研究提供基础,别人会参考你的工作和研究结果,继续开展他们在该领域的研究工作。

医学尤其是一门实验性的科学,在实践中积累经验,因此你的研究工作会成为未来知识的一部分,这也是医学发展的规律。在论文发表的过程中,你同样会变得更加自信,会为分享自己的知识而高兴,会为自己为医学殿堂添砖加瓦而自豪,而且更容易获得同事和同行的认可,获得晋升也是水到渠成,让你"名利双收"。可见,发表论文不仅对于自身水平的提高,而且对于你的职业发展都是不可或缺的。

二、应该发表什么样的论文

既然发表论文是如此重要,那我们,尤其是低年资医师应该,或者说能发表什么样的论文呢? 在说到这个问题之前,需要强调的是,科学研究的过程是追求"真理"的过程,这要求我们的研究结果具有可重复性。因此你的研究结果应该是可重复的,虽然人体的生理和病理过程是极其复杂的,但要尽力确保我们的观察结果和实验结果是可重复的,至少在统计学在可接受的波动极限之内。医学研究发表的论文形式主要有临床病例报道、短篇报道、综述文章或者是原始的研究论文。

对于低年资的医生,和临床接触密切,观察临床现象,很容易积累临床数据,多动动脑筋,找到独特的切入点,可以就地取材的选择临床组织标本,以及与之对应的检测结果和临床病理参数,进行归类分析,加上合适的医学统计方法,临床病例报道和短篇通讯是较好的选择。

在临床实践中积累了一定的临床经验之后,可进一步将临床的标本细化分析,并结合临床现象,筛选治疗靶标或者特异分子,进行深入的机制分析,既可为临床现象揭示机制,又可为临床治疗提供新的思路,相辅相成,使的临床实践和基础研究思维都会进一步提高。总结分析,不难形成原始的研究论文。

在临床实践/临床研究的过程中,随着经验的积累和研究的深入,加上自己对临床问题的思考,你可能会有一种想要总结的冲动,行动的结果就是综述的产生。综述文章的发表,是你对获得地的知识的条理化、结构化的过程,不仅对于你理解问题的实质,加深问题的思考,而且对于你研究的拓展和深入非常有利。

可见,论文写作是循序渐进的过程,在这个过程中,同样可培养你良好的习惯,及时将你的思想变成文字,并勤于思考,让你的写作欲望无法抑制。

三、谁可以成为作者和作者排序问题

在论文正式开工之前,还有一个问题必须要解决,那就是谁可以成为论文的作者和如何决定作者的排序? 论文的作者列表可为我们的交流提供便利,并可表明不同作者的贡献大小。这也是为什么杂志要求我们的作者提供研究单位和联系方式,尤其是通讯作者的详细联系方式,以及在论文投稿之前,所有的作者都要阅读论文并同意文章的内容和作者排序。那么什么人才能成为作者? 谁可以成为通讯作者?

国际医学杂志编辑委员会的建议标准为众多医学杂志所接受。有关杂志的作者规定,说明如下:

只有同时具备以下标准才可以列为论文作者,

(1) 对研究的设想和设计,或者对数据的获得、分析和解释有重要的贡献。

(2) 参与了撰写文稿或者关键性的修改。

(3) 同意论文的发表。

(4) 可保证所进行的研究的准确性和真实性。

作者的排列顺序应依据贡献的大小,并被所有作者认可。因为在投稿的过程中,杂志通常会要求所有的作者签署声明,同意作者的排序和认可研究工作的发表。第一作者通常不会产生异议,而其他作者的排序可能会不是那么明确,尤其是多中心合作的大型研究,通常需要研究小组甚至研究机构的协调。对于多中心合作的大型研究,作者的排序最好在实验的设计和准备阶段明确,以避免不必要的麻烦。

需要强调的是通讯作者的决定和排序。虽然通常情况下通讯作者是研究项目的负责人,并通常放在最后的位置。实际上通讯作者可位于任何位置,通讯作者在文章的投稿、同行评议和发表中负责主要的联系工作,这也是通讯作者要提供详细的联系方式的原因。同时通讯作者还要保证医学伦理、临床实验、各种表格的填写、作者排序的协调以及保证研究的真实性。必须强调的是仅仅提供经费支持不能成为论文作者的理由,为了便于发表和"社会关系"而不正当署名(包括强制署名、强制不署名和赠送署名等)是常见的科研不端行为。因此,在发表论文时,我们要据实决定作者排序并获得所有作者的同意。在正当的程序中,发生科研不端行为时,任何作者,特别是重要作者不得以没有阅读论文或者不知情为由,推卸责任。我们通常会在致谢部分感谢我们的经费提供者(如国家自然科学基金,地方自然科学基金等)(详见致谢章节)。

四、杂志的选择

如何决定我们要投稿的杂志,取决于我们的研究形式。临床病例报道、短篇通讯、综述文章或者是原始的研究论文。医学杂志数以千计,面对浩如烟海的医学杂志,研究人员常常无所适从,因此如何选择合适的杂志对于研究人员来说是一个挑战,尤其是低年资的医生和研究人员。

对于初步阶段的研究人员,如何选择合适的杂志最实用的方法是咨询高年资的医生和研究人员。他们通常有着比较丰富的经验,如果恰好他对你的研究比较熟悉,他会很愿意帮助你,为你指点迷津。

一般来说,他可能会列出几种杂志供你选择。即使他对你的研究不够熟悉,他也可以为你指点一二,帮助你做出明智的选择。

接下来你应该去找到这些杂志,下载几篇文章浏览一下,评估一下杂志的收录范围和文章的大致内容是否和你有研究相当。当然你可以去阅读杂志的投稿须知(见下节),更加明确这个杂志是否适合你的研究。

现在是网络的时代,你可以很方便地获得这些知识,特别是很多网络平台(BBS)、论坛可以提供杂志选择的交流经验,为杂志的选择提供及时准确的信息。如小木虫(http://emuch. net/bbs/forumdisplay. php?fid=125)、丁香园(http://paper. dxy. cn)和MedSci(http://medsci. cn/sci/submit. do)等等。

当然有机会你可以参加杂志推广的宣讲会,和杂志的编辑/工作人员现场交流,尤其是在本学科领域的重要会议,通常会有重要期刊的介绍、宣讲和见面会,你都可以积极参与,定会受益匪浅。

五、投稿须知

一旦确定你要投稿的杂志,你必须要认真阅读拟投稿杂志的投稿须知(不同杂志的说法可有差异,如 Guide for Authors,Information for Authors,Author Instructions,Instructions for Authors 等)。每个杂志都有自己的格式,投稿须知会对你详细解释杂志的收录范围、文稿的格式、投稿的流程等。一般来说,投稿须知通常包括以下内容:

(1) 杂志的宗旨,杂志的收录范围,发表文稿的类型,和其他相关的政策性规定。

(2) 投稿的流程。如今绝大多数的 SCI 杂志和国内的杂志都要求网上递交,因此我们需要先创建一个账户,详细流程请见相应章节。

(3) Cover letter。对于大多数杂志都是不可或缺的,在 Cover Letter 中通常要表明你的投稿意愿、投稿类型、本研究的重要发现,是否有数据已发表,是否所有作者均同意投稿,以及其他杂志规定的声明,并附有通讯作者的签名和详细联系方式。

(4) 文稿的准备。首先你需要决定你要递交的文稿类型,临床病例报道、短篇报道、综述文章或者是原始的研究论文。下面以原始的研究论文为例来说明文稿的解剖结构:

① 标题页:通常包括论文标题、作者列表、作者单位、通讯作者联系方式、简短标题等内容(具体详见"标题"一章)。

② 摘要:摘要主要分为结构式和段落式,有一定的字数要求(大多数要求在 150 到 400 个词),通常要简洁地交代研究的背景、方法、结果和结论等。

③ 正文:论文的主体,通常包括绪论、材料和方法、结果、讨论等部分,顺序可稍有差异,请仔细阅读投稿须知(具体详见"正文"一章)。

④ 致谢:通常对没有达到可列入作用名单的材料的提供者、技术支持和论文的修改和提出改进意见者,资金提供者,以及其他为本研究顺利进行的必要帮助者(具体详见"致谢"一章)。

⑤ 参考文献:不同的杂志对参考文献格式的要求不同,对于引用的文献类型不同(如杂志文章、书籍章节、网络资源等),格式也不相同。现有很多参考文献管理软件可以提供非常方便的工具,常用的软件主要有 Endnote,Reference Manager,Mendeley,Zotero 等(具体详见"参考文献"一章)。

(5) 表格和插图。表格和插图是研究论文结果部分的主要表现形式,有时研究方法和结果讨论部分也会有表格和插图。表格和插图的优点是非常形象直观,表格和插图的表现形式对于理解文章的结果非常重要,因此我们要对表格和插图的制作给予足够的重视。不同的杂志对表格和插图的要求也有所不同,具体要求请参见"表格和插图"一章。

第二节　论文题名

一、一篇好的论文从标题开始

在为你的论文设计标题之前,你应该牢记这个事实:所有读到你论文的人都会读标题,而只有很少一部分读者才会读正文。所以,论文标题中使用的每个字都应经过仔细斟酌,这将决定该论文在数据库平台中被目标读者群检索到的概率以及读者是否会仔细读它,并最终影响该论文的引用率。

一个好的标题应该是怎样的呢? 简单说来,就是用尽可能简短的字数、精确恰当的描述论文的内容。

二、标题的长短

首先,不同的学术杂志对文章的标题字数可能有不同的限制,所以在决定论文题目之前最好先详细阅读相应杂志的"作者须知"栏目。

有些时候,论文的标题起得太短,比如《肺炎相关的研究》这种题目显然对吸引潜在的读者没有任何帮助,文章的题目对研究的具体内容没有任何的提示作用,论文到底是主要研究肺炎的病理生理过程?致病原(细菌/病毒)? 抗生素使用? 并发症控制还是重症肺炎的人工通气? 读者至少想要通过题目了解到论文所研究的大概内容,过短的题目很容易被读者所忽略,因为题目中没有包括必要的关键词,导致在论文检索时直接被漏过,或者因为过于笼统的题目导致读者失去阅读的兴趣。

更常见的情况是论文的标题起的过长,比如《在显微镜观察物与背景或观察物的不同部分之间产生色彩对照的成像技术的新进展》这个标题就显得过于啰唆,过长的标题并没有更加凸显文章的意义或对读者更有吸引力,相比较起来《显微镜彩色成像技术新进展》这种标题就简洁有力的多了。为避免论文标题过长,检查标题中是否存在对指示研究内容无关的冗余字词,常见的有过多的连词如"的"以及"研究""首个""关键""非常""相关""观察""初步"等意义笼统的词,一个简单的检查方法是去除作者感觉可能非必要的词,然后比较删减前后论文标题的意义是否有不同,如果意义不变,则可用字数更少的版本。

三、标题设计要科学、客观、精确

前文中提到有的时候论文标题会起得过短,而过短的题目往往是由于标题的用词不够精确而是使用了一些意义宽泛笼统的词,如《抗生素对细菌的作用》这种标题。那么应该怎样改进它呢? 首先,应该在标题中列出研究中所使用的具体抗生素和细菌名称,比如《链霉素对结核分枝杆菌的作用》、《链霉素、新霉素和四环素对革兰氏阳性菌的作用》、《多烯类抗生素对植物致病菌的作用》等;其次,要在标题中写明该抗生素对细菌的具体作用机制,比如《链霉素对结核分枝杆菌生长的抑制作用》;最后,标题中的词应尽量使用领域内学者所公认的专业词汇,而避免使用有歧义的词汇或自创词汇。

四、标题语法、词序要恰当,避免歧义

科技论文标题除了最基本要求——语句通顺以外,还要特别注重准确用词、恰当语法、语言习惯和合适词序等。如标题"食道癌的自然环境因素规律探讨",乍看语句通顺,但从文字表达来讲,存在许多

不妥。从语序上可以理解为食道癌产生的自然环境因素；显然，这是逻辑概念错误。自然环境因素是食道癌的行为主体，是食道癌的"因"，食道癌为其"果"，只有在题前加上"引起"二字，逻辑概念方准确。自然环境因素很多，涉及范围广，作者不可能每一项都加以调查研究；实际上该文是观察研究居住环境与寒冷气候等自然因素，倒不如将标题中"自然环境因素"改为"气候与居住环境因素"更为贴切。另外，医学上习惯讲"食管癌"，不讲"食道癌"，如同将"发热"讲为"发烧"一样，不规范不严谨。诸类毛病，若未接受医学相关训练的患者用之，不足为怪，可在医学论文标题中出现则是不可取的，应特别注意。

五、选对关键词

众所周知，计算机检索技术是当今世界科技信息传播最快捷、最有效的媒介手段之一。医学论文浩如海洋，在短时间内，要查阅想了解的文献，只有通过计算机检索技术方可达到，其中掌握主题词索引检索首当前冲。各学科都有主题词词表。

标题命好以后，必须拿关键词来检查对照，检验是否符合要求。如果标题未把作索引时可能用到的字(词)包含进去，甚而一个都没有，那么这个命题是失败的；相反，验证则是成功的。如标题"猪原位肝移植术的麻醉与血流动力学监测"，其中"肝移植、麻醉、血流动力学、猪"均可在关键词表中查到，可作为关键词标引，验证后说明此标题是好的。

标题应该用哪些重要的名词术语，才能把作索引时可能用到的字(词)包括进去，可以采取"反证法"来解决。作者可以作如下设想：假如要在文献索引里去查阅与自己这一工作有关的论文，应该在哪些分类标题下查找，这类标题就是你要用的重要关键词。

六、如何设计自己的论文标题

一般来说，文先于题，在作者已取得全部的实验数据，得出主要结论并且完成大部分论文正文的撰写工作之后，就可以考虑开始设计论文题目了。通常在拟定论文题目的时候，我会将我论文的主要结果用简单的几句话进行总结，接下来我在这几句话中挑选最关键的几个词，并尝试用正确的语序来组织它们，经过几次修改后就能得出一个理想的标题了，或者设想几个不同的标题，再根据论文的内容相互比较，择其中贴切、醒目者用之。

需要注意的有以下几个方面：

(1) 题目要能够恰当地反应论文的主题，用尽可能少的字数，准确的描述论文的研究对象、研究方法、研究结果和结论。

(2) 在不引起题目过长的前提下，包括尽可能多的关键词，关键词应放在标题最显著突出的位置。

(3) 用客观叙述的方式来组织论文题目，尽量不要使用疑问句或惊叹号，尽量避免使用动词。

(4) 使用精准的专业词汇，尽量避免使用"研究""首个""关键""非常""相关""观察""初步"等意义笼统的词。

(5) 避免使用缩写、化学式、药品商品名等简写形式，除非该名词已被广泛接受，比如 DNA、RNA、AIDS 等。

(6) 在拟好标题后，反复多读几次，删减不需要的字并考虑是否有更好的选项，记住：所有读到你论文的人都会读标题！

七、标题页

实际上，在投稿之前，除了标题，还有标题页需要撰写，标题页主要包括的内容有：

（1）论文标题。

（2）所有作者的姓名以及所属的单位名称，注意，某些杂志会要求同时列明作者的最高学位。

（3）研究工作的归属部门或单位名称。

（4）弃权者（若有）。

（5）通讯作者的姓名，联系方式（应包括工作地址，电话，传真和电子邮件地址）。

（6）负责提供论文副本的作者也应指明并留联系方式。

（7）资金资助，及设备、试剂、药品的来源。

（8）某些杂志会要求作者提供不超过 40 个字母的页眉标题（running head）。

（9）论文正文字数（不包括摘要，图注，致谢和引文）。

（10）图和表格的数量。

八、小结

撰写论文的标题是一项具有挑战性的工作同时也是一门艺术。实际上并不存在一个大众公认的论文标题格式，尤其是在考虑到生物医学领域研究类型的多样性和不同学科之间研究差异巨大的情况下。在读者读论文标题的短短几秒钟，通常他也会决定该论文到底是不是和自己的研究领域相关，如果你的论文标题不能迅速直接的将论点表达清楚的话，读者很有可能会跳过这篇论文，那么你也就丧失了一个潜在的读者，同时导致自己的研究所受的关注度降低。所以下次写标题的时候，请多花些时间思考！

第三节　摘　要

一、摘要的定义

摘要是以提供文献内容概要为目的，无须评论和解释说明，简明、确切地阐述文献主要内容的短文。其简明扼要地概括了文献的引言、材料方法、结果和讨论。通过阅读摘要，读者可以快速、准确地了解文献的基本内容，判断是否兴趣相关，进而决定是否通读全文。

二、摘要的形式

根据摘要内容的不同，有三种形式：报道性摘要（informative abstract）、指示性摘要（indicative abstract）和报道-指示性摘要（informative-indicative abstract）

1. 报道性摘要

报道性摘要又称信息性摘要或资料性摘要。报道性摘要是论文的浓缩版，其全面而又简明地概括了科学研究的目的、方法、主要数据和结论。一般此种形式的摘要可部分地取代阅读全文，使科研工作者更高效地了解相关研究领域。因此，大多数学术期刊选用报道性摘要。如 Cancer Res；74（24）；7453-64；2014

Abstract

The high mortality of epithelial ovarian cancer（EOC）is mainly caused by resistance to the available therapies. In EOC, the endothelin-1（ET-1, EDN1）-endothelin A receptor（ET_AR, EDNRA）signaling axis regulates the epithelial-mesenchymal transition（EMT）and a chemoresistant phenotype. However, there is a paucity of knowledge about how ET – 1 mediates drug resistance. Here, we define a novel bypass mechanism through which ETAR/β-arrestin-1 (β-arr1, ARRB1) links Wnt signaling to acquire chemoresistant and EMT phenotype. We found that ET_AR/β-arr1 activity promoted nuclear complex with β-catenin and p300, resulting in histone acetylation, chromatin reorganization, and enhanced transcription of genes, such as ET – 1, enhancing the network that sustains chemoresistance. Silencing of β-arr1 or pharmacologic treatment with the dual ET_AR/ET_BR antagonist macitentan prevented core complex formation and restored drug sensitivity, impairing the signaling pathways involved in cell survival, EMT, and invasion. In vivo macitentan treatment reduced tumor growth, vascularization, intravasation, and metastatic progression. The combination of macitentan and cisplatinum resulted in the potentiation of the cytotoxic effect, indicating that macitentan can enhance sensitivity to chemotherapy. Investigations in clinical specimens of chemoresistant EOC tissues confirmed increased recruitment of β-arr1 and b-catenin to ET – 1 gene promoter. In these tissues, high expression of ET_AR significantly associated with poor clinical outcome and chemoresistance. Collectively, our findings reveal the existence of a novel mechanism by which ET_AR/β-arr1 signaling is integrated with the Wnt/β-catenin pathway to sustain chemoresistance in EOC, and they offer a solid rationale for clinical evaluation of macitentan in combination with chemotherapy to overcome chemoresistance in this setting.

此摘要概括了论文研究的目的、采用的研究方法、得到的数据和结论,仅通过阅读摘要,可以对论文全文有一个基本的了解。

2. 指示性摘要

指示性摘要又称描述性摘要或论点摘要。指示性摘要只概括论文的主题,而不涉及研究材料方法和结论,方便读者决定是否需要阅读全文,多用于综述、会议报告。如 Nat Rev Drug Discov;Jul 1;14(7):499 – 509;2015

Abstract

Second-generation chimeric antigen receptors (CARs) retarget and reprogramme T cells to augment their antitumour efficacy. The combined activating and co-stimulatory domains incorporated in these CARs critically determine the function, differentiation, metabolism and persistence of engineered T cells. CD19-targeted CARs that incorporate CD28 or 4-1BB signalling domains are the best known to date. Both have shown remarkable complete remission rates in patients with refractory B cell malignancies. Recent data indicate that CD28-based CARs direct a brisk proliferative response and boost effector functions, whereas 4-1BB-based CARs induce a more progressive T cell accumulation that may compensate for less immediate potency. These distinct kinetic features can be exploited to further develop CAR-based T cell therapies for a variety of cancers. A new field of immunopharmacology is emerging.

此综述的摘要提供了论文即将探讨的信息,并没有涉及具体的研究方法和结论。通过阅读摘要,快速地把握论文的主题信息,为判断是否需要深读正文提供了方向。

3. 报道-指示性摘要

报道-指示性摘要是以报道性摘要的形式阐述论文中价值最高的那部分内容,其余部分则以指示性摘要的形式表达。

以上三种形式的摘要科研工作者都可选用。一般地说,创新性研究论文多选择报道性摘要的形式;创新性内容较少的论文可选择指示性摘要或报道-指示性摘要的形式。

三、摘要撰写技巧

摘要位于正文之前，通常作为单独的段落。有些学术期刊采用结构式摘要，包含几个简短的段落，每个段落有一个小标题，如 Clin Cancer Res；17(8)；2350-60；2011

Abstract

Purpose：Emerging evidence suggests molecular and phenotypic association between chemoresistance and epithelial-mesenchymal transition (EMT) in cancer. Endothelin-1 (ET-1)/endothelin A receptor (ET$_A$R) axis is implicated in the pathobiology of epithelial ovarian cancer (EOC) by driving tumor-promoting effects, including EMT. Here, we analyzed how ET$_A$R regulates chemoresistance and EMT in EOC.

Experimental Design：The effects of ET-1 axis on cell proliferation, drug-induced apoptosis, invasiveness, and EMT were analyzed in cultured EOC cells sensitive and resistant to cisplatinum and taxol. Tumor growth in response to ET$_A$R antagonist was examined in EOC xenografts. ET$_A$R expression was examined in 60 human EOC tumors by immunohistochemistry and correlated with chemoresistance and EMT.

Results：In resistant EOC cells ET-1 and ET$_A$R are upregulated, paralleled by enhanced mitogen activated protein kinase (MAPK) and Akt phosphorylation and cell proliferation. Moreover, in these cells the expression of E-cadherin transcriptional repressors, including Snail, Slug, and Twist, as well as of mesenchymal markers, such as vimentin and N-cadherin, were upregulated and linked with enhanced invasive behavior. Interestingly, ET$_A$R blockade with zibotentan, a specific ET$_A$R antagonist, or its silencing, downregulated Snail activity, restored drug sensitivity to cytotoxic-induced apoptosis, and inhibited the invasiveness of resistant cells. In vivo, zibotentan inhibited tumor growth of sensitive and resistant EOC xenografts, and sensitized to chemotherapy. Analysis of EOC human tissues revealed that ET$_A$R is overexpressed in resistant tumors and is associated with EMT phenotype.

Conclusions：Our data provide the first evidence that blockade of ET$_A$R-driven EMT can overcome chemoresistance and inhibit tumor progression, improving the outcome of EOC patients' treatment.

学术期刊对摘要的篇幅具有明确的限制，通常要求不超过 250 字。因此，必须简练，清楚地表述论文的主要内容，避免冗长的句子，不使用多余的词或生僻难懂的词汇。摘要中避免引用参考文献，除非在少数情况下，例如对之前已发表方法的修改。类似地，摘要中不应该出现图表。

摘要的要素包括：目的(objective)、方法(methods)、结果(results)、结论(conclusion)。

(1) 目的。简要陈述研究的目的和意义。阐述目的用一般现在时、现在完成时或一般过去时。常用的表达方式如下：

To investigate/study/explore/clarify...

To determine whether...

(2) 方法。研究采用的主要材料方法。描述方法用过去时态。常用的表达方式如下：

by means of...

by the use of...

in the presence/absence of...

employed

monitored/measured

(3) 结果。总结研究所获得的数据。阐述结果用过去时态。常用的表达方式如下：

We found. . .

. . . was/were consistent with. . .

. . . was/were in contrast with. . .

（4）结论：结果的分析总结，突出体现论文研究的创新性和应用价值，是论文的核心。除了在摘要中阐述研究结论，在引言、讨论部分也会对结论做说明。避免出现后面正文部分未提及的信息。结论用一般现在时或现在完成时。常用的表达方式如下：

Our conclusion is that. . .

Our study shows/suggests/confirms/reveals/indicates/demonstrates that. . .

These observations support that. . .

上述的四个要素适用于报道性摘要。在 Clin Cancer Res；17(8)；2350 - 60；2011 论文摘要中：

Abstract

①The high mortality of epithelial ovarian cancer（EOC）is mainly caused by resistance to the available therapies. ②In EOC，the endothelin-1（ET-1，EDN1）-endothelin A receptor（ET_AR, EDNRA）signaling axis regulates the epithelial-mesenchymal transition（EMT）and a chemoresistant phenotype. ③However，there is a paucity of knowledge about how ET-1 mediates drug resistance. ④Here，we define a novel bypass mechanism through which ET_AR/β-arrestin-1（β-arr1，ARRB1）links Wnt signaling to acquire chemoresistant and EMT phenotype. ⑤We found that ET_AR/β-arr1 activity promoted nuclear complex with β-catenin and p300，resulting in histone acetylation，chromatin reorganization，and enhanced transcription of genes，such as ET-1，enhancing the network that sustains chemoresistance. ⑥Silencing of β-arr1 or pharmacologic treatment with the dual ET_AR/ET_BR antagonist macitentan prevented core complex formation and restored drug sensitivity，impairing the signaling pathways involved in cell survival，EMT，and invasion. ⑦In vivo macitentan treatment reduced tumor growth，vascularization，intravasation，and metastatic progression. ⑧The combination of macitentan and cisplatinum resulted in the potentiation of the cytotoxic effect，indicating that macitentan can enhance sensitivity to chemotherapy. ⑨Investigations in clinical specimens of chemoresistant EOC tissues confirmed increased recruitment of β-arr1 and β-catenin to ET-1 gene promoter. ⑩In these tissues，high expression of ET_AR significantly associated with poor clinical outcome and chemoresistance. ⑪Collectively，our findings reveal the existence of a novel mechanism by which ET_AR/β-arr1 signaling is integrated with the Wnt/β-catenin pathway to sustain chemoresistance in EOC，and they offer a solid rationale for clinical evaluation of macitentan in combination with chemotherapy to overcome chemoresistance in this setting.

在这篇论文摘要中，①～③句提出论文研究的目的——揭示 ET - 1 如何介导卵巢癌化疗耐药；④⑤句讲述了研究结果——ET_AR/β-arrestin-1 关联 Wnt/β-catenin 信号通过调控化疗耐药的发生；⑥～⑩句描述所采用的研究方法——利用拮抗剂、临床样本，进一步详述了所得研究结果的可靠性；⑪句总结了本论文的研究发现——ET_AR/β-arrestin-1 连接 Wnt/β-catenin 信号通路促进卵巢癌化疗耐药的发生，并指出了论文研究的价值——为新药的开发及应用提供了新的参考靶点。

这篇摘要中，可以学习的表达方式如下："However，there is a paucity of knowledge about. . ."，提示了本论文的研究目的；"Here，we define. . ."、"We found that. . ."，讲述了本研究的主要研究结果；"treatment with. . ."，说明了论文采用的研究方法；"Collectively，our findings reveal. . ."、"they offer. . ."，表述了本论文的研究结果及研究价值。

前文提及的结构式摘要，如 Clin Cancer Res；17(8)；2350 - 60；2011，利用小标题 Purpose、Experimental Design、Results、Conclusions，更加清晰地体现了摘要的四个要素。

四、关键词的选择与使用

关键词用于表达文献主题内容，体现论文的核心内容。选择关键词应注意以下几个方面：体现论文的主要内容；学术期刊一般要求 3~8 个关键词；尽量避免使用缩略词；关键词之间采用分号隔开。

四个位置可以提炼关键词：论文题目、分级标题、摘要、结论，举例如下：Oncogene；Dec 5；32（49）：5541－50；2013

论文题目：Identification of G-protein-coupled receptor 120 as a tumor-promoting receptor that induces angiogenesis and migration in human colorectal carcinoma.

关键词：GPR120；colorectal carcinoma；angiogenesis；migration

五、小结

摘要位于论文的开头部分，概括了论文的主要内容。在论文的评审过程中，编辑及评审专家通过阅读摘要进而了解论文的主要研究内容。简明、清晰表达的摘要是非常重要的，影响着论文能否被学术期刊接收。除了学术期刊摘要外，会议摘要也担负着重要的角色，例如：摘要能够被会议录用、会议期间的学术交流。

第四节 正 文

正文是科技论文的核心部分，论文的论点、论据和论证都集中在这一部分，占全文的主要篇幅。这部分是作者研究成果的学术性和创造性的集中体现，它决定着论文写作的成败和学术、技术水平的高低。正文的论述方式可以有两种形式：一种是将科学研究的全过程作为一个整体，对有关各方面作综述性的论述；另一种是将科学研究的全过程按研究内容的实际情况划分为几个阶段，再对各个阶段的成果依次进行论述。由于研究对象、研究方法和研究成果的不同，以及学科的不同，对正文的写作和编排不能做出统一的规定，但一般的正文部分都应包括研究的对象、方法、结果和讨论这几个部分。论文不必要讲求辞藻华丽，但要求思路清晰、合乎逻辑，用语简明准确、明快流畅。内容务求客观、科学、完备，应尽量利用事实和数据说话。

一、引言

引言（也称前言、序言或概述）经常作为科技论文的开端，说明论文写作的背景、理由、主要研究成果及其前人工作的关系等，目的是引导读者阅读和理解全文。所以引言要准确反映出学术论文的主要特征，给读者信息，使读者能快速理解问题，做出是否阅读全文的决定。引言作为一篇论文的正文开头，应提出问题，回顾前人工作对此问题已提供了什么样的答案，说明本文的写作目的，在引出特定问题时，要对产生问题的背景有所交代，以便让读者了解该问题在整个学科中的位置和重要性，对于将要探讨的问题或者与之相关的问题，如果前人已经有过研究，则应作必要的介绍和评价，并提及文献的出处，在行文上，应让读者清楚地知道哪些观点和结论是别人的，哪些是自己的，这一点如果不能严格区分，将会被退稿或要求修改，论文的研究目的要写得具体，与结果和讨论等部分中所表述的内容相一致。

作者通常认为阅读完题名和摘要后，读者就应该对他的贡献有一个清晰的概貌，然而，并不是这样。以梗概和背景为主的摘要中缺乏关键信息。因此，作者的首要责任是简要地建立论文工作的背景。知识诚信表现在许多方面,作者不可忽视的一个方面是:要清楚/诚实地表述问题的范畴和解决方案的局限性。从本质上来讲,你贡献的范畴由你的方法、假设和数据来刻画。围绕问题和解决方案建立框架可使你的观点有权威性且有保证。最好在引言中给出方法的选择,以加强你的研究的可信度。通过定义确定框架,证明解决方案因为满足预先设定的条件的"好"要比将评估条件的留给读者来证明解决方案的"好"容易。同时撰写中也要注意一些常见的陷阱:故事情节的陷阱、抄袭的陷阱(使用他人的观点而不予以引用和致谢)、不精确的陷阱,以及判断性形容词的陷阱。

故事情节的陷阱:引言讲述你个人研究的故事,所有的故事都有一个故事情节,以使得它们有趣和清楚。如果这个故事使你感到无趣,那么科技论文中类似的故事也会使读者感到无趣。把所有部分整合成一体的主线对于编制一个有趣的故事是必需的。应避免只是将一长列松散相关的参考文献简单地组合。

抄袭的陷阱:当他人论文中的句子出现在你的论文中并且没有适当地引用并标注参考文献时,就产生了抄袭。剽窃的发生往往是由于背景材料的收集和引用不够恰当。在获取相关文献信息时保存其电子版是简单的好做法。剽窃是非常微妙的。人们可能认为,通过改变句子中的单词就可以摆脱抄袭。然而,情况并非如此。受保护的不仅仅是文字,而且还有连续的句子所表达的思想。简而言之,避免抄袭的唯一方法是离开原始文献来完全重写,或者按照不同的观点(你的观点)来重构思想并增加价值。甚至,复制自己以前论文的大段内容(包括图表)也将造成版权侵犯,除非得到授权。引用是好的做法。当你承认了应该承认的,你就会获得所有并且不会损失什么。

不精确的陷阱:不完整阅读的后果不容忽视,尤其是只阅读了摘要(更糟的是止步于论文题名)摘要不会包括所有的结果,不会提及假设或限制,并不能证实所采用的方法。只是浏览摘要,或者将你不曾阅读的论文作为参考文献来点缀论文,会给你照成许多损害。如①错误会渗入你的论文;②审稿人发现你的专业知识太肤浅,因而倾向于低估你的贡献;③你的研究将不能被明确定位;④你的故事缺乏细节,因此也缺乏趣味性;⑤读者会怀疑你的专业知识,因为你的阐述缺乏可信性。

判断性形容词的陷阱:使用某些形容词和副词在论文中表述相关工作是危险的,如 poor, good, fast, faster, not reliable, primitive, naïve 或 limited 会导致很多损害,这些词通过损害相关的前人工作而使你的工作看起来不错。正是这些人有可能某一天会读到你的论文,并且很不高兴,这是可以解释的。

二、引言的写作要求

(1) 开门见山,不绕圈子。避免大篇幅地讲述历史渊源和立题研究过程。

(2) 言简意赅,突出重点不应过多叙述同行熟知的及教科书中的常识性的内容,提及他人的研究成果和基本原理时,只需以参考引文的形式标出即可。在引言中提示本文的工作和观点时,意思应明确,语言应简练。

(3) 尊重科学,实事求是。在论述本文的研究意义时,应注意分寸,切忌使用"有很高的学术价值"、"填补了国内外空白"、"首次发现"等不适之词;同时也要注意不用客套话,如"才疏学浅"、"水平有限"、"抛砖引玉"之类的语言。

(4) 引言的内容不应与摘要雷同,也不应是摘要的注释。引言一般应与结论相呼应,在引言中提出的问题,在结论中应有解答,但也应避免引言与结论雷同。

(5) 引言不必交代开题过程和成果鉴定程序,也不必引用有关合同公文和鉴定的全部结论。

三、材料与方法

写作本节的宗旨是:提供详细的研究概况,以使他人在同一条件下可进行重复试验,也可使读者判断所用方法乃至结果的可靠性。这部分应包括准确的实验技术、数量、来源及方法。如果所用的方法为作者本人所首创,则应从原理和假设到公式推导多花些笔墨,叙述清楚,必要时可附示意图或流程图;即使所用方法是旧有的标准方法,也要简练、完整地加以叙述,不能仅以列出参考文献为满足,研究方法的可重复性是评价一项科研工作的重要标志之一,有关方法和技术的充足信息为他人做重复实验室提供了方便。总之,此部分内容应以使同行重复试验为原则,详略得当。

写作要点如下:

(1) 对材料的描述应清楚、准确。

(2) 对方法的描述要详略得当、重点突出。

(3) 阅读拟投稿期刊的"作者须知",了解相关的具体要求。

(4) 力求语法正确、表述简洁且合乎逻辑。

四、结果

结果是作者贡献的集中反映,是整篇论文的立足点,是论文的核心,重点突出创新成果,揭示事物之间的本质和联系,明确事物之间的规律。论文的前部分(引言、材料余方法)是为了解释为什么和如何获得这些结果,后部分(讨论)则是为了解释这些结果的蕴含。

撰写这部分内容时,要求直接描述本项研究所取得的所有结果,如观察结果、检测测试结果、实验结果等,对所取得的科学资料进行认真的统计检验,去伪存真,确定其可靠性。若数据可靠,结果无误,则可进一步对所得信息进行由此及彼、由表及里的深入分析,找出规律,形成论点。论点必须和资料一致。SCI惯例"结果"的主要任务是揭示有关的数据和资料(原始的和分析产生的),尽量采用图和表的形式,简洁、清楚、直观地说明事实,而图表内容的性质、特征、可靠性等方面,可配以必要的文字描述,但切忌过多重复。论文中常见的数据处理错误有:未标注平均值误差(标准误),误用 t 检验,对相关分析结果不进行检验,对方程或方程中的回归系数未进行检验等。

写作要点如下:

(1) 对实验或观察结果的表达要高度概括和提炼。不能简单地将实验记录数据或观察事实堆积到论文中,尤其是要突出有科学意义和具代表性的数据。

(2) 数据表达可采用文字与图表相结合的形式。插图是科技论文中独立传递信息的形象语言。一副准确、完整、清晰悦目的插图,与文字浑然一体,既能补文字表达之不足,又能美化版面,节省阅读和理解时间。表是科技论文的有机组成部分。论文中使用精心设计、符合规范的表格,不仅可使行文精炼,而且能使读者对研究结果一目了然。

(3) 适当说明原始数据,以帮助读者的理解。如果论文中还包括独立的"讨论"章节,应将对于研究结果的详细讨论留到该部分,但"结果"中应该提及必要的说明或解释,以便让读者能清楚地了解作者此次研究结果的意义和重要性。

(4) 文字表达应准确、简洁、清楚。避免使用冗长的词汇或句子来介绍或解释图表。为简洁、清楚起见,避免把图表的序号作为段落的主题句,应在句子中指出图标所揭示的结论,并把图表的序号放入括号中。

五、讨论

科技学术论文与实验报告的根本区别在于:前者不仅要描述客观事物的现象,更重要的是从理论上揭示其本质和联系,得出事物发生、发展和变化规律。而讨论正是体现这一目标的主要部分。"讨论"的重点在于对研究结果的解释和推断,并说明作者的结果是否支持或反对某种观点、是否提出了新的问题或观点等。

"讨论"要对研究结果进行清晰、简洁的解释,提出出现或不出现预期结果的原因,通过与同类研究结果的比较、分析,旁征博引,为我所用,从不同角度,更为全面的视角提出作者自己的见解、建议或评论,对于别人的工作稍加针对性的批评,但须指出异同,突出本项研究的创新性,在充分明确事实的基础上,提出本项研究结果可能具有的广泛的科学意义、学术价值及应用前景。讨论不可综述结果,报喜不报忧,循环推论,以假设来证明假设,以未知说明未知,范而不实,议而无目的。

写作要点如下:

(1)对结果的解释要重点突出,简洁、清楚。讨论的重点要集中在于作者的主要论点,尽量给出研究结果所能反应的原理、关系和普遍意义。讨论的内容应基于"研究结果"中的实验结果,不能出现新的有关"结果"方面的数据和发现。为有效回答研究问题,可适当简要地回顾研究目的并概括主要结果。

(2)推论要符合逻辑,避免实验数据不足以支持的观点和结论。在探讨实验结果或观察事实的相互关系和科学意义时,无须得出试图去解释一切的极具普遍意义的结论。要如实指出实验数据欠缺或相关推论和结论中的任何例外,绝不能编造和剽窃数据。

(3)观点或结论的表述要清楚、明确。尽量清楚地指出作者的观点或结论,并解释其支持还是反对已有的认识。此外,要大胆地讨论工作的理论意义和可能的实际应用,清楚地告诉读者本研究的新颖性和重要之处。

(4)对结果科学意义和实际应用效果的表达要实事求是,并适当留有余地。避免使用"for the first time"等类似的优先权声明。

六、结论

结论是科技论文的总结,要措辞准确、完整、明确、精炼,体现研究结果的科学性和客观性。结论可编号分条,也可独立成段。总结新发现时,要实事求是,用词得当,不可模棱两可;肯定或否定某一论点时,要观点明确,不要使用"大概""或者""可能"等词,以免使人琢磨不定。结论与实验结果或摘要内容重复时,可删。"结论"是作者根据自己的研究结果并经分析讨论后所归纳出来的本想研究结果的精华和浓缩表达,但有些 SCI 杂志并不要求将结论作为讨论正文的单独一部分,而是将结论列在讨论之后,往往是讨论的最后一段,这就需要我们在写作中灵活把握。

"结论"中阐述的内容通常有:

(1)作者本人研究的主要认识或论点,其中包括最重要的结果、结果的重要内涵、对结果的说明或认识等。

(2)总结性阐述本研究结果可能的应用前景、研究的局限性及需要进一步深入的研究方向。

第五节 致 谢

一、写作要点

1. 致谢的目的

众所周知,一篇 SCI 论文由一个作者单独完成的可能性极低,大多数是在多名科研工作者共同合作以及多方的帮助下才可顺利完成的,因此在 SCI 论文结尾处有致谢(Acknowledgment)这一重要部分,一般紧随论文的讨论部分之后。

（1）礼节。文章内含有致谢部分的一个重要原因是礼节，而与科学研究无关。一篇论文在其选题、实验方案设计、实验操作、数据分析、论文撰写等各个阶段均会有除第一作者之外的其他科研人员参与其中，在各方面给予思路上、技术上、文稿撰写上以及物资上的一些帮助，所有的这些帮助对于一篇文章的形成都是不可或缺的。因此，在一篇论文完成之际，对所有在完成该论文的过程中做出过贡献的人员或单位，于情于理都应表示最真挚的感谢，对他们所提供的帮助给予肯定与感激。

（2）公平公正公开。论文写作和发表过程中，在文后致谢除了对有关人员和单位表示感谢外，也有记录在案的意思。将感谢转化为文字并发表，是对在该论文完成过程中做出过贡献的人员与单位的公开致谢，体现了论文的公平、公正与公开性。

2．致谢的对象

致谢的对象可分为两大类，一是所有对本研究和 SCI 论文撰写有重要贡献、但他们的贡献还达不到作为 SCI 论文作者程度的人员；二是研究经费资助机构和其他的财政资助机构。具体可细分为下列对象：

（1）提供课题指导。在课题进行中遇到困难时，有时我们会咨询对相关领域较为熟悉的权威人士，如除自己导师以外的其他国内外 PI，通过当面交谈或邮件交流的形式，征求他人对该课题的建议。这些给予研究思想和设想、在课题瓶颈期提出重要建议的人员都是致谢的重要对象。当然，在作者列表中的相关人员不再在此部分进行致谢。

（2）提供技术帮助。在课题过程中，尤其是偏向临床样本检测上的研究上，我们会经常需要对临床样本进行分析，如疾病程度、组织结构鉴定、免疫组化结果等方面的分析，如果不是医学生或对医学知识并不熟悉，那么我们就需要咨询熟悉掌握该方面医学知识、积累了一定经验的相关人员，请他们协助对临床样本进行分析诊断，以确保分析结果的准确性与可靠性。另外，在进行一些较为复杂的统计学分析时，我们也可能会咨询一些专业人士，以保证统计方式、统计结果的合理性与正确性。因此，上述在课题完成过程中提供技术帮助的人员也是致谢的对象之一。

（3）实验条件提供。常规的实验条件一般实验室都可满足，但有些不常见的或需要特殊仪器和试剂的实验我们就需要他人提供帮助了。例如，向国内外学者发送邮件，请求他们分享一些特点的质粒、细胞株、抗体等实验材料、借用外单位的特殊仪器以完成课题实验、在外单位实验室完成部分实验等，所有这些为该课题研究工作提供便利条件的组织或个人都是致谢的对象。

（4）协助论文撰写与修改。在论文撰写过程中，我们会请求一些该领域的专家对文稿进行审阅或修改，以加强文章思路的逻辑性；同时，我们也会将完稿送予相关人员进行英文的润色、语言表达的修改，这些协助论文撰写与修改的个人也是我们致谢的对象。另外，在论文中我们可能会引用到一些其他研究学者的资料、图片或文献等，那么，我们也应对这些给予我们转载和引用权的资料、图片、文献的所有者表示感谢。

（5）其他须致谢者。除了上述之外，课题研究的对象（如接受调查或检测的患者）、帮助介绍患者的个人等是致谢的另一类人群，他们对课题的进行与论文的完成也做出了重要的贡献。

（6）课题经费资助。课题研究经费的资助机构是另一大类致谢对象，在致谢中应明确说明本想研究的全部或部分得到了哪些机构（研究经费的来源）的资助。这些资助单位包括国家机构、私人基金会、公司或个人和其他财政资助（如奖学金）机构。在该部分应该说明本项研究资助研究工作的基金会、合同单位、企业、组织或个人；对提供资金资助的机构予以感谢，应写明研究基金来源和资助期限，注明基金号码。

3．致谢的技巧

SCI 论文中的致谢词不宜长篇大论，应简洁诚恳，避免冗长烦琐的语句；也不要使用过于委婉的词语，最好直接表达感谢之情；在撰写致谢之前应参阅目标期刊的投稿指南中的作者须知，对于感谢有关基金资助的信息，有些期刊要求将其放到致谢中，有些则要求将其放到论文的首页的脚注。

（1）列出致谢对象名单。在致谢的部分，如果要感谢某人，应该事先得到他们的同意，然后列出致谢名单。

（2）征求致谢对象意见。确定致谢对象后，可先写好致谢，再将致谢部分交给被致谢对象审阅，征求致谢对象的意见，再做进一步修改。

4. 致谢的注意事项

（1）论文的作者不能作为致谢的对象，尤其是自己的导师或合作者，致谢是所有作者感谢某些人的帮助，并非仅代表第一作者，所以在致谢时要注意分寸，言辞谨慎。

（2）如果致谢是关于某个好的想法、建议或者结果的解释时，应具体到建议的内容，不可泛泛而谈。

（3）避免使用"wish"一词，例如"I wish to thank professor Zhang."会给人不好的印象，容易让人有所误解，如"我希望感谢张教授的帮忙，但是他的帮助还达不到让我致谢的程度"。

（4）应避免为抢先发表，而对给予了帮助的单位或个人故意不公开致谢和说明的错误现象。

（5）分清论文作者与致谢对象的权利和义务，不管出于何种考虑都不能将本应致谢的对象放在作者的位置上。

（6）切勿将并未参与研究工作的，也未审阅过该论文的知名专家写在致谢中，杜绝以名人、知名专家包装自己的论文，抬高论文的身价的侥幸心理。

二、基金资助项目的标注形式与英文表达

基金资助通常作为致谢的最后一部分内容，该部分内容应该注意的是各类基因的标注形式，尤其是其英文表达的规范。一般可用 Supported by..., Supported in part by..., Supported jointly by... 等短语引导基金资助信息；基金项目号的表示一般均为基金资助机构名称后用括号标注为 No. ×××；此外，基金项目名称前是否加定冠词 the 并无明确规定，可根据作者写作习惯，但必须统一，若加了定冠词 the 那么所有提及的基金项目就必须都加。

目前国内学者在 SCI 论文致谢中对许多基金项目的英文表达不规范，导致有些基金类别难以判断。有些作者自己翻译基金项目名称，与相关基金管理条例（办法）的表达相距甚远，甚至出现错译误译等现象；另外内容详略也有失妥当，有的论文中只标注资助机构而缺失了重要的项目批准号信息，而有的基金信息中却过多地列出了受资助的课题或项目全称。

例如：将国家重点基础研究发展计划（973 计划）（the National Basic Research Program of China（973 Program）错误地表达为 National Key Program on Basic Research Development Projects；将国家高技术研究发展计划（863 计划）（the National High Technology Research and Development Program of China（863 Program）错误表达为 the State High Tech Development Plan。此外，其他来源如中国科学院来源各类基金的英文表达同样出现不规范的表达方式。例如：将"西部之光"人才培养计划（West Light Foundation of The Chinese Academy of Sciences）表示为 "West Light" of Chinese Academy of Sciences；将"知识创新"项目（Knowledge Innovation Program of The Chinese Academy of Sciences）表示为 CAS innovation program；更甚者有些论文直接标注 Chinese Academy of Sciences 而没有项目号。

综上所述，可见国内学者在基金标注的规范性和正确性上往往有所欠缺，但论文项目是在各类基金的经费资助下才有可能顺利完成的，于情于理我们都该以严谨的态度撰写对资助基金的标注。同时，基金资助机构对其资助的项目论文中基金标注与归属亦十分关注，因为基金资助的研究成果产出对于基金项目评价、研究投入与产出绩效评估等均具有十分重要的意义，因此作者在此部分更要注意基金项目标注的正确性。

下表是一些常见的基金项目的中英文对照：

常见基金项目中英文对照表

基金项目(中文)	基金项目(英文)
国家自然科学基金(项目编号:)资助	Supported by National Natural Science Foundation of China(NO. ×××)〔Supported by NSFC(NO. ×××)〕
国家自然科学基金重大项目(项目编号:)资助	Supported by Major Program of National Natural Science Foundation of China(NO. ×××)
国家自然科学基金国际合作与交流项目(项目编号:)资助	Supported by Projects of International Cooperation and Exchanges NSFC(NO. ×××)
国家重点基础研究发展计划项目(973计划)(项目编号:)资助	Supported by the National Basic Research Program of China(973 Program)(NO. ×××)
国家高技术研究发展计划(863计划)(项目编号:)资助	Supported by the National High Technology Research and Development Program of China(863 Program)(NO. ×××)
国家杰出青年科学基金(项目编号:)资助	Supported by National Natural Science Funds for Distinguished Young Scholar(NO. ×××)
国家科技部基金(项目编号:)资助	Supported by Ministry of Science and Technology of China(NO. ×××)
中国博士后科学基金(项目编号:)资助	Supported by China Postdoctoral Science Foundation(NO. ×××)
海峡两岸自然科学基金(项目编号:)共同资助	Supported by Science Foundation of Two Sides of Strait(NO. ×××)
国家教育部科学基金(项目编号:)资助	Supported by Science Foundation of Ministry of Education of China(NO. ×××)
国家教育部博士点专项基金(项目编号:)资助	Supported by Doctoral Fund of Ministry of Education of China(NO. ×××)
教育部科学技术研究重点(重大)项目(项目编号:)资助	Supported by the Key(Key grant) Project of Chinese Ministry of Education(NO. ×××)
国家教育部留学回国人员科研启动基金(项目编号:)资助	Supported by the Scientific Research Foundation for the Returned Overseas Chinese Scholars, State Education Ministry(NO. ×××)〔Supported by SRF for ROCS, SEM.(NO. ×××)〕
国家教育部优秀青年教师基金(项目编号:)资助	Supported by Science Foundation for The Excellent Youth Scholars of Ministry of Education of China(NO. ×××)
高等学校博士学科点专项科研基金(项目编号:)资助	Supported by Research Fund for the Doctoral Program of Higher Education of China(NO. ×××)
国家教委《跨世纪优秀人才计划》基金(项目编号:)资助	Supported by Trans-Century Training Program Foundation for the Talents by the State Education Commission(NO. ×××)
高等学校骨干教师资助计划(项目编号:)资助	Supported by Foundation for University Key Teacher by the Ministry of Education(NO. ×××)
霍英东教育基金会青年教师基金(项目编号:)资助	Supported by Fok Ying Tung Education Foundation(NO. ×××)
广东省自然科学基金(项目编号:)资助	Supported by Natural Science Foundation of Guangdong Province, China(NO. ×××)
广东省教育厅项目(项目编号:)资助	Supported by Educational Commission of Guangdong Province, China(NO. ×××)

（续表）

基金项目（中文）	基金项目（英文）
广东省科技计划项目（项目编号：）资助	Supported by Science and Technology Planning Project of Guangdong Province, China（NO. ×××）
广东省医学科研基金项目（卫生厅）（项目编号：）资助	Supported by Medical Scientific Research Foundation of Guangdong Province, China（NO. ×××）
广东省中医药管理局项目（项目编号：）资助	Supported by Administration of Traditional Chinese Medicine of Guangdong Province, China（NO. ×××）
国家中医药管理局项目（项目编号：）资助	Supported by State Administration of Traditional Chinese Medicine of People's Republic of China（NO. ×××）

三、实例简析

正确致谢实例：

（1）We thank Dr. A for his technical advice on crystallization assays. We are also grateful to Drs. B and Dr. C for their critical review of the manuscript. This Study was supported by grant ××× from the National Institute of Health（NO. ×××）.

（2）The authors thank Dr. A who went out of his way in collecting the HPLC data. The laboratory of Dr. B provided invaluable data and technical support. Dr. C contribute dimmensely to the preparation of the manuscript. This work was made possible in part by a grant from the ABC Foundation. The authors have no conflicting financial interests.

（3）Thanks are due to D for assistance with the experiments and to E for valuable discussion.

第六节　参考文献

参考文献是指撰写 SCI 论文中引用的有关图书和期刊资料，是一篇完整的 SCI 论文中不可缺少的部分。它反映了一篇 SCI 论文科学思想的缘起和依据，同时也供读者进一步查阅有兴趣的资料和信息。SCI 论文中文献引用的准确性、格式标准性等是审核 SCI 论文质量的一项重要指标。

一、参考文献的作用

引用参考文献可以通过注明前人的研究工作说明论文研究内容的背景、依据等；可避免作者不必要地重复已有的试验方法、结论和结果；可帮助作者论证论文中的观点；同时，也是对前人研究成果的认同与尊重。

二、参考文献的选择原则

参考文献的选用可以反映作者的学识、判断力以及对所在研究领域的把握度。在选择拟引用的参考文献时总体应遵循以下原则：

（1）引用的文献必须与论文科学问题密切相关。

（2）优先引用在权威性及专业性杂志上发表的最新相关文献,可以在一定程度上反应自己课题相关领域的研究水平及现状。但是,相关领域内的经典文献还是不能落下。

（3）必须选用原始文献。撰写 SCI 论文时,综述和研究论文是我们查阅和引用的最主要两大类文献。我们经常通过综述来了解相关领域的研究进展,对一些概括性的总结可以引用经典综述,在研究进展介绍和解释自己结果时,尽可能追查并引用原始文献。

（4）引用的文献应当亲自阅读,不可照搬别人 SCI 论文上引用的参考文献,否则可能发生以误传误或者断章取义的情况;亲自阅读文献也可以帮助读者更深入地了解相关研究的信息和资料。

（5）尽可能引用已经公开发表的论文作为参考文献,未公开发表的 SCI 论文一般不做参考文献引用,以便于读者查阅及核对。

（6）若作者已有较多相关领域研究,可以适当引用作者本人的文章,以体现作者在该领域研究的一定积累,但不可盲目或者不必要地自引。

（7）参考文献的数量应该和论文的信息量成正比。一般来说,杂志也会对文献数量有一定的要求和限制。应当根据不同杂志的要求,奉行"少而精"的原则选择参考文献。

针对 SCI 论文各部分可以遵循以下原则:

（1）引言,不要进行大篇幅的综述,只引用最经典、最新、最切题、一流的原始文献。

（2）材料与方法,研究中有些使用的材料或方法可以不需要详细描述细节,而为其引用第一手文献,包括发表在高影响力期刊上的方法。比如,试验中涉及某种动物模型,可以简单阐述方法并引用具有高影响力的作者自己或其他人已发表的涉及该动物模型的论文。

（3）结果,一般结果主要阐述自己的实验结果,很少引用别人的参考文献,然而有些情况下也需要适当引用。比如,当你需要对自己的实验结果与前人研究对比,但该比较又比较简单且不适合在讨论中出现,就可以写在结果中,这样就需要引用文献。

（4）讨论,研究结果是 SCI 论文的核心,而对结果的讨论则是对这项研究的思考及进一步拓展。该部分需要引用前人的文献来对比研究结果,以解释论文研究成果和说明研究的重要性。

三、参考文献的标注与著录

除了准确引用最恰当的参考文献,SCI 论文对参考文献标注和著录的格式也有着严格的要求。所有的杂志对参考文献的标注和录格式都有着自己的要求。一般,正文中参考文献的标注主要有 3 大基本体例类型:著者-出版年体系（name-year system）、著者-数字体系（alphabet-number system）和顺序编码体系（citation-order system）;而参考文献的著录格式据统计已超过 250 种。

1. 参考文献的体系类型

（1）著者-出版年体系。著者-出版年体系,又称"哈佛（Harvard）体系"。一般来说,著者-出版年体系主要形式表现为正文中文献的标注由著者姓氏与出版年构成,文献书目中的各篇文献先按文种分别集中,然后按著者姓氏的字母顺序和出版年的先后来排列。该体系的编排一般会遇到以下几种情况:

① 作者姓名出现在句中时,将出版年份放在小括号内。如 In a recent study Shi (2006) argued that...。

② 作者姓名不出现在句子中时,作者姓和出版年份都放在括号中。如 A recent study (Shi, 2006) found that...。

③ 若需要引用同一作者在同一年中发表的 2 篇及 2 篇以上的论文作为参考文献,可以用小写字母 a、b、c 等予以区别,放在年份后面。如 Shi (2006a) demonstrated that...。

④ 有时候引用著作有两位作者,应当将两位作者的姓同时给出。如 Smith and Jones (2006) have proposed that...。如果有三位以上的作者,只需要给出第一位作者的姓,再用斜体写上 *et al.*（等）。如

Smith et al. (2006) concluded that... 。

（2）顺序编码体系。顺序编码体系也称"数字制（Number system）"或"温哥华（Vancouver）体系"，指正文引用的文献按出现先后顺序连续编码，文献书目中的各篇文献按其在正文出现的标注序号依次列出。顺序编码体系是目前杂志中最常见的参考文献标注方法，具有以下主要规则：

正文中引用时，将其所需的序号标注于所引学者、有关词组或段落相应处的方括号"[]"，或圆括号"()"中，不得标注在各级标题之上。参考文献以文献在整个论文中出现的次序用[1]、[2]、[3]……形式统一排序、依次列出。

同时引用多篇文献时，两篇相邻序号或两篇以上不连续序号以逗号分开，如[1,2]、[2,4,9]；三篇或三篇以上连续的序号，只写始末序号，中间用范围号（～）连接，如[4～9]。

（3）著者-数字体系。著者-数字体系是指首先在文献书目的著录中首先按著者姓名的字母顺序和出版年先后确定排列序号，在正文不按照引用文献出现先后顺序连续编码，而按照文献书目中已编排好的数字序号进行标注。著者-顺序编码体系吸取了著者-出版年体系和顺序编码体系的长处，因而被一些出版机构和学术团体偏爱。然而，也有些编辑和作者反对采用此法，他们认为该体系的引证数字序号在正文中不按正常的顺序出现，有可能会误导读者，论著撰写中应该按实际论证的展开（即顺序编码制）或文献发表的时间（即著者-年制）来告诉读者被引文献的顺序。

2. 参考文献各著录项说明

SCI 论文参考文献书目中，一篇完整的参考文献著录应包括以下著录项：作者姓名，论文或专著的题名，期刊名，期刊或专著的出版时间，论文的起止页码，出版地和出版者等。对于各参考文献的著录，需要注意以下方面：

（1）作者姓名。首先应当正确识别作者姓（family name 或 patronymic name）和名（given names），这对于文献书目中引文条目的排序，引文索引数据库的检索等方面非常重要。一般采用姓前名后的形式（姓氏字母全部拼写，名缩写为首字母）。其次，值得注意的是著录姓名时，按照不同杂志要求，可能需要列出全部作者名单；可能根据作者的数量著录姓名，当小于 3 人（或其他人数）时列出全部作者，当大于 3 人（或其他人数）时，使用第一个加等著录，比如 Ebe, Y. *et al*.。

（2）文献的题名。录入引用文献时，题名通常要求必须列出。根据不同杂志要求，可能要求各实词的首字母采用大写形式。

（3）期刊名缩写。一般期刊对 SCI 论文整体的篇幅都有一定的限制。为节省篇幅，大多数科技期刊都要求在文献书目中录入期刊名时采用缩写方式，比如"The Journal of clinical investigation"缩写为"J Clin Invest"，"Cell death and differentiation"缩写为"Cell Death Differ"等。

（4）出版时间。期刊文献的出版时间包括出版年、卷号（Vol.）和期号（No.）等。通常出版年和卷号在文献书目录入时必不可少，一些没有卷号的文献要加注期号（通常放在圆括号中）；有些期刊还要求同时加注期刊的卷号和期号，甚至出版的年、月、日。

（5）起止页码。根据起-止页码读者可以判断文献中可能包括的信息量，以决定是否需要进一步追踪和获取。不同期刊可能要求列出完整起-止页码或者起始页。

不同的杂志采用的参考文献标注体系各不相同；采用相同类型的标注体例，论文书目中参考文献的著录也各不相同。正文参考文献的标注及文献书目中的编排顺序表现为采用体例类型的差异；文献书目中参考文文献的著录格式表现为各著录项的取舍和编排顺序、字体变化、标点符号等方面。比如 cell 集团旗杂志（Cell、Cell stem cell、Cell metabolism 等）和 Oncogene 等使用著者-出版年体系，而著录格式如下，Cell：

1. Payne, B. A., Wilson, I. J., Hateley, C. A., Horvath, R., Santibanez-Koref, M., Samuels, D. C., Price, D. A., and Chinnery, P. F. (2011). Mitochondrial aging is accelerated by anti-retroviral therapy through the clonal expansion of mtDNA mutations. Nat. Genet. 43, 806-810

Cell stem cell：

1. Boring，L.，Gosling，J.，Chensue，S. W.，Kunkel，S. L.，Farese，R. V.，Jr.，Broxmeyer，H. E.，and Charo，I. F.（1997）. Impaired monocyte migration and reduced type 1（Th1）cytokine responses in C-C chemokine receptor 2 knockout mice. J. Clin. Invest. 100，2552-2561.

Oncogene：

1. Miyake K，Mickley L，Litman T，Zhan Z，Robey R，Cristensen B，Brangi M，Greenberger L，Dean M，Fojo T and Bates SE.（1999）. *Cancer Res.*，59，8-13.

Nature 集团旗下杂志（*Nature*、*Nature Immunology*、*Nature Medicine* 等）和 Blood 等多家杂志选择顺序编码体系，其著录格式可能不尽相同，表现为：

Nature：

1. Bolhuis，H. et al. Multidrug resistance in Lactococcus lactis：evidence for ATPdependent drug extrusion from the inner leaflet of the cytoplasmic membrane. *EMBO J*. 15，4239-4245（1996）.

Nature Immunology：

1. Ebe，Y. *et al*. The role of Kupffer cells and regulation of neutrophil migration into the liver by macrophage inflmmatory protein-2 in primary listeriosis in mice. *Pathol. Int.* 49，519-532（1999）.

Blood：

1. Kazmers IS，Mitchell BS，Dadonna PE，Wotring LL，Townsend LB，Kelley WN. Inhibition of purine nucleoside phosphorylase by 8-aminoguanosine：selective toxicity for T lymphoblasts. *Science.* 1981；214（4525）：1137-1139.

因此，在了解三大类参考文献体例和著录基本原则的基础上，作者应该根据拟投稿期刊的要求（详见"to author"）进行参考文献的标注和著录，以便于论文的快速评审和出版.

四、参考文献管理

写作前我们需要查阅大量相关文献研究报道，写作时我们需要插入所引文献，投稿前我们需要根据不同期刊要求调整参考文献的标注和著录格式，因此，科学合理的管理参考文献显得尤为重要。

随着数字信息化的发展，参考文献管理软件的开发与应用为方便、高效的管理参考文献提供便利。比如，目前最广泛使用的软件 Endnote，可以从多方面帮助 SCI 论文写作中管理文献：①在线搜索文献。可以直接从网络搜索相关文献并导入到 Endnote 的文献库内；②可以按照自己的写作需求分类别的建立文献库和图片库以便于收藏、管理和搜索；③写作过程中，利用 Endnote 小插件直接在 Word 中格式化引文和图形，利用文稿模板直接书写合乎杂志社要求的文章；④Endnote 几乎涵盖了所有期刊对参考文献标注和著录格式的要求，即使有些模板没有也可以根据要求进行格式的自我编辑。利用这些模板，可以自动帮助我们编辑参考文献的格式。

第七节　插图与表格

一、图表制作的三原则

插图（Figure）和表格（Table）也同样是一种语言表达形式，力求用较少的篇幅更直接明了的叙述科学结论。我国清末新兴启蒙思想家严复在他《天演论》讲道："译事三难：信、达、雅"。"信"指准确，不歪曲,不遗漏意思;"达"指不拘泥于原文形式,通顺明白;"雅"则指选用的词语要得体,简明优雅。此"信""达""雅"也可以作为制作原则适合我们的图表制作。

(1)信—合适规范。图表有其的必备要素及一般规范,缺一不可。认真对待图表中各元素的排布(包括术语名称、曲线、数据或首字母缩写词等)。力求做到严谨、学术、规范。

(2)达—清楚自明。图表有其需要说明的主要事实,需要读者通过图表就可以获取自己想要的大部分信息。每个插图或表格都应该具有自明性,且相对独立,图表中的各项资料应清楚、完整,以便读者在不读正文情况下也能够正确理解图表中所表达的内容。

(3)雅—精彩突出。在简单展示数据的基础上,要求对数据进行归类整理,再升华。避免大量数据的简单堆积,使表述的数据或要证明的论点一目了然,精彩突出,最大程度的突出作者研究成果的重要性。

二、Figure 的制作

Figure 是一篇论文的灵魂和核心。Figure 分为照片例子类(Photo)和图表统计类(Graph)。照片例子类(Photo)包括:动物照片、病理切片、荧光显微照片、电泳条带、电镜照片、流式等软件导出图等;图表统计图(Graph)包括线条图、柱状图、散点图等(见图 12-1)。

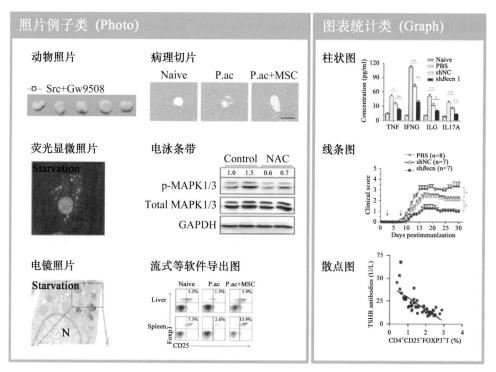

图 12-1　Figure 的分类。(原数据图引自 Autophagy, 2014;10:7, 1301-1315; Hepatology, 2014;59:671-682; Oncogene, 2013;1-10)

1. 照片例子类(Photo)图片的制备

(1)获取高质量的原始图片。应该注意的是:手术照片、小鼠照片等需要背景干净均一。拍摄照片时可将标本放置在蓝布或者白布上。注意布不要被大量血迹等污染。照片中应放置标尺,请明确尺寸。

注意核实相机设置,查看分辨率是否足够用于后期裁剪编辑及印刷发表,建议设置 600 dpi 及以上。

注意保存原始大图片,以备后续修改,千万不可为了便于保存而擅自转换成小尺寸格式保存。照片类原始图片可选择 JPG 格式进行原始保存。

条带类图片在胶片扫描时应尽量设置更高的分辨率,建议设置 600 dpi 及以上。胶片图片可选择 tif 格式进行保存。

显微镜、电镜、荧光共聚焦显微镜等需用软件添加标尺。原老式显微镜(目镜 X 物镜)的放大方式描述现在已不适用。

各种软件成图,如基因芯片图、测序峰图等,应尽量使用适量方式如 pdf、emf 等。由于这些图属于线条图,出版要求需要 1 000 dpi,所以这些图片的保存至少需要大于 1 000 dpi。千万不要使用屏幕截屏的方式获取原始图片,因为屏幕截屏的方式获取的原始图片分辨率小于 96 dpi。

(2) 了解欲投杂志对于 Figure 的要求。为什么我们把了解欲投杂志对于插图的要求放在第二步,而把获取高质量的原始图片放在第一步,是因为其实在某种意义上所有杂志对插图的要求是一致的。而且在获取原始图片的早期也往往并不确定会投哪个杂志。所以使用出版集团的通用规范制备,或者说按照出版集团对图片制备的最高要求来制备 Figure 也是很有必要的。

了解欲投杂志对于 Figure 的要求,可登录期刊网站主页,会出现"Information for Authors"或者"Guide for Authors"的链接或者网页。会对作者投稿的各个方面有明确的要求和说明,其中会有关于 Figures 的要求。有些出版集团对 Figures 的要求描述比较详尽,有些比较简略。但他们都有一个目的是要求作者提供足以满足印刷需要的规范 Figures。

(3) 编辑优化每一张原始图片。根据"Guide for Authors"要求,在允许范围内使用 Photoshop 软件调整优化图片的光线、明暗、对比度等。并裁剪照片,形成合理大小的照片,以便于后期的 Figure 排版。需要编辑过程中保持原图片的分辨率,尽量不损失像素。

图 12 - 2(a)、(c)由于是后续补充的实验,因为白平衡等照片拍摄原因,导致不均一色差。此步可使用 Photoshop 软件对整体图片进行调整,调整后出现下排的效果。当然,我们应该在原始图片获取时认真调整白平衡,控制拍摄时的光照条件等,以获取原始均一图片,减少后期图片调整。

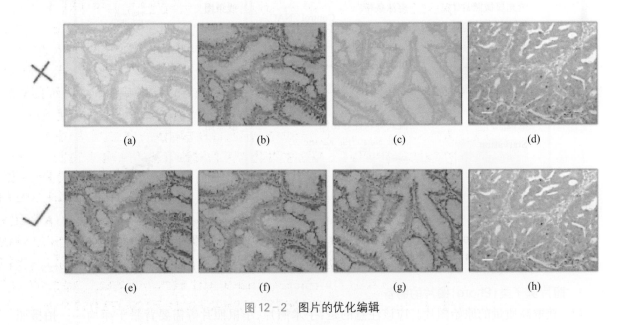

(a)　　　　　　(b)　　　　　　(c)　　　　　　(d)

(e)　　　　　　(f)　　　　　　(g)　　　　　　(h)

图 12 - 2　图片的优化编辑

照片例子类(Photo)图片是 Figure 的重要组成部分。它呈现的是实验结果的典型例子。所以一般照片例子类(Photo)图片不存在统计分析。因为统计必须是针对多次实验的结果。所以有时往往在照片例子类(Photo)图片的旁边绘制图表统计类(Graph),对多次实验结果进行统计分析(见图 12 - 3)。

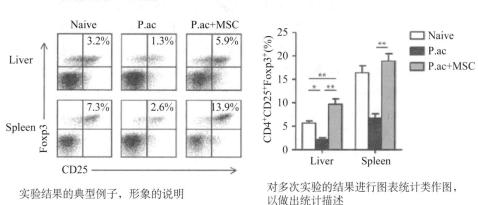

对多次实验的结果进行图表统计类作图，以做出统计描述

图 12-3 照片例子类(Photo)图片与图表统计类(Graph)的组合图(原数据图引自 Hepatology, 2014;59:671-682)

2. 图表统计类(Graph)的制备

图表统计类(Graph)是用图形将数据资料形象化，利用线条高低、面积大小代表数量，通俗易懂。图表统计类(Graph)种类较多，常用的包括线条图、柱状图、散点图等。应根据数据的类型及表达目的选用合适的 Graph。例如，对不同性质分组资料进行对比时可选用柱状图(Bar Graph)；为表明一事物随另一事物而变化的情况可选线条图(X，Y Line Graph)；表达两种事物的相关性和趋势可用散点图(X，Y Scatterplot)。

绘制 Graph，常用的软件有 Excel、Graphpad、Origin 等。考虑到生物医学的特殊作图要求，结合图像美观和操作方便的综合考虑，GraphPad 是一个比较优秀的软件。专为实验室和临床研究人员所设计，集曲线适配和科学图表绘制于一体，具有图像美观和操作方便的优势。

图表统计类 Graph 图组成要素包括：标题(Caption)、轴标签(Axis Label)、数轴(Axis)、图例(Symbol and Key to Symbols)、误差棒(error bar)，如图 12-4 所示。

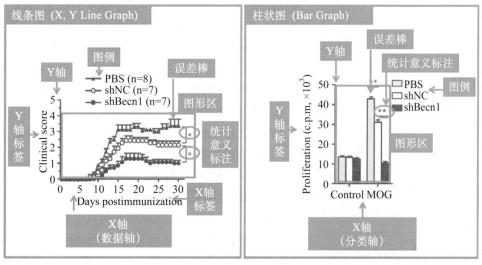

图 12-4 图表统计类 Graph 图组成要素(原数据图引自 Hepatology, 2014;59:671-682)

（1）标题（Caption）及分图。Graph 作为 Figure 的分图，无须单独设置标题（Legend）。除非此 Figure 有单独一个 Graph 组成。且 Figure 的标题不出现在图中，而是作为 Figure Legends 的标题出现。

（2）轴标（Axis Label）。对于含有横轴、纵轴的 Graph，两轴应有相应的轴标，以表明数轴的意义，同时注明单位。

（3）数轴（Number axis）。数轴一般包括 X 轴和 Y 轴。X 轴分为分类轴和数据轴。分类轴表示不同类别，分类组之间一般无逻辑关系；数据轴表示数值概念，数轴刻度具有一定逻辑关系（如等距关系，或者对数关系）。Y 轴一般均为数据轴，复杂数据可设置双 Y 轴。

（4）图例（Symbol and Key to Symbols）。图中用不同线条、图像或色彩代表不同事物，需图例明确列明。图例应该清晰易分辨。前后图之间尽量做到前后图例相同，以便于全文的理解。首选的图例颜色是白色、黑色、灰色，也可选用线条区分。基本所有出版集团的"Guide for Authors"中均明确说明："由于出版印刷原因，灰色即为 50％灰，不可再分浅灰和深灰。"

（5）误差棒（error bar）。误差棒一般指是标准差 SD（standard deviation）或者标准误 SEM（standard error of the mean）。标准差和标准误都是描述变异的指标，当样本数量一定时，标准差越大，标准误也越大。它们所表达的含义是不同的：标准差 SD 是描述个体观察值变异程度的大小。标准差越小，均数对一组观察值的代表性越好。标准误 SEM 是描述样本均数变异程度及抽样误差的大小。标准误越小，用样本均数推断总体的可靠性越大。

在一般的生物医学制图中标准差 SD 和标准误 SEM 往往均可使用。但是由于其存在 SEM＝SD/sqrt(N)关系（N＝实验样本数），所以 SEM 高度明显低于 SD。需在材料方法中明确注明图中的误差棒（error bar）使用的是标准差 SD 还是标准误 SEM。

（6）其他。Graph 作为分图，一般需经过 Figure 排版，而一个的 Figure 可以包括照片例子类（Photo）图和图表统计类（Graph）图，制成完整的 Figure 才能进行投稿。

三、Figure 的排版

完成照片例子类（Photo）和图表统计类（Graph）的制备后，可作为分图，进行整个 Figure 的排版。Figure 的标题不出现在图中，而是作为 Figure Legends 的标题出现。按照图在文章中出现的顺序用阿拉伯数字依次排列。出版集团的"Guide for Authors"会列明 Figure 是否该简写为"Fig."（如 Fig. 1，Fig. 2…）；往往多个分图组成一个 Figure 后共用一个标题，但每个分图都必须明确标明字母。分图字母是使用 A，B，C 还是 a，b，c 等也会在该杂志的"Guide for Authors"明确。在正文中叙述时可表明为"Fig. 1A"或者"Fig. 1a"。

Figure 的排版的步骤如下：

1. 重新回顾欲投杂志 Figure 要求

登录期刊网站主页中"Information for Authors"或者"Guide for Authors"的链接或者网页。查阅对 Figure 尺寸的要求。目前的期刊多分为分栏排版，分为左右两栏。Figure 多分为三种形式进行排版。分为半版图、2/3 版图和全版图（见图 12-5、表 12-1）。

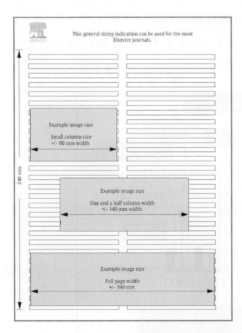

图 12-5　Figure 三种排版形式（左图引自 ELSEVIER—Author Artwork Instructions）

表 12 - 1 Figure 三种排版形式的建议参数

	宽	高	备 注
半版图	8～9 cm	小于 20 厘米	(1) 即使有张 Figure 内容很少，figure 也至少设成 8 cm，画布过小无法通过杂志投稿的系统检测；
2/3 版图	12～15 cm	小于 20 厘米	(2) 高度不可大于 20 cm，否则图片很难排版。
全版图	17～19 cm	小于 20 厘米	(3) 分图之间缝隙推荐 0.5～0.8 cm。

2. 规划 Figure 的数量和布局

需要考虑的是：①共需几个 Figure？②每个 Figure 分几个分图？每个分图由照片例子类（Photo）图还是图表统计类（Graph）组成？③每个 Figure 选择半版图、2/3 版图，还是全版图？

3. 正式开始 Figure 的排版

使用 Adobe_Illustrator(AI)排版或者 Microsoft Office PowerPoint(PPT)排版。按照半版图、2/3 版图和全版图设置合适的画布，将各分图在画布中进行排版。在 AI 或者 PPT 上添加文字和线条。

分辨率设置：线条图分辨率要求大于 1 200 dpi；组合图分辨率要求大于 600 dpi；图像图分辨率要求大于 300 dpi.

添加文字要求：使用 Arial 或者 Times New Roman 字体。整篇所有 Figure 中的字体类型须统一。字体大小没有严格限制。整篇所有 Figure 中的同类型的字体大小须统一。建议分图字母 A 或者 a 为 12～14 号字体；分图内的字体建议选用 7～12 号字体。

添加线条要求：图中所用线条建议 1～1.5 磅。线条小于 1 磅印刷时可能无法显现，不能够通过杂志投稿的系统检测；线条大于 1.5 磅，过粗会影响美观。整篇所有 Figure 中的同类型的线条粗细须统一。

4. Figure 排版后导出

色彩模式：多选 CMYK 或 RGB。一般印刷要求使用 CMYK 模式；电子期刊则要求使用 RGB 模式。具有参照"Guide for Authors"。由于 RGB 包含的信息多于 CMYK 模式，所以一般编辑建议选用 RGB 模式，如果杂志社要求投递 CMYK 模式，请使用 Photoshop 打开图片，"图像—模式—CMYK 颜色"实现 RGB 到 CMYK 的转换。不过需注意的是 RGB 到 CMYK 的转换是不可逆的，无法从事实上实现 CMYK 到 RGB 的转换。

储存方式：矢量、位图。矢量格式以形状的描边和填充作为记录元素，无限放大而不失真，常见格式：PDF、EPS、EMF。位图格式通过记录每个像素点的颜色值和相对坐标位置来表现图片，常见格式：JPEG、TIFF、PNG、BMP、GIF。编辑过程中尽量在保持矢量格式，以保证分辨清晰度。

图片格式：多选用 TIFF 格式。有部分也可接受 JEPG 或者矢量 EPS 格式。具有参照"Guide for Authors"。

压缩方式：选用 LZW 方式。TIFF 格式图片压缩选择 LZW 格式压缩（无损压缩）。LZW 压缩后文件存储大小会减小，图像质量不变，特别适合于有大块一致颜色的图像。TIFF 格式投稿，注意压缩图层，缩小文件大小。

四、Table 的制作

Table 作为数据表述主要形式之一，主要以列的形式展示分析结果，具有避免冗繁文字叙述，便于阅读、分析比较等优点，而被广泛采用。其相对于 Figure 来说，虽然在数据的形象化方面略弱，但其明显具有适用性广，适合复杂数据，包括文字等无法数字化的数据的优势。

三线表以其形式简洁、功能分明、阅读方便而在科技论文中被推荐使用，是 Table 的主要规范呈现形式。三线表通常只有 3 条线,即顶线、底线和栏目线。有时顶线和底线为粗线,栏目线为细线。当然,三线表并不一定只有 3 条线,必要时可加辅助线,但无论加多少条辅助横线,仍称作三线表。

三线表的组成要素包括:标题(Caption)、标目(Heading)、分割线(Lines)、表格主体的数字(Data)、脚注(Footnotes),如图 12 - 6 所示。

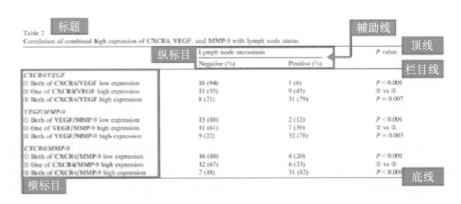

图 12 - 6　Table 的要素(原数据图引自 Cancer Letters 253(2007)34 - 42)

1. 标题

Table 的标题不同于 Figure。Figure 的标题不出现在图中,而是在 Figure Legends 的地方出现。而 Table 的标题一般位于表的上方并左对齐。表序号位于标题前,按照表格在正文中引述出现的顺序用阿拉伯数字排列(如 Table 1, Table 2)。每个标题必需传达表格中要告诉读者的必要的信息,比如:表格反映的结果,包括扼要的统计描述,以及得出该结果的条件背景、研究对象等。

2. 标目

Table 中含有横标目和纵标目。横标目一般列在表的左侧,向右说明各横行统计指标的含义;纵标目一般列在表的上端,向下说明各横标目统计指标的内容。标目内容一般按照一定顺序排列,文字简明,层次清楚,分组合符逻辑,明确规律性,避免标目之间混淆或交叉;需要时注明计算单位(units)。

3. 线条

Table 采用国际通用的"三线表",不出现斜线、竖线,并省略了横分割线。但可根据内容添加辅助横线(见上图辅助线)。

4. 数字

统计表内数字需要用阿拉伯数字表示,小数的位数应该一致,且应按小数点的位次对齐,以便阅读。表内一般不留空格,为零时用"0"或者"—"表示。

5. 脚注

表格的脚注位于表格下方,主要包含阅读和理解表格所必需的信息,但并非表格的必须组成部分。通常可在表内以"a, b, c"等标记所要注解的部分,有多处脚注,可依次说明。脚注内容应注意不要与正文重复。一般用于对表格和正文中未呈现的,但又不能不说明的内容,进行标注(见图 12 - 7)。

6. 其他

一般情况,表格应紧随相应文字叙述之后,以便于读者的阅读。不过现在 Table 投递按照杂志不同,要求也不同,主要有①单独文件 WORD 格式 doc 投稿;②与正文连在一起 WORD 格式 doc 投稿;③图片格式 Tiff 投稿等三种投稿方式。其中③的 Tiff 图片格式制备方式与 Figure 排版导出相同,不再赘述。

Table 和 Figure 一样,都必须在正文中引述。Table 的命名按照在正文中引述出现的顺序用阿拉伯数字排列(如 Table 1, Table 2)。

Table 1
Correlation of CXCR4, VEGF, and MMP-9 expression with clinicopathologic features in breast cancer

Clinicopathologic parameters	Case No.	CXCR4 expression		P value	VEGF expression		P value	MMP-9 expression		P value
		Low	High		Low	High		Low	High	
Total cases	76	30	46		24	52		28	48	
Age										
≤50	37	13	24	$P = 0.451$	13	24	$P = 0.516$	11	26	$P = 0.211$
>50	39	17	22		11	28		17	22	
Tissue type										
Normal	8	8	0	$P < 0.001^a$	8	0	$P < 0.001^a$	8	0	$P < 0.001^a$
AH	6	6	0	$P = 0.001^b$	6	0	$P = 0.001^b$	6	0	$P = 0.001^b$
Breast cancer	76	30	46	$P = 0.006^c$	24	52	$P = 0.002^c$	28	48	$P = 0.004^c$
Tumor size										
≤2 cm	28	12	16	$P = 0.645$	9	19	$P = 0.936$	10	18	$P = 0.876$
>2 cm	48	18	30		15	33		18	30	
ER										
Positive	33	16	17	$P = 0.159$	9	24	$P = 0.479$	12	21	$P = 0.940$
Negative	43	14	29		15	28		16	27	
PR										
Positive	19	9	10	$P = 0.416$	7	12	$P = 0.569$	5	14	$P = 0.272$
Negative	57	21	36		17	40		23	34	
TNM stage										
I	9	7	2	$P = 0.037$	7	2	$P = 0.005$	6	3	$P = 0.117$
II	55	18	37		15	40		19	36	
III	12	5	7		2	10		3	9	
Histologic grade										
I	19	15	4	$P < 0.001$	12	7	$P = 0.003$	13	6	$P = 0.004$
II	45	13	32		10	35		11	34	
III	12	2	10		2	10		4	8	
Lymph node metastasis										
Negative	35	23	12	$P < 0.001$	20	15	$P < 0.001$	21	14	$P < 0.001$
Positive	41	7	34		4	37		7	34	

Abbreviations: VEGF, vascular endothelial growth factor; MMP-9, matrix metalloproteinase-9; AH, Atypical hyperplasia; ER, estrogen receptor; PR, progesterone receptor; TNM, tumor-node-metastasis.
Analysis by chi-square criterion or Fisher's exact test.
[a] Denotes significant difference among the three tissue types.
[b] Denotes significant difference between breast cancer and normal tissue.
[c] Denotes significant difference between breast cancer and atypical hyperplastic tissue.

脚注

图 12 - 7　Table 的脚注(原数据图引自 Cancer Letters 253(2007)34 - 42)

五、小结

插图(Figure)与表格(Table)是文章最直接的结论展现形式,是用数据说话的最有力论据(见图 12 - 8)。其常见结构(见图 12 - 8)小结如下:

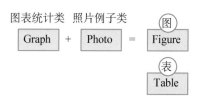

图表统计类　照片例子类

Graph ＋ Photo ＝ 图 Figure / 表 Table

图 12 - 8　插图(Figure)与表格(Table)的常见结构

相对于 SCI 论文的其他部分,插图与表格的要求"多"而"细"。每个杂志对插图与表格的要求都会在"Guide for Authors"中详细列明。我们需要特别认真的参照执行,只有符合各方面的参数,才能通过杂志社的投递系统检测,进行投稿。

第八节　投　稿

一、稿件的准备

每个期刊的要求都不尽相同,因为投稿前应认真研读目的杂志作者须知,即"To author",了解投稿内容、页数、字号、字体、行距、标号、公式、图表、参考文献写法等要求。同时也可下载目标杂志最新文章,参考这些文献的内容和格式。

在完成所有正文部分内容后,投稿信(covering letter)的准备在投稿中也是非常重要的。期刊编辑需要通过投稿信来了解有关作者及其论文的信息,同时投稿信有助于稿件被送到合适的编辑或可能的审稿人手中。这些信息都应该包括在投稿信中。为了节省编辑的时间，投稿信应尽量写得简短明了、重点突出。

投稿信举例：

Dr. T. Greenamyre

Editor-in-Chief

Neurobiology of Disease

3501 Fifth Avenue，Suite 7039

Pittsburgh，15260

Pennsylvania，USA

Dear Dr. T. Greenamyre

We submit the manuscript entitled "18β-glycyrrhetinic acid suppresses experimental autoimmune encephalomyelitis through microglia-mediated anti-inflammation and remyelination" for Neurobiology of Disease.

Microglia activation in CNS is a hallmark of inflammatory demyelination in multiple sclerosis (MS)，but how to modulate microglia activation as a therapeutic modality and the underlying mechanisms remain elusive. In this study, we found that a neuroprotective compound，18β-glycyrrhetinic acid (GRA)，significantly inhibited the development of experimental autoimmune encephalomyelitis (EAE)，an animal model of MS. The treatment effect of GRA was attributed to the modulatory effect of GRA to microglia, which exhibited suppressed pro-inflammatory profile through inhibition of MAPK signaling. Moreover，GRA enhanced the proliferation and differentiation of oligodendrocyte precursor cells (OPCs)，which were attributed in part to the up-regulation of brain-derived neurotrophic factor that secreted by GRA-modulated microglia. Here we demonstrated the therapeutic effect of GRA-modulated microglia on EAE，and hopefully provide novel insights into the development of therapeutic modality in MS.

We state here that：1) All the listed authors have participated actively in the study, and concur with the submission；2) The work has not been published elsewhere，either completely，in part，or in another form；3) There is no financial or commercial conflict of interest.

Thank you very much for your attention and consideration.

Sincerely yours，

Ying Huang

Medical College of Soochow University，

No. 199，Ren Ai Road，

Suzhou，Jiangsu 215123，

China

Phone：+86‐0512‐65880000

Fax：+86‐0512‐65880000

E-mail：huang@126.com

这是一篇较为全面的投稿信，由此可见，投稿信的内容主要包括：

①投稿的栏目类型；②期刊所要求的有关说明或声明，如声明稿件不曾公开发表；③有些期刊在作者须知里还鼓励或建议作者在投稿信中推荐合适的审稿人或提出需回避的审稿人，推荐审稿人为：引文的作者、期刊的编委或重要的研究群体或个人（在本领域处于研究前沿的研究人员）；④提供作者的通信地址、电话、传真、E-mail 信箱等联系方式。

二、投稿前需要检查的项目

SCI 论文,需要注意的地方太多,各种细节,容易决定其成败。在开始投稿之前,将需要注意的要点列举下来,逐一检查。

(1) 字数要求:在作者须知中,期刊都会明确规定各个部分如题目、摘要、正文的字数要求,是否会超字? 关键词的个数是否会超?

(2) 格式:如正文是否从标题页开始编页码,行距是否够足(通常为 1.5 倍或 2 倍行距);段落对齐方式为两端对齐或左对齐;缩写的规范,在正文中出现三次或三次以上要第一次出现要有全称及缩写;参考文献的格式是否符合期刊要求,参考文献序号连续并且在正文中对应位置都有引用标注;插图和表格是否按照论文出现的先后顺序分别连续编号,每个图表都至少在正文中提及一次,并且在正文中显著注明每个图表的位置,正文内容与图表保持一致。并确认各图表的题名可以使读者在不参阅正文的情况下也能够理解其表达的内容。

(3) 确定已满足期刊有关需要说明或者声明的要求:是否要注明正文的字数;是否要附寄所有作者签名的声明信,以声明各作者的责任、贡献,并说明已获得所有致谢人的书面同意。

三、投稿后的通信

国际核心刊物的审稿人大多是各领域权威学者,杂志出版社经常征询编委意见,选择最佳审稿队伍。审稿是无报酬的,审稿人的工作态度大多极其认真。因此,对审稿意见要十分尊重,对每一条批评和建议,都要认真分析,并据此修改论文。自己认为不正确的意见,要极其慎重和认真地回答,有理有据地与审稿人探讨。

如何对待杂志拒文,是作者犯难的问题。这里必须分析被拒绝的理由。第一类拒绝是"完全的拒绝",主编通常会表达个意见,对这类文章永远不愿再看到,再寄送这类文章是没有意义的;第二类是文章包含某些有用数据和信息,主编拒绝是因数据或分析有严重缺陷,这类文章不妨先放一放,等找到更广泛的证据支持或有了更明晰的结论后,再将经过修改的"新"文章寄给同一杂志,主编通常会考虑重新受理该文。有审稿人抱怨,个别中国作者在论文被一家杂志拒绝后又原封不动地寄给另外一家杂志,而他们再次被邀请审稿并对此非常反感,论文理所当然地被拒绝。如果被拒论文不是由于文稿中的错误,而是重要性或创新性不够,作者仔细考虑审稿人意见并认真修改文稿后,可以寄给影响因子较低的刊物。

为了论文及时发表,在投稿后我们要与编辑保持密切的联系,不仅可以有效地避免稿件的丢失,或避免由于编辑/审稿人的遗忘而耽误文章的及时发表,同时也可缓解作者的焦虑心理。

1. 稿件追踪

各个杂志的审稿周期是不同的,若投稿成功并且初审通过后,稿件即处于"稿件审查中",即 under review 的状态。大多数期刊会尽量在收到稿件的 6~8 周内形成一个是否录用的决定,如果有一些另外的原因要耽搁更长的时间,编辑会给作者一些解释,如果投稿 2 个月内仍无任何有关稿件收到的信息,也可打电话或发 E-mail 给编辑核实稿件是否收到。

2. 稿件退修

投出的稿件不外乎有 3 种结局:录用、退改和退稿。稿件不做任何修改即被录用的情况通常是很少的,在大多情况下作者收到的可能是改后录用,改后再修或退稿的决定。修改范围包括文章内容、表述及编辑格式,如压缩文章篇幅、完善实验设计、改善插图质量等。然而退给作者修改的稿件并不代表文章已经被接受,文章最终接受与否取决于作者对文章关键性重要内容和表述方式的修改能否达到审稿专家及编辑的要求。

通常退给作者修改的材料包括原稿、2～3 个审稿专家意见(reviewers' comments)和一封编辑的信 (covering letter)。当作者收到退改意见后,首先应该仔细地阅读审稿专家意见,并按照审稿人的意见逐一进行修改。返回修改时一定要附寄修改说明信,对所有的审稿意见逐条回答,修改过程中要注意:

(1) 给主编回信,感谢给文稿提出的修改意见,并指出按修改建议已做的修改,并按期刊要求将修改地方做出标记(下划线或高亮)。范例:

RE：Neurobiology of Disease Manuscript NBD - 14 - 757：Interim Decision

Dear Dr. T. Greenamyre

Thank you for giving us the opportunity to revise our manuscript entitled "18β-glycyrrhetinic acid suppresses experimental autoimmune encephalomyelitis through microglia-mediated anti-inflammation and remyelination (Manuscript：D - 14 - 757)." We greatly appreciate the reviewers for their thoughtful and insightful comments. We have carefully reviewed all the comments and suggestions from you and the reviewers, and performed new experiments according to the advice. Some of the new data are presented in Fig 2C, Fig 4A, Fig 4B, Fig S1, and Table S1. Our point-by-point responses are listed below. Changes made to the original manuscript are indicated by underlining.

We believe that our revisions have significantly improved our manuscript and hope that it is now acceptable for publication in Neurobiology of Disease.

(2) 认真对待审稿人或编辑提出的宝贵修改意见。如果审稿人指出稿件中存在问题,并且审稿人的意见是正确的,就应该遵循审稿人的意见,并对稿件做修改,同时注明修改的位置(pape, line);如果认为审稿人或编辑的修改建议不合理,可坚持已肉包子,但一定在修改信中给予充足的理由。范例:

As suggested by the reviewer, we evaluated whether GRA treatment altered the proportion of Th1 and Th17 in EAE mice. In this regard, we separated splenocytes from control and GRA-treated EAE mice at day 15. Cells were stained with surface marker CD4, permeabilized with the intracellular fixation and permeabilization buffer eet, and then stained with anti-IFN-γ, anti-IL17A. The results showed that GRA treatment did not alter the proportion of Th1, Th17 in accordance to Treg in EAE mice. The data are presented in Fig. 2C, and stated in the Material and Methods (page 22, lines 10 - 14) and Results (page 7, lines 8 - 10; page 31, line 16) of the revised manuscript.

(3) 审稿人推荐的文献一定要尽量引用,并讨论透彻。

(4) 尽快返回修改稿。

参考文献

[1] C. Bazerman, Physicists reading physics：Scheme-laden purposes and purpose laden scheme [J]. Written Communication, 1985, 2, 3 - 23.

[2] M. Haggan, Research paper titles in literature, linguistics and science：dimensions of attraction [J]. Journal of Pragmatics, 2004, 36, 293 - 317.

[3] Uniform requirements for manuscripts submitted to biomedical journals：Writing and editing for biomedical publication [J]. J Pharmacol Pharmacother. 2010, 1(1)：42 - 58.

[4] Robert AD, Barbara G. 如何撰写和发表科技论文(6 版)[M]. 北京：北京大学出版社, 2013：52 - 55.

[5] Vernon Booth. Communicating in Science：Writing a Scientific Paper(2 版)[M]. Cambridge UniversityPress, 1993.

［6］Michael Alley. The Craft of Scientific Writing(3 版)［M］. Springer，1998.

［7］安瑞，莫京，任胜利. 我国英文科技论文中基金资助项目的数量与标注形式分析［J］. 编辑学报，2009，21(6)：494－496.

［8］Marek Kosmulski. The role of references in scientific papers：Cited papers as objects of research Research Evaluation ［J］. Research Evaluation，2012，21(2)：87－88.

[2] Abramson H. The Cult of Scientific Worship[M]. 2nd ed. Springer, 1995.
[3] 刘云,蒋海军.论国家科技计划项目成果管理中专利申请权人及其权利归属[J]. 科技与法律, 2005(2):20-25.
[4] Gok Kazumi. The role of literature in scientific papers: Citation Analysis and Its Research Evaluation[J]. Libri, 2012(2):1-7.

第十三章
知识产权

第一节　知识产权概述

一、知识产权的基本概念

"知识产权"中文表述直接来源自世界知识产权组织（World Intellectual Property Organization, WIPO)及其《建立世界知识产权组织公约》,是对英文"Intellectual Property"的意译。迄今在国内外的法律层面上,还找不到阐明知识产权确切概念或者明确定义的法律条文,对"知识产权"的定义是全球知识产权界至今见仁见智、常谈常新的难题,至今也未形成共识,主要原因是对"知识产权"的定义存有争议,分歧主要集中在两个方面:一方面是对采取"列举式定义"还是采取"概括式定义"的争议;另一方面是对"知识产权是仅仅基于智力成果而产生,还是基于智力成果和商业标记而产生"的争议。通常理解,知识产权是关于工业、科学、文学和艺术领域内以及其他来自智力活动所取得的一种财产属性的权利。我国早期的若干法律规范与政策文件曾经将"知识产权"称为"智力成果权",但在我国加入世界知识产权组织后都已经逐步统一称为"知识产权"。1987年1月1日施行的《民法通则》第五章第三节明确采用了"知识产权"一词,并且将"知识产权"与"财产权与财产有关的权利"、"债权"、"人身权"并列。自此以后,我国开始普遍使用"知识产权"一词,而很少再使用"智力成果权"的表述,而在我国台湾地区,"Intellectual Property"一直被翻译为"智慧财产权",并且一直沿用至今。

二、知识产权的主要种类

知识产权主要包括工业产权和著作权(版权)两个大类。人的智力劳动表现在产业领域的发明创造、商标等,称之为"工业产权";人的智力劳动表现在文学艺术创作上,则称之为"著作权"或"版权"。工业产权又包括:专利、实用新型、工业品外观设计、商标、服务商标、商号、产地标记(或产地名称)以及商业秘密等。

1. 专利

专利是"专利权"的简称,一般而言,国际上通称的"专利"是指我国《专利法》中规定的"发明专利",是指对产品、方法或者其改进所提出的新的技术方案。我国《专利法》规定,"实用新型"、"外观设计"也称为"专利",而国际上只称为"实用新型"和"外观设计",并不冠以"专利"两字。在我国,习惯上使用的

"专利"一词有两重含义：一重含义是指受法律保护的技术，具体说来就是指已经被授予专利权的发明、实用新型和外观设计；另一重含义是指记载专利发明创造内容的专利文献，如专利公报、专利说明书等。

2. 实用新型

实用新型实质上是指创造性水平比较低的小发明，其保护范围比较窄，仅保护有一定形状或结构的新产品，不保护方法以及没有固定形状的物质。实用新型的保护期比发明短，我国发明专利保护期为20年，而实用新型则为10年。实用新型制度能够在较大程度上调动发明人搞发明创造的积极性，有助于促进发明创造活动的开展和技术的更新换代。

3. 工业品外观设计

工业品外观设计是有用物品的装饰性或艺术性的设计，可由物品的形状、图案、色彩等构成。工业品外观设计必须是新的设计，装饰性或艺术性的外表必须使人看后有赏心悦目之感，通常不包括物品的构造方法和原理，但有些工业品外观设计也可增加或减弱物品的实用性。我国工业品外观设计的保护期与其他知识产权相比比较短，为10年。工业品外观设计是形象思维与抽象思维相结合的创新性智力活动，属于知识商品，尤其能够刺激民间艺术的创造力，鼓励创造精神并促进工业发展。

4. 商标

商标是用来区别一个企业产品与其他企业产品的一种标记。通过商标，人们可以辨别相互竞争的厂商的产品。服务商标是区别一个企业服务与其他企业服务的标记，也称为"服务标记"。商标必须具有显著特征，便于消费者识别。传统的注册商标通常由字母、数字、文字、图形、颜色等要素组成，具有较强的可视性。我国于2014年5月1日起施行的《商标法》修正案增加了可以注册的商标要素，规定声音也可以作为商标注册。"声音商标"的成功典型包括英特尔芯片广告、诺基亚开机短乐、摩托罗拉的"hello moto"等等，这些声音标识都在消费者脑海中形成了独特的画面，将这些旋律与他们的所属商家建立了唯一联系。目前，在有些国家还出现了"气味商标"，将某种特殊气味作为区别不同商品和不同服务项目的商标。

5. 著作权（版权）

著作权主要与文学、艺术和科学作品有关。著作权因创作产生，作者对其作品无须履行任何手续，自作品完成创作起，就享有著作权。著作权保护遵循思想与表达两分离原则，即不保护作者的思想，只保护作者思想的表达形式，比如文学作品、科技著作、艺术作品、音乐作品、地图和技术绘图、摄影作品、影视作品、舞蹈作品、实用艺术作品等。此外我国还把计算机软件纳入了著作权保护范围。有必要说明的是，为了适应社会实际需要，我国实行了作品自愿登记制度和计算机软件著作权登记制度，这种登记制度是一种形式上的登记，目的在于帮助司法机关明确著作权归属，在发生著作权纠纷时可以作为初步的证据，同时也为他人使用作品时取得权利人的授权提供一条方便的途径。

6. 商业秘密

商业秘密是指一切不为公众所知悉、能为权利人带来经济利益、具有实用性并经权利人采取保密措施的技术信息和经营信息，如管理方法，产销策略，客户名单、货源情报等经营信息；生产配方、工艺流程、技术诀窍、设计图纸等技术信息。商业秘密与其他知识产权相比，一是具有非公开性，商业秘密的前提是不为公众所知悉，而其他知识产权都是公开的；二是非排他性，商业秘密是一项相对的权利，如果其他人以合法方式取得了同一内容的商业秘密，他们就和第一个人有着同样的地位；三是保护期限非法定性，商业秘密的保护期限不是法定的，取决于权利人的保密措施和其他人对此项秘密的公开。目前，我国用《反不正当竞争法》规范商业秘密的保护。

7. 植物新品种

植物新品种是指经过人工培育的或者对发现的野生植物加以开发，具备新颖性、特异性、一致性、稳定性，并有适当命名的植物新品种。植物新品种分农业植物新品种和林业植物新品种两大类。农业植物新品种包括粮食、棉花、油料、麻类、糖料、蔬菜(含西甜瓜)、烟草、桑树、茶树、果树(干果除外)、观赏植物(木本除外)、草类、绿肥、草本药材、食用菌、藻类和橡胶树等植物的新品种。林业植物新品种包括林木、竹、木质藤本、木本观赏植物(包括木本花卉)、果树(干果部分)及木本油料、饮料、调料、木本药材等植物新品种。

8. 集成电路布图设计

集成电路指半导体集成电路,即以半导体材料为基片,将至少有一个是有源元件的两个以上元件和部分或者全部互联线路集成在基片之中或者基片之上,以执行某种电子功能的中间产品或者最终产品。集成电路布图设计是指集成电路中至少有一个是有源元件的两个以上元件和部分或者全部互联线路的三维配置,或者为制造集成电路而准备的上述三维配置。通俗地说,它就是确定用以制造集成电路的电子元件在一个传导材料中的几何图形排列和连接的布局设计。

三、知识产权的主要特征

关于知识产权特征,见仁见智,众说纷纭。研究和理解知识产权之特征,不能仅仅局限于狭义的知识产权本身的特征,而应当全面了解包括知识产权客体之特征在内的知识产权的广义特征。知识产权的广义特征应当包括知识产权客体的无形性、知识产权权利的法定性、知识产权权益的双重性、知识产权使用的多元性、知识产权权属的专有性、知识产权权源的地域性、知识产权期限的时间性、知识产权权能的限制性。

1. 知识产权客体的无形性

知识产权客体的无形性不但是知识产权客体的最主要特征,而且是最重要的知识产权的广义特征。可以说,知识产权的其他特征都是基于知识产权客体的无形性所衍生的。知识产权的客体就是智力成果,例如专利权的客体就是发明创造,著作权的客体就是作品,商标权的客体就是商业标志及其商誉。不是所有的智力成果都能获得知识产权的保护,只有符合法律规定条件的智力成果才能得到知识产权法律的保护,只有法律明确给予知识产权保护的智力成果才是知识产权的客体。智力成果本身是无形的,其不具有外在形体,也不占据任何空间。这种无形性或称非物质性,使智力成果的显现和展示、以智力成果为客体的知识产权的转让和转移,必须依赖于有形的物质形态的载体才能进行和实现。显现和展示智力成果的物质载体即为智力成果载体,也就是知识产权客体的载体。同一项知识产权客体可以用不同的物质载体形式来表现。例如一项发明创造,既可以通过技术图纸、技术资料包括专利申请文件等书面化载体来显现,也可以通过磁带、磁盘、闪存盘等信息化载体来交流。法律保护的是载附在这些不同的物质载体中的同一发明创造之技术方案,而不是图纸、资料、磁带、磁盘、闪存盘等书面化或者信息化的物质载体。又如一件美术作品,著作权法保护的主要是依附在作品原件之上的该作品的著作权,而不仅仅是作为物质化载体的作品原件。应当把知识产权、非物质性的知识产权客体即智力成果以及智力成果之物质载体相区别。也应当注意物、物权与智力成果、知识产权之间的区别:物是有形的;知识产权客体即智力成果是无形的。一件有形的具体的物,其客观存在是唯一的,同一时间也只能为一个民事主体所使用;一项无形的智力成果,可以同时载附在多个客观存在的物质载体上,因而可以同时为多个民事主体同步使用。例如一部手机,其作为物权之客体是有形的唯一的,同一时间也只能为一个人所使用;而这部手机中使用的计算机软件与集成电路布图设计,作为相应的知识产权之客体,都是无形的且通过半导体芯片等物质载体才得以展现的,且可以同时使用在其他成千上万部同类型手机上,即同时为成千上万个民事主体共同使用。

2. 知识产权权利的法定性

无论是依法申请获准的专利权、注册商标权,还是依法自动产生的著作权、商业秘密权,知识产权必须依法律的明确规定而发生,不得自由创设。这就是知识产权的权利法定。尽管所有的民事权利都是法定的,但因为作为知识产权客体的智力成果是无形的,智力成果及其知识产权的使用是多元的,人们无法对智力成果像对有形物一样实现有形的唯一的占有与处分,所以知识产权的权利更需要通过法律才能确定并且得以实现。知识产权的种类化权利因法律直接规定产生,否则即不存在。比如在《集成电路布图设计保护条例》施行之前,我国不存在集成电路布图设计专有权。所以,纵然集成电路布图设计早已出现,已经在市场上广为销售,并且也已成为一些企业的批量产品,但集成电路布图设计专有权因无相应法律规定而并不存在。换言之,当时,集成电路布图设计还没有受到法律保护,还不存在"集成电路布图设计专有权"。直到 2001 年 10 月《集成电路布图设计保护条例》施行之后,集成电路布图设计专有权才依法成为我国知识产权家族的新成员,成为我国法律明文保护的一种民事权利。各类知识产权的具体内容同样亦由法律明定。譬如,我国《专利法》第 11 条第 1 款规定:"发明和实用新型专利权被授予后,除本法另有规定的以外,任何单位或者个人未经专利权人许可,都不得实施其专利,即不得为生产经营目的制造、使用、许诺销售、销售、进口其专利产品,或者使用其专利方法以及使用、许诺销售、销售、进口依照该专利方法直接获得的产品。"第 11 条第 2 款规定:"外观设计专利权被授予后,任何单位或者个人未经专利权人许可,都不得实施其专利,即不得为生产经营目的制造、销售、进口其外观设计专利产品。"两相比较,可知外观设计专利权相对于发明与实用新型专利权,缺少了禁止他人"使用"、"许诺销售"其专利产品的权利,故外观设计专利权人无权阻止他人未经许可的使用、许诺销售其外观设计专利产品的行为。

3. 知识产权权益的双重性

一项智力成果完成之时,除"科学发现"可能仅包含人身权而不产生财产权外,其余都随之同时产生了知识产权的财产权和人身权。例如一部小说完成则随之产生了包括财产权与人身权的著作权;一项发明创造完成则随之产生了技术秘密权益之财产权和发明权之人身权。人身权和财产权共同构成民事权利。《民法通则》规定的"财产权与财产有关的权利,债权,知识产权,人身权"四大类民事权利中,"财产权与财产有关的权利"和债权都是单一的财产权;而由身份权与人格权组成的"人身权"也是单一的人身权利。唯有知识产权是兼有财产权、人身权的双重属性,是同时包含了财产权和人身权的民事权利。就总体而言,知识产权包括知识产权财产权和知识产权人身权两部分。但是,就某一种类的知识产权来看,可能同时包含财产权与人身权,例如著作权;也可能仅仅是财产权,例如注册商标权、专利权;或者仅仅是人身权,例如发明权。知识产权中的人身权,一般归属于完成智力成果的自然人,例如发明创造的发明人,作品的作者,集成电路布图设计的完成人等,知识产权的人身权,一般与其特定的人身不可分离,除法律另有特别规定外,知识产权之人身权不得转让。知识产权中的财产权可以依法进行转让或者许可使用。知识产权财产权的转让是指该知识产权整体或部分财产权利的转让;知识产权与其使用权可以依法分离,知识产权财产权的许可使用是指该知识产权全部或者部分使用权的许可转移。

4. 知识产权使用的多元性

知识产权使用权能的多元性,也就是知识产权及其客体使用的多元性,是有别于物权及其客体使用之一元性的最主要区别特征。知识产权客体的无形性和可复制性使其可以同时载附于不同的多个载体。知识产权的使用实质上是智力成果的实施,智力成果载体的具体应用。对于同一智力成果,可能同时存在着多重载体,多重载体可能掌握在多个民事主体手中,多个民事主体可以通过各自掌握的智力成果载体各自实施该智力成果,这就是多元地使用该知识产权。物权及其客体有形物都是唯一的,其使用权也是一元的,譬如一部笔记本电脑同时只能供一个人使用,同一时间张三占用了这部电脑,则他人无法再使用这同一部电脑。而知识产权及其客体则不同,同一时间其使用可能是多重的,其使用权可以是多元的。如果某企业完成了一项发明创造,制造出一台样机并且申请取得了我国的发明专利权,那么该企业不但可以自行实施使用该项发明专利技术即自行行使该项发明专利权之使用权;还可以同时许可、包括同时多家许可他人使用该项发明专利技术即许可他人行使该项发明专利权之使用权。总而言之,由于知识产权客体的无形性、可复制性及其载体的多元性,形成了知识产权及其客体智力成果使用的多元性。

5. 知识产权权属的专有性

专有性被认为是知识产权的主要传统特征之一。知识产权的专有性既有相同于一般财产所有权的排他性、绝对性的特点,又有其独有的一些特点。一般财产权的专有性意味着权利人依法有权排斥他人对其所有的有形财产的非法占有、使用、收益与处分。知识产权的专有性主要意味着权利人依法排斥他人对其拥有的无形的智力成果的财产权与人身权的非法占有、使用、收益与处分。知识产权的专有性,主要表现在三个方面:①知识产权是一种受法律保护的垄断性权利,权利人对其依法享有知识产权的智力成果,具有独占的、排他的、合法垄断性质的权利。权利人有依法自行实施、使用其知识产权和许可他人实施、使用其知识产权的权利。除法律另有规定外,未经权利人许可,任何个人或者单位都不得擅自实施权利人相应受保护的知识产权。②知识产权由财产权和人身权共同组成,知识产权的专有性不但保护财产权的专有性,也保护人身权的专有性。例如,著作权中的署名权。③在专利、商标等依法申请、审批获权的知识产权中,对同一项智力成果,不允许有两个或两个以上同一属性的专利权、注册商标权之类知识产权并存。例如,"对于两个或者两个以上的申请人就同一发明创造申请专利的,专利权授予最先申请的人"。最先申请人获得专利权后,这时其余的专利申请人和没有提出专利申请的同一发明创造的完成人,除满足法律规定的"先用权"等条件者可在相应范围内得以有限使用外,即使其是自行研究开发完成此发明创造的,未经专利权人许可,也不得擅自实施其实是由其自己研发完成的这一发明创造。物权的客体是某些具体的有形物体,有形物体不具备使用的多元性,所以,其权利人并不排斥他人对同种类物享有各自独立的所有权。知识产权的客体是无形的智力成果,具有多元使用的特性,故上述种类的知识产权由法律明文设定为"就此一家,别无分号"的专有权利。

6. 知识产权权源的地域性

地域性也被认为是知识产权的主要传统特征之一。知识产权只能依一定国家或者地区的法律产生,并只在其依法产生的地域内有效。地域性不仅仅是知识产权的特征,可以说是所有民事权利的特征。因为立法权是各国最基本的主权,各国的法律无不具有地域性,法律的域外效力一般不被承认,来源于法律的民事权利也仅能在法律的效力范围内发生效力。作为民事权利之一的知识产权,也具备地域性。知识产权地域性突出的一个重要原因是依法申请获准的知识产权,例如专利权、注册商标权,必须履行和完成相应法律规定的程序与手续。要在其他某一国家取得受该国法律保护的专利权,必须要办理该国的专利申请手续并且获得批准。从形式上看,目前的全球性或者地区性的知识产权国际公约或双边条约虽然积极推展和遵循国民待遇原则,但仍然建筑在知识产权地域性原则的基础平台上。而且现有的知识产权国际公约或双边条约多明确遵循各国知识产权独立原则,充分尊重各缔约方的国内法规定。因此知识产权独立原则和地域性原则并未改变。当前,世界各国的知识产权立法渐从早年的各行其是推进到今天的趋同化异,立法形式上的地域性差异已经渐为立法内容上的基准趋同而有所冲淡,知识产权地域性差异正日渐淡化。

7. 知识产权期限的时间性

大部分知识产权的财产权以及著作权人身权利中的发表权,是法律赋予了期限性的民事权利。各国法律规定了本国各类知识产权的保护期限。如我国法律规定:发明专利权之保护期限为 20 年;实用新型和外观设计专利权之保护期限都为 10 年;集成电路布图设计专有权之保护期限为 10 年;藤本植物、林木、果树和观赏树木等植物新品种权之保护期限为 20 年,其他植物新品种权之保护期限为 15 年;著作权中的财产权和发表权为作者有生之年加死后 50 年;注册商标专用权有效期为 10 年,期满可以续展,续展一次为期 10 年,续展次数不加限制。但是,对于商业秘密权、企业名称及商号权、发现权、发明权、著作权中的署名权、修改权、保护作品完整权等知识产权权利的保护期限,我国法律没有特别规定。知识产权的期限性不是由智力成果的生命周期来决定的,而是以知识产权法律规范平衡知识产权权利人、使用者和社会公众之间的利益所作出的制度设计。其目的是合理保障智力成果创造者及其相关民事主体的合法权益,切实促进智力成果的有效传播和推广应用。

8. 知识产权权能的限制性

知识产权制度旨在激励知识创新和促进知识扩散,期望通过适度保护智力成果完成者及其合法继受者依法享有的财产权和人身权,一方面禁止或者制裁不劳而获、巧取豪夺的"搭便车"或"傍名牌"的侵权行为与不正当竞争行为;另一方面限制知识产权的滥用和反对知识产权的违法垄断,从而全面推动科技进步、文化繁荣、经济振兴和社会前进。

四、我国当前保护的各类知识产权及其法律依据

我国现行法律保护的知识产权种类主要有:著作权及邻接权(包括计算机软件著作权和外国实用艺术品著作权);发明专利权、实用新型专利权与外观设计专利权;农业与林业植物新品种权;包含技术秘密权益与经营秘密权益的商业秘密权;注册商标权和驰名商标权;知名商品特有的名称、包装、装潢的合法权益;企业名称(厂商名称)权及其商号(字号)权;地理标志权即原产地名称权;特殊标志权利以及奥林匹克标志权利、世界博览会标志权利;还有发现权、发明权和其他科技成果精神权等。

(1) 我国知识产权具体种类及其权利细化如下表所示。

我国知识产权具体种类及其权利细化

知识产权种类	
大类	亚类
专利权	发明专利权 / 实用新型专利权 / 外观设计专利权
商标权	驰名商标权 / 名称权、包装权、装潢权
版权(著作权)	
集成电路布图设计专有权	
植物新品种权	农业植物新品种权
特殊标志权	一般特殊标志权 / 奥林匹克标志权 / 世界博览会标志权
厂商名称	
原产地名称	
科技成果精神权	发明权、发现权
商业秘密权	技术秘密权 / 经营秘密权 / 经营秘密权
知名商品权	
著作权	计算机软件著作权 / 外国实用艺术品著作权
邻接权	

第二节　知识产权创造

一、专利申请

1. 专利申请人

根据我国《专利法》的规定,依法原始取得或者依法受让、继承专利申请权者,无论是中国的单位与个人,还是外国公司、个人或者其他组织都可以向中国专利行政部门(国家知识产权局专利局)提出专利申请。申请专利的权利的原始取得是指依法律直接规定或者当事人之间的合同约定首次获得申请专利的权利。职务发明创造的申请专利的权利由完成该职务发明创造的单位原始取得。非职务发明创造的申请专利的权利由完成该发明创造的发明人或者设计人原始取得。两个以上单位或者个人协作、单位或者个人接受其他单位或者个人的委托所完成的发明创造,当事人之间通过合同约定了申请专利的权

利的原始取得之归属的,从合同约定;若无约定的,由完成或者共同完成该发明创造的单位或个人原始取得申请专利的权利。

2. 职务与非职务发明创造申请专利的权利

我国现行《专利法》规定,执行本单位的任务或者主要利用了本单位的物质技术条件所完成的发明创造为职务发明创造。所谓执行本单位的任务所做出的发明创造又可分为三种情况:①在本职工作中做出的发明创造,是指单位职工在本职工作范围内承担单位工作任务所完成的发明创造。②履行本单位交付的本职工作之外的任务所做出的发明创造。③退职、退休或者调动工作一年内做出的,与其在原单位承担的本职工作或者分配的任务有关的发明创造。所谓主要利用了本单位的物质技术条件是指完成发明创造主要是依靠使用本单位的资金、设备、零部件、原材料或者不对外公开的技术资料等。我国现行《专利法》也规定,"利用本单位物质技术条件所完成的发明创造,单位与发明人或者设计人订有合同,对申请专利的权利和专利权的归属做出约定的,从其约定"。也就是说,即使主要是利用本单位物质技术条件所完成的发明创造,也可以约定为非职务发明创造并且约定优先。

3. 涉外专利申请

涉外专利申请分为我国的个人或单位申请外国专利和外国的个人或单位申请我国专利。根据我国《专利法》第20条的规定,申请外国专利前必须先申请中国专利,即使对于按照专利法规定不授予专利权的发明创造,也必须先向国家知识产权局专利局申请专利。我国《专利法》第20条规定,申请外国专利必须委托国家专利行政部门指定的涉外专利代理机构办理。

4. 专利申请文件

申请专利权必须向国家知识产权局专利局提交下列文件:①请求书:是申请人表示请求授予专利权愿望的一种书面文件,且必须采用由国家知识产权局专利局统一印制的表格。②说明书:是申请人提交的公开其发明或者实用新型的文件。说明书主要内容包括发明或者实用新型所属的技术领域、背景技术、发明或者实用新型的内容、附图说明、具体实施方式等。③说明书摘要:是说明书的概括和提要,其作用是使公众通过阅读简短的文字,就能够快捷地获知发明创造的基本内容,从而决定是否需要查阅全文。摘要应当写明发明或者实用新型所属的技术领域,清楚地反映所要解决的技术问题、解决该问题的技术方案要点以及主要用途。④权利要求书:是在说明书的基础上,用构成发明或者实用新型技术方案的技术特征来表明要求专利保护的范围,其作用是确定专利权的保护范围。

5. 专利申请代理

申请中国专利可以由申请人自行申请,也可以由申请人委托专利代理机构代理申请。鉴于专利申请是一项专业性强、技术性强、法律性强的工作,特别是专利申请文件撰写质量的高低直接影响着专利申请能否得以授权和专利授权后的保护范围是否最优化,大多数申请人会委托专利代理机构派出的专利代理人来具体完成专利申请工作(见图13-1)。

二、商标注册申请

1. 商标注册申请人

商标注册申请人可以是自然人、法人或者其他组织。

2. 商标注册申请的途径

商标注册申请人可以通过以下两个途径办理商标注册申请手续,一是委托商标代理机构办理商标注册申请事宜;二是持本人身份证、单位介绍信和营业执照副本或者经发证机关签章的营业执照复印件,直接到商标局办理商标注册申请手续。

3. 商标注册申请在先原则

商标注册申请人的申请日期是以商标局收到申请书件的日期为准,若两个或者两个以上的申请人,

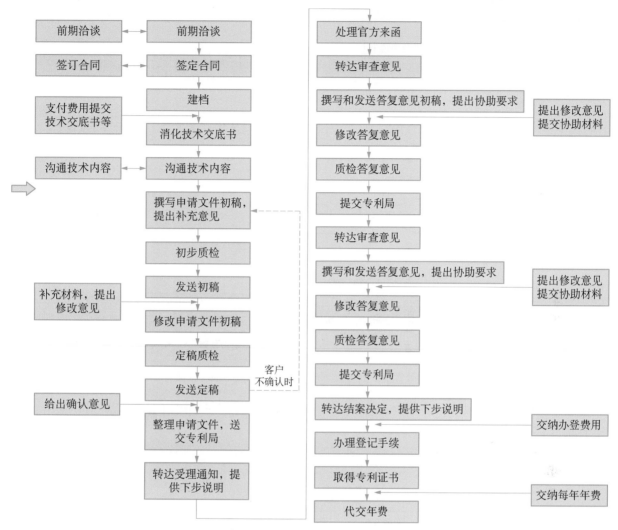

图 13-1　专利代理机构受托办理专利申请的工作流程

在同一种商品或者类似商品上,分别以相同或者近似的商标在同一天申请注册的,商标局接受使用在先的商标,驳回其他人的申请。

4. 商标注册申请书件

商标注册申请人应当向商标事务行政管理部门提交下列申请书件:①必须按照一类商品一件商标1份申请的原则,提交《商标注册申请书》1份。委托商标代理机构办理商标注册申请事宜的,还应提交《商标代理委托书》1份。②商标图样5张(指定颜色的彩色商标,应交着色图样5张,黑白墨稿1张);申请颜色组合商标的,应当在申请书中予以声明并提交文字说明;申请立体商标的,也应当在申请书中予以声明,并提交能够确定三维形状的图样;申请注册集体商标、证明商标的,也应当在申请书中予以声明,并提交主体资格证明文件和使用管理规则。

5. 商标注册申请缴纳费用

申请商标注册缴费标准为每个类别为 1 000 元,而且每个类别限报 10 个商品或服务项目,超过部分每个商品加收 100 元。商标注册后不再收费,申请被驳回也不返还注册费。

6. 商标注册申请流程

商标注册申请流程如图 13-2 所示。

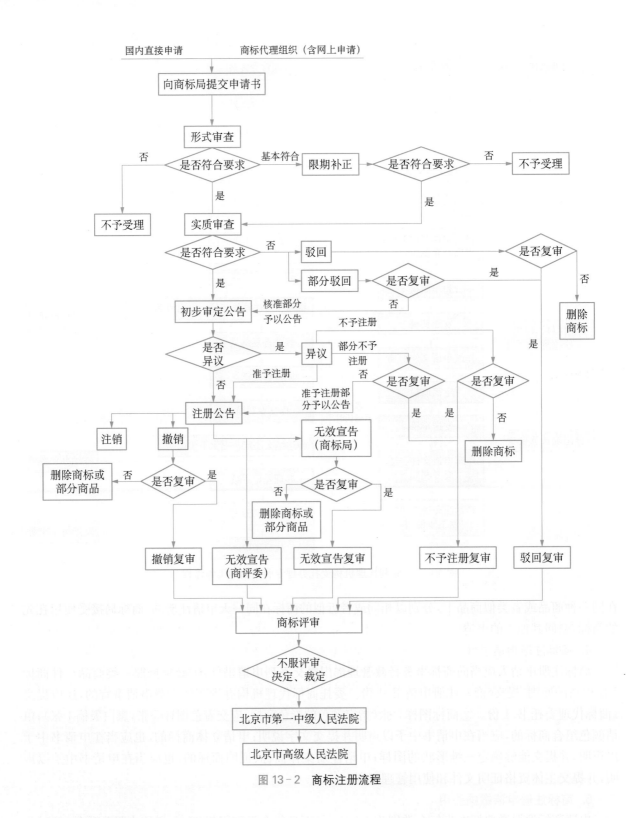

图 13-2　商标注册流程

三、著作权(版权)登记

1. 著作权(版权)登记程序

著作权(版权)登记程序如图 13-3 所示。

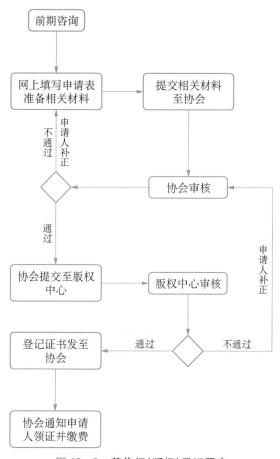

图 13-3　著作权(版权)登记程序

2. 计算机软件著作权登记

①国家版权局认定中国版权保护中心为软件登记机构,中国版权保护中心在地方设立软件登记办事机构。②软件登记申请人应当是该软件的著作权人及通过继承、受让等取得著作权的自然人、法人或其他组织。合作开发的软件可以由全体著作权人协商一致确定一名著作权人为代表办理登记;协商不一致时,任何著作权人均可在不损害其他著作权人利益的情况下申请登记,但应当注明其他著作权人。③软件登记申请人应当向中国版权保护中心提交按要求填写的软件著作权登记申请表、软件的鉴别材料(包括源程序和文档)以及其他相关证明文件,还可以选择《计算机软件著作权登记办法》第 12 条规定的方式之一对鉴别材料例外交存。④软件登记申请人在登记申请批准之前可以随时撤回申请,还可以对已经登记的事项做变更或者补充。中国版权保护中心应当自受理日起 60 日内审查完成,符合规定的予以登记,发给相应的登记证书,并予以公告。中国版权保护中心可根据申请人的申请撤销登记,也可以根据司法判决或著作权行政管理部门的行政处罚决定撤销登记。

第三节　知识产权运用

一、专利权的许可与转让

1. 专利实施许可

专利实施许可,一般通过签订专利实施许可合同进行。根据专利实施许可合同中授予被许可人权利范围的不同,专利实施许可方式有以下几种:①独占许可,专利实施独占许可是指在约定的地域和期限及方式范围内,专利权人许可对方使用自己的专利技术,专利权人此后不得再向第三方许可使用该专利技术,自己在此范围内也不得再使用该专利技术。②排他许可,专利实施排他许可是指在约定的地域、期限及方式范围内,专利权人许可对方使用自己的专利技术,自己也可在此范围内使用该专利技术,但不得再许可第三方使用该专利技术。③普通许可,专利实施普通许可是指专利权人在约定范围内许可对方使用自己的专利技术,但自己仍可在此范围内使用该专利技术,也有权继续在此范围内许可第三方使用该专利技术。④可再许可,专利实施可再许可是指专利权人允许被许可方不但可以自己实施合同指向的专利技术,而且可以再许可第三方实施该专利技术。⑤交叉许可,专利实施许可合同双方当事人约定将各自拥有的若干专利技术相互许可对方实施,实现交叉或者交互许可,此即为"交叉许可"。国际上许多跨国公司之间较多使用"交叉许可"模式。不同的专利实施许可方式有相应不同的专利实施许可费用,在同一约定范围内,一般独占许可使用费用最高,排他许可使用费次之,普通许可使用费相对较低。在交叉许可模式下,双方一般约定互免使用费,如果两个专利价值不相等,也可以约定适当的差价补偿。在可再许可中,双方可以约定专利权人分享被许可人从分许可人处取得的专利使用费的比例。

2. 专利权转让

我国现行《专利法》规定,专利权和专利申请权都可以转让。专利权作为一项无形财产权,专利权人可以将其像普通有形财产一样进行转让。①专利权转让的条件:被转让的专利权必须在专利权的有效期限内,专利权的转让必须整体转让,专利权人不能就其专利的制造、使用、销售或进口等的某一项权利进行专利权的部分转让,或就该专利在某一地区内的实施权利进行专利权的部分转让。专利权人可以自主转让其专利权,但受让人的条件因国籍的不同而有所不同。如果受让人是中国的自然人或单位,法律没有限制性规定。如果受让人是外国人,根据我国《专利法》及其实施细则的规定,中国单位或者个人向外国人转让专利申请权或者专利权的,必须经国务院对外经济贸易主管部门会同国务院科学技术行政部门批准。②专利权转让的程序:当事人就专利权的转让订立书面合同后,应当向国务院专利行政部门登记,并由国务院专利行政部门予以公告。专利权的转让自登记之日起生效。③专利权转让的效力:专利权的转让生效后,专利权主体发生改变,原专利权人丧失该专利权,受让人成为新的专利权人。除当事人另有约定外,原专利权人未经现有专利权人的许可,不得再实施其已经转让的专利。

二、商标权的许可与转让

1. 商标使用许可

商标权的许可是指商标注册人通过合同方式,允许他人使用其注册商标的行为。商标权的许可有利于商标许可人拓展自己品牌市场,也有利于商标被许可人扩大自己的生产。我国现行《商标法》规定,许可人应当监督被许可人使用其注册商标的商品质量,被许可人应当保证使用该注册商标的商品质量;经许可使用他人注册商标的,必须在使用该注册商标的商品上标明被许可人的名称和商品产地;商标使用许可合同应当报商标局备案。商标权的许可包括独占许可、排他许可和普通许可三种类型。①独占使用许可,是指商标注册人在约定的期间、地域和以约定的方式,将该注册商标仅许可一个被许可人使用,而且商标注册人依约定不得使用该注册商标。②排他使用许可,是指商标注册人在约定的期间、地域和以约定的方式,将该注册商标仅许可一个被许可人使用,商标注册人依约定可以使用该注册商标,但不得另行许可他人使用该注册商标。③普通使用许可,是指商标注册人在约定的期间、地域和以约定的方式,许可他人使用其注册商标,并可自行使用该注册商标和许可他人使用其注册商标。对于商标权人来说,不管采用哪种方式将自己的注册商标许可给他人使用,都应对被许可人承担权利保证义务,保证被许可的商标是有效的注册商标,在许可合同有效期限内,商标权人应及时续展该注册商标,不能申请注销该注册商标;保证其为合法的商标权人;保证提供许可的范围在该被核准注册的商标和核定使用的商品范围以内。

2. 商标权转让

商标权的转让是指注册商标所有人在法律允许的范围内,通过合同将其注册商标转移给他人所有。商标权的转移范围大于商标权的转让,商标权的转让只是商标权转移的一种形式,除转让外,商标权还可能因继承等原因发生转移。因此,商标权的转让是基于双方当事人自由协商的基础上,对商标注册人来说,是商标权的主动转移;而除转让外,商标权的其他转移一般是因为某种事由的发生而导致商标权发生转移。商标权转让的程序包括:①商标权转让合同的签订:根据我国现行《商标法》规定,转让注册商标,转让人和受让人应当签订转让协议,但是没有明确规定注册商标转让协议的形式,由于商标转让需经核准,所以商标权转让应签订书面合同。商标权转让合同包括的主要内容有:被转让商标的图样、商标注册号、商标的有效期;转让费的计算与交付;有无必须一并转让的商标,商标注册人对其在同一种或者类似商品上注册的相同或者近似的商标,应当一并转让;受让人应当保证使用该注册商标的商品质量;违约责任承担以及争议解决等内容。商标权转让合同签订后,未经商标局核准,并不生效。②商标权转让的申请:转让注册商标的转让人和受让人签订转让协议后,应共同向商标局提出申请,提交的文件包括转让人和受让人共同签章的《转让注册商标申请书》、《商标注册证》的复印件、转让人和受让人各自的营业执照复印件1份(若是自然人则提交身份证复印件各1份)、委托商标代理机构办理商标转让手续的代理委托书1份。商标局在审查核准转让注册商标申请后,发给受让人相应证明,并予以公告。受让人自公告之日起享有商标专用权,成为新的商标权人。

三、著作权的许可与转让

1. 著作权使用许可

著作权许可使用,就是著作权人在不转移著作权所有权的情况下,授权他人在一定期限、地域与相关范围内以一定的方式使用其作品的行为。许可使用的标的一般是著作财产权,但在少数情况下也包括著作人身权。比如,甲把自己享有著作权的产品设计图许可乙予以修改,这时乙就有权行使甲的著作人身权中的修改权。著作权许可使用类型包括:①专有许可使用,是指著作权人授权使用者独占使用其作品,包括著作权人自己在内的其他任何人都不能在约定的地域、期限与相关范围内以同样的方式使用该作品。②排他许可使用,是指著作权人保留自己使用该作品的权利,但是著作权人不得再许可任何第三方使用该作品。③普通许可使用,是指著作权人可以许可若干人以同样方式使用作品。需要强调的是,使用他人作品应当与著作权人订立许可使用合同(法律规定可以不经许可的除外),明确作者与作品使用者双方的权利义务关系。

2. 著作权的转让

著作权转让是将著作权中的一部分权项转让给他人行使的行为。著作权转让的本质是著作权所有权的变更,但只有著作权中的财产权利可以转让,人身权利不可转让。著作权转让通常是通过签订著作权转让合同的方式实现的。我国现行的《著作权法》第25条规定了著作权转让合同应当包括的内容。

第四节　知识产权保护

一、知识产权司法保护

知识产权司法保护是指对知识产权通过司法途径进行保护,即由享有知识产权的权利人或国家公诉人向法院对侵权人提起刑事、民事的诉讼,以追究侵权人的刑事、民事责任,以及通过不服知识产权行政机关处罚的当事人向法院提起行政诉讼,进行对行政执法的司法审查,以支持正确的行政处罚或纠正错误的处罚,使各方当事人的合法权益都得到切实的保护。在知识产权保护工作中,司法保护占据着非常重要的地位。2014 年,上海市检察机关侦监部门共受理涉嫌侵犯知识产权犯罪案件 232 件 357 人,批准逮捕 159 件 229 人;上海市检察机关公诉部门受理侵犯知识产权犯罪案件 378 件 649 人,提起公诉 362 件 565 人。2014 年,上海市法院受理各类知识产权案件 7 800 多件、审结 7 600 多件,同比分别增加约 17% 和 21%,同期结案率为 97.34%,同比增加 2.62%,进一步增强了知识产权保护的司法权威。2014 年 12 月 28 日,上海知识产权法院揭牌成立。根据《上海市高级人民法院关于上海知识产权法院履职的公告》规定,上海知识产权法院依法管辖上海市范围内的下列案件:有关专利、植物新品种、集成电路布图设计、技术秘密、计算机软件的第一审知识产权民事和行政案件;对上海市区、县级以上人民政府所做的涉及著作权、商标、不正当竞争等行政行为提起诉讼的第一审知识产权行政案件;涉及驰名商标认定的第一审知识产权民事案件;第一审垄断民事案件;对上海市基层人民法院第一审著作权、商标、技术合同、不正当竞争等知识产权民事和行政判决、裁定提起上诉的案件;依法应当由其管辖的其他知识产权民事和行政案件。

二、知识产权行政保护

知识产权行政保护是指国家行政机关对某些知识产权权利人予以授权、对知识产权纠纷进行调解以及对当事人违反知识产权法律法规、侵害他人知识产权的行为予以查处等行为。知识产权行政保护的法律渊源不仅包括国内法,而且还包括国际条约,不仅包括专门法,还包括相关的经济、民事法律及行政法律。根据我国法律、法规的规定,知识产权行政保护由相应的国家及地方行政机关共同进行,目前主要的知识产权行政执法机关有:知识产权事务管理部门、工商行政管理部门、版权事务管理部门、农业管理部门、林业管理部门、食品药品监督管理部门、公安部门、市场文化执法部门以及海关等。知识产权行政保护作为行政机关的职权行为,具有行政行为的基本特征,但作为知识产权领域的特殊行政行为,其又具有自身的一些典型特征:如主动灵活性;及时有效性;保护手段多样性等。目前我国知识产权行政保护措施包括:

1. 行政强制措施

所谓行政强制措施,是指国家行政机关或者法律授权的组织,为了预防或制止正在发生或可能发生的违法行为、危险状态以及不利后果,或者为了保全证据、确保案件查处工作的顺利进行而对相对人的人身自由、财产或有关行为予以强行限制的一种具体行政行为,其手段包括:①责令停止侵权:知识产权行政管理部门在处理侵权纠纷时,如果认定侵权行为成立的,可以依法责令侵权人立即停止侵权行为,从而制止违法行为的继续进行。②查封、扣押或扣留嫌疑侵权物品:查封是指行政机关强制封存行政相对人的财产,查封期间限制被查封人处分其财产,被查封的财产一般不移转到行政机关,通常是就地贴上封条。扣押或扣留是指行政机关为了取证或者防止当事人转移财产而对动产采取的扣留行为,被扣押或扣留的财产置于行政机关的控制之下,限制财产被扣押或被扣留人对财产的继续占有和处分。比如,根据我国《商标法》规定,县级以上工商行政管理部门在对涉嫌侵犯他人注册商标专用权的行为进行查处时,对有证据证明是侵犯他人注册商标专用权的物品,可以查封或者扣押;根据《知识产权海关保护条例》规定,海关发现进出口货物有侵犯备案知识产权嫌疑的,应当立即书面通知知识产权权利人,知识产权权利人自通知送达之日起 3 个工作日内依照规定提出申请并提供担保的,海关应当扣留侵权嫌疑货物。③行政处罚:是指行政机关等行政主体为了维护公共利益和社会秩序,保护公民、法人或其他组织的合法权益,对违反行政管理秩序,依法应当给予行政处罚的行政相对人所给予的法律制裁。比如,根据《专利法》有关规定,对于假冒他人专利的,专利管理部门可以没收违法所得,可以并处违法所得 3

倍以下的罚款,没有违法所得的,可以处 5 万元以下的罚款;又比如,根据《商标法》有关规定,对于侵犯注册商标专用权的行为,工商行政管理部门可以没收、销毁侵权商品和专门用于制造侵权商品、伪造注册商标标识的工具,并可处以罚款;根据《著作权法》有关规定,对于侵权行为,如果同时损害公共利益的,可以由著作权行政管理部门没收违法所得,没收、销毁侵权复制品,并可处以罚款;情节严重的,著作权行政管理部门还可以没收主要用于制作侵权复制品的材料、工具、设备等;根据《知识产权海关保护条例》规定,被扣留的侵权嫌疑货物,经海关调查后认定侵犯知识产权的,由海关予以没收。被没收的侵犯知识产权货物可以用于社会公益事业的,海关应当转交给有关公益机构用于社会公益事业;知识产权权利人有收购意愿的,海关可以有偿转让给知识产权权利人。被没收的侵犯知识产权货物无法用于社会公益事业且知识产权权利人无收购意愿的,海关可以在消除侵权特征后依法拍卖;侵权特征无法消除的,海关应当予以销毁。

2. 行政调解

我国一些知识产权法规定,对侵犯知识产权的赔偿数额,可以依法由相应的行政管理机关予以调解。比如:根据《专利法》规定,对于未经专利权人许可,实施其专利的侵权纠纷,进行处理的管理专利工作的部门应当事人的请求,可以就侵犯专利权的赔偿数额进行调解;调解不成的,当事人可以依照《民事诉讼法》向人民法院起诉。根据《商标法》有关规定,对于侵犯注册商标专用权的纠纷,进行处理的工商行政管理部门根据当事人的请求,可以就侵犯商标专用权的赔偿数额进行调解;调解不成的,当事人可以依照《民事诉讼法》向人民法院起诉。根据《集成电路布图设计保护条例》有关规定,对于未经布图设计权利人许可,使用其布图设计的侵权纠纷,应当事人的请求,国务院知识产权行政部门可以就侵犯布图设计专有权的赔偿数额进行调解;调解不成的,当事人可以依照《民事诉讼法》向人民法院起诉。根据《植物新品种保护条例》第 39 条,对于未经品种权人许可,以商业目的生产或者销售授权品种的繁殖材料的侵权行为,省级以上人民政府农业、林业行政部门依据各自的职权,根据当事人自愿的原则,对侵权所造成的损害赔偿可以进行调解。调解达成协议的,当事人应当履行;调解未达成协议的,品种权人或者利害关系人可以依照民事诉讼程序向人民法院提起诉讼。

3. 知识产权行政复议与行政诉讼

对于知识产权行政执法的监督,主要有行政复议和行政诉讼两种形式。所谓行政复议,是指公民、法人或其他组织认为行政机关的具体行政行为侵犯其合法权益时,依法向法定的行政机关提出申请,由受理机关根据法定程序对具体行政行为的合法性和适当性进行审查并作出相应决定的活动。所谓行政诉讼,是指公民、法人或其他组织认为行政机关的具体行政行为侵犯其合法权益时,依法向人民法院提起诉讼,由人民法院进行审理并作出裁判的活动。例如当事人(尤其是侵权人)不服知识产权行政处理决定的,可以选择申请行政复议,不服复议决定的,可以提起行政诉讼;也可以不经行政复议,直接向人民法院提起诉讼。如果在法律规定的期限内,既不申请复议,也不提起诉讼,同时又不履行行政处理决定的,相应的行政管理机关可以申请人民法院强制执行该知识产权行政处理决定。设立行政复议与行政诉讼制度的目的,一方面在于监督行政机关依法行使职权和履行职责;另一方面在于保护公民、法人或其他组织的合法权益不受行政机关违法的或不适当的行为所侵害。我国一些知识产权法律对于当事人不服行政机关处理决定的,明确为其提供了行政复议和行政诉讼的救济途径。比如:根据《专利法》有关规定,当事人不服专利管理部门做出的责令停止侵权行为的处理决定的,可以自收到处理通知之日起 15 日内依照《中华人民共和国行政诉讼法》向人民法院起诉。根据《商标法》有关规定,当事人对工商行政管理部门的处理决定不服的,可以自收到处理通知之日起 15 日内依照《中华人民共和国行政诉讼法》向人民法院起诉。根据《著作权法》有关规定,当事人对行政处罚不服的,可以自收到行政处罚决定书之日起 3 个月内向人民法院起诉等。

三、知识产权争议仲裁

仲裁又称公断,是指争议双方在争议发生前或争议发生后达成协议,自愿将争议交给中立的第三者裁决,双方有义务执行的一种解决争议的方式。我国现行法律没有禁止采用仲裁方式解决涉及知识产权的纠纷。仲裁解决知识产权纠纷具有独特优势:程序简化,一裁终局;仲裁员多具备专业技术能力,专业权威性使仲裁结果更加具有说服力;仲裁程序的不公开审理有利于保护当事人的商业秘密;对涉外知识产权的仲裁结果有利于克服知识产权保护的地域性和地方保护主义,更加有利于承认和执行。从权利属性上看,知识产权是私权,权利主体可自行选择用诉讼或者仲裁的方式来解决纠纷。仲裁适用的前提是当事人在纠纷发生前或发生后形成的仲裁合意。2008 年 10 月 29 日,上海仲裁委员会设立上海知识产权仲裁院,专门从事知识产权纠纷争议解决,负责处理涉及知识产权合同纠纷的仲裁案件。上海知识产权仲裁院的成立,为当事人解决知识产权纠纷提供了一条司法、行政之外新的有效途径。知识产权争议仲裁流程如图 13-4 所示。

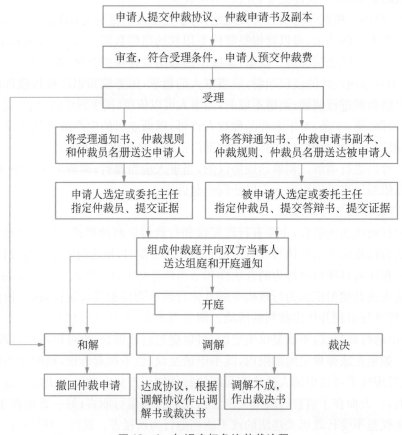

图 13-4　知识产权争议仲裁流程

四、知识产权纠纷调解

知识产权纠纷调解主要包括司法调解、行政调解和人民调解三种类型。知识产权纠纷司法调解亦称知识产权纠纷诉讼调解,是我国民事诉讼法规定的一项重要的诉讼制度,是当事人双方在人民法院法官的主持下,通过处分自己的权益来解决知识产权纠纷的一种重要方式。知识产权纠纷行政调解是国家行政机关根据法律规定,对属于国家行政机关职权管辖范围内的知识产权纠纷,通过耐心的说服教育,使纠纷的双方当事人互相谅解,在平等协商的基础上达成一致协议,从而合理地、彻底地解决纠纷矛盾。知识产权纠纷人民调解属于诉讼外调解的一种,是指在知识产权纠纷人民调解委员会主持下,以国家法律、法规、规章和社会公德规范为依据,对民间纠纷双方当事人进行调解、劝说,促使他们互相谅解、平等协商,自愿达成协议,消除纷争的活动。知识产权纠纷行政调解流程如图13-5所示。

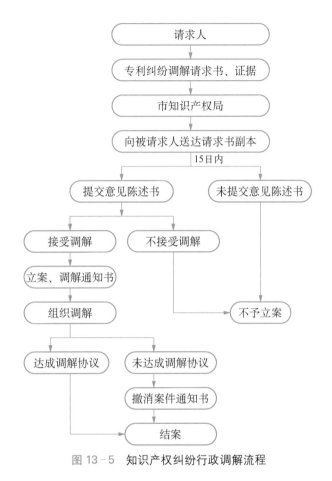

图 13-5　知识产权纠纷行政调解流程

五、知识产权维权援助

1. 知识产权维权援助内容

知识产权维权援助是指由国家知识产权局批准设立的有关知识产权维权援助机构(全国热线电话12330)为知识产权当事人实施知识产权维权活动所提供的公益性服务。知识产权维权援助内容包括:①组织提供有关知识产权的法律法规、申请授权的程序与法律状态、纠纷处理和诉讼咨询及推介服务机构等服务;②组织提供知识产权侵权判定及赔偿额估算的参考意见;③为具有较大影响的涉外知识产权纠纷以及无能力支付纠纷处理和诉讼费用的中国当事人提供一定的经费资助;④协调有关机构,研究促进重大涉外知识产权纠纷与争端合理解决的方案;⑤对疑难知识产权案件、滥用知识产权和不侵权诉讼的案件,组织研讨论证并提供咨询意见;⑥为重大的研发、经贸、投资和技术转移活动组织提供知识产权分析论证和知识产权预警服务;⑦对大型体育赛事、文化活动、展会、博览会和海关知识产权保护事项,组织提供快捷的法律状态查询及侵权判定等服务。

2. 知识产权维权援助程序

知识产权维权援助程序如图 13-6 所示。

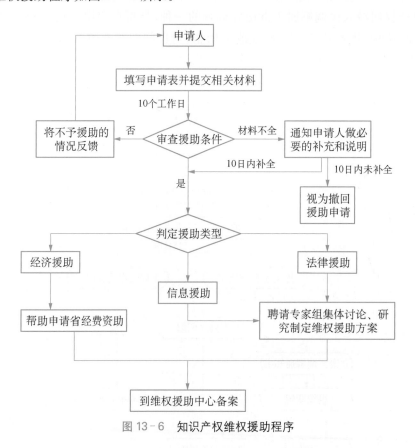

图 13-6　知识产权维权援助程序

第五节　知识产权管理

一、知识产权评估运用

知识产权是一种无形资产。知识产权评估是指知识产权评估机构的注册资产评估师依据相关法律、法规和资产评估准则，对知识产权评估对象在评估基准日特定目的下的知识产权价值进行分析、估算并发表专业意见的行为和过程。简单地说，知识产权评估是指运用适当的技术程序和行为规范，对知识产权的货币价值做出界定。知识产权评估属于企事业单位资产评估的范畴，它是用来确定知识产权现在的价值和通过未来的效应所得到的价值。一般来说，在下列情况下企事业单位应对知识产权进行评估：在进行知识产权转让或者进行知识产权许可贸易时；在以知识产权资产参股时；在企业进行股份制改造、企业合并、破产清偿、涉及产权变更时；用知识产权进行质押贷款时；用知识产权增加注册资本数额时；在确定法律诉讼赔偿金数额时；在选择知识产权标的时；在吸引风险投资、遗产分割、奖励职务发明人时；在分享委托项目知识产权成果、专利申请权和其他利益时；在确立研发设计选题、规划知识产权检索和部署策略、开展市场布局、进行广告宣传时，企业都应该进行知识产权评估。需要强调的是，在评估专利过程中需要注意以下因素：①专利技术的进步程度；②专利是属于基础专利还是从属专利；③专利的法律状况；④专利的经济寿命；⑤专利是否涉及侵权纠纷或其他诉讼纠纷。

二、职务发明奖酬激励

职务发明奖酬制度是职务发明奖励制度与职务发明报酬制度的统称,俗称"一奖两酬"制度。"一奖"是指职务发明创造被授予专利权时,单位应当依据法律法规的明确规定给予职务发明人或设计人奖励;"两酬"是指职务发明创造专利实施后,单位应当根据其推广应用的范围和取得的经济效益,从实施发明创造所获得的利润中提取一部分作为报酬、从转让或者许可他人实施其专利所收取的转让费或者使用费中提取一部分作为报酬给予发明人或者设计人。我国现行《专利法实施细则》对职务发明创造的发明人或者设计人的奖励和报酬具体规定包括:①被授予专利权的单位可以与发明人、设计人约定或者在其依法制定的规章制度中规定奖励、报酬的方式和数额。②被授予专利权的单位未与发明人、设计人约定也未在其依法制定的规章制度中规定奖励的方式和数额的,应当自专利权公告之日起3个月内发给发明人或者设计人奖金。一项发明专利的奖金最低不少于 3 000 元;一项实用新型专利或者外观设计专利的奖金最低不少于 1 000 元。由于发明人或者设计人的建议被其所属单位采纳而完成的发明创造,被授予专利权的单位应当从优发给奖金。③被授予专利权的单位未与发明人、设计人约定也未在其依法制定的规章制度中规定报酬的方式和数额的,在专利权有效期限内,实施发明创造专利后,每年应当从实施该项发明或者实用新型专利的营业利润中提取不低于 2% 或者从实施该项外观设计专利的营业利润中提取不低于 0.2%,作为报酬给予发明人或者设计人,或者参照上述比例,给予发明人或者设计人一次性报酬;被授予专利权的单位许可其他单位或者个人实施其专利的,应当从收取的使用费中提取不低于 10%,作为报酬给予发明人或者设计人。

2012 年 11 月 26 日,国家知识产权局、教育部、科学技术部、工业和信息化部、财政部、人力资源和社会保障部、农业部、国务院国有资产监督管理委员会、国家税务总局、国家工商行政管理总局、国家版权局、国家林业局、解放军总装备部联合印发了《关于进一步加强职务发明人合法权益保护促进知识产权运用实施的若干意见》。该意见提出,国有企事业单位和军队单位应当建立发明创造报告制度,明确研发过程中尤其是形成发明创造后单位与发明人之间的权利、义务与责任,及时确定发明创造的权益归属;应当建立职务发明的知识产权管理制度,设立专门机构或者指定专门人员负责知识产权管理工作;应当依法建立和完善职务发明的奖励和报酬规章制度,遵循精神激励和物质奖励相结合的原则,明确职务发明奖励、报酬的条件、程序、方式和数额。该意见重点就鼓励职务发明人参与职务发明及其知识产权的运用与实施提出:①鼓励单位与发明人约定发明创造的知识产权归属。对于利用本单位物质技术条件完成的发明创造,除法律、行政法规另有规定的以外,单位可以与发明人约定由双方共同申请和享有专利权或者相关知识产权,或者由发明人申请并享有专利权或者相关知识产权、单位享有免费实施权。发明创造获得知识产权后,单位和发明人按照约定行使权利、履行义务。②支持职务发明人受让单位拟放弃的知识产权。国家设立的高等院校、科研院所拟放弃其享有的专利权或者其他相关知识产权的,应当在放弃前一个月内通知职务发明人。职务发明人愿意受让的,可以通过与单位协商,有偿或者无偿获得该专利权或者相关知识产权。单位应当积极协助办理权利转让手续。③鼓励职务发明人积极参与知识产权的运用与实施。国家设立的高等院校、科研院所就职务发明获得知识产权后,无正当理由两年内未能运用实施的,职务发明人经与单位协商约定可以自行运用实施。职务发明人因此获得的收益,应当按照约定以适当比例返还单位。④保障职务发明人在专利文件以及各类相关文件中的署名权。署名权是发明人的精神权利,受法律保护。只有对职务发明的实质性特点做出创造性贡献的人员才享有在专利文件以及各类相关文件上的署名权。未对职务发明的实质性特点做出创造性贡献,只负责组织工作的人员、为物质技术条件的利用提供方便的人员或者从事其他辅助工作的人员,不应作为发明人署名。⑤提高职务发明的报酬比例。在未与职务发明人约定也未在单位规章制度中规定报酬的情形下,国有企事业单位和军队单位自行实施其发明专利权的,给予全体职务发明人的报酬总额不低于实施该发明专利的营业利润的 3%;转让、许可他人实施发明专利权或者以发明专利权出资入股的,给予全体职务发明人的报酬总额不低于转让费、许可费或者出资比例的 20%。国有企事业单位和军队单位拥有的其他知识产权可以参照上述比例办理。⑥合理确定职务发明的报酬数额。单位应当建立职务发明的报酬核算机制。在核算报酬数额时,应当考虑每项职务发明对整个产品或者工艺经济效益的贡献,以及每位职务发明人对每项职务发明的贡献等因素。因单位经营策略或者发展模式的需要而低价、无偿转让或者许可他人实施职务发明专利或者相关知识产权时,应当参照相关技术的市场价格,合理确定对职务发明人的报酬数额。⑦及时给予职务发明人奖励和报酬。除与职务发明人另有约定的以外,单位应当在公告授予专利权或者其他相关知识产权之日起三个月内发放奖金;单位许可他人实施或者转让知识产权的,应当在许可费、转让费到账后三个月内支付报酬;单位自行实施专利或者其他相关知识产权且以现金形式逐年支付报酬的,应当在每个会计年度结束后三个月内支付报酬。以股权形式支付报酬的,应当按法律法规和单位规章制度的规定予以分红。单位应当在自行实施知识产权之日或者许可合同、转让合同生效之日起的合理期限内,将自行实施、许可他人实施或者转让知识产权等有关情况通报给相关的职务发明人。⑧保障特定情形下职务发明人获得奖励和报酬的权利。职务发明人与原单位解除或者终止劳动关系或者人事关系后,除与原单位另有约定外,其从原单位获得奖励和报酬的权利不变;职务发明人去世的,其获得奖金和报酬的权利由继承人继承。

三、专利技术合同管理

技术合同是当事人就技术开发、转让、咨询或者服务订立的确立相互之间权利和义务的合同,其中专利技术合同是企事业单位在科研工作中常常涉及较多的一类技术合同。专利类技术合同主要有专利代理合同、专利申请权转让合同、专利权转让合同以及专利实施许可合同。

1. 专利代理合同

专利代理是指专利代理机构接受委托人的委托,以委托人的名义,在委托人授权范围内,为委托人办理专利申请或者其他专利事务,其法律后果由委托人承担的法律制度。依据我国的法律规定,在专利代理中,接受委托的只能是专利代理机构,不能是专利代理人,专利代理人只能以其所在的专利代理机构的名义接受专利代理委托业务。专利代理合同是指专利代理机构接受委托人的委托为委托人办理专利申请或者办理其他专利事务并向委托人收取代理费用的合同。专利代理合同一般应当包括下列内容:委托人和代理人的名称或姓名、地址、法定代表人姓名、联系方式;委托代理的具体事项;委托人的权利和义务;代理人的代理权限;代理费用的数额以及支付方式;其他需要规定的事宜等。在专利代理实践中,大多数专利代理合同纠纷往往源于代理费用的争议,因此在确定专利代理费用时,需要考虑以下因素:是否有加急事项;是否需要专利代理机构做协助工作,比如制作附图、检索专利新颖性等;专利申请文件、起诉状、答辩状的难易程度;支付代理费方式,即一次性支付或者按代理进度支付。

2. 专利申请权转让合同

专利申请权转让合同是转让方将他特定的发明创造申请专利的权利移交给受让方,受让方为此支付约定的价款而订立的合同。专利申请权转让合同属技术转让合同的一种。签订专利申请权转让合同,应着重注意以下问题:

(1) 我国《专利法》对确定专利申请权的归属有如下规定:执行本单位的任务或者主要是利用本单位的物质条件所完成的职务发明创造,申请专利的权利属于该单位;非职务发明创造,申请专利的权利属于发明人或设计人。在中国境内的外资企业和中外合资企业的工作人员完成的职务发明创造,申请专利的权利属于该单位,非职务发明创造,申请专利的权利属于发明人或设计人。两个以上单位协助或者一个单位接受其他单位委托的研究、设计任务所完成的创造发明,除另有协议外,申请专利的权利属完成或共同完成的单位。两个以上的申请人分别就同样的发明创造申请权利的,专利权授予最先申请者。

（2）专利申请权的转让，原则上是自由的，但中国单位或个人向外国人转让专利申请权或者专利权的，必须经国务院有关主管部门批准。

（3）专利申请权转让合同应采书面形式，经国务院专利行政部门登记和公告后生效。

（4）订阅合同前，转让方已经实施该发明创造的，除合同另有约定外，转让方应在合同生效后停止实施。

（5）合同不影响转让方在合同成立前与他人订立的非专利技术转让合同的效力。除合同另有约定外，原非专利技术转让合同约定的原转让方的权利和义务转由专利申请权转让合同的受让方承担。

（6）专利申请权转让合同的受让方就该发明创造申请专利被驳回的，无权要求转让方返还价款，但转让方侵害他人专利权或专利申请权的情况除外。完整的专利申请权转让合同一般包括下列内容：签订合同的理由和目的；转让方向受让方交付资料；交付资料的时间、地点及方式；专利申请的实施和实施许可的情况及处置办法；转让费及支付方式；专利申请权转让方、受让方的义务和责任（包括对技术的保密要求）；优先权的处理办法；专利申请被驳回的责任；过渡期条款；违约及索赔；争议的解决办法等。

3. 专利权转让合同

专利权转让合同是指专利权人作为转让人将其发明创造专利的所有权或者持有权移交受让人，受让人支付约定价款所订立的合同。签订专利权转让合同应注意以下事项：

（1）主体资格的审查。对共有专利权，未经其他共有人同意，任何共有人无权转让共有的专利权，只能转让其共有的份额；中国单位或者个人向外国人转让专利，必须经国务院有关主管部门批准。

（2）专利权转让合同内容。一般应当具有下列条款：项目名称；发明创造名称和内容；专利申请日、专利号和专利权的有效期限；专利权转让方、受让方的义务和责任；专利实施和实施许可的情况；技术情报和资料的清单；价款及其支付方式；违约金或者损失赔偿额的计算方法；争议的解决办法等等。

（3）专利权转让合同当事人的义务。转让人的主要义务一般是：保证自己是所转让专利的专利权人；按照合同的约定，将专利权移交受让人所有或者持有，并保证该项专利权的真实、完整、有效；按照合同的约定，办理专利权转移手续，交付与转让的专利有关的技术资料等材料，并向受让人提供必要的技术指导；遵守保密义务；承担受让人按照约定实施专利，侵害他人合法权益的责任。受让人的主要义务是：按照合同的约定，向让与人支付约定的价款；保证对专利权的使用不侵害转让人的其他权利；三是承担保密义务。

（4）专利权转让合同当事人的责任。专利权转让合同依法成立后，双方当事人都受合同效力的约束，接受双方当事人的监督，但在合同实际履行过程中，双方当事人往往会发生违反合同约定的行为。①专利权转让人有下列行为构成违约：未按合同约定转让技术或者未按合同约定全部转让技术；实施专利超越合同约定的范围，违反合同约定或擅自允许第三人实施转让的专利，并收取费用；延迟履行合同，延期办理转让手续；受让人按照合同约定实施专利侵害他人的合法权益；合同签订时，该项专利权已被宣告无效或者专利权有效期限届满。②专利权受让方有下列行为构成违约：不按合同约定支付使用费；超越合同约定的范围，未经转让人同意，擅自许可第三人实施该项专利等。

4. 专利实施许可合同

专利实施许可合同是指专利权人或者其授权的人作为转让人许可受让人在约定的范围内实施专利，受让人支付约定的使用费所订立的合同。

（1）主体资格的审查。专利实施许可合同的让与人包括合法的专利权人、专利申请人或者其他权利人；经专利权人特别授权的一方也可以作为让与人对第三方许可；一项专利或专利申请有两个以上的共同专利权人或者专利申请人的，让与人应当为全体专利权人或专利申请人。

（2）专利实施许可合同内容。一般应当具有下列条款：专利技术的内容和专利的实施方式；实施许可合同的种类；实施许可合同的有效期限和地域范围；技术指导和技术服务条款；专利权瑕疵担保和保证条款;专利许可使用费用及其支付方式;违约责任以及违约金或者赔偿损失额的计算方法。除了上述内容外,还可以就当事人双方认为必要的其他事项进行约定。例如:不可抗力条款;专利技术改进成果的归属;争议的解决办法;关键名词和术语的解释。

(3)专利实施许可合同的形式。按照让与人出让专利使用权和受让人取得专利使用权的程度和范围,专利实施许可合同可分为如下形式:①独占实施许可合同,是指受让人在合同约定的时间和地域范围内,以合同约定的使用方式对专利进行独占性实施,从而排斥包括让与人在内的一切人实施该项专利。②排他实施许可合同,是指受让人在合同约定的时间和地域范围内以合同约定的使用方式享有对某项专利的排他性实施权,让与人可自行实施该项专利,但不得再许可任何第三方实施该项专利。③普通实施许可合同,是指受让人根据让与人的授权在合同约定的时间和地域范围内,按合同约定的使用方式实施该专利,同时让与人保留了自己在同一地域和时间实施该专利以及许可第三人实施该专利的权利。④相互交换实施许可合同,是指合同双方就相互允许使用彼此的专利而订立的协议,也称交叉实施许可合同。⑤分实施许可合同,如果让与人允许受让人就同一专利再与第三人订立许可合同,由第三人在合同约定的期限和地域范围内实施该项专利,则受让人与第三人签订的后一种实施许可合同就是分实施许可合同。

(4)专利实施许可合同当事人的义务。让与人的主要义务一般是:保证自己是所提供的专利技术的合法拥有人,并且保证所提供的专利技术完整、无误、有效;按照合同的约定,许可受让人实施专利,交付实施专利有关的技术资料,提供必要的技术指导;承担保密义务;根据许可种类的不同,履行必要的相应的义务。受让人的主要义务一般是:按照合同的约定,支付价款;按照合同约定的范围、方式、期限等实施专利技术;未经让与人同意,不得许可合同约定以外的第三人实施该项专利技术;承担保密义务。

(5)专利实施许可合同当事人的责任。①让与人的责任:未按照合同约定转让专利技术,应当返还部分或者全部使用费,并且承担违约责任;使用专利技术超越约定的范围,违反约定擅自许可第三人使用该项专利技术,应当停止违约行为,承担违约责任;违反约定的保密义务,承担违约责任;承担受让人按照约定使用专利技术侵害他人合法权益的责任。②受让人的责任:未按照合同约定支付使用费,应当补交使用费并按照约定支付违约金;不补交使用费或者支付违约金的,应当停止使用专利技术,交还技术资料,承担违约责任;使用专利技术超越约定范围,未经让与人同意擅自许可第三人使用该专利技术的,应当停止违约行为,承担违约责任;违反约定的保密义务的,应当承担违约责任。

四、知识产权质押融资

知识产权质押融资是指知识产权权利人以合法拥有的专利权、注册商标专用权、著作权等知识产权中的财产权为质押标的物出质,经评估作价后向银行等融资机构获取资金,并按期偿还资金本息的一种融资行为。知识产权质押是有别于传统的以不动产作为抵押物向金融机构申请贷款的一种相对新型的融资方式。知识产权质押融资在欧美发达国家已经较为普遍,但在我国尚处于起步阶段。上海是国内较早启动知识产权质押融资工作的地区,上海市政府于2009年8月10日出台了促进知识产权质押融资工作的实施意见,从完善上海市知识产权质押融资服务平台、开展知识产权资产评估工作、创新知识产权质押融资方式、培育知识产权质押物流转市场体系、形成知识产权质押融资风险多方分担机制、健全知识产权质押融资保障机制等方面提出了上海开展知识产权质押融资工作的具体措施。目前我国知识产权质押融资的模式主要有三种:一是北京模式即"银行+企业专利权/商标专用权质押"的直接质押融资模式;二是浦东模式即"银行+政府基金担保+专利权反担保"的间接质押融资模式;三是武汉模式即在借鉴"北京模式"、"浦东模式"的基础上推出的"银行+科技担保公司+专利权反担保"的混合质押融资模式。

1. 知识产权质押合同的签订

知识产权包含财产权和人身权,其中人身权具有不可转让性故不能质押,而商标专用权、著作权和专利权中的财产权可以质押。我国现行《担保法》规定,以依法可以转让的商标专用权,专利权、著作权中的财产权出质的,出质人与质权人应当订立书面合同,并向其管理部门办理出质登记。

(1)专利权质押合同内容。主要包括出质人、质权人以及代理人或联系人的姓名(名称)、通讯地址;被担保的主债权种类;债务人履行债务的期限;专利件数以及每项专利的名称、专利号、申请日、颁证日;质押担保的范围;质押的金额与支付方式;对质押期间进行专利权转让或实施许可的约定;质押期间维持专利权有效的约定;出现专利纠纷时出质人的责任;质押期间专利权被撤销或被宣告无效时的处理;违约及索赔;争议的解决办法;质押期满债务的清偿方式;当事人认为需要约定的其他事项;合同签订日期,签名盖章等。

(2)商标专用权质押合同内容。主要包括出质人的名称、住所,质权人的名称、住所;质押的原因和目的;出质的商标专有权;质押的期限;出质的商标专有权的价值(商标评审机构出具的评审报告);质押期间有关商标权转让或许可的约定;违约责任;争议的解决途径等。

(3)著作权质押合同内容。主要包括质人的名称、住所,质权人的名称、住所;质押的原因和目的;著作权的种类、名称;著作权的法律状况;被担保的债权的数额;债务人履行债务的期限;质押担保的范围和期限;违约责任;争议的解决途径等。

2. 知识产权质押合同的登记

根据我国现行《担保法》有关规定,以依法可以转让的商标专用权,专利权、著作权中的财产权出质的,出质人与质权人应当订立书面合同,并向其管理部门办理出质登记,质押合同自登记之日起生效。

(1)专利权质押合同登记。专利权质押合同的管理机关是国家知识产权局专利局。出质人必须是合法专利权人。如果一项专利有两个以上的共同专利权人,则出质人为全体专利权人。全民所有制单位以专利权出质的,须经上级主管部门批准。中国单位或个人向外国人出质专利权的,须经国务院有关主管部门批准。办理涉外专利权质押合同登记的,应当委托涉外专利代理机构代理。申请办理专利权质押合同登记的当事人应当向国家知识产权局专利局寄交或面交下列文件:①《专利权质押合同登记申请表》;②主合同和专利权质押合同;③出质人的合法身份证明;④委托书及代理人的身份证明;⑤专利权的有效证明;⑥专利权出质前的实施及许可情况;⑦上级主管部门或国务院有关主管部门的批准文件等。国家知识产权局专利局自受理日起15日内做出审查决定。经审查合格的专利权质押合同准予登记,并向当事人发送《专利权质押合同登记通知书》;经审查不合格或逾期不补正的,不予登记,并向当事人发送《专利权质押合同不予登记通知书》,同时国家知识产权局专利局设立《专利权质押合同登记簿》,供公众查阅。

(2)商标权质押合同登记。商标权质押合同的当事人应当向国家工商行政管理总局商标局提出登记申请,商标专用权质押登记的申请人应当是商标专用权质押合同的出质人与质权人。登记时需要提交以下资料:①《商标专用权质押登记申请书》;②出质人及质权人企业营业执照复印件;③质押合同副本;④质押商标《商标注册证》复印件;⑤委托代理人办理登记的,应当提交被代理人的委托书等。国家工商行政管理总局商标局在受理登记申请之日起5个工作日内,做出是否予以登记的决定;符合登记条件的,发给《商标专用权质押登记证》。商标专用权质押合同自登记之日起生效。

(3)著作权质押合同登记。著作权质押合同的出质人与质权人必须共同向国家版权局指定专门机构申请办理登记(出质人或质权人中任何一方持对方委托书亦可申请办理登记)。申请办理登记时应提供下列文件:①《著作权质押合同登记申请表》;②出质人、质权人合法身份证明或法人注册登记证明;③主合同及著作权质押合同;④作品权利证明;⑤以共同著作权出质的,需有共同著作权人的书面协议;⑥向外国人质押计算机软件著作权中的财产权的,需有国务院有关主管部门的批准文件;⑦授权委托书及被委托人合法身份证明;⑧著作权出质前该著作权的授权使用情况证明文件等。登记机关在收到申请人齐备的申请文件之日起10个工作日内完成对申请文件的审查。经审查符合规定的质押合同,登记机关予以登记,并颁发《著作权质押合同登记证》,同时将登记情况编入著作权质押合同登记文献,供公众查阅。

第十四章

医学科技奖

第一节　医学科技奖概况

一、医学科技奖励的目的和意义

科技奖励制度是我国科技政策的一个重要组成部分,是科技评价的一种具体体现方式。医学科技奖设立的目的是为了奖励在医学科学技术进步活动中,做出突出贡献的个人和组织,从而调动科学技术工作者的积极性和创造性,加速科学技术事业的发展,提升人民健康水平和生活质量,提高国家综合实力。

科学技术是第一生产力,人才资源是第一资源。医学科技奖的设立一方面可激励医学科学研究、生物医药技术开发与经济发展、社会需求相结合,促进医学科技成果转化为现实生产力,促进国家创新体系建设;另一方面,还可营造鼓励创新的社会舆论大环境,获奖者所在单位、实验室的研究工作将吸引到更多的资金和年轻的研究人员,进一步催生青年科学家、临床一线创新人才和科技领军人才等。

二、医学科技奖基本概要

医学科技奖励有来自政府、社会及国外的科技奖励。不同渠道的奖励均有相应的设立机构和管理部门,制订有配套的奖励管理办法和实施细则,奖项名称、奖项等级、授予人数及奖金额度等有相对固定的设置;对获提名人的基本条件、成果影响领域和贡献程度、成果完成年限或应用实施效果等会划定有范围;对成果奖推荐单位或个人的资质、申报材料的要求、评审原则和实施程序等也有严谨的规定。科技奖励形式主要是公开表彰、颁发荣誉证书和奖金,我国官方科技奖励主要是实行"精神奖励与物质奖励相结合""精神奖励为主,物质奖励为辅"的原则。

医学科技奖励是广大生命与医学科技工作者科研能力和科研成果获得社会高度认可的主要表彰方式。奖励制度的核心机制是科技评价,科学合理的奖项设置、奖励力度、奖励结构、评价标准和评审办法等科技评价机制是实现科技奖励设立目的的保障。奖项评选遵循公平、公开、公正原则,获奖候选人应具有良好的学风和科学道德,研究成果应具有重大突破性进展,对人类健康和社会发展有杰出贡献,推进了医学科学技术发展,在国际学术界享有重大影响力。对基础研究成果的评选,多数是依据其学术价值或对科技发展所起的推动作用进行评定;对应用性研究成果的评选,主要是考察其实际应用效果和推广情况。国家级科技奖励由指定的行政主管部门负责组织评选活动,社会力量设立的面向社会的科学技术奖,由公认的学术组织和学术团体承担。

三、国内外医学科技奖设立概况

1. 我国政府科技奖励

(1)国家科学技术奖。我国目前实施的《国家科学技术奖励条例》设立有国家最高科学技术奖、国家自然科学奖、国家技术发明奖、国家科学技术进步奖和中华人民共和国国际科学技术合作奖五个奖项。其中,国家最高科学技术奖、中华人民共和国国际科学技术合作奖不分等级,国家自然科学奖、国家技术发明奖、国家科学技术进步奖分为一等奖、二等奖两个等级。对做出特别重大科学发现或者技术发明的公民,对完成具有特别重大意义的科学技术工程、计划、项目等做出突出贡献的公民、组织,可以授予特等奖。国家自然科学奖、国家技术发明奖、国家科学技术进步奖每年奖励项目总数不超过 400 项。

① 国家最高科学技术奖。授予对象是在当代科学技术前沿取得重大突破或者在科学技术发展中有卓越建树的,在科学技术创新、科学技术成果转化和高技术产业化中,创造巨大经济效益或者社会效益的科学技术工作者。国家最高科学技术奖每年授予人数不超过 2 名。

② 国家自然科学奖。授予在基础研究和应用基础研究中阐明自然现象、特征和规律,做出重大科学发现的公民。所谓重大科学发现是指前人尚未发现或者尚未阐明,具有重大科学价值,得到国内外自然科学界公认。

③ 国家技术发明奖。授予运用科学技术知识做出产品、工艺、材料及其系统等重大技术发明的公民。所谓重大技术发明是指前人尚未发明或者尚未公开,具有先进性和创造性,发明实施后创造了显著经济效益或者社会效益。

④ 国家科学技术进步奖。授予在应用推广先进科学技术成果,完成重大科学技术工程、计划、项目等方面,做出突出贡献的公民、组织。即在实施技术开发项目中,完成重大科学技术创新、科学技术成果转化,创造显著经济效益的公民或组织;在实施社会公益项目中,长期从事科学技术基础性工作和社会公益性科学技术事业,经过实践检验,创造显著社会效益的公民或组织;或在实施国家安全项目中,为推进国防现代化建设、保障国家安全做出重大科学技术贡献的公民或组织;或在实施重大工程项目中,保障工程达到国际先进水平的组织。

⑤ 中华人民共和国国际科学技术合作奖。授予对中国科学技术事业做出重要贡献的外国人或者外国组织,即同中国的公民或者组织合作研究、开发,取得重大科学技术成果的;或向中国的公民或者组织传授先进科学技术、培养人才,成效特别显著的;为促进中国与外国的国际科学技术交流与合作,做出重要贡献的外国个人或组织。

国家科学技术奖每年评审一次,由国务院国家科学技术奖励工作办公室负责组织工作,设立国家科学技术奖励委员会并聘请有关方面的专家、学者组成评审委员会负责评审工作。奖项候选人须由符合规定的单位推荐或专家推荐,包括省、自治区、直辖市人民政府,国务院有关组成部门、直属机构,中国人民解放军各总部,或经国务院科学技术行政部门认定的其他单位和科学技术专家。推荐国家自然科学奖项目提供的主要论文论著应当公开发表满三年及以上,技术发明奖和科学技术进步奖项目应当完成整体技术应用满三年及以上;列入国家或省部级计划、基金支持的项目,应当在项目整体验收通过后推荐。

(2)省、部级科技奖励。根据《国家科学技术奖励条例》《省、部级科学技术奖励管理办法》,我国省、直辖市人民政府一方面为了促进本省市科学技术发展,另一方面为了接轨国家科技奖,也设立有省部级科学技术奖,每年进行评选,获奖项目也成为获推荐国家科学技术奖的优先项目。我们以上海市科学技术奖为例,上海市科学技术奖由上海市人民政府设立,根据《上海市科学技术进步条例》,制订有《上海市科学技术奖励规定》和《上海市科学技术奖励规定实施细则》。

上海市市人民政府设立科学技术奖励委员会负责上海市科学技术奖励工作的指导和管理,审定上海市科学技术奖的获奖个人和组织。奖励委员会组成人选由市科学技术行政部门提出,报市人民政府批准。市科学技术奖励管理办公室(以下简称奖励办公室)为奖励委员会的办事机构,设在市科学技术行政部门,负责上海市科学技术奖励的日常管理工作。

上海市科学技术奖包括科技功臣奖、青年科技杰出贡献奖、自然科学奖、技术发明奖、科技进步奖和国际科技合作奖六个类别。科技功臣奖每两年评审一次,每次授予人数不超过 2 名。青年科技杰出贡献奖每两年评审一次,每次授予人数不超过 10 名。自然科学奖、技术发明奖、科技进步奖、国际科技合作奖每年评审一次。自然科学奖、技术发明奖、科技进步奖各分为一等奖、二等奖、三等奖三个等级,对做出突出贡献的公民、组织,可以授予特等奖。

自然科学奖、技术发明奖、科技进步奖、国际科技合作奖的授予条件基本参照了国家科技奖同类奖项(在此不再列出),上海科学技术奖科技功臣奖授予以下科学技术工作者:

① 在当代科学技术前沿取得重大突破或者在科学技术发展中有卓著贡献的。

② 在科技创新、科技成果转化和高技术产业化中,创造巨大经济效益或者社会效益的。

上海科学技术奖青年科技杰出贡献奖授予申请当年 1 月 1 日未满 45 周岁,且符合以下条件之一的科学技术工作者:

① 基础研究类:在自然科学基础研究方面取得重大科学发现的;

② 技术开发与产业化类:在应用技术研究和产业化开发中取得重大发明创造或者关键技术突破,或者在科学技术普及中做出突出贡献的;

③ 企业创新创业类:在本市高新技术企业创新创业中做出突出贡献,并创造显著经济效益或者社会效益的。

上海市科学技术奖的候选个人、组织由各区、县人民政府,市政府各委、办、局,经市科学技术行政部门认定的具备推荐资格的其他单位和专家推荐。候选个人、组织填写统一格式的推荐书,提供真实、可靠的评价材料,经推荐单位上报奖励办公室。奖励办公室负责对推荐的上海市科学技术奖候选对象进行初步审核,对符合条件的候选对象按学科、专业进行分类,分别组织不同的专业评审组对候选对象进行评审。专业评审组提出奖项等级,并形成专业评审组评审意见。经专业评审形成评审意见后,由奖励办公室通过媒体进行公示,最后由市人民政府对获奖的公民、组织颁发证书和奖金,并在《上海市人民政府公报》上公布获奖名单。

2. 我国社会组织科技奖励

社会力量设奖是指国家机构以外的社会组织或者个人利用非国家财政性经费,在中华人民共和国境内面向社会设立的经常性的科学技术奖。其同样是为表彰个人、组织在科学研究、技术创新与开发、科技成果推广应用、实现高新技术产业化、科学技术普及等方面取得成果或者做出贡献而设立和开展的奖励活动。具有一定社会知晓度和业内公认度的、与医学相关的科技奖项主要有中华医学科技奖、何梁何利基金科学与技术奖、谈家桢生命科学奖、吴阶平-保罗·杨森医学药学奖、中国抗癌协会科技奖和树兰医学奖等。

(1)中华医学科技奖。授予在基础医学、临床医学、预防医学与卫生学、药学、中医中药学等领域,为防治疾病、提高人民健康水平做出突出贡献的科技工作者和单位。贡献领域包括在医学科学基础研究和应用基础研究中阐明自然现象、特征和规律,获得重要发现;或运用科学技术知识研制出产品、工艺、材料及其系统等重要医学技术发明;或完成医学科学技术创新,应用推广先进科学技术成果,完成重要医学科学技术工程、计划、项目等。中华医学科技奖设一等奖、二等奖、三等奖三个等级,卫生管理奖、医学科普奖和国际科学技术合作奖不分等级,每年评审一次。由高等学校,省部级卫生主管部门所属医疗、科研和预防机构,及中国科学院院士、中国工程院院士推荐限额择优推荐,对中国医学科学技术发展做出重要贡献的外国人或外国组织可获推荐。成果代表性论著发表及技术标准项目正式颁布并实施须达两年以上。

（2）中国抗癌协会科技奖。是经国家科学技术部批准的肿瘤医学领域的科学技术奖励。中国抗癌协会科技奖授予应用先进科学技术成果，在肿瘤防治医学等方面做出突出贡献的我国医学科技工作者和单位。采取专业评审组初评、评审委员会终评和领导小组审定、协会批准的三级评审制方法。协会科技奖设立一、二、三等奖3个等级，奖励项目总数一般为30项。候选人实行限额推荐的受理办法，由中国抗癌协会专业委员会、省、自治区、直辖市抗癌协会、医学会，省部级所属肿瘤医疗、研究机构及相关大专院校等，或人民解放军各总部、武警总部所属医疗单位推荐。

（3）何梁何利基金科学与技术奖。由何善衡慈善基金会有限公司、梁銶琚博士、何添博士、利国伟博士之伟伦基金有限公司捐款成立，用于奖励和资助致力于推进中国科学技术取得成就及进步与创新的中华人民共和国公民。设有"何梁何利基金科学与技术成就奖""何梁何利基金科学与技术进步奖"和"何梁何利基金科学与技术创新奖"。何梁何利基金科学与技术成就奖名额不超过5名，何梁何利基金科学与技术进步奖、何梁何利基金科学与技术创新奖总数不超过65名。获奖候选人须由评选委员会选定的、在科学技术领域具有一定资格的专家（包括海外学者）以书面形式推荐，每年评奖一次。

（4）谈家桢生命科学奖。是由国家科技部批准、联合基因集团出资设立、上海市生物医药行业协会承办并负责组织评选。设"谈家桢生命科学成就奖"2名和"谈家桢生命科学创新奖"10名，每年评奖一次。主要表彰奖励在中华人民共和国境内从事生命科学事业做出成就的科学家、教授，以及取得创新研究成果的青年学者；对生命科学科技成果产业化过程有突出贡献的人士。"谈家桢生命科学成就奖"为成就奖，同一人只授一次，申报人选没有年龄限制；"谈家桢生命科学创新奖"奖励中青年生命科学科技工作者，获奖者申报奖励时必须50周岁以下。

（5）吴阶平-保罗·杨森医学药学奖。简称吴杨奖，由西安杨森制药有限公司与国家卫生计生委国际交流与合作中心联合设立，旨在表彰、奖励在基础医学、临床医学、药学和公共卫生领域努力钻研，并做出突出贡献的优秀中青年医药卫生工作者（60岁以下（含），特殊贡献奖不受年龄限制）。设4个评奖领域，包括基础医学领域、临床医学领域、药学领域和公共卫生领域。其中基础医学领域不多于2名获奖人，临床医学领域不多于6名获奖人，药学领域不多于2名获奖人，公共卫生领域不多于2名获奖人，共计不多于12名获奖人；特殊贡献奖1名，不限年龄，不限专业领域，可空缺。每年评奖一次，吴杨奖候选人可通过自主申请或独立推荐、评审公示等环节产生。

（6）树兰医学奖。是由树森·兰娟院士人才基金理事会设立，重点奖励在医学领域中取得突破性创新成果的中国国籍的（含港、澳、台地区）杰出科技人才。委托中华医学会协助进行评审，每年评审奖励一次，包括树兰医学奖、树兰医学青年奖等奖励内容。提名人至少具备以下一项条件：基金理事会顾问、理事长、常务理事；中国工程院院士（医药卫生学部）；中国科学院院士（生命科学和医学学部）；国家级医学学（协）会会长（理事长）、副会长（副理事长）及有关专科分会主任委员；国家自然科学基金委员会主任、副主任。被提名人要求当年12月31日前不超过45周岁。

3. 国外设立的科技奖励

（1）诺贝尔生理或医学奖（Nobel Prize in Physiology or Medicine）。诺贝尔奖分设物理、化学、生理或医学、文学、和平及经济学六个奖项，是根据已故的瑞典化学家阿尔弗雷德·伯哈德·诺贝尔（Alfred Bernhard Nobel）的遗嘱而设立的。诺贝尔生理或医学奖是颁给在医学和生理学界有最重大的发现的人，每年由瑞典首都斯德哥尔摩的医科大学卡罗琳学院负责评选。根据诺贝尔基金会的相关章程，评选由卡罗琳医学院诺贝尔委员会负责，由三至五名委员参加评议和推荐工作。卡罗琳医学院还建立有卡罗琳医学院诺贝尔学会，以便对奖金的执行过程，进行必要的调查，并以各种方式推行基金会的宗旨。学会下设生物化学学部、生理神经学部和细胞研究与遗传学学部。诺贝尔生理或医学奖获提名者不受任何国籍、民族、意识形态和宗教信仰的影响，评选的唯一标准是成就的大小。

2015年,中国中医科学院首席研究员、终身教授屠呦呦摘取了该奖项,成为中国医学界迄今为止获得的最高奖项,也是中医药成果获得的最高奖项,其获奖理由是"有关疟疾新疗法的发现"。

(2)拉斯克医学奖(Albert Lasker Medical Research Awards)。是美国最具声望的生物医学奖项。阿尔伯特·拉斯克医学研究奖是医学界仅次于诺贝尔奖的一项大奖,1946年,由美国慈善家阿尔伯特·拉斯克(Albert Lasker)及其夫人共同创立,旨在表彰医学领域做出突出贡献的科学家、医生和公共服务人员。美国纽约的阿尔伯特和玛丽·拉斯克基金会是拉斯克基金的管理机构,候选人无须自己申请,而是由美国和国际的专业团体提名,由25名来自世界各国的杰出科学家组成的评审委员会评选产生获奖者。拉斯克医学奖设有基础医学奖、临床医学奖、公众服务奖和特殊贡献奖四类,前两项授予科学家,其得奖者通常也是随后诺贝尔生理或医学奖的热门人选,该奖项在医学界素有"诺贝尔奖风向标"之称。

拉斯克临床医学研究奖于2008年更名为"拉斯克-狄贝基临床医学研究奖"(The Lasker-DeBakey Clinical Medical Research Award),授予在疾病的认识、诊断、预防、治疗和救护上做出突出贡献的个人。2011年,中国科学家屠呦呦获得了该奖项,获奖理由是"发现青蒿素——一种用于治疗疟疾的药物,挽救了全球特别是发展中国家的数百万人的生命"。

(3)生命科学突破奖(Breakthrough Prize in Life Sciences)。这是目前全世界在科学领域里的最高额奖金,由非营利组织"突破奖基金会"(Breakthrough Prize Foundation)负责评选和颁发,旨在通过表彰科学家来提升科学的受欢迎程度,提升公共的关注度。2012年起,俄罗斯的尤里·米尔纳(DST Global创始人)、美国的谢尔盖·布林(Google联合创始人)夫妇、马克·扎克伯格(Facebook联合创始人)夫妇和阿里巴巴集团创始人马云夫妇等人,陆续参加资助科学突破奖,每年评选一次,目前设立有基础物理学、生命科学和数学领域共8个奖项,其中数学和基础物理学各1个,生命科学6个,奖金均为300万美元,被称为"豪华版诺贝尔奖"。任何人都可以登录该基金会的网站推荐候选人,而此前的获奖者将担任评审员,评选未来的获奖者。该奖更为看重和强调基础性的发现,它一般是从近几年的科学研究中,评选出极具前景但技术价值可能还处于被证明阶段的突破研究,而是像诺贝尔奖往往是选出那些已经被证明了产生重要影响和巨大价值的研究。

生命科学奖发起者指出,该奖项的设立意在激励那些从事对抗癌症、糖尿病、帕金森和其他疾病,用新思想和技术推动基础科学研究,探索延长人类寿命方面取得突破性进步的科学家。

4. 科技成果产业化奖励

为了规范科技成果转化活动,同时能促进科技成果转化为现实生产力,推动经济建设和社会发展,2015年10月1日起,正式实施经全国人民代表大会常务委员会修正的《中华人民共和国促进科技成果转化法》。该法将科技成果与经济收益相结合,有利于促进科技工作者以应用为导向开展转化研究,通过产学研医资合作模式,以知识产权成果许可、转让、入股等形式,有效利用社会优势资源,促进生物医药科研成果的市场化应用。对于医务工作者来说,这一法律规定,为奋斗在临床一线的科研人员提供了获得更多物质上科技奖励的机会。进而加快我国实施创新驱动发展战略,有助于提高科技进步对经济增长的贡献率,促进经济建设和社会发展。

该法所称的科技成果是指通过科学研究与技术开发所产生的具有实用价值的成果;科技成果转化是指为提高生产力水平而对科技成果所进行的后续试验、开发、应用、推广直至形成新技术、新工艺、新材料、新产品,发展新产业等活动。科技成果持有者可以采用下列方式进行成果转化:

(1)自行投资实施转化。

(2)向他人转让该科技成果。

(3)许可他人使用该科技成果。

(4)以该科技成果作为合作条件,与他人共同实施转化。

(5)以该科技成果作价投资,折算股份或者出资比例。

（6）其他协商确定的方式。

职务科技成果即成果完成人是在执行研究开发机构、高等院校和企业等单位的工作任务，或者主要是利用上述单位的物质技术条件所完成的科技成果；该法明确了允许国家设立的研究开发机构、高等院校可通过本单位负责技术转移工作的机构或者委托独立的科技成果转化服务机构开展技术转移。对其持有的科技成果，可以自主决定转让、许可或者作价投资，但应当通过协议定价、在技术交易市场挂牌交易、拍卖等方式确定价格。完成人和参加人在不变更职务科技成果权属的前提下，可以根据与本单位的协议进行该项科技成果的转化，并享有协议规定的权益。

国家鼓励研究开发机构、高等院校与企业相结合，联合实施科技成果转化。职务科技成果转化后，由科技成果完成单位对完成、转化该项科技成果做出重要贡献的人员给予奖励和报酬。科技成果完成单位未规定、也未与科技人员约定奖励和报酬的方式和数额的，按照下列标准对完成、转化职务科技成果做出重要贡献的人员给予奖励和报酬：

（1）将该项职务科技成果转让、许可给他人实施的，从该项科技成果转让净收入或者许可净收入中提取不低于百分之五十的比例。

（2）利用该项职务科技成果作价投资的，从该项科技成果形成的股份或者出资比例中提取不低于百分之五十的比例。

（3）将该项职务科技成果自行实施或者与他人合作实施的，应当在实施转化成功投产后连续三至五年，每年从实施该项科技成果的营业利润中提取不低于百分之五的比例。

第二节　科技奖励申报

一、前期工作基础

1. 项目验收及成果鉴定

计划内获得科研经费资助的科研项目，在项目合同书规定的完成时间前需进行项目验收，由项目负责人按项目立项单位的要求，向其提交验收申请及验收材料，一般包括：

（1）项目原实施计划书。

（2）项目合同书。

（3）项目验收申请表。

（4）项目验收证书。

（5）项目研究总报告。

（6）项目经费决算表（或指定的会计事务所出具的项目财务审计报告）。

（7）有动物实验的科研项目，提交《实验动物质量合格证》《实验动物生产、使用许可证》。

（8）其他项目有关材料：查新报告、论文（须是标注受该项目基金资助）、著作、专利、原始科研记录本、应用证明、归档证明等。

提交的材料要求内容真实、数据可信。项目主管部门或其委托机构负责材料的受理和形式初审，对未达递交要求的资料，要求项目负责人予以补充。项目主管部门组织召开项目验收评审会，聘请与项目专业相关的高校、研究院所或医疗卫生单位副高以上职称专家3~5人担任评审专家。项目验收多采取会议验收的形式，由项目组负责人就研究内容、结果、结论、经费使用等向评审组汇报，并就专家提出的问题进行答辩，专家组主要评议项目开展的内容是否按原定计划任务实施，是否完成计划书或合同书原定考核指标，最后做出是否同意该项目通过验收的结论。

已通过专家验收的项目可申请成果鉴定,或是在申请项目验收的同时申请成果鉴定。项目申请鉴定须提交项目鉴定申请表和项目鉴定证书,其他材料同项目验收材料要求一致。鉴定委员会一般由5～7名专家组成,鉴定内容包括:计划内项目是否完成合同或计划任务书要求的指标;应用技术成果的创造性、先进性和成熟程度;应用技术成果的应用价值及推广的条件和前景;存在的问题及改进意见等,最后评定成果达到的技术水平,如国内先进、国内领先、国际先进或国际领先水平。

2. 成果登记

凡推荐申报我国政府设立的科学技术奖的科技成果,必须先进行科技成果登记。科技成果登记范围包括承担各级、各类科技计划产生的科技成果,以及各类自选及横向课题产生的科技成果。

科技成果登记提交材料包括《科技成果登记表》及其电子文档(下载"国家科技成果登记系统"软件,进行登记后导出)、技术评价证明。不同类型的科技成果应具备的相关技术评价证明有:

(1)应用技术成果:鉴定证书、验收报告、行业准入证明、新产品证书等,或者专利证书、软件登记证书等知识产权证明。

(2)基础理论成果:评价证书或论文、学术专著及其发表后被引用情况的证明。

(3)软科学研究成果:软科学成果评审证书或验收报告等。

科技成果完成人(单位)可直接或通过上级主管部门集中办理成果登记,两个或两个以上完成人(单位)共同完成的科技成果,由第一完成人(单位)办理登记手续,不得重复登记。要注意的一点是,科技成果登记证明不作为确认科技成果权属的直接依据,凡存在争议的科技成果,在争议未解决之前,不予登记;已经登记的科技成果,发现弄虚作假,剽窃篡改或者以其他方式侵犯他人知识产权的,将被注销登记。成果登记成功后,即可取得科技成果登记编号,并可取得科技成果登记证书,包括单位证书和完成人证书。

3. 成果推广与应用

随着社会的发展及医改政策的推进,我国卫生科技发展存在着科技创新体制机制不适应、产学研医结合不紧密、科技投入产出不匹配、科技成果评价不科学等问题。目前,我国科技政策鼓励原始创新、集成创新、引进消化吸收再创新,从政策上提高企业主体地位,直接引导企业、高校、科研院所立足于提高经济效益,强调发挥企业在技术创新中的主体地位,强调集成社会各行业优势资源,开展"政产学研医联动、科工贸一体"的科技创新工作。

应用研究、技术开发和管理类软课题等具有临床应用或指导价值的科研成果只有在实践中应用,才能切实发挥其理论研究的价值。它们经过科技人员相应的科技劳动,取得具有应用价值且行之有效的新技术、新方法、新标准和新指南等。应用性成果一般是可以直接或间接应用于生产的实用技术或物化类技术产品,具有典型的商品特征,不但易于推广应用,而且具有进一步转化的价值和空间。开发性成果是在对某个单项或多项应用成果的开发推广过程中,取得显著经济效益、生态效益和社会效益而获得的,所开发应用成果的技术上限已得到较为充分的发挥,一般具有较大的推广规模。

科研成果完成单位和完成人一方面通过举办继续教育学习班、技术培训班和学术会议交流等,将研究成果在业内进行推广;另一方面还可通过社会科技知识产权专利转移中介或经政府主管部门资质认可的科技传播信息平台进行发布和宣传,寻找社会、企业投融资进行成果产业化或进一步深入开发合作。通过成果推广和应用,突显成果的社会影响力,突出成果的社会价值和经济价值。

需要指出的是,基础性研究成果虽不能直接解决生产中的实际问题,它不借助相关科学的先进技术进行应用研究,很难被直接应用。这与推广应用有一定的距离,但它是应用性成果和开发性成果的基础和源泉,它能创造性地扩大人类对自然界的认知,其意义和价值对科学技术的创新,新技术产业的形成和经济文化的进步都将产生巨大的、不可估量的推动作用。

4. 成果梳理

由于科技奖励是科研成果获得国家、社会和业内认可度的重要评价之一,因此,科研完成单位和完成人应定期梳理原有的科研成果积淀情况,在适当的时机申报相应的奖项,使之发挥后续汇聚优势资源的连锁反应,而不仅止于论文发表或成果验收等。在成果梳理时,可从以下几个方面着手:

(1)成果的领先性。在科学研究、技术开发等方面的创新程度,技术水平达到国内或国外同一研究领域的领先水平,且核心成果为原创,在国内外学术界及行业内奠定地位。

(2)成果的价值。具有新的发现和学术价值,或具备发明创新和应用价值,在促进医疗卫生建设发展,推动经济社会发展等方面发挥重大作用。

(3)成果的成熟度。研究成果围绕一定主攻方向,形成一系列的成果而非散在的、断层的;研究成果整体完成至少二年以上,研究结果经受同行的重复和高引用率,成果推广应用单位有一定的广度和深度。

(4)成果的性质。因不同来源的科学技术奖励对成果性质有不同的要求,基础研究、应用研究、开发研究或软课题研究成果须与奖项设立的类目贴合。

(5)成果的权益归属。成果知识产权权益归属明晰,尤其是多中心的重大项目研究、产学研合作项目研究等,成果完成单位和完成人对成果体现中的论文发表、成果报奖、专利申请人等署名、排名认定无异议。

二、申报材料

一般而言,申报科技奖会有奖项设立部门发布的固定表格供填写,在此以国家科学技术奖申报为例,说明申报书的主要填写规范要求、旁证材料要求。

1. 表格填写规范

(1)项目名称。不超过 30 字。应紧紧围绕项目核心创新内容,简明、准确地反映出创新技术内容和特征,项目名称中一般不使用××研究的表述,不得出现企业名称和具体商品品牌等字样。

(2)项目简介。不超过 1 200 字。应包含项目主要技术内容、授权专利情况、技术经济指标、应用推广及效益情况等。

(3)主要科技创新。该部分是推荐书的核心内容,也是评价项目、处理异议的重要依据。应以支持本项目科技创新内容成立的旁证材料为依据(如专利、验收、论文等),简明、准确、完整地阐述项目的立项背景和具有创造性的关键技术内容,客观、详实地对比国内外同类技术的主要参数、效益及市场竞争力等。科技创新点按重要程度排序。

(4)第三方评价。填写除项目主要完成单位、主要完成人和具有直接利益相关者之外的第三方对本项目科技创新内容做出的具有法律效力或公信力的评价,如国家相关部门的技术检测报告、鉴定结论、验收意见,或者他人在学术刊物或公开场合发表的对本项目主要科技创新点的学术性评价意见等。

(5)推广应用情况。项目整体技术已正式应用三年以上,就本项目的生产、应用、推广等情况进行概述,并以列表方式罗列一般不超过 15 个主要应用单位的情况及证明。

(6)近三年直接经济效益。由技术创新工程实施所带来的新增直接效益。如无直接经济效益,可以不填此栏。

(7)社会效益与间接经济效益。应说明本项目在推动科学技术进步、改善人民群众健康水平和培养人才等方面所起的作用,以及项目应用推广后,本项目主要完成单位之外产生的经济效益。

(8)主要知识产权证明目录。直接支持本项目主要科技创新成立的且已授权的知识产权(不超过 10 件),包括发明专利、实用新型专利、计算机软件著作权等。

所列知识产权用于报奖的情况,应征得未列入项目主要完成人的权利人(发明专利指发明人)的同意,并由项目第一完成人签字承诺。

(9)主要完成人。填写参与该成果的团队主要成员,并按重要程度排序。写明完成人对本项目《主要科技创新》中所列第几项科技创新做出了创造性贡献,以及支持本人贡献成立的旁证材料,如授权发明专利、公开发表的论文专著等。推荐特等奖的项目人数不超过 50 人,推荐一等奖的项目人数不超过 15 人,推荐二等奖的项目人数不超过 10 人。完成人应在本人签名处亲笔签名,字迹清晰,不得代签或利用影印等技术模仿制作签名。如因特殊情况,本人暂时无法签名,须由推荐单位文字说明并盖章,随推荐书一并报送国家科学技术奖励工作办公室。

2. 旁证材料

申报科技奖励还须提供填写表格内容相应的旁证材料,整理出目录,按目录次序统一编号,同一类证明按重要程度排序,以便初审及专家评审时检索和评阅。

(1)标志性成果为论文。论文或专著第一作者或通讯作者应为团队主要成员,应公开发表三年以上,论文书面提交论文首页,电子版提交全文;专著书面提交版权页,电子版提交首页、版权页、文献页及核心内容原文,按重要程度排序。还有所列所有论文专著的 SCI 他人引用和他引总次数检索报告结论。"他人引用"是指所列论文专著作者之外的其他学者的引用,所列论文专著作者之间(包括完成人之间)的引用属于自引,不得计算在内。

(2)标志性成果为知识产权或技术标准。授权专利应提供专利说明书扉页及相关核心内容,其他的提供证书等知识产权证明的复印件,技术标准的备案证明复印件。

(3)标志性成果为国家法律法规要求通过的审批。如新药、医疗器械等,应是获得行政审批后应用三年以上,并提交批准文件的复印件。

(4)其他应用型的成果。提交正式应用三年以上的,重要的、有代表性的应用单位提供的应用证明,须加盖法人公章。

(5)在重要国际性学术会议做特邀报告。说明与代表性成果有关的国际性学术会议特邀报告的时间、地点、主讲人、主讲题目。

(6)近十年承担的已经验收或在研的重大科研项目。项目负责人应为团队主要成员,按重要程度排序,一般不超过 10 项。提供项目计划任务书的项目基本信息页,应包含项目名称,起止时间,依托单位、负责人及参与人员等情况。

(7)所获国内外重要奖励。同一技术内容的获奖成果以最高级别奖励为准,团队主要成员应为前三名完成人之一,不超过 10 项,提供获奖证书复印件。凡不符合《国家科学技术奖励条例》和《省、部级科学技术奖励管理办法》规定的部门奖励,以及 2000 年以后未经登记的社会力量设奖不得列入。

(8)第三方评价材料。对科研工作做出的具有法律效力或公信力的评价材料,如国家相关部门的技术检测报告、鉴定结论、验收意见,或他人在学术刊物、公共场合发表的学术性评价意见等,媒体宣传报道不作为第三方评价。

3. 常见的形式审查不合格情况

为进一步提高推荐材料质量,推荐单位须严格审查把关,在单位遴选和推荐阶段,对形式审查不合格的项目不予提交,常见的不合格情况如下:

(1)所列成果为上一年度提交了科学技术奖励评审但未获奖,且近一年无重要突破。

(2)项目整体技术未应用或应用未达规定年限。

(3)完成人不是代表性论文专著作者,或完成人未提交旁证材料证明本人贡献,前三位完成人不是授权发明专利的发明人。

(4)缺少推荐单位(推荐专家)的推荐意见,或不符合《国家科学技术奖励条例》及其实施细则规定的推荐资格条件。

(5)代表性论文专著中存在主体工作在国外完成。

(6)未提交代表性论文专著内容、代表性引文专著内容复印件,或篇数超过规定,或未提交核心知识产权有效证明材料,或国家或省部级计划立项的项目未提供整体项目验收报告复印件。

（7）他引次数统计超出主要论文、专著范围。

（8）完成人"对本项目主要学术贡献"填写不详，没写明本人对第几项科技创新内容做出贡献及支持完成人贡献证明。

（9）主要完成人未在《主要完成人情况表》签名且无说明，成果单位未在《主要完成人情况表》盖章，第一完成人未在《主要知识产权证明目录》的承诺处签字，应用证明未盖法人单位公章。

（10）电子版推荐书与书面推荐书不一致。

第十五章
科研道德规范

第一节　遵守科研道德规范的重要性

一、科研诚信的定义

科研道德是传统道德观念与现代科技创新结合而发展出的一个道德分支,科研诚信作为其核心思想,是每位科研人员应有的基本素养和立业准则。

我国科学技术部对科研诚信定义,又称之为科学诚信或学术诚信,指科研工作者要实事求是、不欺骗、不弄虚作假,还要恪守科学价值准则、科学精神以及科学活动的行为规范。

科研不端行为是指违反科学共同体公认的科研行为准则的行为,包括:

(1) 在有关人员职称、简历以及研究基础等方面提供虚假信息。

(2) 抄袭、剽窃他人科研成果;捏造或篡改科研数据。

(3) 在涉及人体的研究中,违反知情同意、保护隐私等规定。

(4) 违反实验动物保护规范。

(5) 其他科研不端行为。

美国学术诚信研究中心(CAI)将学术诚信定义为:即使在逆境中仍坚持诚实、信任、公正、尊重和责任这五项根本的价值观。

维基百科对学术诚信的定义是:学术界的道德准则或道德政策,其价值观包括避免作弊或者抄袭,维护学术标准,以及诚实、严谨地开展研究和发布学术成果。

二、科研道德危机

随着现代科学研究的职业化发展,科技创新的商业化趋势,以及由社会对科技的关注和期望而带来的压力,使得科研人员容易在利益和竞争的驱动下,面临科研道德危机。当下国内科研诚信缺失、学术不端、科学造假等道德失范行为事件层出不穷、屡见不鲜。究其原因,多种因素促成了中国的不健康科研环境:在许多研究型大学和科研机构,竞争性科研资助占到了预算的大部分,为违规操作提供了经济刺激;注重数量而非质量无意中也鼓励了不端行为,诱使年轻科研人员不遵循科研伦理规范;基于表现给予补贴收入的政策也会诱惑科研人员行为不端;此外,学术界的人才等级制度也鼓动科研人员过度吹嘘他们的发现。这些道德危机削弱了普通民众对科学家的信任,危害着学术权威的公信力,甚至阻碍着中国原创科学技术的进步,损害了中国在国际学术界的声誉。

近年来,国家政策制定者、国家基金资助机构、全国性学术团体、学术期刊编辑和高校研究院所等,一直在呼吁和致力于完善科研诚信体系建设,包括国家科学技术部科研诚信建设办公室创建了中国科研诚信网,国家自然科学基金委建立有项目管理查重系统,中国知网(CNKI)科研诚信管理系统研究中心推出了学术不端文献检测系统等。

三、国内外科研诚信制度化建设

2006 年 9 月,国家科学技术部制定和发布了《国家科技计划实施中科研不端行为处理办法(试行)》,对科学技术部归口管理的国家科技计划项目的申请者、推荐者、承担者在科技计划项目申请、评估评审、检查、项目执行、验收等过程中发生的科研不端行为的查处予以规定。2007 年 2 月,中国科学院发布《关于科学理念的宣言》《关于加强科研行为规范建设的意见》,前者从科学价值、科研精神、科学的道德准则和科学的社会责任四个方面向全社会宣示科学的理念,后者则明确了科研行为的基本准则,对科学不端行为进行了认定。2007 年 7 月,中国科学技术协会印发《科技工作者科学道德规范(试行)》,对科技工作者的学术道德规范和学术不端行为进行了划定。2014 年 9 月,国家卫生和计划生育委员会出台《医学科研诚信和相关行为规范》,制定了医学科研人员的诚信行为规范和医学科研机构的诚信行为规范,明确了地方各级卫生计生行政部门及医学科研机构的监督责任。

2014 年 6 月,国务院印发了《社会信用体系建设规划纲要(2014—2020 年)》,主要目标是:到 2020 年,社会信用基础性法律法规和标准体系基本建立,以信用信息资源共享为基础的覆盖全社会的征信系统基本建成,信用监管体制基本健全,信用服务市场体系比较完善,守信激励和失信惩戒机制全面发挥作用。政务诚信、商务诚信、社会诚信和司法公信建设取得明显进展,市场和社会满意度大幅提高。全社会诚信意识普遍增强,经济社会发展信用环境明显改善,经济社会秩序显著好转。

国际社会科学界对科研诚信问题亦是日益关注并积极采取行动。2010 年 7 月,欧洲科学基金会(ESF)和全欧科学院(ALLEA)通过组织系列研讨会而制定《欧洲科研诚信行为准则》,要求科研人员、公共和私人研究组织、大学和资助机构必须遵守和促进科学与学术研究中的诚信原则。这些原则包括:

(1) 诚实交流;进行可信赖的研究。

(2) 客观性。

(3) 公正性与独立性。

(4) 开放性和可获得性。

(5) 关心爱护的责任。

(6) 合理列出引用文献及肯定他人的贡献。

(7) 对未来的科学家与研究人员负责。

2010 年 7 月,来处全球近 60 个国家的代表汇聚新加坡,出席第二届世界科研诚信大会并在会上发布了《科研诚信新加坡声明》,意在提供一个负责任科研行为的全球性指南,其主要原则是:(具体内容链接:http://singaporestatement.org/)

(1) 在研究的所有方面都要诚实。

(2) 在进行研究时负责任。

(3) 在与他人工作时保持专业的姿态与公平。

(4) 为了其他各方的利益对研究进行有益的监督。

2013 年 5 月,于蒙特利尔举行的第三届世界科研诚信大会进行过程中,会议制定了《关于跨界科研合作中科研诚信的蒙特利尔声明》,成为全球性负责任科研合作行为指南,内容涉及合作的一般责任、合作管理中的责任、合作关系中的责任以及关于研究成果的责任等四个方面的约定。（具体内容链接：http://www.cehd.umn.edu/olpd/MontrealStatement.pdf）

第二节　科研道德规范与失范

一、科研道德规范

科研道德行为规范是科研人员开展科研学术活动过程中的行为准绳，促使科研人员自觉遵守科学共同体公认的基本行为准则和规范，发扬科学精神，遵从科研伦理，恪守科研诚信，自觉抵制学术不端。具体表现在以下八个方面：

1. 弘扬科研创新精神

（1）科研人员应培养和具备崇尚创新、追求真理、勇于探索的意志，实事求是、严谨治学、开放协作的态度。

（2）将个人科研兴趣与社会需求相结合，以探索有利于推动社会进步和创造人类福祉的新理论、新发现、新技术和新方法为己任。

（3）科研人员应结合工作经验提出科研假设，查新检索相关文献以了解研究领域的国内外进展，学习掌握先进知识、方法和技术，从而提升科研创新水平，避免低水平重复已有研究成果。

2. 遵守诚实客观原则

（1）在涉及个人信息提供时，应保证所提供的内容属实，包括年龄、学习经历、工作经历和科研业绩等相关信息的真实与完整。

（2）在课题申报、开展和验收过程中，对数据资料的引用、采集、记录及结果分析，要确保真实性、有效性、准确性和完整性。

（3）对涉及本人公开发表的研究成果或评论中出现的错误和失误，应及时以适当的方式予以公开承认和更正声明。

3. 尊重他人权利意愿

（1）在发布科研成果时，如引用他人已发表的观点、数据、图像或结果等研究资料，须诚实、规范地注明出处。

（2）对成果知识产权的署名，应涵盖对研究成果做出实质性贡献的专业人员（另有约定的除外），署名顺序及贡献说明应体现实际贡献大小。

（3）课题参与者、论文共同作者或推荐人的署名，需征得当事人的签字同意或授权同意书。

4. 恪守医学科研伦理

（1）尊重科学研究对象（包括人类和非人类研究对象），恪守国际生物医学研究伦理相关规定和公约，在项目实施中切实保障受试者的合法权益，保护患者个人隐私。

（2）开展临床研究前，应主动提交科研伦理审查申请，自觉接受伦理审查和监督。

5. 信守承诺规避冲突

（1）对待需签字承诺的内容应认真谨慎，并承担起相应的责任和义务。

（2）论文投稿、二次发表须遵循国际生物医学期刊的编辑惯例和统一要求。

（3）对研究成果获得的基金资助及成果完成单位的标注说明，应实事求是。

（4）正确界定职务发明与非职务发明，避免个人利益与集体利益的冲突。

6. 真诚对待合作交流

（1）真诚、负责地对待与他人合作开展的科研工作,遵守约定共享科研成果。

（2）诚恳平和、有理有据地处理他人对自己提出的学术批评或质疑。

（3）对他人科研项目或成果等进行同行评审时,秉持公正、客观、严明的原则,遵守科技保密的规则。

7. 合规利用科研资源

（1）科学严谨制定科研经费预算,遵照项目经费管理规定和相关财务管理规定,合理使用和报销经费。

（2）科研经费购置的设备仪器需按要求进行国有资产登记,自觉爱护所使用的科研仪器设备设施,倡导资源共享和节约行为。

（3）合规利用病源数据信息,涉及国家人口健康信息应按照国家涉密信息管理的要求进行分级保护和应用。

8. 树立良好学术风气

（1）项目组组长或研究生导师在带领团队人员开展科研活动时,高度负责,言传身教,树立道德风范。

（2）科技工作者有义务、有责任向大众普及科学技术知识,传播科学思想和推广科研成果。

（3）科技工作者应正确对待科研活动中存在的直接、间接或潜在的利益关系,谨言慎行,规避商业炒作。

二、科研道德失范行为

科研道德失范行为是指在科学学术领域内、科研活动过程中,各种捏造、作假和剽窃等违背科学共同体公认道德的学术不端行为,以及滥用、侵占和骗取科研资源等违背社会道德的违规违法行为。

1. 科研项目申请道德失范行为

（1）同一研究内容重复申报基金资助,分以下情形处理对待:

① 将他人已获立项课题以高度相似内容申请项目基金的,视为抄袭剽窃他人项目。

② 同一研究内容的项目不得同时申请同一级别不同类别的基金资助。

③ 已获高级别基金资助的项目不得再申报低级别基金资助,除非后者资助申请指南专为面向高级别立项项目提供配套经费支持。

④ 拟申请的研究课题如部分内容已获得其他基金资助的,如原基础研究向应用研究延伸,或临床应用研究进一步结合基础研究,又或是在研究对象数量、分组上有进一步扩大扩充需要等,须在申请书中注明所申请项目与已承担项目的联系和区别。

⑤ 以研究生学位论文或博士后出站报告为基础申报的项目,须在申请书中注明所申请项目与学位论文或出站报告的联系和区别。

（2）申请书基础信息弄虚作假都将列为学术不端,常见以下情形:

① 申请人篡改年龄,伪造学位学历、职务职称、教育或工作经历等虚假信息。

② 研究基础所列已发表论文篡改了原有论文的作者署名或署名次序,删除或未标识论文中本人为共同作者的事实,将同名但非本人发表的论文列入名下。

③ 申请书中前期研究基础部分,存在研究数据造假、实验结果图片造假行为。

④ 在申请书课题组成员签字处或专家推荐处未征得当事人同意,假冒他人签名。

2. 研究成果发布道德失范行为

（1）研究结果失实。当研究结果最终与研究假设或期望值存在偏差时,故意做出失真和错误的陈述,捏造研究原始数据或结果,篡改实验记录和图片,或删减部分原始数据。

（2）基金资助失实。项目结题时为达到验收考核要求,将其他项目资助发表的或无关联性的论文列为本项目研究成果,或是为增加论文的被引用率,编造论文获科研基金资助。

（3）侵犯他人权益。未经他人同意将其列入作者名单;在公开发表的论文或公开发布的多媒体影像中,引用他人文字表述、数据图片或影像作品而未标注来源,篡改他人作品的内容,侵犯或损害他人权益。

（4）成果贡献偏畸。在对成果贡献大小认定时有失公允,包括在论文发表、专利申报、成果报奖或奖励分配时,把主要功劳归给对研究没有实质贡献的人,或将研究项目一般性管理的行政后勤人员列入主要贡献者,将对研究工作做出实质性贡献的人排除在名单之外。

（5）一稿多投或重复发表。一稿多投是指撰稿人将同一研究成果以相同稿件或相近稿件的形式,同时向两种及以上刊物投递,或是尚未收到先前投递刊物编辑退稿(一般期限为自投稿之日起三个月)便将同一稿件向其他杂志社投送的行为。该行为将造成重复发表、多余发表或自我剽窃等学术不端的后果。

3. 同行评议道德失范行为

（1）在各类项目评审、机构评估、出版物或研究报告审阅、奖项评定时,出于直接、间接或潜在的利益谋图或利益冲突,做出违背客观事实,有失准确性和公正性的评价。

（2）参加与自己专业无关或未曾涉猎过的研究领域,进行项目评审或论文审稿工作。

（3）绕过评审组织机构与评议对象直接接触,收取评审对象的馈赠。

（4）利用被自己审阅的手稿或评审的项目的资料信息,将他人未公开的研究成果或研究方案占为己用,或透露给第三方。

（5）故意对有竞争的项目审查设置障碍,或拖延对他人的论文评议时间,以便己方占据优势或获得研究成果首发。

（6）对与自己意见相左的人或投诉人打击报复。

4. 其他科研活动道德失范行为

（1）通过商业咨询服务公司即所谓的"论文工厂"操作,涉及购买论文、加工研究数据或同行评议造假等。

（2）作为研究生导师对所带教研究生的课题、论文未承担起指导责任,或因未严格审查而造成研究成果发布不实等不良影响。

（3）以学术团体或某机构知名专家的名义参与商业性广告宣传,或参与不实新闻炒作。

（4）参与或与他人合谋学术造假,故意替他人隐瞒学术不端行为。

（5）采用不正当手段干扰和妨碍他人研究活动,包括故意毁坏或扣压他人研究活动中必需的仪器设备、文献资料,以及其他与科研有关的财物。

（6）虚报、冒领、挪用科研经费,或违规转移套取科研资金。

三、发表学术论文规范要求

中国科学技术信息研究所在2015年10月发布的中国科技论文统计报告称,中国国际科技论文数量连续六年排在世界第二位,中国科学家发表在《科学》、《自然》和《细胞》国际公认的三个享有最高学术声誉的科技期刊上的论文,已连续两年排在世界第五位。然而,近年来发生了多起国内科技工作者在国际学术期刊发表论文被撤稿的事件,这对我国科技界的国际声誉带来极其恶劣的影响。因此,学术论文撰稿人要发表研究成果,需要了解和知晓发表学术论文应注遵循的统一要求。

1. 国际医学期刊统一要求

在2010年4月版的《向生物医学期刊投稿的统一要求》中,国际医学期刊编辑委员会(ICMJE)明确声明,生物医学刊物不接受那些同时在被其他期刊审阅的手稿,除非不同期刊的编辑认为共同发表该文章对公众健康最为有利。ICMJE 对重复发表(repetitive publication)的定义,是某期刊发表的某篇论文与先前已在其他印刷品或电子媒体上发表的文章在内容上大幅地重叠。ICMJE 的投稿统一要求是基于国际版权、道德行为和对资源利用的成本效益立场。杂志社不希望收到的论文内容大部分已有其他期刊报道过,或是已在别处期刊投稿、正在录用过程中的稿件,无论是印刷本还是电子媒体形式。但是以下情况不被包括在内:

(1)已经被其他刊物退稿的论文。

(2)发表初步报告后再发表完整报告,比如曾在专业学术会议上以摘要或壁报的形式发表的报告。

(3)已在学术会议宣读或列入论文汇编等类似形式,但并未全文刊出。

(4)对会议内容简短的新闻报道通常不被视为有违这一规则,但报道如加入了详细数据或图表则不被允许。

(5)注册的临床试验方案内容和结果。

二次发表(secondary publication)与重复发表不同,它是相同的研究成果用同一语言或另一种语言,特别是在其他国家再次发表。ICMJE 认为在同时满足以下条件时,二次发表被视为是正当且有益的:

(1)作者已征得两家期刊编辑的同意,且为二次发表的编辑提供首次发表的复印件、单行本或原稿。

(2)首次发表与二次发表的时间间隔至少 1 周(除非双方编辑另有协定)。

(3)二次发表的论文是针对不同的读者人群,且以精简版内容为宜。

(4)二次发表的内容真实地反映了首次发表的数据和解释。

(5)在二次文本的标题所在页,其脚注要向读者、审稿人和文献机构说明该论文已全文或部分发表过,并标明首次发表的文献出处。

(6)二次发表论文的题目应该反映它是对首次发表的某类二次发表(完整再版、删节再版、完整翻译或是删节翻译)。

2. 国内对发表学术论文的规定

2015 年 12 月 01 日,为弘扬科学精神,加强科学道德和学风建设,抵制学术不端行为,端正学风,维护风清气正的良好学术生态环境,重申和明确科技工作者在发表学术论文过程中的科学道德行为规范,中国科协、教育部、科技部、卫生计生委、中科院、工程院、自然科学基金会共同研究制定和发布了《发表学术论文"五不准"》,内容如下:

(1)不准由"第三方"代写论文。科技工作者应自己完成论文撰写,坚决抵制"第三方"提供论文代写服务。

(2)不准由"第三方"代投论文。科技工作者应学习、掌握学术期刊投稿程序,亲自完成提交论文、回应评审意见的全过程,坚决抵制"第三方"提供论文代投服务。

(3)不准由"第三方"对论文内容进行修改。论文作者委托"第三方"进行论文语言润色,应基于作者完成的论文原稿,且仅限于对语言表达方式的完善,坚决抵制以语言润色的名义修改论文的实质内容。

(4)不准提供虚假同行评审人信息。科技工作者在学术期刊发表论文如需推荐同行评审人,应确保所提供的评审人姓名、联系方式等信息真实可靠,坚决抵制同行评审环节的任何弄虚作假行为。

(5)不准违反论文署名规范。所有论文署名作者应事先审阅并同意署名发表论文,并对论文内容负有知情同意的责任;论文起草人必须事先征求署名作者对论文全文的意见并征得其署名同意。论文署名的每一位作者都必须对论文有实质性学术贡献,坚决抵制无实质性学术贡献者在论文上署名。

"五不准"中所述"第三方"指除作者和期刊以外的任何机构和个人;"论文代写"指论文署名作者未

亲自完成论文撰写而由他人代理的行为;"论文代投"指论文署名作者未亲自完成提交论文、回应评审意见等全过程而由他人代理的行为。

第三节　科研道德案例

案例 1:申请国家自然科学基金项目不端行为遭查处

国家自然科学基金会 2014 年 1 月起草了《国家自然科学基金项目科研不端行为处理办法(草案)》,向社会公开征求意见,近年来更是采取了数十场行动来打击学术不端行为,从原先的被动接受科技界投诉举报到主动监督审查,包括 2010 年启动了"项目相似度检查系统"应对科研申请书中可能出现的剽窃行为,公开所有项目信息,接受公众监督,建立项目信息查阅权限,以及给依托单位、申请人和评审专家建立诚信档案。2014 年 12 月 30 日,国家自然科学基金委员会通报了一批查处的科研不端行为典型案例及处理决定,节选个案代表如下:

(1)北京某医院赵坡 2013 年度科学基金项目申请书("PHLDA1-Wnt/β-catenin 信号通路对胃癌干样细胞生物学行为的影响及其分子调控机制研究")在课题组成员 2012 年度已获资助科学基金项目申请书("Lgr5-Wnt/β-catenin 信号通路对胃癌干样细胞恶性生物学行为的影响及其分子调控机制研究")基础上几乎未作修改重复申报,属抄袭行为且存在数据造假问题。

(2)国家自然科学基金委员会监督委员会收到举报,反映南京某高校王志梁在获批的 2011 年科学基金项目中学位造假。经调查核实,王志梁在 2011 年度科学基金面上项目申请书中在个人简介部分声称自己"作为课题负责人 2002 年在美国匹兹堡大学博士毕业",实际上王志梁在美国匹兹堡大学没有获得博士学位,博士学位信息虚假属实。

(3)国家自然科学基金委员会监督委员会收到举报,重庆某高校郝迎学实际出生年份为 1972 年,2009 年为了申报青年科学基金项目,将出生年份篡改为 1974 年,同时制造了假的学生证,编造个人简历,以博士生的身份申报青年科学基金项目并获批。2012 年郝迎学又如法炮制申请并获资助一项面上项目。经调查核实,郝迎学在 2009 年和 2012 年科学基金项目申报时篡改年龄、编造个人简历;为逃避单位组织的基金申请项目形式审查,在 2009 年科学基金项目申报时篡改学生证复印件年龄,弄虚作假行为属实。

(4)国家自然科学基金委员会监督委员会收到举报,反映哈尔滨某高校刘茂长、李柏洲等发表的标注基金资助的论文"刘茂长,李柏洲.电子商务技术同化影响因素模型与实证研究.管理评论.2012,24(3):75—83."抄袭剽窃他人论文"Kevin Zhu, Kenneth L. Kraemer, Sean Xu. The Process of Innovation Assimilation by Firms in Different Countries:A Technology Diffusion Perspective on E-Business. Management Science. 2006,52(10):1557－1576."。经调查核实,刘茂长等发表的论文擅自标注他人基金号,且具有抄袭剽窃他人发表论文的行为。李柏洲、孙冰对论文发表和基金标注情况不知情。

(5)宁夏某高校王剑锋 2014 年度国家自然科学基金项目申请书抄袭剽窃他人 2012 年度已获资助项目申请书,且在申请书中简单地将"甘肃"改为"宁夏",造成宁夏成为胃癌高发区的错误事实,存在造假行为。

(6)广西某高校曹云飞使用从网上购买的申请书先后申报 2013 年度和 2014 年度科学基金项目,申请书内容与他人 2012 已获资助项目申请书内容高度相似,且申请书中研究基础部分存在造假行为,性质极为恶劣。

(7)北京某研究所张峰 2014 年度国家自然科学基金项目申请书抄袭剽窃他人 2011 已获资助项目申请书,申请书的个人工作基础造假,假冒他人签名,且在调查过程中提供伪证,不配合调查,拒绝提供被抄袭申请书的来源,性质极为恶劣。

(8)广西某高校莫宇飞 2014 年度利用其本人 2012 年已获资助项目重复申报科学基金项目,在申请书中所列发表论文部分有 1 篇论文删除共同通讯作者,使自己成为独立通讯作者,存在造假行为;同时在项目执行期间连续出国时间超过 1 年,没有严格按照《国家自然科学基金青年科学基金项目管理办法》执行。

(9)河南某医院刘忠于假冒他人名义申报 2014 年度科学基金面上项目,同时本人又以同一内容重复申报科学基金重点项目,且两份申请书中所列已发表论文有 2 篇次将通讯作者篡改为本人,7 篇次删除共同通讯作者署名,8 篇次删除论文共同通讯作者标识,2 篇次删除共同第一作者,存在造假行为。

对上述科研不端行为,经国家自然科学基金委员会监督委员会全体委员会议审议,根据中华人民共和国科学技术进步法,《国家自然科学基金条例》,及《国家自然科学基金委员会监督委员会对科学基金资助工作中不端行为的处理办法》(试行)的规定,予以撤销已获资助项目,追回已拨经费,取消一定年限的国家自然科学基金项目申请资格,并给予通报批评等处理决定。

(信息主要来源:http://www.nsfc.gov.cn/publish/portal0/tab88/info47720.htm)

案例 2:论文同行评议造假事件

2014 年 12 月 17 日,科普杂志 *Scientific American* 发布了作者 Charles Seife 的一篇调查文章"For Sale:'Your Name Here' in a Prestigious Science Journal",指出对一些科学论文进行的调查发现了令人担忧的违规行为,大约有 50 篇被虚假同行评议专家评审过的稿件,这些论文很有可能是来自"论文工厂"。文章特别列举了一家涉嫌批量生产医学论文的机构 MedChina。调查中最先牵涉到的 100 篇论文中,24 篇标注曾获得中国国家自然科学基金会(NSFC)的资助,另外 17 篇获得来自其他中国政府部门的科研经费资助。随后,中国国家自然科学基金委员会回应已将这 24 篇论文移交给纪检监察审计局调查处理。

2015 年 3 月 27 日,美国华盛顿邮报发布"Major publisher retracts 43 scientific papers amid wider fake peer-review scandal",报道了英国 BioMed Central 出版商撤稿 43 篇涉嫌同行评议造假科学论文的事件,其中 41 篇论文来自中国的研究人员。这类"同行评议造假"的行为包括:作者建议的同行评议专家是事先已同意将给予积极评价的朋友;或者是同行评审圈内的人员互相约定作对方的稿件评审人;甚至是提交伪造的某审稿专家的联系方式,然后再顶替该专家提供积极评价意见。该出版商部副主任 Jigisha Patel 指出,此事件是一个关乎科学家面临科研道德应如何正确决断的更为宽泛的问题。

(信息主要来源:http://www.scientificamerican.com/article/for-sale-your-name-here-in-a-prestigious-science-journal/http://www.washingtonpost.com/news/morning-mix/wp/2015/03/27/fabricated-peer-reviews-prompt-scientific-journal-to-retract-43-papers-systematic-scheme-may-affect-other-journals/? tid=hp_mm&hpid=z5)

案例 3:日本小保方晴子学术造假事件

2014 年 1 月 29 日,日本理化学研究所发育生物学中心的小保方晴子团队在 *Science* 上,在线发表了两篇具有重大突破的论文,宣布他们掌握了比诱导性多能干细胞(iPS)更简单、更高效的制备方法(日本的山中伸弥团队曾凭此研究成果获 2012 年诺贝尔奖),提出将从新生小鼠身上分离的细胞暴露在弱酸性的环境中,能够使细胞恢复到未分化状态,并使其具备分化成任何细胞类型的潜能。他们将这种现象称之为"刺激触发的多能性获得"(STAP)。然而,这一研究不久就遭到国际科学界的质疑,因其他人按照论文所述的研究方法不能有效重复出相同的实验结果。同时,其在 *Science* 上发表的文章被指出明显重复使用了两张其博士学位论文上的实验图片,而这两者采用的却是不同的实验方法。为此,日本理化学研究所成立调查委员会对该事件进行调查,小保方晴子课题组未能提供有效的原始实验记录,随后在第三方及小保方晴子亲自参与的 STAP 细胞制备检证实验中均未能再现 STAP 细胞。最终调查结果认定:小保方晴子存在伪造、篡改两项学术不端行为,论文的共同作者若山照彦和笹井芳树,前者作为小保方晴子所在研究室的主要负责人,后者作为导师,二人虽不涉及学术不端行为,但因未亲自确认数据的真实性,对此事件负有重大责任。此事件最终结局以《Science》撤回涉事的两篇论文,小保方晴子辞职,笹井芳树自杀及日本理化学研究所相关负责人公开道歉等落下了闹剧的帷幕。

（信息主要来源:http://www.guokr.com/article/439705/）

案例4:李宁院士套取科研经费事件

2014年10月10日,中共科学技术部党组发布了关于巡视整改情况的通报。审计署2012年4月审计发现5所大学7名教授弄虚作假套取国家科技重大专项资金2500多万元的问题,其中涉及中国工程院院士、中国农业大学教授李宁等人承担的由农业部牵头组织实施的"转基因生物新品种培育"重大专项有关课题。对审计发现的问题,科技部立即组织对上述5所大学7名教授是否承担科技部管理的国家科技计划项目情况进行了清查,立即停止了李宁等人承担的所有项目经费,并责成其法人单位进行整改,加强管理。同时,积极协助中央纪委、教育部、审计署和司法机关等进行认真查处。目前,共依法依纪查处了8人,李宁因利用职务便利,以虚假发票和事项套取科研经费转入本人控制公司方式,涉嫌贪污公款被依法批捕。

李宁,原系中国农业大学教授、农业生物技术国家重点实验室主任,曾被誉为"中国动物转基因克隆研究领军人物"、"中国最年轻的工程院院士",系"国家杰出青年基金"获得者、"长江学者奖励计划"特聘教授、国家自然科学基金委"创新研究群体"学术带头人、科技部"973"项目首席科学家和科技部"863"计划重大专项总体专家组组长。他领导研究团队从事大型动物克隆、干细胞研究和遗传工程研究,对科研进步的贡献卓著,成就斐然:2003年3月,李宁团队成功获得中国第一头体细胞转基因克隆牛;同年10月,获得世界上第一头转人岩藻糖转移酶基因的体细胞克隆牛,并开创了用冷冻卵母细胞克隆成功的先例;2005年8月,培育了中国独立自主完成的首例体细胞克隆猪,填补了中国在这个领域的空白;2007年5月,培育的首批体细胞克隆哥廷根医用小型猪诞生,打破了美欧等国对该型猪的垄断;培育出了一批人乳铁蛋白和人乳清蛋白转基因奶牛标志着我国转基因奶牛新品种培育和动物生物反应器技术达到了国际先进水平。

（信息主要来源:http://fanfu.people.com.cn/n/2014/1010/c64371-25803171.html）

案例5:据理力争彰显科学道德

2012年8月1日,*Nature*网站上发表作者Ewen Callaway的一篇新闻解说《Why great Olympic feats raise suspicions—'Performance profiling' could help catch sports cheats》。在文中首先提到中国运动员叶诗文在伦敦奥运会女子400 m个人混合泳中夺得金牌的成绩惊人,有运动专家质疑服用兴奋剂,但公布的违禁药检测结果显示阴性。紧接着声明《Nature》认为探究一名运动员的过往成绩及人类机体生理表现情况能够用于找出违规者。随后指出叶诗文的比赛成绩是"异常"的,又提出几乎每一位运动员都会通过比赛时的兴奋剂检测,但并不一定代表他们没有服用违禁药。该篇文章的描述语气明显对叶诗文取得的成绩带有强烈的怀疑色彩。

这篇新闻解说发布后立刻引起轩然大波,北京大学生命科学院饶毅教授在看到Ewen Callaway的文章后,第一时间给*Nature*总编辑Philip Campbell去信,指出此文在引用数据上的错误和措辞不当可能带来的误导;美国宾夕法尼亚大学化学系的江来博士也给*Nature*去信,从六方面对Ewen Callaway的谬误作了有理有据的驳斥,指出其观点的种种偏颇;等等。面对众多读者的评论和抗议,*Nature*网站更改了原文的副标题,对文中的一些错误进行了更正,并主动在原文后续登了江来博士的信件内容,杂志主编和总编辑也在网上向读者和叶诗文发表道歉,声明确实存在表述不够恰当且缺乏对统计数据更详细的探讨,以至于对外界造成了指责叶诗文的误解。*Nature*在其更具权威性和影响力的纸质期刊上,刊登了华人生物学家协会耶鲁大学钟伟民教授、哈佛医学院吴皓教授和斯托尔斯医学研究所李凌衡教授通过系统数据分析驳斥Ewen Callaway观点的文章,进一步澄清和表明了对此事件的态度。

上述科学家的积极行动,驳斥了那些针对叶诗文的无端指责和偏见,倡导在掌握充分证据基础上,对于被歪曲的事实绝不保持沉默,据理力争发出自己的声音,这才是赢得别人尊重的正确方式。笔者留意到,在美国科学院公布的 2015 年新增院士名单中,吴皓教授荣列其中。

（信息主要来源:http://www.nature.com/news/why-great-olympic-feats-raise-suspicions-1.11109）